TRAITÉ PRATIQUE

DE L'ART

DES ACCOUCHEMENTS.

TRAITÉ PRATIQUE

DE L'ART

DES ACCOUCHEMENTS,

AVEC FIGURES,

Par L. HYERNAUX,

Docteur en médecine, chirurgie et accouchements, chirurgien à la Maternité de Bruxelles,
membre correspondant de l'Académie royale de médecine de Belgique,
de la Société médico-chirurgicale de Bologne, etc.

DEUXIÈME ÉDITION,

CONSIDÉRABLEMENT AUGMENTÉE ET ENRICHIE DE LA DESCRIPTION
DE QUELQUES NOUVEAUX INSTRUMENTS EMPLOYÉS EN OBSTÉTRIQUE.

BRUXELLES,

G. MAYOLEZ, libraire-éditeur,
Rue de l'Impératrice, 35.

1866

Bruxelles. — Comptoir universel d'imprimerie et de librairie, V. Devaux et Comp.

A Messieurs les Etudiants en médecine

DE

L'UNIVERSITÉ LIBRE DE BRUXELLES.

Ne retenez de mon livre que les choses bonnes. Oubliez ses imperfections, au souvenir du seul but auquel j'ai aspiré : celui de vous être utile.

Dr HYERNAUX.

PRÉFACE.

A peine la première édition de ce livre a-t-elle paru
qu'elle a été complétement épuisée.

Les demandes nombreuses qui m'ont été directement
adressées ; celles plus nombreuses encore qui ont été faites
à plusieurs libraires de Bruxelles, me portent à croire qu'il
peut bien avoir rendu quelque service aux étudiants en
médecine et aux personnes du sexe qui se vouent à la pratique de l'art des accouchements. C'est dans cette idée, et
dans l'espoir d'être utile encore, que je me décide à en
faire aujourd'hui une nouvelle publication.

Un simple examen de la table des matières fera connaître
le plan que j'ai suivi : on verra qu'il ne diffère en rien de
celui que j'avais adopté il y a quelques années ; seulement,
il s'y trouve des additions considérables. De plus, j'ai
cherché, autant que possible, à faire de mon livre un livre

national, c'est-à-dire que je me suis attaché à y reproduire les principes des accoucheurs belges, dont le nom fait autorité dans la science, sans exclusion toutefois des idées étrangères, lorsqu'elles m'ont paru conformes à la vérité, ou tout au moins plus propres à satisfaire l'esprit que celles qui nous appartiennent.

C'est ainsi que je décris la cavité du bassin d'après le résultat des recherches auxquelles vient de se livrer tout récemment le professeur Fabbri, de Bologne, et que j'ai consigné les opinions du docteur Balocchi, de Florence, au sujet du *suicide intra-utérin*, et celles du professeur Rizzoli, relatives à la pratique de l'accouchement forcé *post mortem*.

Mais, je le répète, chaque fois que l'occasion s'en est offerte, j'ai pris à honneur de mettre en relief les doctrines professées en Belgique, surtout quand elles ont pour auteurs et pour représentants des hommes de la valeur des Van Huevel, des Hubert, des Boddaert, etc.

Je me suis étendu plus longuement sur les causes de l'accouchement et sur son mécanisme, à propos duquel j'ai utilisé les principes de l'honorable professeur de Louvain.

La fréquence et la variété des causes dystociques m'ont également engagé à donner à ce chapitre un peu plus d'extension. La pelvimétrie, au développement et au perfectionnement de laquelle le docteur Van Huevel a tant contribué, a été, de ma part, l'objet d'une mention toute spéciale. On me reprochera, peut-être, d'avoir cité un trop grand nombre de pelvimètres. Eu égard à leur inexactitude ou à leur insuffisance, le reproche serait fondé; mais j'ai cru bien faire en décrivant aux élèves des instruments qui, pour n'être plus ou peu employés, leur sont néanmoins souvent présentés au moment des examens.

Convaincu que le procédé d'application du forceps à une main est le plus facile et le plus expéditif, j'en ai donné les règles ; mais comme il n'est pas encore généralement adopté, je me suis bien gardé de passer sous silence la méthode ordinaire qui est classique et, partant, celle du plus grand nombre des praticiens.

Les travaux remarquables d'Herbiniaux, de Bruxelles ; ceux plus récents et plus complets de MM. Boddaert, Coppée et autres accoucheurs distingués des Flandres, sur le levier, ne laissent aucun doute sur la valeur de cet instrument, lorsqu'il est manié avec intelligence et à propos. C'eût été, par conséquent, un véritable déni de justice que de le laisser tout à fait dans l'oubli comme l'ont fait M. Scanzoni et d'autres, ou de ne le citer que pour le proscrire ou pour ne lui reconnaître qu'un bien médiocre mérite, ainsi que le font la plupart des auteurs français (J. Hattin, Chailly, Cazeaux, etc.).

Le crochet articulé du professeur Wasseige, de Liége, est trop bien conçu et surtout trop utile pour que je n'en reconnaisse pas aussi l'incontestable supériorité sur les instruments destinés au même usage.

C'est encore à la Belgique que l'embryotomie est redevable des immenses progrès qu'elle a réalisés dans ces derniers temps. J'ai donc consacré, à cette importante question, un long chapitre où l'on trouvera mentionné tout ce qu'il y a d'essentiel dans les différentes méthodes imaginées dans le but de réduire le fœtus. Cet exposé m'a naturellement conduit à faire connaître, entr'autres embryotômes, le nouveau céphalotribe du docteur Van Aubel, de Liége, ainsi que le sphénotrypteur de M. Hubert, de Louvain. En terminant ce chapitre, j'ai rappelé et décrit, jusque dans ses moindres détails d'application, l'ingénieux forceps-scie de M. Van Huevel.

Enfin, dans le cours de mon travail, je me suis imposé la tâche de mettre sous les yeux des élèves en médecine, pour qui j'ai spécialement écrit, l'état actuel de la science obstétricale, au point de vue pratique surtout, m'efforçant de leur en rendre l'étude aussi simple et aussi facile que possible.

Mon livre ne serait peut-être pas non plus déplacé entre les mains des praticiens ; en effet, s'il est quelques-uns de mes confrères qui me font l'honneur de le lire, ils y retrouveront, sans devoir feuilleter de gros volumes, les points tocologiques les plus intéressants, traités un peu en raccourci, je l'avoue, mais suffisamment, je pense, pour leur rafraîchir la mémoire et leur rappeler de suite les préceptes qui doivent les guider dans l'exercice de la profession.

Cette nouvelle édition sera-t-elle accueillie avec la même faveur que son aînée ? je n'oserais m'en flatter ; mais s'il en était ainsi, je serais largement récompensé de mes peines par la satisfaction de savoir qu'elles n'ont pas été tout à fait stériles : c'est là mon unique ambition.

TRAITÉ PRATIQUE

DE L'ART

DES ACCOUCHEMENTS.

Première Partie.

DES ORGANES DE LA FEMME QUI SERVENT A LA GÉNÉRATION.

Les organes de la femme qui servent à la génération sont composés de parties dures ou osseuses et de parties molles, externes et internes.

CHAPITRE Ier.

PARTIES DURES DE LA GÉNÉRATION.

ART. Ier. — Du bassin.

Le bassin est une espèce de ceinture osseuse placée à la partie inférieure du tronc qu'il supporte, au-dessous de la colonne vertébrale et au-dessus des membres inférieurs qui lui servent de point d'appui. Quatre os concourent à sa formation chez l'adulte, ce sont : en arrière et au milieu, le *sacrum* et le *coccyx*, sur les côtés et en avant, les deux *os iliaques*.

§ 1. — Du sacrum.

Le sacrum est un os impair, symétrique, enclavé à la partie postérieure du bassin, entre les os des hanches, au-dessous de la colonne lombaire et au-dessus du coccyx. Il est dirigé d'avant en arrière, de haut en bas, et forme, avec la dernière vertèbre des lombes, un angle saillant en avant, appelé le *promontoire* ou saillie *sacro-vertébrale*. Le sacrum est recourbé d'arrière en avant et offre une concavité antérieure, plus ou moins prononcée suivant les sujets. Sa forme est celle d'une pyramide triangulaire, percée d'un canal qui fait suite au canal rachidien, et qui présente plus d'ouverture en haut qu'en bas. Il offre à considérer :

1° *Une face antérieure* ou *pelvienne*, concave et lisse, interrompue par des gouttières peu profondes que séparent quatre ou cinq *saillies transversales* qui répondent à l'union des fausses vertèbres sacrées. Sur les côtés, sont les *quatre trous sacrés antérieurs* par où s'échappent les branches antérieures des nerfs sacrés. Ces trous sont taillés obliquement dans l'épaisseur de l'os pour mettre les nerfs qu'ils logent à l'abri de toute compression ;

2° *Une face postérieure*, convexe et rugueuse, offrant sur la ligne médiane la *crête sacrée* qui fait suite aux apophyses épineuses des vertèbres ; plus en dehors sont les *gouttières sacrées* percées des quatre trous sacrés postérieurs ; puis enfin, plus en dehors encore, des rugosités auxquelles s'insèrent les ligaments sacro-iliaques ;

3° *Deux bords latéraux*, épais supérieurement où ils présentent une surface articulaire en forme de croissant pour s'accommoder à une même surface qui existe sur l'os des îles; plus minces et même tranchants en bas où s'attachent les ligaments sacro-sciatiques ;

4° *Une base*, dirigée en haut et un peu en avant, de forme oblongue, à grand diamètre transversal; elle s'articule avec la dernière vertèbre lombaire. Sur les côtés existe une surface triangulaire, lisse, qui fait suite à la fosse iliaque interne : c'est l'*aileron du sacrum* dont le rebord mousse concourt à former, en arrière, le détroit supérieur ;

5° *Un sommet*, tuberculeux, oblong en travers, dirigé en arrière et s'articulant avec le coccyx.

§ 2. — Du coccyx.

Le coccyx est de même forme que le sacrum. Il est constitué par trois ou quatre os très-petits, tuberculeux, réunis entre eux par des ligaments et parfois soudés. Il présente :

1° *Une face antérieure*, lisse et concave comme celle du sacrum à laquelle elle fait suite ;

2° *Une face postérieure*, sous-cutanée et rugueuse ;

3° *Deux bords latéraux* minces et tuberculeux pour l'insertion des ligaments sacro-sciatiques ;

4° *Une base*, concave transversalement pour s'accommoder à la convexité du sommet du sacrum auquel cet os s'unit. Cette articulation est plus ou moins mobile suivant les sujets, ce qui fait varier le diamètre pubio-coccygien;

5° *Un sommet*, mamelonné, donnant insertion aux muscles releveur et constricteur de l'anus.

§ 3. — DE L'OS ILIAQUE OU COXAL.

Os pair, non symétrique, irrégulièrement quadrilatère, comme tordu sur lui-même et plus large à ses extrémités qu'à son milieu qui est rétréci. Il occupe les parties latérales et antérieures du bassin et présente une *face externe*, une *face interne* et *quatre bords*.

1° La *face externe* offre en haut une large surface alternativement concave et convexe, connue sous le nom de *fosse iliaque externe*, remplie par les muscles fessiers ; plus bas et en dedans se trouve la *cavité cotyloïde* destinée à recevoir la tête du fémur ; en dedans et en dessous le *trou obturateur* ou *sous-pubien* ; puis une surface un peu concave qui donne attache à plusieurs muscles ;

2° La *face interne* est divisée en deux portions dont la supérieure, large et concave, constitue la *fosse iliaque interne*, remplie par les muscles iliaque et psoas ; elle offre en arrière une surface articulaire semblable à la facette latérale correspondante du sacrum. La portion inférieure présente, latéralement, une surface plane, quadrilatère, qui répond à la cavité cotyloïde ; plus en dedans, le trou sous-pubien et, en avant, la face interne du corps de l'ischion et du pubis ;

3° *Bords.* Le *supérieur* ou *crête iliaque* est incliné en dehors, contourné en forme d'S italique et plus mince en son milieu qu'à ses extrémités. Il se termine en avant par l'*épine iliaque antérieure et supérieure* ; en arrière par l'*épine iliaque postérieure et supérieure*.

Le *bord inférieur* est plus court ; vertical dans sa portion antérieure qui concourt à former la symphyse des pubis, il est oblique en dehors, dans la portion qui constitue l'arcade pubienne.

Le *bord antérieur* est concave, oblique en dehors et presque horizontal en avant. On y rencontre l'*épine iliaque antérieure* et *supérieure*, puis une *grande échancrure*; plus bas, une petite saillie appelée *épine iliaque antérieure* et *inférieure*; puis la *coulisse* du tendon des muscles psoas et iliaque, limitée en dedans par l'*éminence iliopectinée*; ensuite une *surface triangulaire*, horizontale; puis enfin l'*épine* et l'*angle* du pubis.

Le *bord postérieur*, très-irrégulier, offre en haut une éminence forte, tuberculeuse, formant l'*épine iliaque postérieure* et *supérieure*; puis une *petite échancrure*; plus bas, une seconde saillie appelée *épine iliaque postérieure* et *inférieure*, au-dessous de laquelle se trouve la *grande échancrure sciatique*; puis, enfin, l'*épine* et la *grosse tubérosité sciatiques* ou l'*ischion*.

ART. II. — Des articulations du bassin.

Les os du bassin sont unis entre eux, au moyen de ligaments qui assurent la solidité des articulations. Celles-ci sont au nombre de cinq dont deux identiques : les *sacro-iliaques*.

§ 1. — SYMPHYSE PUBIENNE.

Cette articulation résulte du rapprochement des facettes ovalaires de la portion verticale des os pubis. Les moyens d'union sont :

1° *Un ligament pubien antérieur*, composé de fibres

très-minces qui s'entre-croisent en allant d'un pubis à l'autre ;

2° *Un ligament pubien postérieur*, plus mince encore et qui n'est qu'une expansion du périoste en arrière des pubis ;

3° *Un ligament pubien supérieur*, épais, fibreux, recouvrant le bord supérieur des os pubiens et qui va de l'un à l'autre ;

4° *Un ligament triangulaire inférieur*, très-fort, composé de fibres croisées. Il donne à l'arcade pubienne sa courbe régulière ;

5° Enfin, *un ligament fibro-cartilagineux inter-osseux*, en forme de coin, à base dirigée en avant.

§ 2. — Symphyse sacro-iliaque.

Elle est formée par la réunion des facettes auriculaires du sacrum et de l'os des îles, revêtues d'un cartilage diarthrodial. Les moyens d'union en sont :

1° *Un ligament sacro-iliaque antérieur*, formé de fibres minces, s'étendant de la face concave du sacrum à l'os iliaque ou coxal ;

2° *Un ligament postérieur* ou *inter-osseux*, composé de forts trousseaux ligamenteux étendus, horizontalement, du coxal au sacrum ;

3° *Un ligament supérieur*, très-épais, unissant la base du sacrum à la partie attenante de l'iliaque ;

4° *Un ligament inférieur* ou *vertical*, bande fibreuse résistante qui, de l'épine iliaque postérieure et supérieure, va s'insérer à un tubercule épais, dans le voisinage du troisième trou sacré postérieur ;

5° Le *grand ligament sacro-sciatique*, placé à la partie postérieure et inférieure du bassin. Il est triangulaire, aplati et comme tordu vers son milieu qui est rétréci ; épanoui à ses extrémités qui s'insèrent, l'une à l'épine iliaque postérieure et inférieure et à tout le bord tranchant du sacrum et du coccyx ; l'autre, en se portant en dehors et en bas, s'attache à la grosse tubérosité de l'ischion ;

6° Le *petit ligament sacro-sciatique* naît également des bords du sacrum et du coccyx pour se porter ensuite en dehors vers l'épine sciatique où il vient s'insérer.

§ 3. — ARTICULATION SACRO-COCCYGIENNE.

Cette articulation est formée par le rapprochement du sommet du sacrum et de la base du coccyx ; elle est maintenue :

1° Par un *disque fibreux*, inter-articulaire et par une synoviale à laquelle l'articulation doit sa mobilité ;

2° Par un *ligament antérieur* et *postérieur*, composé de fibres parallèles, étendues des faces antérieure et postérieure du sacrum aux faces correspondantes du coccyx.

§ 4. — ARTICULATION SACRO-VERTÉBRALE.

Elle résulte de la réunion de la dernière vertèbre lombaire à la base du sacrum. On y trouve :

1° *Un disque inter-osseux*, fibro-cartilagineux, très-épais surtout en avant et à sa circonférence ;

2° Des *ligaments* en avant et en arrière, faisant suite aux ligaments vertébraux antérieurs et postérieurs ;

3° Le *ligament sacro-vertébral*, faisceau court, épais,

obliquement étendu de l'apophyse transverse de la cinquième vertèbre lombaire à la base du sacrum ;

4° Le *ligament ilio-lombaire*, partant de la même apophyse et se dirigeant vers la crête iliaque.

Enfin, pour compléter les parois du bassin, il y a
encore la *membrane sous-pubienne* ou *obturatrice*, fixée au
pourtour du trou obturateur et recouverte, à l'état frais,
par les muscles de même nom.

ART. III. — Du bassin en général.

La description du bassin est depuis longtemps et
partout à peu près uniforme. Celle que j'en ai donnée dans
la première édition de mon livre ne diffère pas des
autres, et je n'aurais rien encore à y changer, si un
savant accoucheur italien, M. le professeur Fabbri, de
l'Université de Bologne, n'était venu, après vingt années
d'études et d'expérimentations, apporter à ce sujet des
opinions nouvelles.

Comme celles-ci me paraissent représenter le véritable état des choses, surtout en ce qui concerne les
détroits, les axes et l'excavation, je donnerai les appréciations de l'auteur, telles qu'il les a consignées dans son
mémoire.

Considéré dans son ensemble, le bassin a la forme d'un
cône creux dont la base serait dirigée en haut et un peu
en avant et le sommet, tronqué, en bas et en arrière. On
le divise en *face externe* et en *face interne*.

§ 1. — SURFACE EXTERNE.

On y distingue quatre régions.

Une antérieure, offrant sur la ligne médiane la symphyse pubienne, le corps des pubis, la branche horizontale de ces os et la fosse obturatrice ;

Une postérieure, constituée par la surface convexe et rugueuse du sacrum ;

Deux latérales, présentant en haut la fosse iliaque externe ; en bas, la face postérieure des ligaments sacrosciatiques, l'échancrure sciatique et, un peu en avant, la cavité cotyloïde.

§ 2. — SURFACE INTERNE.

C'est la plus importante au point de vue des accouchements. On l'a comparée, eu égard à sa forme, au plat des barbiers. Elle présente deux portions distinctes, l'une supérieure, très-évasée, constitue le *grand bassin*; l'autre inférieure, plus rétrécie, s'appelle le *petit bassin* ou *excavation pelvienne*.

Le *grand bassin* est irrégulier. Sa *paroi antérieure*, qui manque sur le squelette, est formée, à l'état frais, par les muscles abdominaux ; la *postérieure* présente au milieu une échancrure qui loge la dernière vertèbre lombaire. Les *parois latérales* sont formées par les fosses iliaques internes.

Le *petit bassin* représente une cavité grossièrement cylindrique formée par quatre parois et deux circonférences.

La *paroi antérieure*, tournée en arrière et en haut,

répond à la face postérieure de la symphyse pubienne ; plus en dehors on voit une surface plane qui est le corps du pubis, puis la fosse obturatrice interne.

La *paroi postérieure*, concave de haut en bas, est formée par la face antérieure du sacrum et du coccyx.

Les *parois latérales* offrent, en avant, une large surface osseuse, quadrilatère, qui répond à la cavité cotyloïde ; plus en arrière, la face interne des grands et petits liga‑ments sacro-sciatiques et le plan interne des grandes et petites échancrures sciatiques.

Le petit bassin est limité en haut et en bas par les *détroits supérieur* et *inférieur*.

§ 3. — Détroit supérieur ou abdominal.

On a donné ce nom à une espèce de cercle osseux qui établit naturellement une ligne de démarcation entre le grand et le petit bassin. Il est formé, en arrière, par le promontoire et l'aileron du sacrum ; en dehors et sur les côtés, par le rebord mousse qui limite en bas la fosse iliaque interne ; en avant, il suit la branche horizontale des pubis jusqu'à la symphyse de ces os. Sa figure est celle d'un triangle arrondi dont la base, sur le squelette, serait en arrière et le sommet en avant. On lui distingue un *plan,* un *axe* et des *diamètres.*

Son *plan* est oblique de haut en bas et d'arrière en avant. Son *axe* est représenté par une ligne fictive qui passerait perpendiculairement par le milieu du diamètre antéro‑postérieur, et viendrait aboutir à la pointe du coccyx. Cette ligne serait donc dirigée de haut en bas et d'avant en arrière. Ses *diamètres*, au nombre de six, sont :

1° L'*antéro-postérieur* ou *sacro-pubien*, qui se mesure du milieu du promontoire au sommet de la symphyse pubienne : il a 11 centimètres à 11 centimètres et demi (4 à 4 ¼ pouces) ;

2° Le *transversal*, du milieu du bord inférieur de la fosse iliaque interne d'un côté au même point opposé. Il mesure 13 centimètres et demi (5 pouces) ;

3° Les *deux obliques*, d'une éminence ilio-pectinée d'un côté à la symphyse sacro-iliaque opposée. Ils ont 12 centimètres (4 ½ pouces) ;

4° Les *deux sacro-cotyloïdiens*, qui se mesurent du promontoire à la partie supérieure d'une des cavités cotyloïdes. Ils ont 9 à 9 centimètres et demi (3 ¼ à 3 ½ pouces) environ.

La circonférence du détroit supérieur a une étendue de 34 à 43 centimètres (12 ½ à 16 pouces).

§ 4. — DÉTROIT INFÉRIEUR OU PÉRINÉAL.

Le *détroit inférieur* est de forme très-irrégulière. Il présente trois saillies osseuses : le coccyx, en arrière, et les deux ischions sur les côtés, séparées par trois grandes échancrures : en avant l'arcade pubienne, et latéralement les deux échancrures sciatiques, rendues moins profondes par la présence des ligaments sacro-sciatiques.

Comme le fait remarquer M. Fabbri, ce détroit est donc osseux et immobile dans sa moitié antérieure, qui comprend l'angle pubien tout entier ; mais, en revanche, il est presque entièrement ligamenteux et élastique dans sa moitié postérieure limitée par les ligaments sacro-sciatiques et par le coccyx.

Ses *diamètres* sont :

1° L'*antéro-postérieur*. Évalué de la pointe du sacrum au sommet de l'angle pubien, il offre constamment une longueur de 10 centimètres et 8 millimètres (4 pouces), tandis que la ligne coccy-pubienne mesure rarement 95 millimètres (3 ¹/₂ pouces) et n'est le plus souvent que de 8 centimètres (3 pouces) seulement;

2° Le *transverse* ou *bi-sciatique* d'un ischion à l'autre; il a 11 centimètres (4 pouces);

3° Les *deux obliques* qui vont d'une tubérosité ischiatique au milieu du grand ligament sacro-sciatique opposé. Ils mesurent 11 centimètres (4 pouces).

Quant au *plan* du détroit inférieur, on le considère généralement comme étant unique et légèrement incliné de bas en haut et d'arrière en avant. Cependant, si l'on y applique une surface plane, elle en fermera sans doute la moitié antérieure, mais en laissant nécessairement ouverte la moitié postérieure, et *vice versà*. D'où il résulte à l'évidence que le détroit périnéal est réellement composé de deux plans; l'un (fig. 1, *gd*), celui de la moitié postérieure, qui est parallèle au plan du détroit abdominal, tandis que l'autre (*fg*), qui correspond à la moitié antérieure, est presque perpendiculaire au précédent. Ces deux plans forment un angle à peu près droit à leur point de réunion (*g*) qui correspond aux tubérosités ischiatiques.

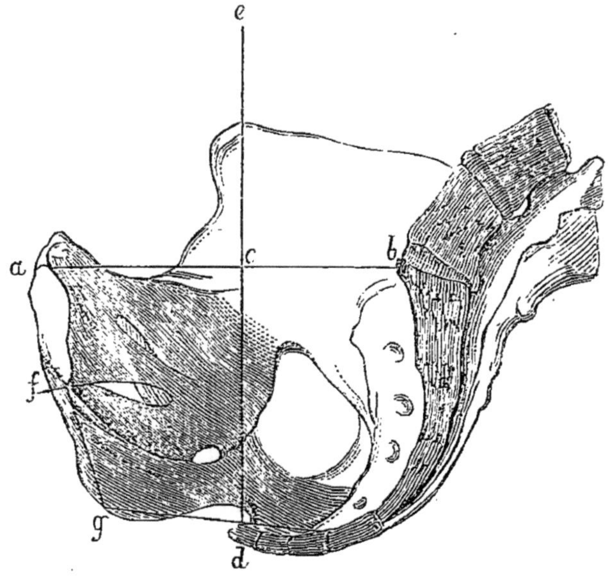

Fig. 1. — Bassin en repos.

ab Plan du détroit supérieur.
fgd Double plan du détroit inférieur.
cd Hauteur ou axe de l'excavation.
ecd Axe du détroit supérieur.

Ces deux moitiés du détroit en question ont un but distinct à remplir dans le mécanisme de l'accouchement ; de plus, il résulte de leur disposition que la paroi osseuse antérieure de l'excavation est dans sa partie moyenne beaucoup plus courte que les parois latérale et postérieure.

L'*axe* du détroit inférieur peut être représenté par une ligne qui partirait du point de réunion de la troisième avec la quatrième pièce du sacrum, pour arriver au milieu de l'espace sous-pubien (fig. 3, *lm*).

§ 5. — Du petit bassin ou excavation pelvienne.

Le *petit bassin* ou *excavation pelvienne* est l'espace compris entre les plans des détroits supérieur et inférieur.

Ses diamètres, pris au centre de l'excavation sont : 1° l'*antéro-postérieur* du milieu de la symphyse pubienne au milieu de la face antérieure du sacrum; 2° le *transverse*, du milieu de la paroi cotyloïdienne d'un côté au même point du côté opposé; 3° les *deux obliques*, du milieu du trou ovale d'un côté au milieu de l'espace compris entre le bord tranchant du sacrum et l'échancrure sciatique opposée. Leur étendue est de 12 à 13 centimètres (4 $\frac{1}{2}$ à 4 $\frac{3}{4}$ pouces); mais il importe de remarquer que plus on descend vers l'ouverture, plus le diamètre direct augmente et cela en même temps que le transverse et les obliques deviennent plus courts, circonstance qui a une grande influence sur le mouvement de rotation intérieure.

La hauteur du petit bassin, en avant, est de 4 centimètres (1 $\frac{1}{2}$ pouce); sur les côtés de 9 centimètres et demi (3 $\frac{1}{2}$ pouces) et, en arrière, de 11 centimètres (4 pouces) en suivant une ligne droite; de 13 centimètres et demi (5 pouces), en suivant la courbure du sacrum. Mais ces chiffres ne donnent nullement la hauteur de l'excavation, car dans un corps dont les côtés ou les parois ne sont pas perpendiculaires à la base, la longueur de ces parois ou de ces côtés ne pourra jamais représenter la hauteur du corps lui-même.

Pour se faire une juste idée de la hauteur d'un bassin,

plaçons-le sur une table de manière à reposer sur les tubérosités ischiatiques et sur le coccyx. Sa véritable hauteur ou profondeur est alors manifestement indiquée par une ligne (fig. 1, *cd*) qui tombe perpendiculairement du milieu du diamètre antéro-postérieur sur le fond de l'excavation. Dans un bassin bien proportionné, cette perpendiculaire aboutit au coccyx, tout près de son extrémité, et à une même distance du promontoire et du bord supérieur des os pubiens : ce qui veut dire que ce point est véritablement le centre du fond du pelvis.

En comparant différents bassins, on pourra se convaincre que la hauteur pelvienne n'a pas chez tous une égale étendue; qu'elle peut varier depuis 8 jusqu'à 11 centimètres (de 3 à 4 pouces), alors même que toutes les autres mesures offrent une longueur normale.

Cette différence dans la hauteur de l'excavation doit nécessairement amener une différence aussi dans la hauteur de l'angle du pubis, ou espace sous-pubien, et en admettant que la symphyse du pubis ait sa mesure ordinaire, c'est-à-dire 40 à 45 millimètres (18 à 20 lignes), on peut établir ce fait, très-important, au point de vue de l'accouchement, que plus l'excavation est profonde, plus aussi l'espace sous-pubien est élevé.

§ 6. — Différences des bassins.

Le bassin, chez l'homme, est plus haut, mais moins large que chez la femme; les os en sont plus épais, le détroit supérieur plus petit et plus triangulaire, l'excavation moins ample, l'arcade pubienne plus angulaire et le coccyx se soude beaucoup plus tôt au sacrum.

Chez la femme, le grand bassin est plus évasé, les hanches plus saillantes, l'excavation offre plus de capacité, l'arcade des pubis est plus arrondie, le détroit abdominal plus étendu, les ischions plus écartés.

A la naissance et dans le bas âge, le bassin est étroit et allongé. Il contient à peine tous les organes qui doivent s'y loger plus tard; de là la proéminence du ventre à cette époque de la vie.

§ 7. — Usages du bassin.

Soutenir le poids du corps, contenir et protéger la vessie, le rectum, les vésicules séminales chez l'homme; la matrice, les trompes et les ovaires chez la femme; maintenir l'utérus dans des rapports convenables pendant la gestation et donner issue à l'enfant lors de l'accouchement, tels sont les usages multiples dévolus au bassin.

ART. IV. — Du bassin à l'état frais.

Les parties molles qui tapissent la cavité pelvienne en modifient plus ou moins la forme et les dimensions.

Dans le *grand bassin*, la paroi antérieure, qui fait défaut sur le squelette, est constituée par les muscles abdominaux. Les fosses iliaques internes sont remplies par les muscles iliaques et spoas dont la présence change légèrement la figure du détroit supérieur qui ressemble encore à un triangle arrondi, mais dont la base serait maintenant dirigée en avant et le sommet en arrière. Les psoas, qui sont couchés le long du détroit abdominal, diminuent le diamètre transverse de 13 millimètres

(6 lignes) environ. Quant au sacro-pubien, il est rétréci de l'épaisseur des parois de la vessie et de l'utérus ; les obliques ne varient guère.

L'*excavation* est diminuée par les muscles obturateurs internes et les pyramidaux qui en tapissent les parois latérales, ainsi que par le rectum à gauche, la vessie en avant et enfin par le tissu cellulaire plus ou moins abondant qui s'y trouve.

Le *détroit inférieur*, largement ouvert sur le squelette, est occupé à l'état frais, par une cloison musculo-membraneuse qui soutient tous les viscères : c'est le *plancher du bassin*, formé par les muscles, releveur de l'anus, ischio-coccygien, sphincter de l'anus, transverse du périnée, ischio-caverneux et constricteur du vagin ; enfin, par l'aponévrose pelvienne.

Le *périnée* est cet espace compris entre le coccyx et la commissure postérieure de la vulve ; il mesure 8 centimètres (3 pouces). Mais au moment de la parturition, il s'amincit et se distend au point d'atteindre 2 et même 4 centimètres (9 à 18 lignes) de plus.

Recouvert de ses parties molles et vidé des viscères qu'il renferme, le pelvis osseux a donc presque entièrement disparu. Mais si l'on promène les doigts tout autour et au fond de cette cavité, il sera facile de s'apercevoir que la consistance de ses différentes parties n'est pas la même partout. On constate en effet : dureté dans toute la zône supérieure du bassin ; dureté postérieurement jusqu'au fond, due à la présence du sacrum. La paroi antérieure qui répond au pubis et aux branches ischio-pubiennes est dure, ainsi que les parois latérales contiguës aux cavités cotyloïdes. Une résistance moindre est offerte par les parties situées contre les trous ovales et aussi par celles qui avoisinent les grandes échancrures sciatiques. Au fond, vers le coccyx et les ligaments sacro-sciatiques, l'élasticité est évidente. La plus grande souplesse s'observe dans tout cet espace de la paroi antérieure destiné à fermer l'angle du pubis, et où viennent s'ouvrir, l'un au-dessus de l'autre, le canal de l'urètre, le conduit vaginal et le rectum.

C'est aussi en voyant le bassin à l'état frais qu'on peut se rendre bien compte que l'extrémité du coccyx occupe réellement le centre du fond de cette cavité, et la ligne *c d* (fig. 4), que nous considérions tantôt comme mesurant la profondeur de l'excavation, apparaît alors comme la véritable ligne centrale ou *axe du bassin* (fig. 1 *e c d*). En effet, elle se dirige du milieu de l'entrée vers le centre du fond, en passant par des points également distants des parois antérieure et postérieure, de la paroi latérale droite et de la paroi latérale gauche. En la prolongeant vers le haut, on obtient l'axe du détroit supérieur qui s'éloigne d'autant plus de l'axe du corps qu'il s'élève davantage à travers la cavité abdominale.

Ainsi, continue à le faire remarquer M. Fabbri, la cavité qu'on a sous les yeux n'offre en aucune façon l'aspect d'un canal courbe. On ne peut y voir autre chose qu'une cavité grossièrement cylindrique, largement ouverte par en haut, et pour ainsi dire à peine percée à jour vers le milieu de sa paroi antérieure. Toutes les fois qu'il a jugé nécessaire de démontrer d'une manière sensible que telle est réellement la configura-

tion de la cavité du bassin, il a eu recours à l'expédient
que voici : il remplissait l'excavation de plâtre liquide,
et la forme moulée qu'il en retirait ensuite, rendait
évidentes à tous les yeux les particularités rappelées
ci-dessus.

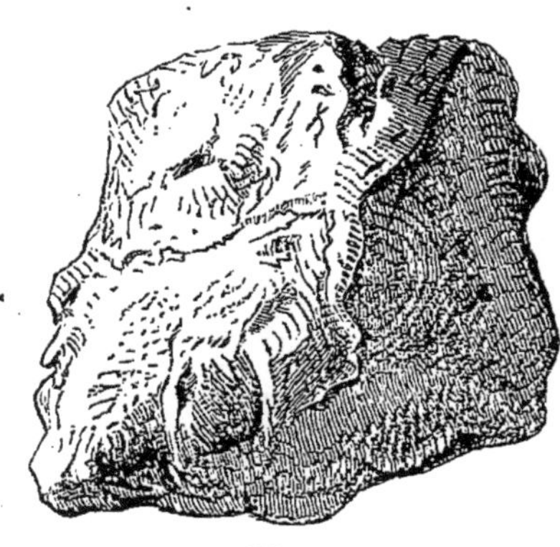

Fig. 2.
MOULE DE LA CAVITÉ DE L'EXCAVATION.

La fig. 2 représente une de ces formes en plâtre, prises par l'auteur, et sur laquelle on peut constater l'exactitude des observations consignées dans son mémoire et reproduites ici.

La configuration de l'excavation étant donc reconnue cylindrique, au moins dans son ensemble, nous pouvons dès ce moment annoncer un corollaire qui découle naturellement de cette conclusion, à savoir que l'extrémité de l'ovoïde fœtal, qui se présente la première au moment de l'accouchement, pourra ou, pour mieux dire, devra descendre jusqu'à ce qu'elle touche le fond du bassin en suivant une direction non pas courbe, mais droite, c'est-à-dire celle de l'axe véritable de l'excavation, dont il a déjà été plusieurs fois question.

Ceci posé, occupons-nous d'une autre considération.

La longueur de l'axe de l'excavation détermine chez toute personne le degré particulier de profondeur de l'excavation elle-même. Or, cette profondeur est capable d'être augmentée, et cette augmentation a réellement

lieu dans la dernière période de l'accouchement. Lorsque
le coccyx s'abaisse, et avec lui tout le fond du bassin,
la profondeur de l'excavation doit nécessairement s'ac-

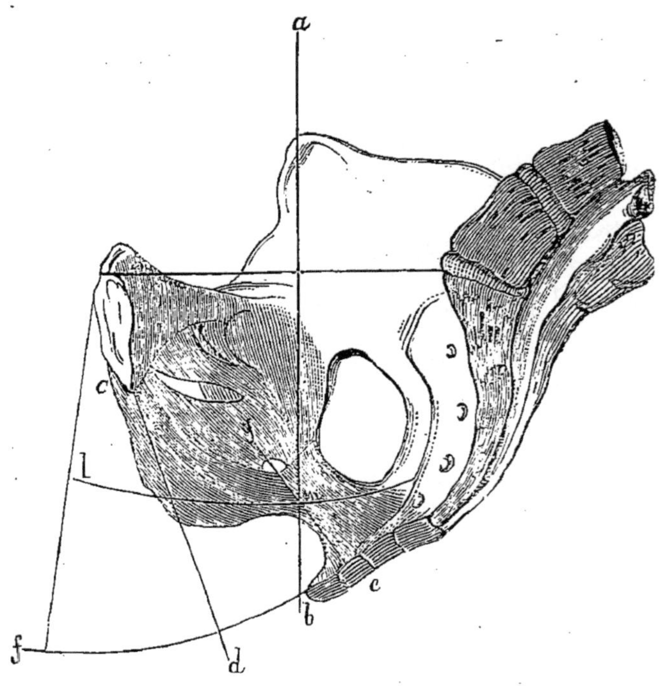

Fig. 5.

BASSIN, DANS SON ÉTAT DE RÉACTION.

a b, Hauteur du bassin augmentée.
c d, Hauteur de l'angle sous-pubien augmentée.
e f, Fond du bassin abaissé.
e g, Réaction du coccyx.
l m, Axe du détroit inférieur ou de l'ouverture de sortie.
a m l, Axe total du bassin.

croître en proportion, et dès lors, la hauteur de l'espace
sous-pubien, dans le plan duquel est pratiquée la véri-

table ouverture de sortie de la cavité pelvienne, doit également subir une augmentation relative. Ce fait, qui n'a pas besoin de démonstration ultérieure, nous porte à conclure que l'abaissement du coccyx ne sert pas tant à allonger le diamètre coccy-pubien qu'à augmenter la profondeur de l'excavation et, par suite, la hauteur de l'espace sous-pubien, lequel, sans cet accroissement d'étendue longitudinale, ne permettrait évidemment pas à l'ouverture qui s'y trouve de se dilater assez pour livrer passage au fœtus. Ces considérations nous prouvent qu'il n'est pas inutile d'avoir reconnu que le détroit périnéal est composé non pas d'un, mais de deux plans distincts : puisque nous voyons que la moitié postérieure est destinée à contribuer à l'accroissement indiqué de profondeur, tandis que la moitié antérieure n'a pas d'autre destination que celle de se prêter à la sortie du fœtus. Nous aurons plus loin à parler d'un autre rôle rempli par cette même moitié postérieure, tandis que l'autre n'y prend aucune part.

Nous avons dit que le fond du bassin opposé à l'entrée est fermé et que l'ouverture de sortie est située dans la paroi antérieure; il faut donc que le fœtus, après avoir suivi une direction rectiligne *a b* (fig. 3) jusqu'au fond du canal qu'il doit parcourir, change complétement la direction de son trajet. C'est en ce moment que le fond du bassin, déprimé avec force et considérablement distendu, se transforme en une sorte de gouttière profonde *e f* dans laquelle le fœtus glisse et s'ouvre avec peine un chemin en dilatant l'étroite ouverture qu'il rencontre dans la paroi antérieure. La direction que suit le fœtus dans cette période de l'accouchement est presque perpendiculaire à celle qu'il avait tenue jusqu'alors ; elle peut être figurée par une ligne *l m* (fig. 3), qui part du milieu de la hauteur acquise par l'espace sous-pubien, entre dans l'excavation et coupe à angle droit l'axe de celle-ci. Cette ligne, prolongée jusqu'à la surface concave du sacrum, la rencontre à peu près au point de réunion de la troisième avec la quatrième pièce de cet os. Cette même ligne, qui est légèrement courbe, à concavité dirigée en haut, constitue, ainsi que nous l'avons dit, l'axe du détroit inférieur, qu'il importe véritablement de connaître.

Axe total du bassin. — De ce qui précède, il résulte aussi que la position de cette ligne sera tantôt plus haute et tantôt plus basse, selon la distance à laquelle elle se trouve du sommet de l'angle pubien, et du point où elle se croise avec l'axe de l'excavation. Ces différences dépendent des mutations que subit, chez une même personne, la hauteur de l'excavation et de l'espace sous-pubien, selon que le fond du bassin est dans son état ordinaire de repos, ou bien est déprimé et distendu comme il arrive à la dernière période de l'expulsion du fœtus. Pour ce motif, on ne peut figurer l'axe total du pelvis par une seule ligne courbe comme l'indique Cazeaux (*Atlas* de l'édition de Bruxelles, fig. 8, pl. 3), ni par une ligne droite dans une courte étendue de sa portion supérieure et courbe dans tout le reste de sa longueur : en effet, ces deux portions se continuant l'une l'autre par une gradation insensible, ne donnent pas exactement l'idée ni de la descente de l'extrémité céphalique ou podalique jusqu'au fond du bassin, ni de la dépression opérée par cette partie du fœtus sur le plan-cher périnéal, ni du changement absolu de direction que, dès ce moment, celle-ci est appelée à suivre jusqu'à son expulsion complète. Tous ces faits semblent au con-traire bien représentés, si l'on compose l'axe total du bassin *avec l'axe de l'excavation et celui de l'espace sous-pubien, réunis entre eux à angle presque droit* (a m l, fig. 3).

Ce n'est pas ici le lieu de faire ressortir l'utilité pra-tique des remarques précédentes. Bornons-nous, pour le moment, à les résumer ainsi :

1° Le bassin, surtout lorsqu'il est revêtu de ses par-ties molles, représente une cavité sacciforme qui : 1° prolonge de haut en bas et d'avant en arrière la cavité abdominale ; 2° a son ouverture de sortie située au milieu de sa paroi antérieure, et 3° est composée de parois dont certaines parties sont dures, d'autres élas-tiques, d'autres enfin molles et flexibles.

2° L'entrée du bassin est plus large que longue : le fond en est, au contraire, plus long et moins large que l'entrée.

3° Le détroit supérieur, limité par des parties dures, ne peut subir de mutation de forme ou d'étendue chez une même personne. Son aire forme un plan unique. Par contre, le détroit inférieur est moitié dur, moitié élastique ; son aire se compose de deux plans qui se ren-contrent sous un angle un peu plus ouvert qu'un angle droit, et qui correspond aux tubérosités ischïatiques.

4° Le fond du bassin est élastique, mais de telle sorte que son élasticité se transforme en consistance souple et molle dans la portion antérieure, lorsque celle-ci se confond avec la paroi charnue qui le limite par-devant, et qui est la plus molle de toutes; en arrière, le fond du bassin devient dur et inflexible en s'unissant à la paroi osseuse postérieure.

5° L'extrémité du coccyx indique le point central du fond du bassin.

6° La profondeur de l'excavation est représentée par une ligne perpendiculaire au plan d'entrée, qui, partant du milieu de celle-ci, va aboutir au point central du fond, c'est-à-dire à l'extrémité du coccyx.

7° La profondeur de l'excavation et la hauteur de l'angle du pubis ou espace sous-pubien ont entre elles une proportion directe, de telle sorte que l'une ne peut augmenter sans entraîner avec elle un accroissement proportionnel de l'autre.

8° La profondeur de l'excavation augmente par l'abaissement du coccyx et des parties molles qui forment la moitié postérieure du détroit périnéal, et l'abaissement du coccyx augmente aussi la longueur naturelle du diamètre coccy-pubien qui, à l'état normal, ne dépasse pas 95 millimètres (3 ½ pouces), et souvent même reste en dessous de cette mesure.

9° La moitié postérieure du détroit périnéal est principalement destinée à permettre l'accroissement en profondeur de l'excavation, tandis que la moitié antérieure est destinée à accorder au fœtus sa sortie définitive du sein de sa mère.

10° Enfin, l'axe total du bassin est représenté par une ligne brisée composée de l'axe droit de l'excavation et de l'axe légèrement courbe de l'espace sous-pubien.

CHAPITRE II.

PARTIES MOLLES DE LA GÉNÉRATION.

Ces parties sont divisées en *externes* et en *internes*. Les premières sont constituées par la *vulve* et ses *annexes ;* les secondes par le *vagin*, l'*utérus*, les *trompes* et les *ovaires*. On peut considérer les *mamelles* comme formant un appendice à tous ces organes.

ART. Ier. — Parties molles externes.

DE LA VULVE.

On comprend, sous ce nom, l'ensemble des parties génitales externes de la femme, savoir :

1° Le *pénil* ou *mont de Vénus*, éminence arrondie, située au bas de l'hypogastre, et au devant du pubis. Cette saillie, formée de tissu adipeux, se couvre de poils vers l'adolescence.

2° Les *grandes lèvres* sont deux replis cutanés saillants, s'étendant du pénil au périnée. Leur face externe est recouverte de poils, l'interne est humide, lisse, vermeille chez les vierges, un peu flétrie et obscure chez les femmes mariées. En se réunissant postérieurement, les deux grandes lèvres forment une bride appelée *fourchette*, située au-dessus et en dedans de la commissure posté-rieure, et qui se déchire ordinairement lors d'un premier accouchement. Un feuillet cutané et une muqueuse, du tissu adipeux et dartoïde, des vaisseaux et des nerfs, telles sont les parties constituantes des grandes lèvres.

3° Les *petites lèvres* ou *nymphes* sont deux feuillets muqueux qui apparaissent quand on écarte les grandes lèvres. Étroites et rapprochées vers leur origine, elles s'élargissent et s'écartent en arrière ; en haut, elles contournent le clitoris et lui forment une espèce de capuchon appelé le *prépuce* du clitoris. Souvent à la naissance elles dépassent un peu la vulve.

4° Le *clitoris*, sorte de tubercule rougeâtre, érectile, très-sensible, est situé en dessous de la commissure antérieure des grandes lèvres et coiffé du capuchon que lui forment les nymphes. Il est formé d'un corps caverneux dont les racines se fixent aux branches de l'arcade pubienne.

5° Le *méat urinaire* est l'orifice externe du canal de l'urètre. Il est situé à 27 millimètres (1 pouce) en dessous du clitoris, et immédiatement au-dessus du bourrelet formé par la colonne antérieure du vagin. Le canal qui lui fait suite, est long de 27 millimètres (1 pouce) environ, et se dirige presque horizontalement jusqu'au col de la vessie.

6° L'*hymen,* placé à l'orifice du vagin, est cette membrane qui établit une cloison entre les parties génitales externes et internes. Il est formé par un repli de la muqueuse et percé d'une ouverture qui donne issue au sang menstruel et aux mucosités utéro-vaginales. Les débris qu'il laisse, après sa déchirure, ont reçu le nom de *caroncules myrtiformes*.

ART. II. — Parties molles internes.

§ 1. — DU VAGIN.

Le *vagin* est un conduit membraneux qui s'étend de la vulve à l'utérus.

Il est *situé* dans l'excavation pelvienne, entre la vessie qui est en avant et le rectum en arrière. Sa *direction*, inférieurement, est oblique de bas en haut et d'avant en arrière, c'est-à-dire la même que celle de l'axe du détroit inférieur; plus haut, il forme un coude avec la matrice et se rapproche de l'axe de l'excavation. Sa *forme* est celle d'un cylindre aplati d'avant en arrière et à parois contiguës. Sa *longueur*, du reste très-variable, est de 11 à 13 centimètres et demi (4 à 5 pouces). La paroi antérieure est toujours plus courte que la postérieure, parce qu'il est un peu recourbé du côté du pubis.

Le vagin présente à étudier une *face externe, deux bords latéraux*, une *face interne* et *deux extrémités*.

La *face externe*, légèrement concave dans sa portion antérieure et convexe dans sa portion postérieure, est en rapport : en avant, avec le bas-fond de la vessie et le canal de l'urètre; en arrière, avec le rectum dont il est séparé, seulement dans son quart supérieur, par un repli du péritoine.

Les *bords latéraux* donnent attache en haut aux ligaments larges; en bas, ils répondent au tissu cellulaire et aux vaisseaux pelviens.

La *face interne* est tapissée d'une muqueuse qui offre des rides transversales plus prononcées et plus nombreuses vers l'orifice vulvaire. Ces rides partent toutes d'un raphé médian, appelé *colonne de Haller*, plus saillant sur la paroi antérieure que sur la postérieure. Ces plis permettent au vagin de s'allonger pendant la grossesse et de s'élargir pendant la parturition.

L'extrémité supérieure du vagin embrasse le col de la matrice en y formant une rigole circulaire plus profonde en arrière qu'en avant : c'est le *cul-de-sac* du vagin.

L'extrémité inférieure est plus rétrécie et partiellement fermée, chez les filles vierges, par la membrane hymen. (*Voir* page 26.)

Le vagin est composé d'un tissu spongieux, érectile, séparant deux lames fibreuses ; d'une membrane muqueuse, de vaisseaux et de nerfs sous la dépendance des troncs et plexus hypogastriques.

§ 2. — DE L'UTÉRUS.

L'utérus ou *matrice* est l'organe de la gestation. Il est destiné à recevoir et à contenir l'œuf fécondé et à l'expulser lors de l'accouchement.

Situation. — Il est situé dans l'excavation pelvienne, au-dessus du vagin et au-dessous des anses intestinales qui le recouvrent ; entre la vessie qui est en avant et le rectum qui se trouve en arrière. Les moyens d'union sont : en haut et latéralement les ligaments larges, en bas le vagin. La laxité de ces ligaments lui laisse une certaine mobilité qui est cause parfois de déviation de l'organe.

Direction. — Son axe est dirigé de haut en bas et d'avant en arrière, c'est-à-dire qu'il est parallèle à celui du détroit supérieur.

Nombre. —L'utérus est toujours unique dans l'espèce humaine, mais il peut être cloisonné et offrir plus d'une cavité.

Volume. — Ses dimensions, après la puberté, sont : hauteur : 7 à 8 centimètres (2 ½ à 3 pouces); largeur au fond : 3 ½ à 4 centimètres (16 à 18 lignes); au col, dans toutes les directions : 1 centimètre et demi (6 lignes); épaisseur des parois : 1 centimètre et demi (6 lignes).

Poids. — Le poids de l'utérus est de 24 à 40 grammes (6 à 10 gros) chez les filles pubères ; de 48 à 60 grammes (1 ½ à 2 onces) chez les femmes déjà mères ; de 750 à 1,500 grammes (1 ½ à 3 livres) au terme de la grossesse. Dans la vieillesse cet organe s'atrophie au point qu'on l'a vu ne plus peser que 4 à 8 grammes (1 à 2 gros).

Forme. — Sa forme est celle d'une gourde ou poire aplatie d'avant en arrière dont la base serait dirigée en haut et la pointe en bas.

La matrice présente à étudier une *surface externe* et une *surface interne*.

A. — *Surface externe de l'utérus.*

Cette surface offre deux faces, deux bords, une base, un sommet et des ligaments.

1° *Face antérieure*. — Légèrement convexe et recouverte par le péritoine dans ses trois quarts supérieurs, elle est en rapport avec la face postérieure de la vessie.

2° *Face postérieure*.—Beaucoup plus convexe que la première, elle est en rapport avec la face antérieure du rectum.

3° *Bords.* — Les deux bords latéraux, un peu concaves, donnent attache aux ligaments larges.

4° La *base,* ou *fond de l'utérus,* est convexe et regarde en haut et en avant ; elle est recouverte par les intestins.

5° Le *sommet* ou *col* est dirigé en bas et en arrière. Le vagin qui s'y insère le partage en deux portions ; l'une, *intra-vaginale,* est celle qui fait saillie dans le vagin, l'autre, *sus-vaginale,* est en rapport avec la paroi postérieure de la vessie. La première n'est pas également prononcée chez tous les sujets. Elle est courte si le vagin s'insère très-bas sur le col ; elle est longue, au contraire, quand cette insertion a lieu plus haut. Quoi qu'il en soit, le col utérin présente une ouverture qui le divise en deux lèvres, l'une antérieure plus grosse, l'autre postérieure plus mince. On a donné à cet orifice le nom de *museau de tanche.* Chez une femme qui n'a pas eu d'enfant, la longueur totale du col est de 4 à 5 centimètres (18 à 22 lignes), tandis que la partie inférieure ou vaginale n'a que 2 à 3 centimètres (1 à 1 ¼ pouce) de hauteur. Il est fusiforme et percé d'un orifice presque circulaire ; cet orifice ne donne au doigt, qui ne peut d'ailleurs y pénétrer, que la sensation d'une légère dépression, lisse et sans échancrures latérales. Sa cavité se continue en haut avec la portion sus-vaginale et va s'ouvrir dans la matrice par un pertuis très-resséré pendant la gestation. C'est à ce point du col qu'on a donné le nom d'orifice interne. Chez les femmes mères, le col utérin est d'autant plus court qu'elles ont accouché plus souvent ; il n'existe parfois que sous forme de deux tubercules séparés par une fente transversale ou un orifice évasé, présentant des fissures, surtout du côté gauche, lesquelles résultent de ce qu'il s'y est fait des déchirures lors du passage de la tête du fœtus.

6° *Ligaments*. — L'utérus est maintenu en place :

a) Par les ligaments antérieurs ou vésico-utérins et les postérieurs ou recto-utérins, qui sont formés par des replis du péritoine ;

b) Par les *ligaments larges* qui sont constitués par le prolongement transversal du péritoine sur les côtés de l'utérus. Ils sont divisés en trois replis formés : l'un, en arrière par les ovaires et leurs ligaments ; l'autre, en avant, par le ligament rond, et le troisième, ou moyen, par les trompes. Les ligaments ronds naissent, en haut, du bord de l'utérus et se dirigent vers le canal inguinal, où ils s'engagent, pour venir se perdre dans le pénil.

B. — Surface interne de l'utérus.

L'utérus est creusé d'une cavité très-petite eu égard au volume de l'organe et différente dans le corps et dans le col.

La *cavité du corps* a la forme d'un triangle dont chacun des angles est percé d'un orifice : un inférieur constitue l'orifice interne du col ; les deux autres, à peine visibles, existent aux angles supérieurs et sont les orifices des trompes.

La *cavité du col* est fusiforme et aplatie d'avant en arrière ; elle présente sur ses parois antérieure et postérieure des rugosités dont la réunion forme une colonne verticale médiane, d'où partent obliquement des colonnes plus petites. Ces reliefs ont reçu le nom d'*arbre de vie*.

C. — *Structure de l'utérus.*

L'utérus est composé d'un tissu propre, d'une membrane externe péritonéale, d'une membrane interne muqueuse, de vaisseaux et de nerfs.

1° Le *tissu propre* est grisâtre, très-dense, criant sous le scalpel et formé de fibres inextricables dans l'état de vacuité de l'organe, mais assez faciles à suivre dans l'état de gestation. On voit alors qu'il existe dans le corps deux plans ou couches de fibres : *a*) une couche superficielle, mince, composée de faisceaux de fibres longitudinales qui occupent la ligne médiane des deux faces et du fond, et de fibres obliques qui convergent vers les trompes, les ligaments ronds et les ligaments des ovaires ; *b*) une couche profonde, formée de fibres circulaires, partant toutes de la ligne médiane, pour venir se terminer en cône vers l'ouverture de la trompe.

Le *col* est exclusivement composé de fibres circulaires entre-croisées.

La nature de ce tissu propre est essentiellement musculaire.

2° La *membrane externe*, de nature *séreuse*, est formée par le péritoine qui, après s'être réfléchi de la vessie sur les trois quarts supérieurs de la face antérieure de l'utérus, en recouvre le fond et la face postérieure pour se reporter sur le rectum. Le prolongement transversal de cette enveloppe péritonéale constitue, ainsi qu'on l'a déjà vu, les ligaments larges.

3° La cavité utérine est tapissée d'une *membrane interne, muqueuse* qui n'est qu'une continuation de celle du vagin et du col. Cette membrane est le siége d'une foule de papilles et cryptes muqueux dont la sécrétion lubrifie continuellement la face interne de l'utérus.

L'épaisseur de la muqueuse utérine est très-considérable ; elle a un cinquième, parfois même un quart, de l'épaisseur totale de la paroi utérine. La surface adhérente est intimement unie au tissu propre; la surface libre, qui constitue l'intérieur de l'utérus, est lisse et présente un grand nombre de petites ouvertures, qui sont les orifices des follicules muqueux.

4° Les *artères* proviennent des hypogastriques et des ovàriques ; les *veines* se rendent dans les troncs veineux correspondants et les *vaisseaux lymphatiques* dans les ganglions pelviens et lombaires. Les *nerfs* émanent de deux sources : du plexus sacré pour le col, et du grand sympathique pour le corps de la matrice.

§ 3. — DES TROMPES UTÉRINES.

Les *trompes utérines* sont deux canaux membraneux flottants dans le petit bassin et placés dans l'épaisseur du bord supérieur du ligament large. Elles se dirigent transversalement en dehors vers l'ovaire auquel elles tiennent par un petit ligament. Leur longueur est de 11 à 13 centimètres et demi (4 à 5 pouces); leur extrémité libre présente un renflement évasé, découpé en festons, appelé le *pavillon de la trompe,* destiné à s'adapter à l'ovaire. Elles sont percées, dans toute leur étendue, d'un canal très-étroit dont l'orifice interne se trouve à chacun des angles supérieurs de l'utérus.

Usages. — Les trompes servent à transmettre le principe fécondant aux ovaires, et à ramener l'œuf fécondé dans la cavité utérine.

Structure. — Elles sont formées d'une membrane externe péritonéale, d'une membrane interne muqueuse et d'une membrane propre, intermédiaire, de nature musculaire et qui paraît être un prolongement du tissu propre de la matrice.

§ 4. — DES OVAIRES.

Les *ovaires* sont deux corps ovoïdes, blanchâtres, du volume d'une amande, aplatis d'avant en arrière et crevassés à leur surface. Situés de chaque côté de l'utérus, ils sont logés dans l'aileron postérieur du ligament large où ils jouissent d'une grande mobilité.

L'ovaire est recouvert du péritoine et formé d'un tissu fibreux, aréolaire, à la surface duquel on voit, chez la femme pubère, de petites vésicules d'un millimètre ($\frac{1}{2}$ ligne), jusqu'à 2 millimètres (1 ligne) de diamètre, appelées *vésicules de Graaf.* Elles sont au nombre de quinze à vingt et renferment chacune un ovule d'un quarantième de millimètre ($\frac{1}{20}$ ligne) de diamètre. La vésicule de Graaf est constituée par deux membranes dont l'externe est très-riche en vaisseaux, et l'interne munie d'un épithélium velouté. L'ovule n'occupe que la plus petite partie du vide intérieur de la vésicule, qui est remplie d'un liquide albumineux, citrin, contenant de petits granules qui forment une bande autour de cet ovule, composé lui-même d'une membrane mince, la *membrane vitelline* ou *chorion.* Celle-ci renferme un liquide blanchâtre, le *vitellus,* qui répond au jaune de l'œuf des oiseaux. Dans ce vitellus se trouve une vésicule ou cellule désignée sous le nom de *vésicule germinative* ou de *Purkinge* du nom de l'auteur qui, le premier, l'a signalée. Cette cellule contient un liquide albumineux qui renferme un amas de petits globules appelés *taches de Wagner*. C'est la vésicule de Purkinge qui fournit les éléments de l'embryon.

L'ovaire présente ordinairement à sa surface une sorte de tubercule d'un brun jaunâtre, assez dur, auquel on a donné le nom de *corps jaune* (*corpus luteum*), qui semble provenir de ce que, à chaque époque menstruelle, quelques vésicules de Graaf se rompent. Cette rupture produirait un petit épanchement sanguin; dont la matière colorante disparaîtrait peu à peu, tandis que la partie fibrineuse s'organiserait en cicatrice plus ou moins saillante.

Les ovaires et les ovules qu'ils contiennent servent à la reproduction; leur absence est cause de stérilité.

§ 5. — DES MAMELLES.

Les *mamelles* sont des organes glanduleux annexés à l'appareil de la génération et destinés à sécréter le lait.

Elles sont au nombre de deux, placées à la partie supérieure et antérieure de la poitrine, sur les côtés de la ligne médiane. Peu apparentes jusqu'à la puberté, elles prennent à cette époque de l'accroissement, augmentent encore pendant la grossesse et après l'accouchement, et s'atrophient dans la vieillesse. Du reste, leur volume tient souvent moins à la glande elle-même qu'à la masse graisseuse dont elles sont fournies.

Les mamelles représentent une demi-sphère surmontée d'une grosse papille appelée *mamelon*. La peau en est blanche et fine. Le mamelon est rugueux, de forme cylindrique ou conoïde et circonscrit par une *aréole* rosée chez les jeunes filles, brunâtre chez la plupart des femmes qui ont eu des enfants.

Structure. — Deux éléments, une glande et de la graisse, entrent dans la structure des mamelles.

1° La *glande mammaire*, aplatie d'avant en arrière, plus épaisse au centre qu'à la circonférence, est formée d'une agglomération de grains glanduleux réunis en lobules, d'où part un conduit excréteur, blanchâtre, auquel viennent aboutir les radicules provenant des glandulés primitifs. Tous ces canaux excréteurs ou *vaisseaux galactophores*, convergent vers le centre, forment des ampoules ou réservoirs au niveau de l'aréole et viennent aboutir, au nombre de dix à quinze, au sommet du mamelon.

Tous les lobules sont réunis entre eux par un tissu fibreux très-résistant.

2° *Tissu adipeux.* — Les alvéoles que présente la surface externe des mamelles sont remplies par des masses de tissu graisseux ou adipeux auxquelles elles doivent surtout leur volume.

Les mamelles reçoivent un très-grand nombre de vaisseaux superficiels et profonds, ainsi que des nerfs.

§ 6. — DE LA MENSTRUATION OU RÈGLES.

On appelle ainsi un écoulement sanguin périodique qui se fait par le vagin, chez la fille nubile, jusqu'à l'âge de retour.

Ce phénomène apparaît dans nos climats vers douze ou quinze ans, pour finir entre quarante et cinquante ans. Beaucoup plus précoce dans les pays méridionaux, il est au contraire plus tardif dans les climats froids.

La puberté s'annonce par un développement rapide des parties génitales ; les seins s'arrondissent et s'élèvent sur la poitrine, et la première évacuation est précédée d'un malaise général, de lassitudes spontanées, de bouf-fées de chaleur, de vertiges, de pesanteur de tête, de coloration à la face ; enfin, il existe des douleurs vagues dans les lombes et dans les cuisses ; quelquefois des tiraillements à l'hypogastre, un cercle livide autour des yeux et souvent une susceptibilité nerveuse très-grande.

D'abord irrégulier dans ses retours, le flux menstruel se régularise peu à peu et se renouvelle, chaque mois, durant deux à huit jours avec une perte de sang qui varie de 90 à 500 grammes (3 onces à 1 livre). Les femmes maigres et nerveuses ont généralement des règles plus abondantes que celles qui ont beaucoup d'embon-point, qui sont pléthoriques et qui mènent une vie fort active.

La menstruation est, d'ordinaire, suspendue pendant la grossesse et l'allaitement. L'époque où elle cesse défi-nitivement est précédée d'une diminution progressive dans la quantité du sang évacué, et par de l'irrégularité dans ses retours. Cette époque que l'on considère, sans doute à tort, comme la plus orageuse de la vie, est appe-lée *temps* ou *âge critique*, parce que l'on croit alors la femme plus exposée à diverses maladies, telles qu'aux dégénérescences des seins, aux affections organiques de l'utérus, aux congestions viscérales, etc. Elle est d'ailleurs très-variable et arrive plus tôt ou plus tard, suivant que la première apparition menstruelle est plus précoce ou plus tardive.

Les règles ont évidemment leur siége dans la matrice, quelquefois dans le col, sans que, contrairement à certains préjugés, les phases lunaires y aient la moindre influence.

Elles éprouvent quelquefois des déviations. On les a vues être remplacées par des hémorrhagies par le nez, par la bouche, par le canal de l'urètre, par les yeux, les oreilles ou par des surfaces ulcérées.

La menstruation est un signe qui annonce que la jeune fille est apte à devenir mère. On en voit, cependant, avoir des enfants sans jamais avoir été réglées.

§ 7. — FÉCONDITÉ. — STÉRILITÉ.

La *fécondité* est l'aptitude, comme la *stérilité* est l'inaptitude de la femme à concevoir.

Les causes de stérilité sont très-nombreuses, mais elles échappent souvent à notre appréciation. L'obstruction des trompes, l'état morbide des ovaires, les adhérences anormales de ces organes avec les parties voisines, leurs déplacements; les déviations de l'utérus, l'oblitération de sa cavité, de celle du col ou du vagin, l'absence de ces organes, etc., peuvent y donner lieu.

L'aptitude à concevoir suppose l'intégrité et la bonne conformation des organes génitaux.

§ 8. — Hermaphrodisme.

On entend par *hermaphrodisme* la réunion des deux sexes sur un même individu.

Ce phénomène n'existe jamais dans l'espèce humaine. Tous les exemples qu'on en rapporte ne concernent que des êtres mal conformés dont les organes mâles, imparfaitement ébauchés, ou l'appareil féminin trop développé, rendaient les sexes équivoques.

Les sujets qui présentent ces anomalies sont, d'ordinaire, stériles et impuissants.

Deuxième Partie.

—

MODIFICATIONS DES ORGANES GÉNITAUX DE LA FEMME PENDANT LA GESTATION ET SIGNES DE LA GROSSESSE.

—

CHAPITRE Ier.

DE LA GÉNÉRATION.

La génération, dans l'espèce humaine a, de tout temps, fixé l'attention des physiologistes, sans que les conjectures subtiles qu'ils ont avancées et les systèmes ingénieux qu'ils ont créés, aient fait sortir cette intéressante question des ténèbres épaisses qui l'environnent.

Nous ne savons pas davantage quelles sont les lois qui régissent la détermination des sexes, pas plus qu'il n'est possible de les connaître d'avance. *La naissance de jumeaux de différent sexe,* dit Mauriceau, *démontre bien qu'on ne peut pas prédire certainement de quel sexe est l'enfant qui est au ventre de la mère.*

Tout ce que l'on sait, c'est que la conception n'est possible que par le rapprochement des sexes, d'où résulte la procréation d'un être nouveau.

Chez les êtres organisés, la reproduction est une fonction passagère qui ne peut s'opérer à toutes les époques. L'espèce humaine ne se soustrait pas à cette loi générale et si l'homme diffère des autres animaux, a dit un auteur, par la faculté de boire sans soif et de faire l'amour en tout temps, il leur ressemble, ajoute M. Raciborski, par l'impossibilité de se reproduire autrement qu'à des intervalles plus ou moins éloignés.

Certaines saisons paraissent plus favorables les unes que les autres; c'est ainsi qu'au retour du printemps, alors que la nature renaît et devient partout luxuriante, la conception semble se faire plus facilement. C'est ce que prouve le grand nombre de naissances pendant les mois de mars, avril et mai.

Quoi qu'il en soit, d'après les observations de M. Raciborski, il résulterait, comme le prétendaient d'ailleurs les anciens déjà, que les jours voisins de l'évacuation menstruelle sont les plus propices à la fécondation et peut-être même les seuls où elle soit possible. C'est qu'alors, en effet, les vésicules de Graaf sont en pleine maturité, leur évolution prête à s'opérer et que la congestion utéro-ovarienne qui accompagne cet état, met les organes génitaux internes en de tels rapports, qu'ils forment un ensemble continu, lequel est indispensable pour la conception.

Le concours matériel du principe fécondant de l'homme, le sperme, et de l'œuf de la femme, est donc indispensable à la fécondation. Tout obstacle au rapprochement de ces éléments est une cause évidente de stérilité. Ce contact se fait le plus souvent sur les ovaires; cependant, il est incontestable que l'ovule, déjà sorti de l'ovaire, peut être imprégné quel que soit le point des organes génitaux où il rencontre le sperme.

Mais, si l'on connaît parfaitement les deux éléments essentiels à la fécondation, les hypothèses surgissent en foule quand il s'agit d'établir l'influence qu'ils ont l'un sur l'autre. Nul doute que le sperme ne doive sa faculté fécondante aux animalcules qu'il contient; puisqu'il devient inerte s'il en est dépourvu. Mais sont-ce ces animalcules qui, pénétrant dans l'œuf, deviennent l'embryon? Ou bien, grâce à leur mouvement vibratile, ne sont-ils que les porteurs du liquide séminal qui, seul, aurait la vertu fécondante? Ou bien, enfin, ne concourent-ils qu'à conserver intègre la composition chimique du sperme? C'est là un mystère, un secret impénétrable jusqu'ici, que le génie le plus heureux ne parviendra sans doute jamais à arracher à la nature.

Ce que les recherches ont amené de plus certain, c'est que l'ovule, à moins qu'il ne se fut trouvé dans la matrice, après avoir été fécondé sur l'ovaire, est repris par le pavillon de la trompe et rapporté dans la cavité utérine, où il doit se développer. Ce trajet ne se fait pas immédiatement : il paraît durer de six à huit jours.

CHAPITRE II.

DE LA GROSSESSE.

On donne le nom de *grossesse* ou *temps de gestation*, à l'état de la femme depuis l'instant où elle conçoit jusqu'à ce qu'elle accouche. Sa durée est de deux cent soixante et dix jours ou neuf mois révolus. Elle peut cependant se terminer plus tôt ou plus tard.

Eu égard au lieu que la grossesse occupe, on la distingue en *utérine* et en *extra-utérine,* suivant que le produit se développe dans la matrice ou hors de ce viscère. On la dit *simple* ou *composée,* selon qu'il n'y a qu'un seul ou plusieurs fœtus ; *compliquée* quand, avec le fœtus, coïncide une maladie ou une tumeur abdominale quelconque, tels que des hydatides, un polype, un cancer, etc.

Enfin, les *grossesses nerveuses* et les *fausses grossesses* ne constituent qu'un état particulier, auquel la matrice peut rester étrangère ou renfermer des gaz, de l'eau, du sang, une môle, etc.

ART. Ier. — De la grossesse utérine simple.

La *grossesse utérine simple* est celle dans laquelle il n'y a qu'un seul produit contenu dans la matrice. Elle apporte des changements notables dans les organes de la femme et s'annonce par des signes qu'il importe de connaître.

§ 1er. — CHANGEMENTS DU CORPS DE L'UTÉRUS.

Volume. — La conception augmente d'une manière rapide les propriétés vitales de l'utérus ; ses parois s'hypertrophient et la membrane interne, muqueuse, qui la tapisse, prend aussi un tel accroissement, qu'elle atteint bientôt le double de son épaisseur ordinaire. Ainsi boursoufflée, elle remplit de toute part la cavité de la matrice dont l'exiguité la force à se plisser sur elle-même. L'œuf fécondé, en arrivant de la trompe dans l'utérus, rencontre ces replis de la muqueuse ; il s'y arrête, s'y cache en quelque sorte en s'en faisant une enveloppe, et il détermine à son tour un nouveau stimulus, un surcroît de vitalité dans les organes au milieu desquels il est logé. L'utérus se développe alors de plus en plus et son volume va toujours croissant jusqu'au moment de l'expulsion du produit.

Forme. — Aplatie sur ses deux faces et de forme triangulaire à l'état de vacuité, la matrice, au début de la grossesse, s'arrondit, puis elle s'allonge, devient pyriforme et prend à la fin une forme ovoïde.

Situation. — Dans les trois premiers mois de la conception, la matrice s'enfonce davantage dans le petit bassin. Cazeaux attribue cet affaissement à l'augmentation de volume et de poids de l'organe. Ne serait-ce pas la saillie de la base sacrée, plutôt que son excès de pesanteur, qui tiendrait l'utérus abaissé dans les premiers temps de la grossesse? car bientôt ce poids devient plus considérable et cependant le col, loin de descendre encore davantage, commence à s'élever. A la fin du troisième mois, l'utérus atteint le détroit supérieur, qu'il dépasse de trois à quatre travers de doigt à la fin du quatrième. A cinq mois, on le sent à un travers de doigt de l'ombilic, qu'il dépasse de 14 millimètres (un demi-pouce) à six mois. A sept mois, il est à trois travers de doigt au-dessus de cet anneau ; à huit, il en est distant de quatre à cinq, et il atteint la région épigastrique dans le neuvième mois et reste stationnaire jusqu'à la dernière quinzaine, époque où il s'affaisse presque toujours.

Direction. — Repoussé par la colonne lombaire et surtout par l'angle sacro-vertébral; ne trouvant, du reste, pas d'obstacle du côté des parois abdominales, le fond de l'utérus s'incline en avant et le plus souvent du côté droit. La cause de cette obliquité latérale droite est diversement interprétée et peut-être encore inconnue.

La constipation étant un état assez habituel en temps de grossesse, Désormeaux pensait que la réplétion de la portion iliaque du colon devait favoriser l'inclinaison de l'utérus vers la fosse iliaque droite. Mais M. P. Dubois fait remarquer que l'influence du colon, si tant est qu'elle existe, est contre-balancée par celle du cœcum à droite qui, lui aussi, peut se laisser distendre par des matières. Mais comme le rectum et l'S iliaque sont beaucoup plus souvent distendus par des fèces que le cœcum, nous pensons que cette cause peut bien avoir sa part d'action, d'autant plus que la saillie sacro-vertébrale empêche l'utérus de rester directement sur la ligne médiane.

Invoquer, comme on l'a fait, l'habitude de se servir du bras droit ou de se coucher du côté correspondant à l'obliquité, c'est donner une explication que ne confirme presque jamais l'examen des femmes qui en sont l'objet.

D'après Levret, c'est le lieu d'insertion du placenta qui décide de la direction de l'utérus. Ce point étant le plus épais, le plus vasculaire et partant le plus lourd, il est évident, dit-il, que *le fond de la matrice se portera toujours du côté de l'attache du placenta, suivant les lois de la gravité des corps, ce qui déviera l'organe dans son entier.*

Je ne sais pas si, comme le dit Cazeaux, l'expérience lui a réellement démontré que le placenta est loin d'être toujours inséré sur le côté vers lequel l'utérus est dévié, parce que la plupart du temps la délivrance est spontanée, et qu'on ne s'assure pas généralement, ce qui d'ailleurs n'est pas facile, du siége de l'arrière-faix. Ce n'est pas cependant que je veuille donner raison à Levret, car on ne devrait jamais, d'après cet auteur, rencontrer d'obliquité utérine lorsque le placenta est implanté sur le col ou sur le segment inférieur de la matrice. Or, il est évident, et d'une constatation facile, que dans ces cas même l'utérus s'incline souvent à droite.

Suivant madame Boivin, ce serait dans l'inégalité de longueur et de force des ligaments ronds qu'il faudrait chercher la cause de cette obliquité. Le ligament rond du côté droit, dit-elle, étant plus gros, plus fort et plus court que le gauche, il doit exercer une traction plus vigoureuse que son congénère et entraîner l'organe vers la fosse iliaque qui lui correspond. Cette raison paraît sans aucun doute avoir plus de valeur que toutes les autres, mais, pour être pleinement satisfaisante, il faudrait encore prouver que cette différence dans les ligaments existe en réalité et, de plus, qu'elle est primitive et antérieure à la grossesse.

Épaisseur des parois. — Contrairement aux autres organes creux, à la vessie, par exemple, dont les parois s'aminciraient sous l'influence d'une réplétion exagérée, celles de l'utérus ne subissent guère de modification. Aussi, est-ce grâce à cette sage prévoyance de là nature, que l'organe gestateur jouit d'une grande puissance contractile, que ses ruptures sont si rares, et que l'homme de l'art peut se livrer sur lui en toute sécurité à des manœuvres qu'il n'oserait jamais entreprendre si, comme le pensait Mauriceau, *l'épaisseur de la matrice était consumée par son extension, et ses parois amincies au point de devenir transparentes.*

De nombreuses autopsies ont donc démontré que dans les trois premiers mois, il y a un épaississement léger des parois utérines, à cause du développement considérable de l'appareil vasculaire. Vers le cinquième mois, ces parties ont repris leur état normal; à terme, elles sont plus épaisses au niveau de l'insertion du placenta, plus minces vers le col, mais offrant fort peu de différence dans le reste de leur étendue.

La matrice, par suite d'un vice de structure, sans doute, peut cependant offrir des parois d'une minceur exceptionnelle. Nous avons connu une femme enceinte qui a été explorée par les médecins et les accoucheurs les plus distingués du pays. Le toucher dans toutes les attitudes, par le vagin et par le rectum, ne fit rien reconnaître; le palper abdominal ne fit pas découvrir davantage le globe utérin. D'autre part, le fœtus était si mobile, ses mouvements si superficiels, les diverses parties de son corps si nettement et si distinctement senties à travers la peau du ventre, que tous furent unanimes à soupçonner l'existence d'une grossesse extra-utérine. Heureusement qu'il n'en était rien : quelques semaines plus tard l'accouchement se faisait sans rien offrir de particulier.

Densité des parois. — Très-dures, très-résistantes et

comme fibreuses à l'état de vacuité, les parois utérines deviennent flasques et mollasses pendant la gestation.

Cette circonstance est éminemment propre à favoriser l'ampliation de l'organe, à prévenir les avortements qui surviennent par trop de rigidité des parois, à garantir le fœtus contre les chocs extérieurs, à préserver la mère des contusions et des ruptures, enfin à faciliter et à rendre moins dangereuse l'intervention de l'accoucheur en cas de besoin.

§ 2. — Changements du col utérin.

Comme le corps de la matrice, le col change, pendant la grossesse, de consistance, de volume, de forme, de situation et de direction.

Consistance. — Dès la conception, la consistance du col diminue. Vers la fin du premier mois, le ramollissement atteint la superficie du museau de tanche, qui paraît boursouflé ; aux troisième et quatrième mois, il a déjà deux millimètres (une ligne) de profondeur et occupe la moitié de la portion sous-vaginale à six mois. Pendant les trois derniers mois, il envahit peu à peu la partie supérieure et, enfin, l'anneau de l'orifice interne au terme de la grossesse. Le ramollissement du col est beaucoup plus lent chez les primipares et procède aussi toujours de bas en haut.

Volume. — En devenant plus mou, le col devient plus volumineux, sans que sa longueur varie guère jusqu'à cinq ou six mois ; mais à partir de cette époque, les liquides qui se sécrètent à sa surface interne en imbibent les parois, les écartent à leur partie moyenne et rapprochent ainsi les deux orifices du col qui, par ce mécanisme, diminue nécessairement de longueur.

Forme. — Chez les primipares, le col est plus pointu au début ; plus tard, l'orifice externe s'arrondit et reste fermé jusqu'à la fin de la grossesse. Sa partie moyenne s'évase, il devient fusiforme, reste lisse et ne présente aucune échancrure sur ses lèvres.

Les femmes déjà mères ont le col irrégulier, bosselé, en forme d'entonnoir à base dirigée en bas. En approchant du neuvième mois, toute la phalange peut pénétrer jusqu'à l'orifice interne, qui reste fermé. Un peu plus tard, cet anneau se ramollit et le doigt arrive jusqu'au produit, à travers un canal de vingt-sept à quarante millimètres (1 à 1 $\frac{1}{2}$ pouce).

Dans les derniers jours, le col s'efface rapidement et se confond avec la cavité utérine sous l'influence des contractions, préludes du travail, et puis aussi par l'engagement de l'œuf.

Situation et *Direction.* — Dans les trois premiers mois, le col est un peu abaissé et dirigé en avant et à gauche. Plus tard, il suit le mouvement d'ascension de l'utérus et se dirige le plus souvent en arrière et à gauche, contrairement au corps de l'organe, qui se dévie à droite et en avant.

§ 3. — CHANGEMENTS DE TEXTURE ET NOUVELLES PROPRIÉTÉS DE LA MATRICE.

Ces changements sont appréciables dans les divers éléments qui entrent dans la structure de l'utérus.

Membrane externe ou *séreuse.* — Elle devient le siége d'une nutrition beaucoup plus active, ce qui favorise son extension sans l'amincir et sans diminuer sa résistance.

Membrane interne ou *muqueuse.* — Cette membrane devient également plus riche en vaisseaux et plus villeuse; ses follicules muqueux s'accroissent et leur sécrétion est considérablement augmentée.

Tissu propre. — Jusqu'alors insaisissables, les caractères de ce tissu se décèlent pendant la gestation. Cet état en fait reconnaître la nature essentiellement musculaire, en même temps qu'il permet de suivre, avec le scalpel, l'agencement des fibres qu'on voit constituer deux plans : l'un externe, mince, à fibres parallèles, légèrement obliques vers les trompes; l'autre interne, plus épais, à fibres circulaires, partant de la ligne médiane et venant se terminer en cône vers l'orifice des trompes.

Dans le col, il n'existe que des fibres circulaires en forme de sphincter.

Appareil vasculaire. — L'utérus est le siége d'un surcroît de nutrition. Les artères qui lui apportent le sang se dilatent et fournissent des ramifications nombreuses, dont les unes pénètrent pour venir se terminer à sa face interne ; dont les autres, celles qui sont au niveau du placenta, plongent jusqu'à la caduque inter-utéro-placentaire et traversent même les cotylédons, pour arriver à la face fœtale du gâteau placentaire.

Les veines et les vaisseaux lymphatiques augmentent également de volume.

Nerfs. — Pendant la grossesse, les nerfs de la matrice

participent à l'hypertrophie générale des parties qui entrent dans la structure de cet organe. Ils manifestent leur présence par de larges bandes nerveuses au-dessous du péritoine. Ils proviennent, ainsi qu'on l'a déjà vu, de deux sources : 1° des nerfs de la vie organique pour le corps de l'utérus; 2° de ceux de la vie de relation pour le col.

Propriétés nouvelles. — En subissant toutes ces modifications, l'organe gestateur acquiert encore des propriétés nouvelles qui le rendent apte à la grande fonction qu'il doit accomplir : c'est, d'abord, la *contractilité organique* par laquelle la matrice tend à expulser le corps qu'elle contient. Cette faculté est accompagnée de souffrances plus ou moins vivement ressenties, suivant les sujets; elle est indépendante de la volonté et susceptible de s'épuiser par un travail prolongé. De même qu'elle peut être provoquée par l'exercice, les excitants, on peut la diminuer et même la suspendre par les opiacés. C'est, ensuite, la *contractilité de tissu*, qui est cette tendance de l'utérus à revenir à ses dimensions primitives, après l'expulsion du produit. A la faveur de cette rétraction, les parois utérines se dégorgent, les fibres se resserrent, les vaisseaux diminuent, s'oblitèrent, et l'on n'a pas à craindre des hémorrhagies, qui eussent été inévitables sans elle.

§ 4. — Du diagnostic de la grossesse.

Le diagnostic de la grossesse est une de ces questions qui, dans certains cas, peut embarrasser beaucoup le praticien. Sa solution est souvent difficile en effet, quelquefois même impossible. Ce n'est pas, cependant, que les signes qui y conduisent fassent défaut; ils sont même très-variés et fort nombreux, mais sont loin d'être tous caractéristiques. C'est eu égard à leur plus ou moins d'importance que les auteurs les distinguent en signes *rationnels* ou *présomptifs*, et en signes *sensibles* ou *certains*.

Les premiers consistent en quelques phénomènes sympathiques ou mécaniques qui, ne paraissant pas devoir être attribués à une autre cause, font supposer l'existence de la conception; ils se montrent ordinairement dès le début de cet état. Si multipliés qu'ils soient, ils n'ont jamais, pris isolément, que la valeur d'une simple conjecture; réunis au contraire én tout ou en grande partie, chez un même sujet, ils constituent un concours de probabilités qui leur donne la force d'une quasi-certitude.

Les seconds sont obtenus par l'intermédiaire des sens; ils ne commencent guère à se manifester que vers le milieu de la gestation et leur apparition vient lever le doute que laissaient encore les premiers. Si, au point où en est la science, leur nombre est encore assez restreint, ils sont au moins de nature, quand ils sont recherchés avec intelligence et bien constatés, à rendre la grossesse matériellement évidente.

La nomenclature des signes de grossesse admis par les anciens serait fort curieuse, mais malheureusement un peu longue et surtout sans utilité. Nous y verrions, par exemple, qu'au moment de la copulation, un sentiment de volupté plus vivement ressenti que d'ordinaire par la femme; qu'un tressaillement de tout le corps, un refroidissement intérieur, une douleur au nombril, un *brouillement* dans le bas-ventre, le gonflement du cou et des vaisseaux qui s'y trouvent, que tous ces phénomènes ont tour à tour été considérés comme autant d'indices d'une grossesse commençante. Nous y verrions encore que Fernel faisait recueillir de l'urine du matin et la mettait dans un verre avec une égale quantité de vin blanc ; pour cet auteur, la conception n'était point douteuse si le mélange prenait l'aspect trouble d'une purée de fèves ; elle n'existait pas si le liquide conservait toute sa limpidité. Elle nous apprendrait aussi que le spécifique infaillible mis en usage par Hippocrate, la pierre de touche par excellence, consisterait en un breuvage à l'hydromel, préparé à l'eau de pluie, ou dans un mélange de miel et d'anis délayé dans de l'eau ; cette boisson administrée au moment du coucher occasionnerait des tranchées à la femme grosse et resterait inerte dans le cas contraire.

Ne voulant pas nous arrêter davantage à ces signes, qu'il suffit de citer pour apprécier ce qu'ils valent, nous aborderons immédiatement l'examen de ceux qui ont actuellement cours dans la science.

A. *Signes rationnels.*

Les signes rationnels sont :

1° *La suppression des règles.* — Qu'une femme qui s'est trouvée dans les conditions à devenir enceinte voie ses règles se supprimer, et elle ne manquera jamais de croire qu'il y a chez elle fécondation. C'est qu'en effet, de tous les phénomènes qui font supposer une grossesse, l'absence des menstrues est le premier qui se manifeste.

Cependant, ce signe n'a rien d'absolu, car, indépendamment des causes multiples qui peuvent enrayer le flux mensuel, j'ai souvent vu celui-ci ne pas paraître sous l'influence seule de la crainte exagérée ou du désir ardent d'être enceinte. Bien des confidences m'ont prouvé que le retard dans les fonctions de l'appareil générateur n'avait d'autre cause que la grande appréhension des conséquences possibles d'un commerce illicite ou la frayeur occasionnée par la perspective d'un surcroît de famille. Souvent aussi le mariage apporte une perturbation passagère dans l'organisme des jeunes femmes qui caressent avec un ineffable bonheur l'idée de devenir mères, jusqu'au jour où le retour des règles, qui n'avaient été que suspendues, pendant un temps plus ou moins long, vient les plonger dans la tristesse d'une amère déception.

D'autre part, j'ai vu, et les auteurs en signalent d'assez nombreux exemples, les règles revenir périodiquement malgré l'état de grossesse, tantôt pendant les quatre ou cinq premiers mois, tantôt pendant toute la durée de la gestation. A deux reprises différentes, à six ans d'intervalle, une de mes proches parentes, dont le flux mensuel était régulier, ne s'est aperçue qu'elle était enceinte qu'à l'apparition des mouvements du fœtus. De Deventer cite l'histoire d'une femme qu'il a accouchée plusieurs fois, toujours très-bien portante d'ailleurs, mais qui n'avait jamais ses menstrues que pendant les neuf mois de sa portée, de manière, dit-il, qu'elle n'avait pas de plus forte indication de grossesse que le retour de ses règles.

S'il est vrai que l'aptitude à concevoir ne date d'ordinaire que de l'éruption du flux cataménial pour finir à l'âge critique, on voit néanmoins devenir mères des femmes chez lesquelles cet écoulement n'a jamais existé ou a cessé tout à fait. Tout récemment, je fus consulté par une mère au sujet de sa fille, âgée de 14 ans, et dont le ventre prenait de jour en jour un développement plus grand qui lui donnait de sérieuses inquiétudes. Cette enfant, bien qu'elle n'eut jamais été réglée, était enceinte de six mois au moins. Elle avait donc conçu à treize ans et demi.

Mauriceau rapporte l'observation d'une jeune femme devenue grosse quoiqu'elle n'eût jamais eu ses menstrues auparavant. Morgagni dit avoir connu une fille d'une très-grande noblesse qui, s'étant mariée avant que ses règles, qui se firent attendre quelques années, ne se manifestassent, fut cependant très-féconde. Il ajoute que la mère de cette jeune personne avait été absolument dans le même cas. Flechner, de Vienne, a noté l'observation d'une femme qui vit disparaître ses règles pour toujours à l'âge de 22 ans. Mariée ensuite, elle eut néanmoins six enfants dans l'espace de treize années.

La science possède même un grand nombre d'exemples de femmes devenues enceintes sans avoir été jamais réglées. Fabrice de Hilden cite l'observation d'une femme qui fut sept fois mère sans avoir jamais payé le tribut ordinaire de son sexe.

2° *Le ballonnement du ventre.* — Ce phénomène ne répond pas, dès le début, au développement de la matrice, puisque celle-ci est tout entière contenue dans l'excavation, mais bien à l'hypersécrétion de gaz qui donnent lieu à une tympanite intestinale. Vers la septième ou la huitième semaine, ces gaz disparaissent et le ventre est ordinairement plus affaissé à cette époque qu'auparavant. Dès la fin du second mois et dans le courant du troisième, l'utérus s'abaisse dans le pelvis; il entraîne avec lui la vessie, et celle-ci déprime l'ombilic en tiraillant l'ouraque ou le ligament qui le remplace; de là le dicton des anciens : *En ventre plat enfant y a*. Plus tard, lorsque l'utérus s'élève peu au-dessus du détroit supérieur, le fond de l'ombilic reprend le niveau de la peau pour le dépasser, sous forme de tumeur plus ou moins considérable, dans les derniers temps de la gestation. A quatre mois, l'abdomen reprend du développement, et l'on commence alors à sentir le globe utérin sur la ligne médiane. Son degré d'élévation étant en rapport avec la durée de la grossesse, on peut juger approximativement de l'époque de celle-ci par le palper abdominal (*voir* page 44).

Si l'on examine le ventre, on y voit souvent aussi une raie brunâtre au niveau de la ligne blanche, s'étendant depuis le pubis jusqu'au nombril qu'elle dépasse même quelquefois. Enfin, on y aperçoit encore, surtout dans les fosses iliaques et jusqu'à la partie supérieure des cuisses, dans le pli de l'aîne, des taches d'un rouge vif particulier, quelquefois brunâtres. Ce sont de petites éraillures de la peau, conséquence du développement rapide du ventre. Ces taches sont indélébiles; seulement elles pâlissent peu à peu et deviennent d'un blanc mat après l'accouchement.

Il est évident que la saillie progressive du ventre, qui suffit souvent au vulgaire pour lui faire croire à l'existence de la grossesse, ainsi que les vergetures qu'on y voit, n'ont qu'une valeur relative. L'accoucheur attentif et réfléchi ne s'en laissera pas imposer par de trompeuses apparences. Aidé des commémoratifs fournis par la personne soumise à son examen et des autres moyens d'investigation dont il dispose, il saura presque toujours porter un jugement assuré.

3° *La coloration du vagin.* — M. Jacquemin assure que le vagin prend, dès le deuxième mois, une coloration toute particulière, violacée-bleuâtre, ce qui serait le résultat de la congestion dont cette partie est le siége. Jamais, dit-il, quand ce signe existait, il n'a manqué de reconnaître une grossesse commençante. Ses observations portent sur 4,500 filles publiques, renfermées dans la prison de La Force, où il est médecin.

Pour l'auteur, cet aspect du conduit vaginal est donc caractéristique. Cependant, on ne doit pas oublier que des tumeurs hémorrhoïdales, un état variqueux de l'orifice vulvaire, et toutes les circonstances qui empêchent ou ralentissent la circulation dans l'utérus et les vaisseaux pelviens, peuvent donner au vagin cette coloration spéciale. Toutefois, c'est là un signe qui, en dehors de ces conditions, offre une très-grande valeur et dont il faut tenir compte dans les cas douteux.

4° *Les modifications des mamelles.* — En général, chez les femmes primipares surtout, il se manifeste dans les seins, dès le commencement de la grossesse, de la tension, des picotements, des élancements auxquels succèdent un gonflement douloureux qui va quelquefois jusqu'à produire des bosselures, des nodosités et même un engorgement des ganglions axillaires. J'ai vu cette turgescence de la glande mammaire devenir inflammatoire et se terminer par abcédation.

Le mamelon devient aussi plus érectile, et sa sensibilité augmente au point que la plus légère pression, le contact même du linge qui le recouvre, sont insupportables. A la surface des mamelles, on voit ramper de grosses veines, sous forme de cordons bleuâtres, qui convergent vers le centre. L'auréole de tendre et rosée qu'elle est chez la fille vierge, prend une teinte foncée, chez les blondes, et noirâtre chez les femmes brunes. Une auréole secondaire, mouchetée, circonscrit ordinairement la première. Cette teinte dépend d'un dépôt de pigmentum dans le corps muqueux de la peau. L'étendue de la coloration aréolaire est fort variable; à peine de quelques lignes chez les unes, elle représente un disque très-large chez les autres. Chez toutes, elle offre de petites éminences papillaires, de petits tubercules au nombre de douze à quinze. Ces saillies existaient déjà auparavant, mais elles deviennent plus apparentes par la grossesse. Elles paraissent être munies d'un petit conduit excréteur dont la pression fait sourdre parfois un liquide séro-lactescent.

L'auréole pâlit après l'accouchement, et les tubercules s'affaissent bien un peu, mais ces caractères ne disparaissent jamais d'une manière complète. Il en résulte donc que s'ils ont une grande importance chez une femme qui n'a pas encore eu d'enfant, ils perdent beaucoup de leur valeur chez celle qui a déjà été mère.

Le sein, sous l'influence de la grossesse, ne tarde pas à sécréter du lait en quantité plus ou moins considérable. Cependant ce signe peut manquer ou ne s'accuser que par quelques taches, à peine apparentes, qui raidissent le linge.

Ces signes ont certainement une grande importance, et Montgomery y attachait une telle valeur qu'il désignait l'aspect des mamelles sous les noms d'*aréole significative*, d'*aréole véritable*. N'oublions pas cependant, dans notre appréciation, que la suspension momentanée des règles, leur cessation définitive à l'âge de la ménopause, les maladies de l'utérus, l'éréthisme produit par des habitudes conjugales inconsidérées au commencement d'un mariage, la titillation répétée des seins, la crainte ou l'espoir de la possibilité d'une fécondation qu'on redoute ou qu'on appelle de tous ses vœux, peuvent y donner lieu. M. le docteur Pigeolet, a rencontré dans son service à l'hôpital Saint-Jean, une jeune fille âgée de 24 ans, chez laquelle la rétention des règles, par suite d'imperforation de l'hymen, avait amené un développement de l'utérus qui égalait celui que cet organe présente à mi-terme. Mais ce qui était plus remarquable, c'est que les seins avaient subi les modifications qui se rencontrent chez la femme enceinte ; ils étaient volumineux, le mamelon saillant, entouré d'un auréole bistrée, étendue, à la surface de laquelle se remarquaient les petites glandules que l'on a considérées comme un signe de grossesse chez la primipare.

La ponction de l'hymen donna issue à une grande

masse de sang poisseux, noir, et en peu de jours tout était rentré dans l'ordre.

La présence même du lait dans les seins n'est pas non plus, à elle seule, un signe probant de l'existence de la grossesse. Bon nombre de femmes ont une peine extrême après leur accouchement ou le sevrage de leur enfant, à tarir la sécrétion laiteuse; certaines y sont assujetties pendant des années, d'autres la voient même s'établir par une des causes que je viens de signaler. Un auteur anglais raconte qu'une dame, âgée de 49 ans, perdit sa fille qui lui laissa, en mourant, un jeune enfant de quinze jours. La grand'mère prit soin de cet enfant et un jour, pour le calmer, elle s'avisa de lui donner son sein à téter; le lendemain, elle éprouva du malaise, les mamelles s'engorgèrent et la sécrétion laiteuse s'établit si bien qu'elle put le nourrir pendant quatorze mois.

3° *Les modifications des urines.* — D'après Nauche, l'urine des femmes enceintes contient une substance particulière qui se sépare par le repos et vient former une sorte de membrane mince à la superficie du liquide. Pour l'obtenir qu'on reçoive les urines dans un verre à champagne. Du deuxième au sixième jour on verra se former à la surface une légère pellicule irisée, transparente, striée, formée par la réunion d'une foule de petits grains brillants, cristallins, primitivement isolés dans le liquide. Cette pellicule, qu'on ne pourrait mieux comparer qu'à une couche tenue de graisse qui surnage le bouillon gras et refroidi, est mince, mais pourtant d'une consistance assez forte pour qu'on puisse, en la soulevant par un de ses bords, l'enlever en grande partie. Elle a reçu le nom de *kyestéine*, d'un mot grec qui signifie grossesse. Cette pellicule se maintient dans cet état pendant trois ou quatre jours, après lesquels elle se détruit par la désagrégation des petits corps qui l'avaient formée et qui se déposent au fond du vase en venant troubler l'urine.

La kyestéine se constate déjà dès le deuxième mois ; elle est surtout abondante du troisième au sixième ; suivant Nauche son existence est constante et spéciale aux femmes grosses.

Il est vrai que dans la phthisie confirmée, dans les abcès par congestion, dans le catharre vésical, l'urine prend un aspect qui pourrait en imposer. Mais il paraîtrait que, dans ces cas, le développement de la pellicule est plus tardif que celui de la kyestéine et que la couche, une fois produite, persiste, s'épaissit et se couvre de moisissures en vieillissant, au lieu de disparaître au bout de quelques jours de durée.

6° *Le masque.* — On désigne sous ce nom l'aspect tout particulier que prend quelquefois la face pendant la gestation : le teint se ternit, les yeux s'enfoncent et s'entourent d'un cercle livide, le nez s'effile ; des plaques jaunâtres apparaissent au front, autour des narines, sur le cou et même sur la poitrine.

7° *La tolérance de l'opium.* — On sait que, dans les cas ordinaires, on ne peut guère dépasser la dose de vingt à trente gouttes de laudanum, sans qu'il survienne des vomissements et même un commencement de narcotisme. Chez les femmes enceintes, au contraire, la tolérance du laudanum est si grande, qu'elle n'a pour ainsi dire pas de limites. Maintes fois nous l'avons administré en lavements jusqu'à cent et même deux cents gouttes par jour, sans accident aucun, phénomène remarquable qui ne se produit dans aucune autre circonstance physiologique. Nous pensons donc, que le laudanum à la dose de dix gouttes dans des quarts de lavement, répétés de deux en deux heures, est, suivant les résultats obtenus, un moyen de diagnostic certain dans les cas douteux, difficiles, alors que les signes sensibles de grossesse n'existent pas.

Indépendamment de ces signes rationnels principaux, il en est encore une foule d'autres. La sympathie de l'utérus avec tout l'organisme est si grande, qu'elle provoque soit au début, soit dans le cours de la grossesse des désordres fonctionnels très-fréquents. Si ceux-ci sont restreints dans de justes limites, on peut les considérer simplement comme des signes présomptifs de gestation ; mais, tout en conservant ce caractère, ils constituent un véritable état pathologique, parfois très-grave, lorsqu'ils sont intenses et prolongés.

Troubles de digestion. — Tantôt c'est une salivation abondante, un crachotement continuel, qui se dissipent après quelques jours ou quelques semaines ; parfois, cependant, le ptyalisme persiste plus longtemps. Je vois actuellement une dame, enceinte de cinq mois et demi, qui, pendant le jour, est obligée de recevoir le liquide qui s'écoule sans cesse de sa bouche, dans un bassin et, pendant la nuit, dans des serviettes. Heureusement que, dans ce cas, la nutrition n'en souffre aucunement. Tantôt c'est simplement de l'inappétence ou de l'aversion pour les aliments. D'autres fois ce sont des aigreurs et un sentiment de chaleur cuisante qui occupent l'estomac et remontent le long de l'œsophage. On a vu des femmes trouver une saveur exquise et faire leurs délices de mets qu'elles avaient en horreur auparavant, ou porter leur goût sur des choses insolites, telles que des mouches, des araignées. Une paysanne que j'ai connue, ne savait pas voir des cloportes sans en manger. Pendant que j'assistais la marquise de F... dans son accouchement, elle me raconta qu'elle avait fait une énorme consommation de charbon de bois au commencement de sa grossesse, et de craie jusqu'à la fin. Elle éprouvait, me disait cette dame, un tel plaisir à manger ces substances, que chez elle et à la promenade elle en avait toujours quelques morceaux dans les poches.

Les troubles digestifs les plus fréquents sont des nausées et même des vomissements qui se répètent d'ordinaire chaque matin, au lever, et qui persistent pendant les trois ou quatre premiers mois, parfois plus longtemps encore ; s'ils ne dépassent pas certaines limites, ils sont plutôt incommodes et fatigants qu'ils ne portent une sérieuse atteinte à la santé de la femme et à la vie de l'enfant. Ils sont généralement formés, s'ils ont lieu à jeun, de mucosités aqueuses, filantes et même bilieuses quand ils sont accompagnés d'efforts violents ; lorsqu'ils surviennent peu après les repas, on y retrouve, en tout ou en partie, les substances ingérées.

Il est rare que les phénomènes que nous venons de signaler soient de longue durée et suffisamment prononcés pour nécessiter l'intervention de l'art. D'ailleurs,

quelque soit le moyen qu'on leur oppose, il arrive
souvent qu'ils n'en persistent pas moins. Ce n'est pas à
dire, cependant, qu'il faille rester inactif vis-à-vis d'eux,
car déclarer d'emblée notre impuissance c'est plonger
dans le découragement la personne qui réclame nos
conseils ; chercher à lui venir en aide, au contraire,
c'est courir la chance de réussir et, dans tous les cas,
c'est soutenir le moral et faire prendre le temps en
patience.

De petits morceaux de gomme arabique, de sucre
candi tenus dans la bouche, des collutoirs légèrement
astringents, et deux ou trois doses d'un ou deux centigrammes de morphine chacune peuvent modifier avantageusement le ptyalisme. Il ne faut jamais engager les
malades à surmonter le dégoût qu'elles ont pour les
aliments, mais se borner seulement à leur défendre
l'usage des substances qui seraient nuisibles. Les antispasmodiques, l'éther, l'eau de fleurs d'oranger, le sous-
nitrate de bismuth dissiperont souvent l'inappétence
due à un état nerveux de l'estomac, tandis que de légers
évacuants, suivis d'infusions amères et aromatiques,
trouveront une application plus utile quand cet état
pourra être rapporté à un embarras gastro-intestinal,
accompagné de flatuosités. Les absorbants, tels que la
magnésie, le bi-carbonate de soude, les pastilles de Vichy,
combinés aux opiacés surtout, font presque toujours disparaître les aigreurs et le pyrosis. Un exercice modéré,
la promenade au grand air, l'eau gazeuse, des repas peu
copieux et multipliés au besoin, rendront en général les
digestions moins pénibles.

Quant aux vomissements, j'ai souvent vu diminuer et quelquefois disparaître ceux du matin par la seule précaution de faire prendre le premier repas au lit et de ne se lever que deux ou trois heures après. Si, malgré cette précaution, ils se renouvellent dans la journée avec des secousses violentes, le régime sera avant tout approprié aux aptitudes digestives de l'estomac dont il importe, dans cette circonstance, de consulter les mille et un caprices. On conseillera ensuite des boissons froides, la glace en menus morceaux, les eaux gazeuses, la potion de Rivière, et, par-dessus tout, l'opium à l'intérieur et même en lavements, sous forme de laudanum à haute dose, si, par suite de la perturbation qu'ils occasionnent, ils faisaient naître des douleurs lombaires, préludes d'un avortement. S'il se manifeste des symptômes de congestion locale ou générale, ils seront naturellement conjurés par une déplétion sanguine, par l'ouverture de la veine du bras en cas de pléthore générale, par des sangsues à l'épigastre si la femme y accuse des douleurs ou un sentiment de tension. En cas d'insuccès, on appliquerait à l'épigastre un petit vésicatoire saupoudré d'acétate ou d'hydrochlorate de morphine, moyen qui m'a rendu plus d'une fois des services réels. Les vomissements peuvent aussi affecter une véritable périodicité dans leur retour : le sulfate de quinine uni à l'opium en fait alors prompte justice.

Grâce à cette médication, grâce au temps surtout, les femmes arrivent bientôt au terme de leurs souffrances ; il est rare, en effet, que les vomissements se prolongent au-delà de trois ou quatre mois ; il est plus rare encore de les voir porter une sérieuse atteinte à la santé des malades.

Cependant, il est des cas malheureux dont l'opiniâ-treté semble défier l'action de nos moyens thérapeutiques et dans lesquels, quoique nous fassions, les vomissements persistent durant toute la grossesse. On les dit alors *incoërcibles*.

Symptômes. — MM. Chomel et Dubois en ont fait un sinistre tableau symptomatologique : dans une première période, les vomissements reviennent à toute heure de la journée; ils sont incessants et composés des aliments ingérés, solides et liquides sans distinction. Bientôt apparaissent les phénomènes graves qui proviennent du manque de nutrition : affaiblissement et amaigrissement notables, altération profonde des traits.

Dans la seconde période, il y a fréquence habituelle du pouls, une soif vive et une acidité fétide très-prononcée de l'haleine, fétidité qui frappe, dit Chomel, en entrant dans la chambre de la malade et qu'on peut comparer à du vinaigre.

La troisième période, qui apparaît après un temps assez court, est caractérisée par des accidents cérébraux. La malade éprouve des hallucinations, des douleurs névralgiques intolérables, des troubles de la vision. Alors les vomissements diminuent ou cessent, et enfin survient un sommeil comateux, précurseur d'une mort prochaine.

Diagnostic. — En règle générale, le diagnostic de cet accident n'offre pas une bien grande difficulté : la fraîcheur et la coloration normales de la langue ; l'indolence complète de la région épigastrique à la pression ; la

nature et la persistance des vomissements ; la coïncidence
de quelque signe présomptif ou certain de la grossesse ;
l'absence de tumeur à l'épigastre, de hernie, de maladie
intestinale ou abdominale et de tout symptôme d'affection du système nerveux cérébro-spinal capable d'amener des troubles gastriques, éclaireront pour l'ordinaire
suffisamment le praticien.

Étiologie. — Rechercher la cause de l'*incoërcibilité* des
vomissements, c'est se lancer, croyons-nous, dans le
champ illimité des hypothèses. Que la gêne mécanique
exercée par l'utérus, vers le terme de la grossesse, sur
l'estomac et sur les intestins, donne lieu à des vomissements, on peut l'admettre avec quelque raison, tandis
que l'idée de rapporter, ainsi qu'on l'a fait, leur existence et leur incoërcibilité aux déplacements de la matrice, à l'ulcération de son col, à la résistance pléthorique
ou spasmodique de cette même partie, à la primiparité,
paraît susceptible de tant d'objections, qu'à l'exemple de
Cazeaux, nous ne pouvons voir en tout cela que de simples
coïncidences transformées en causes réelles, véritables.

En effet, une pratique suivie et certainement bien
occupée m'a prouvé que les cas de vomissements incoërcibles sont bien rares, et quelque bien étudiés que soient
les sujets qui en sont l'objet, il est impossible, la plupart
du temps, de les rattacher à aucune altération ou viciation
appréciable des organes génitaux ou autres. D'autre
part, nous rencontrons tous les jours des femmes qui
présentent, même à un haut degré, l'une ou l'autre des
causes signalées par certains observateurs comme y donnant lieu, sans qu'elles provoquent ou entretiennent les
troubles gastriques dont nous nous occupons.

D'après l'analyse qui en a été faite sur un grand nombre de sujets, de conditions, de tempérament et d'âge différents, le sang des femmes enceintes subit dans ses éléments constitutifs des modifications telles que les globules, dont le chiffre normal est de 127, descendent en moyenne à 117,4, dans les cinq premiers mois, pour diminuer encore dans les quatre derniers et n'atteindre que 101,4, à la fin de la grossesse.

Pour M. Pigeolet, toutes les fois que le sang n'aura pas cette composition qui lui est nécessaire pour assurer l'exécution régulière de tous les phénomènes qui se rattachent à la gestation ; toutes les fois que le chiffre des globules ne subira point cette progression décroissante ; quand, en d'autres termes, le sang conservera une trop grande richesse en globules, l'équilibre fonctionnel en souffrira et les désordres digestifs, les vomissements incoërcibles en seront le résultat obligé.

Nous reconnaissons volontiers l'influence qu'une pléthore surabondante peut exercer sur la marche de la gestation ; mais nous demanderons à notre honorable confrère si, avant de résoudre aussi catégoriquement qu'il l'a fait, la question de l'incoërcibilité, il a basé ses vues théorique sur l'analyse du sang de femmes enceintes atteintes de vomissements incessants. Dans le cas qu'il a observé et le seul qu'il relate (*Journal des sciences méd. de Bruxelles*, année 1857, vol. 24, page 217), il ne fait nulle mention de cette analyse ; il se borne à constater que l'autopsie lui prouva qu'il y avait bien grossesse, mais qu'elle ne lui fit découvrir aucune lésion particulière, ni du tube digestif, ni des organes génitaux internes, qui lui donnât la raison du trouble exagéré de l'estomac. Il ne dit donc pas, là ni ailleurs, qu'il a pris soin, pour étayer son opinion, de rechercher le chiffre des globules et, surtout, s'il l'a trouvé toujours supérieur à ce qu'il doit être.

Ce qui pourrait nous faire douter que ce soit l'excès des globules qui donne lieu à l'incoërcibilité, c'est que là où cette affection existe, la nutrition doit souffrir et partant le sang ne pas être trop riche; c'est aussi l'inconstance, la mobilité des effets, malgré la persistance la stabilité de la cause assignée par notre confrère; c'est que les vomissements sont extrêmement capricieux, irréguliers dans leur retour et dans leur durée ; qu'ils se montrent rebelles aux évacuants et aux déplétifs les plus antipléthoriques; que la saignée, notamment, si elle les soulage parfois, est bien loin de les guérir toujours, ce qui cependant devrait être la règle si trop de richesse du sang les faisait naître; que les antispasmodiques et l'opium ont des succès là où les déplétions sanguines ont échoué; c'est, enfin, leur disparition parfois subite, instantanée, alors même qu'on n'aura fait emploi d'aucun moyen propre à ramener le chiffre des globules à ce qu'il doit être, ou bien encore dès le moment où le fœtus a cessé de vivre.

De ces considérations, je conclus que l'incoërcibilité ne peut pas être rattachée à une cause unique; que plusieurs causes, inconnues encore dans leur nature, peuvent y donner lieu, ce que justifient les succès obtenus par des moyens très-variés et souvent disparates.

Pronostic. — En parlant des vomissements prolongés

et répétés, M. Jacquemier convient qu'ils peuvent produire de l'amaigrissement, mais il ajoute que ne connaissant pas d'exemple de femmes qui y aient succombé, ils ne menacent pas plus leur existence que les autres troubles gastriques.

Sans doute, les exemples de mort sont heureusement rares, parce que, si fréquents et si tenaces que soient les vomissements, il y a presque toujours une assez grande quantité de matière alimentaire retenue pour suffire à la nutrition. Néanmoins, nous ne pouvons nous ranger de l'avis de M. Jacquemier, attendu que les auteurs signalent des cas indubitables, et j'en ai rencontré un dans ma pratique, où le rejet des aliments solides et liquides étant complet, il en est résulté un dépérissement des forces vitales, une émaciation, assez promptement suivis de la mort.

Dans tous les cas, les vomissements peuvent enrayer la marche de la grossesse. Lorsque les secousses sont violentes, il est à craindre, en effet, qu'elles ne réagissent sur l'utérus, qu'elles n'y déterminent un état congestif qui amène le décollement du placenta et, par suite, l'expulsion du produit. Cette terminaison ne doit pas toujours être considérée comme un accident ou une complication, car, survenue dans la première ou la deuxième période de la maladie, elle y met ordinairement un terme ; en arrivant dans la troisième, au contraire, il est à craindre que ce ne soit le dernier coup porté à la santé de la femme dont la vie s'éteint avec le peu de sang qu'elle perd. C'est ce qui est arrivé dans le cas dont j'ai été témoin.

Traitement. — Nous avons indiqué précédemment les

principaux moyens à opposer aux vomissements ordinaires ; ils sont aussi applicables à l'incoërcibilité, sauf
à s'adresser à de nouveaux agents, si ceux-là sont infructueux.

Nul doute, nous l'avons déjà dit, qu'il faille recourir
à la saignée si les vomissements coïncident avec un état
pléthorique bien caractérisé.

M. Bretonneau est parvenu à arrêter des vomissements très-graves par des frictions sur le ventre avec
une solution concentrée de belladone.

Cazeaux, dans un cas qui laissait peu d'espoir, obtint
un brillant succès par l'application, sur le col utérin,
d'un tampon enduit d'extrait de cette plante. Nous en
avons également retiré d'heureux résultats.

Le même moyen a échoué entre les mains de
MM. Chailly, Trousseau et plusieurs autres.

Le calomel, à doses réfractées jusqu'à salivation, a
donné deux succès à M. Bagot, qui eut l'occasion, plus
tard, d'en enregistrer un troisième aussi avec le calomel,
auquel il avait ajouté 15 gouttes de chloroforme.

Les vomissements qui existeraient avec une déviation de l'utérus, ou avec une constipation habituelle,
seraient combattus, entre autres moyens, par la réduction de l'organe, par l'emploi des purgatifs, et même des
vomitifs, lorsque l'état saburral de la langue semble les
indiquer.

M. Rayer a retiré de très-grands avantages des alcooliques portés jusqu'à un certain degré d'ivresse. Une
malade, considérée comme perdue par M. Jacqmin, prit
du vin de Champagne sur le conseil de M. Moreau, et
elle fut sauvée.

La plus grande confiance est accordée, par M. Corvisart, à la pepsine et M. Tessier, de Lyon, cite à l'appui de cette méthode plusieurs faits très-graves, où un gramme de poudre de pepsine, dans les 24 heures, a suffi pour arrêter les vomissements. M. Chailly a constaté aussi l'efficacité de ce moyen, mais seulement dans des cas de vomissements modérés.

M. Pigeolet pense que les préparations de strychnine pourraient être mises en œuvre avec utilité, contre certains vomissements.

De tout ce qui précède, il résulte que, dans l'état actuel de la science, il n'y a point de spécifique à opposer aux vomissements des femmes grosses ; que nos moyens sont aussi variés que multipliés, et qu'on doit s'estimer très-heureux quand on en rencontre un qui donne quelque succès. C'est, qu'en effet, la nature semble parfois se jouer de nos efforts et vouloir nous rappeler, par de terribles revers, la faiblesse de notre art, et surtout de nos agents thérapeutiques. La malade continue alors à vomir tout ce qu'elle prend ; la nutrition languit, et l'amaigrissement fait des progrès qui marchent rapidement vers un terme fatal. Il ne nous reste, dans ce cas, qu'une seule chance d'arrêter les ravages effrayants d'un mal jusque là rebelle à nos moyens : c'est de provoquer l'expulsion du fœtus, a lors même qu'il n'aurait pas encore atteint l'époque de la viabilité.

Il est bien entendu qu'on n'attendra pas, pour recourir à ce moyen extrême, que la femme soit arrivée à la dernière période de son mal. Nulle opération n'a chance de réussir, si elle n'est pratiquée dans des conditions qui laissent encore entrevoir la possibilité d'un succès.

Troubles de la respiration. — Lorsque l'utérus commence à se développer, quelquefois même dès le début de la grossesse, on voit des femmes être prises d'oppressions, de quintes de toux, d'accès d'asthme qui les obligent à changer d'air à chaque instant.

La dyspnée et la toux, qui surviennent au commencement de la grossesse, si elles ne sont pas l'effet des causes qui les produisent ordinairement, sont de nature nerveuse ou congestive. Dans ces cas, les calmants, la belladone surtout, seule ou unie à la morphine, et la saignée, sont respectivement indiquées.

Si les troubles respiratoires ne se manifestent que vers la fin de la gestation, ils sont alors occasionnés, la plupart du temps, par la gêne qui résulte de l'ampliation de l'utérus, qui refoule le diaphragme vers la poitrine. Il n'y a alors que l'accouchement pour y mettre un terme.

Quelle que soit la cause qui donne lieu à la toux, si celle-ci est fréquente et prolongée, elle peut avoir les plus funestes conséquences et notamment donner lieu à l'avortement. C'est ce que confirme l'observation suivante, curieuse d'ailleurs à plus d'un titre.

Le 23 du mois d'avril 1865, une dame de la ville que j'accouche habituellement, me prie de passer chez elle. Elle est enceinte de sept mois environ, et n'était un rhume, comme elle dit, qu'elle a gagné au sortir d'une soirée, elle se porterait à la perfection. C'est pour ce rhume, qui dure depuis deux mois, qu'elle me demande avis. Il n'y a point d'oppression, ni de point de côté; l'expectoration est nulle; l'auscultation ne révèle aucun changement dans les bruits respiratoires, le pouls est de fréquence et de force normales. La toux est très-fréquente, surtout à la soirée ; elle est quinteuse comme dans la coqueluche et les accès en sont infinissables ; ils occasionnent dans la matrice des secousses douloureuses.

Après avoir fait comprendre à ma cliente que sa négligence à se soigner pouvait, dans de telles conditions, être cause d'un accouchement prématuré, je lui prescrivis de l'hydrochlorate de morphine et de la belladone qui amenèrent la diminution d'abord, et puis la cessation complète des accès. Depuis huit jours, elle ne toussait plus, lorsque, le soir du 30 avril, elle me fit chercher en toute hâte. Elle venait d'être prise subitement de douleurs intermittentes, qui n'étaient autres que des contractions utérines, et d'un malaise qu'elle compare à celui qu'on éprouve lorsqu'on va tomber en syncope. Son agitation est grande, elle ne peut rester en place, elle a besoin d'air frais. Le pouls est fréquent, mou et assez faible. Le col utérin est long ; l'index seul peut pénétrer jusqu'à l'orifice interne sans efforts ; le vagin est sec.

Les mouvements du fœtus se sont toujours fait sentir jusqu'au 29, veille de ma visite. Dans la soirée de ce jour, ils ont été un instant rapides et tumultueux, après quoi absence complète. Malgré toute l'attention que j'y apporte, je n'entends plus les bruits du cœur. Dans la soirée du 30, le ventre a pris un notable accroissement de volume, ce qui faisait dire à cette dame que le produit avait remonté.

Je prévins le mari de la mort probable de l'enfant ;

cependant, comme il n'y avait rien d'absolu dans ce diagnostic, et que d'ailleurs le travail ne faisait que débuter, je prescrivis le repos, une potion calmante et des lavements laudanisés.

Rien ne fit. A une heure du matin, je suis rappelé parce qu'il y a hémorragie assez forte. Les douleurs continuent, augmentent, le col se dilate, les membranes se rompent, des convulsions éclamptiques surviennent et l'accouchement se fait trois heures après mon arrivée. La mère est sauvée, mais l'enfant, ainsi que je l'avais annoncé, avait cessé de vivre. À peine le fœtus est-il expulsé que le placenta, dont le cordon, placé en sautoir sur l'épaule, ne mesure que trente centimètres, sort à son tour et il est, comme d'habitude, l'objet de toute mon attention. Sa surface utérine présente en un endroit un large enfoncement, une sorte de moule concave, limité par des bords minces, saillants, dans lequel un gros œuf aurait pu se loger. En ce point, comme aussi dans la plus grande partie du reste de son étendue, il était lisse, comme recouvert d'une pellicule ou membrane très-tenue et sans aucune scissure entre les cotylédons.

Cet aspect particulier m'avait fait dire à mon honorable ami, M. le docteur Debiefve, qui avait été appelé au moment où l'éclampsie se déclara, que l'arrière-faix s'était décollé peu à peu avant l'accouchement, et que le creux qu'on y voyait n'était autre qu'une dépression occasionnée par un caillot qui y avait séjourné longtemps. Mais la pièce de conviction, ce caillot, nous manquait.

Au moment où j'appliquai la main sur l'utérus pour

m'assurer de son état, une contraction arrive et le périnée bombe comme pour un second accouchement : un énorme coagulum est expulsé. Il est de forme conique ; il présente une partie convexe, plus saillante, d'un aspect grisâtre qui, appliquée dans le placenta, s'adapte hermétiquement à l'espèce de loge ou de kyste que j'y ai signalé. La résistance de ce caillot est telle qu'on peut le manier, le retourner dans tous les sens, sans le désagréger ; sa densité qui est celle de la fibrine à la base, va en diminuant vers le sommet où il est noirâtre. Il offre encore de particulier des scissures profondes, en forme de spirales, qui le font assez fidèlement ressembler aux reins de certains animaux, tous caractères qui annoncent, me semble-t-il, des épanchements multiples qui se sont faits successivement à des intervalles plus ou moins éloignés. Mis sur la balance, onze heures après sa sortie de l'utérus, et après avoir été cahoté tout un avant-midi dans une voiture, par conséquent après que le sang le plus fluide a eu le temps de s'en séparer, il pèse encore deux cent quarante-cinq grammes.

Il m'a paru utile de mentionner la succession des phénomènes que j'ai observés, pour indiquer ensuite la relation qu'il y a, à mon point de vue, entre ces phénomènes, le caillot en question et la cause qui l'a produit.

Ma cliente tousse énormément ; à chaque quinte, elle éprouve un ébranlement douloureux dans le ventre, à la région utérine supérieure. Cette toux quasi-incessante, avec des paroxysmes, aura d'abord déterminé dans les vaisseaux utérins une hypérémie, une stase sanguine qui, favorisée sans doute par la brièveté naturelle et accidentelle du cordon, lequel, à chaque accès, devait tirailler le placenta à son point d'insertion (la douleur ressentie en témoigne), aura amené peu à peu une rupture vasculaire, l'exhalation sanguine et puis le décollement partiel de l'arrière-faix. Il pourrait même se faire que les choses aient ici suivi un ordre inverse et que le décollement ait été primitif. Quoi qu'il en soit, un épanchement est arrivé, faible d'abord ; mais la cause continuant, le décollement a augmenté et des épanchements successifs sont venus grossir le noyau primordial. Ceci explique les couches superposées que nous voyons au caillot, et sa différence de densité suivant le point où on l'examine.

Si le caillot et le décollement placentaire sont peu considérables, l'enfant continue à vivre ; mais dans ce cas, il y a exagération ; aussi le fœtus a-t-il et devait-il succomber. Cependant la mère a encore senti, le 29 au soir, des mouvements plus énergiques que jamais ; ils étaient, suivant son expression, d'ailleurs très-juste, tumultueux : pour elle, ils étaient la preuve qu'il vivait très-bien ; pour nous, qui voyons maintenant le caillot, ils étaient les convulsions de l'agonie. Aussi, à partir de ce moment, n'a-t-elle plus rien senti.

L'état lypothymique dans la soirée du lendemain, les défaillances, le besoin de respirer l'air frais, l'agitation anxieuse, indiquent à toute évidence que le caillot, pesant de tout son poids sur l'arrière-faix, a achevé de le détacher de l'utérus et que, dès cet instant, l'hémorrhagie interne a augmenté. C'est alors que le ventre a pris subitement plus de volume. Ensuite, les membranes, ne se

déchirant pas, devaient peu à peu se décoller à leur tour ;
le sang a fusé entre elles et la matrice jusqu'à ce que,
arrivé à l'orifice utérin qu'il trouve ouvert, il fait, à une
heure du matin, irruption au dehors. Mais la pâleur
habituelle de notre patiente, la décoloration constante de
ses muqueuses apparentes, témoignent de la pauvreté de
son sang. La perte, qui survient, la jette subitement
dans une anémie plus grande, laquelle apporte de la
perversion dans les fonctions cérébro-spinales et l'éclam-
sie fait explosion.

Troubles de la circulation. — Pendant la grossesse, il se
fait, dans tous les organes, spécialement dans l'utérus, un
accroissement de vitalité, qui rend la circulation plus
active. Chez certaines femmes, cette activité dépasse
même les limites physiologiques et on les entend, alors, se
plaindre de céphalalgie, de somnolence, de vertiges, de
troubles de la vue, de dyspnée et d'un accablement profond ; elles ont le pouls fréquent, plein et dur, les muqueuses colorées_et le visage turgescent, tous signes
évidents d'une pléthore générale que des boissons dé-
layantes, de légers purgatifs, un régime sévère et surtout
la saignée viendront avantageusement modifier.

Mais la pléthore ne se borne pas toujours à être
générale et à se répandre avec une sorte d'équilibre
dans le réseau vasculaire. L'utérus, qui est pour ainsi
dire le centre de l'activité vitale, devient parfois le siége
d'une pléthore locale caractérisée par le sentiment d'un
poids incommode dans le bassin, par une tension dans
les lombes et dans les aînes, par des douleurs irrégulières dans les reins, par de petites contractions dans les

parois de la matrice et par la diminution ou la cessation des mouvements du fœtus.

C'est encore le cas de recourir à la saignée générale, qui sera proportionnée à l'âge et au tempérament du sujet. Une précaution très-sage dans l'emploi de ce moyen, c'est de faire coucher la femme au moment d'y recourir, dans la crainte qu'une syncope ne vienne donner lieu à des désordres nerveux qui pourraient se traduire en convulsions.

Gardien conseille de combattre la congestion utérine par la saignée du pied, ou par des sangsues appliquées à l'anus, aux aînes ou à la partie supérieure des cuisses. Cette pratique serait la première à mettre en usage, si l'on était certain que l'écoulement se bornât toujours à des limites propres à rétablir l'équilibre fonctionnel ; mais elle est généralement abandonnée aujourd'hui, car en déterminant un appel du sang vers les organes pelviens, elle pourrait empirer le mal au lieu d'y remédier.

Les femmes chez lesquelles la pléthore générale préexiste à la grossesse ; celles qui sont abondamment réglées et dont le sang est rutilant, peuvent conserver, pendant les premiers mois de la gestation, cette disposition constitutionnelle, et c'est chez elles surtout que la saignée sera de la plus grande utilité.

Mais il s'en faut bien que les phénomènes insolites que nous venons d'énumérer se rattachent toujours et nécessairement à une pléthore réelle, à une surabondance des globules sanguins. Cazeaux dit, en effet, que l'analyse du sang d'un grand nombre de femmes, qui accusaient ces prétendus signes de pléthore, lui a démontré la diminution des globules, et, par contre, l'augmentation de la fibrine et de la sérosité. Ceci s'accorde du reste parfaitement avec les résultats obtenus, dans les mêmes circonstances, par MM. Andral et Gavarret qui, eux aussi, ont constaté que, pendant la grossesse, il y a diminution notable des globules, du fer et de l'albumine, avec augmentation, au contraire, de la fibrine et de la sérosité, et ce sont ces changements quantitatifs dans ses éléments qui expliquent pourquoi le sang tiré de la veine d'une femme grosse, offre un caillot petit, serré, recouvert d'une couenne blanchâtre et nageant au milieu d'une sérosité abondante.

Ces modifications, qui sont en tout analogues à celles qu'on observe dans l'anémie et dans la chlorose qui se caractérisent également par la diminution des globules et par l'excès d'eau, portent donc à conclure que les phénomènes qu'on serait tenté de rapporter à l'existence d'un sang trop riche, sont quelquefois et peut-être souvent dus à la chloro-anémie.

Il importe donc de bien établir la différence des causes, car une méprise, dans ces cas, peut porter une grave atteinte à la mère et à l'enfant.

Lorsque, à côté de la céphalalgie, de l'affaissement, de la courbature, des palpitations, de la gêne respiratoire, des douleurs des reins et des cuisses, il y aura pâleur de la peau, décoloration des muqueuses, bruit de souffle au cœur ou aux carotides, il faudra recourir au fer, aux amers, au quinquina, à un régime substantiel, au séjour à la campagne, aux toniques enfin et sous toutes les formes.

Cependant, quelque évidente que soit la chloro-anémie, il ne faut pas proscrire la saignée d'une manière systématique. Cazeaux fait remarquer que la diminution des globules n'entraîne pas la diminution de la masse sanguine; que souvent, même, d'après M. Beau, celle-ci augmente et que les vertiges, les maux de tête, etc., qui l'accompagnent, sont alors dus à une pléthore véritable, mais à une pléthore séreuse. Dans ce cas, s'il y a urgence d'enlever le trop plein de l'appareil circulatoire, la saignée rendra momentané-ment d'incontestables services. Un régime corroborant et les ferrugineux feront alors le reste.

Pour en finir avec les troubles circulatoires, nous mentionnerons encore ceux qui surviennent par obsta-cle mécanique au retour du sang.

Dans le cours de la grossesse, tantôt plus tôt, tantôt plus tard, les vaisseaux pelviens se trouvent comprimés par le poids de la matrice ou par la tête de l'enfant, lorsque celle-ci s'engage avant l'accouchement. Parfois c'est par des matières fécales durcies et retenues dans le rectum. De là un gonflement œdémateux des extrémités inférieures, des varices aux jambes, aux grandes lèvres, dans le vagin, et des hémorrhoïdes au fondement.

Le repos horizontal, l'absence de fatigue, la com-pression méthodique des jambes, l'usage de bas ou de genouillères élastiques, la saignée générale si la réplé-tion sanguine est exagérée, l'emploi d'évacuants en cas de besoin, tels seront les moyens à opposer aux varices.

Les hémorrhoïdes dues à la constipation, seront combattues en remédiant tout d'abord à la cause productrice; sont-elles douloureuses, on y appliquera des topiques calmants, le cérat belladoné, l'onguent populeum, des lotions émollientes et narcotiques. Les bains de siége seront proscrits, dans la crainte que la dérivation qu'ils produisent n'augmente la congestion locale et n'amène ensuite un travail prématuré.

Sécrétions. Excrétions. — Dans les premiers temps de la gestation, surtout quand le bassin est large, l'utérus séjourne dans l'excavation, pèse sur le corps de la vessie et provoque des besoins fréquents d'uriner, quelquefois douloureux et même impossibles à satisfaire. Toute déviation de l'organe gestateur peut donner lieu aux mêmes effets. Je connais une dame dont le début de chaque grossesse est invariablement marqué de cet accident. Aussi était-elle obligée de se faire sonder le matin et le soir, lorsque je me suis imaginé de la faire mettre sur les coudes et sur les genoux, le siége aussi élevé qu'elle le pouvait. Dans cette position, elle parvient à rendre ses urines, sans doute parce que la matrice en s'inclinant vers le détroit supérieur qui devient alors le point le plus déclive, cesse ainsi la compression qu'elle exerce sur le col de la vessie dans l'attitude verticale ou accroupie. Nous avons reçu à la Maternité une autre personne enceinte de deux mois environ et chez laquelle un prolapsus utérin, avec rétro-version de l'organe, avait arrêté la mixtion depuis plusieurs jours. Le cathétérisme évacua de quoi remplir d'urine deux énormes bassins ; mais les vives douleurs occasionnées par cette rétention urinaire prolongée, se reportèrent sur l'utérus et amenèrent deux jours plus tard un avortement.

Au fur et à mesure que l'utérus abandonne l'excavation, la gêne excrétoire se dissipe peu à peu ; mais elle réapparaît parfois dans les derniers mois, chez les femmes où la tête du fœtus s'engage de bonne heure dans le petit bassin.

Le voisinage du rectum avec la matrice donne encore raison de l'agglomération des matières qui y sont contenues. Celles-ci s'endurcissent par leur séjour dans l'intestin, elles le paralysent et la constipation devient l'état habituel ; plus rarement il y a de la diarrhée. Les évacuants dans le premier cas, les émollients et les calmants dans le second, sont les moyens à employer.

Locomotion. — La grossesse exerce également une influence sur les organes de la locomotion. En effet, les moyens d'union des os du bassin se ramollissent, les cartilages s'imbibent de sucs ; ils gonflent, les ligaments s'assouplissent et les surfaces articulaires peuvent s'écarter légèrement. Il arrive même qu'on peut constater une mobilité anormale dans les symphyses. Consulté par une femme qui, quelques jours après un accouchement naturel et facile, s'étonnait de ne pouvoir marcher du tout, j'ai reconnu, en introduisant l'index gauche dans le vagin, derrière la symphyse du pubis, et en plaçant le droit sur le mont de Vénus, qu'il y avait un écartement d'un centimètre environ entre les os pubiens. En saisissant ensuite les crêtes iliaques dans chaque main, et en exerçant une pression en différents sens, j'ai pu me convaincre, en outre, de la mobilité dont ces os jouissaient.

Cet état, suivant qu'il est plus ou moins marqué, rend nécessairement la marche incertaine, chancelante, difficile, et parfois si douloureuse qu'elle devient impossible.

On ne peut guère faire autre chose, en pareille circonstance, que recommander le repos, l'usage des frictions fortifiantes et résolutives, et l'emploi surtout d'un bandage compressif qui entoure le bassin et assujettisse les os qui le constituent.

Troubles de l'innervation. — Enfin, parmi les signes rationnels, présomptifs, on peut encore ranger les lésions d'innervation. Souvent, au début ou pendant la grossesse, l'imagination s'exalte ou le caractère s'aigrit; certaines femmes passent rapidement de la tristesse la plus profonde à la joie la plus grande; d'autres deviennent soupçonneuses, jalouses, d'une susceptibilité extrême; un rien les irrite et provoque des pleurs. Enfin, on en voit fréquemment, surtout dans les premiers temps de la gestation, être sans cesse tourmentées par des douleurs nerveuses de toute espèce, comme des migraines, des névralgies faciales, des maux de dents, des démangeaisons, des cuissons aux parties génitales, tous accidents qui seront combattus par les moyens ordinaires.

De tous ces troubles de l'innervation, il n'en est guère de plus pénible et de plus appréhendé par les femmes qui en ont déjà souffert, que le prurit de la vulve. Les baumes calmants, les bains, les lotions opiacées et astringentes, le sublime corrosif en solution dans l'eau, guérissent parfois, mais souvent aussi tout cela est inefficace. M. P. Dubois préconise par-dessus tout la cautérisation avec le nitrate d'argent. Deux ou trois applications du crayon, à l'endroit du prurit, sur le clitoris, les nymphes ou dans le voisinage, guérissent ordinairement sans retour. Feu le docteur Dieudonné, de Bruxelles, a souvent expérimenté ce moyen et toujours avec un succès constant, dès la deuxième cautérisation. Jamais il ne l'a vu faillir.

B. — Signes sensibles.

L'existence des phénomènes précédents annonce que la grossesse est probable ; ceux qui vont suivre en donnent la certitude. Ils s'obtiennent par le *toucher*, par l'*exploration abdominale* et par l'*auscultation*.

Du toucher.

L'accoucheur doit s'attendre à rencontrer souvent des femmes dont la pudeur est offensée à l'idée seule qu'elles doivent se laisser visiter. Dans ces cas, il faut qu'il tâche d'obtenir, par la persuasion, ce qu'un sentiment, d'ailleurs très-légitime et très-louable, lui avait d'abord refusé, et qu'ensuite, ses investigations soient dirigées par la réserve la plus sévère et la convenance la plus stricte.

Sans doute, il serait préférable de ne pas devoir recourir à semblable examen ; mais présider à un accouchement sans exercer, même à plusieurs reprises, le toucher, c'est marcher en aveugle dans une voie inconnue, situation hasardée, équivoque et pleine de périls, que le praticien jaloux de son art et de sa responsabilité n'acceptera jamais.

Le toucher est donc *absolument nécessaire*, dit de Deventer, *et il est*, ajoute-t-il, *de la dernière conséquence de savoir à fond cette partie*. M. Velpeau y attache également une telle importance, qu'il le considère comme la boussole de l'accoucheur, comme le principal levier, ou du moins, l'une des principales ressources de la science tocologique.

C'est assez dire que les élèves doivent y donner tous leurs soins et s'y exercer de bonne heure.

Nous définirons le *toucher* : l'exploration des organes génitaux et du bassin de la femme, à l'aide des doigts ou de la main, portés dans le vagin, dans le rectum ou sur l'abdomen. De là le *toucher vaginal, le toucher rectal* et le *palper abdominal*.

1° *Du toucher vaginal*.

Le toucher vaginal se pratique avec l'index ; on peut y joindre le médius dans le double but d'arriver plus avant et d'embrasser les objets dans une plus grande étendue, ce qui en donne une sensation plus nette. Il convient d'être ambidextre, car certaines positions de la femme ou une blessure que l'on aurait, peuvent nécessiter l'emploi plutôt de l'une que de l'autre main. Le plus souvent on touche la femme debout, position favorable surtout pour pratiquer le ballottement ; on la ferait coucher horizontalement sur le dos, s'il y avait antéversion de la matrice ou forte rétrocession du col, et lorsqu'on veut juger exactement du degré de développement de l'utérus.

Pour procéder à cet examen, l'accoucheur doit enduire les doigts d'un corps gras quelconque, afin d'en faciliter l'introduction et pour se mettre à l'abri de toute contagion, s'il y avait lieu. Il doit se tenir en face de la femme qui s'appuie contre un meuble ou un mur si elle est debout ; fléchir en terre le genou opposé à la main qui

touche pour donner, sur celui qui lui correspond, un point
d'appui au coude ; on peut aussi, et c'est plus commode,
se tenir assis vis-à-vis de la patiente. Si la femme était
couchée, il faudrait se placer du côté correspondant à la
main qui opère ; de l'autre main, appliquée sur le ventre,
on soutient le fond de l'utérus. Le doigt explorateur est
ensuite présenté horizontalement vers le sillon des fesses
et ramené d'arrière en avant, afin d'éviter le clitoris ;
arrivé à la vulve , il en écarte les grandes et les petites
lèvres, pénètre doucement jusqu'au tiers du vagin, puis,
abaissant le poignet, on lui donne une direction presque
verticale pour le rapprocher de l'axe de l'excavation
pelvienne. Les autres doigts sont étendus sous le périnée qu'ils soulèvent, ou fléchis dans la face palmaire,
suivant qu'on veut explorer les parties postérieures ou
antérieures du petit bassin.

En parcourant ainsi toute la longueur du vagin, on
doit constater l'état de toutes les parties molles et dures
qu'on rencontre ; apprécier surtout d'une manière exacte
les modifications du col, la présentation et la position
du fœtus, ainsi que la nature et le siége des causes nombreuses qui peuvent rendre l'accouchement difficile ,
laborieux ou impossible.

La conformation du bassin, surtout si l'on soupçonne
un vice par étroitesse, doit être l'objet d'une attention
spéciale. Aussi , doit-on alors pousser ses recherches
jusqu'au rebord mousse qui constitue le détroit supérieur.

J'ai souvent entendu les élèves accuser leurs doigts
d'être trop courts, lorsqu'ils n'atteignaient pas la protubérance sacrée, par exemple, alors que j'y arrivais, moi,

avec plus ou moins de facilité. Nul doute que des doigts longs et effilés rendent l'examen plus facile, mais j'ai tout lieu de croire que cette différence dans les résultats tient souvent au manque d'exercice et surtout à la façon d'explorer.

Généralement on a plus de difficulté à atteindre le promontoire, si c'est cette partie que l'on recherche, lorsque la femme est dans la situation verticale, parce qu'on ne peut pas donner au doigt une inclinaison suffisante. Aussi ai-je pour habitude de la mettre dans le décubitus dorsal, tous les muscles dans le relâchement et le siége reposant sur un traversin assez dur et dépassant quelque peu le bord du lit. Dans cette attitude, que l'on explore avec l'index seul ou qu'on y joigne le médius, les autres doigts étant fléchis et la main placée comme d'ordinaire, c'est-à-dire, que le bord radio-palmaire regarde le sommet de l'arcade pubienne, on arrive plus ou moins facilement, suivant le degré de déviation, à la saillie prévertébrale. Cependant, il peut se faire exceptionnellement qu'on ne puisse y atteindre, bien qu'il y ait pourtant étroitesse. Cela provient alors de ce que, dans cette situation de la main, les doigts ne peuvent être enfoncés qu'à la profondeur de deux phalanges, ou peu davantage, leur introduction étant limitée par la rencontre des derniers doigts fléchis, avec le périnée et avec la branche ischio-pubienne correspondante. Mais qu'on reporte la main en pronation, la face dorsale en haut, le pouce étendu dans la paume et celle-ci dirigée vers la commissure postérieure de la vulve; dans cette nouvelle position, les doigts pénètreront de toute leur longueur, je dirai même de plus encore, leur base et la partie la plus large de la main se trouvant ainsi au niveau du plus grand écartement des ischions et pouvant, au besoin, déprimer les parties molles; pénétrant donc de cette manière beaucoup plus avant, l'index et le médius pourront facilement constater l'angustie, là où on ne le pouvait pas sans ces précautions.

Notons encore, comme difficulté d'exploration du bassin, une trop grande inclinaison en avant et en bas du plan du détroit supérieur. Quand, en effet, celui-ci se rapproche de la verticale et que la symphyse pubienne surtout a plus d'élévation que d'ordinaire, la ligne qui s'étend du ligament triangulaire au promontoire, devient plus oblique et le doigt ne sait pas la mesurer.

Il est, dans ce cas, une position qui facilite plus que toute autre l'accès de la saillie sacro-vertébrale : c'est d'incliner la femme en avant, si elle est debout, en la faisant appuyer sur le dossier d'une chaise, ou sur le côté si elle est au lit, et d'introduire le doigt explorateur dans le canal vaginal par derrière.

L'étroitesse de la vulve, les brides et les cloisons vaginales, l'épaisseur du périnée chez les femmes très-grasses, les déplacements prononcés de l'utérus peuvent rendre cet organe inaccessible.

J'ai accouché une dame dont la sensibilité de l'orifice vulvaire était telle que, malgré la meilleure volonté de sa part, et mes essais répétés, elle ne pouvait supporter l'introduction du doigt : c'est là une autre cause de difficulté du toucher vaginal.

2° *Du toucher rectal.*

Ce genre d'exploration est d'un usage très-restreint ;
on ne le pratique guère que dans les cas d'oblitération
partielle du vagin ; ou bien, lorsqu'il importe de constater la disposition du corps de la matrice, comme dans
les renversements et les obliquités postérieures de ce
viscère, dans les grossesses extra-utérines ; ou pour
juger des causes de dystocie qui siégent dans la cloison
recto-vaginale.

3° *Du palper abdominal.*

Les résultats fournis par le palper abdominal sont très-
importants. Pour le pratiquer avec méthode, la femme
doit être dans le décubitus dorsal et tous les muscles
relâchés, en faisant fléchir la tête sur la poitrine et les
cuisses sur le ventre. La forme, le volume, la tension de
l'abdomen sont alors l'objet d'un examen spécial. Lorsqu'on veut ensuite apprécier le degré de développement
de l'utérus, on procède des deux mains dont les doigts,
réunis sur une même ligne, sont placés au-dessus du
pubis, d'où ils remontent jusqu'au fond de l'organe pour
le circonscrire tout à fait et juger, par son élévation, de
l'époque de la grossesse. On a déjà vu (page 44) qu'entre
trois et quatre mois, la matrice dépasse le pubis de trois
travers de doigt ; qu'à cinq mois, elle se trouve à un travers de doigt de l'ombilic ; qu'à six mois, elle le dépasse
de 14 millimètres (un demi-pouce) ; à sept mois, de trois
travers de doigt, et qu'à huit mois, elle atteint la région
épigastrique, pour s'affaisser dans la dernière quinzaine.

Le palper abdominal est d'une exécution fort facile dans la plupart des cas, surtout si l'on a pris soin de vider la vessie et l'intestin et d'y procéder, suivant le conseil de M. Dubois, le matin quand la femme est encore au lit et à jeun. Parfois cependant, il est entouré de difficultés qui rendent obscurs les résultats qu'on en attend ; mentionnons comme telles : 1° une grande tension volontaire ou involontaire des parois abdominales ; 2° l'épaisseur considérable, quelle qu'en soit la cause, de ces mêmes parois ; 3° leur exquise sensibilité ou une douleur qui y serait déterminée par la pression des mains ; 4° un météorisme porté à un haut degré. A ces causes de difficultés signalées par les auteurs, ajoutons l'existence d'une hydropisie ascite, ou la présence de tumeurs quelconques dans le ventre.

En dehors de ces conditions et malgré elles parfois, la double exploration du vagin et de l'abdomen donne de la grossesse des signes évidents, désignés sous le nom de *mouvements actifs* et *passifs* du fœtus.

A. — Des mouvements actifs.

Les *mouvements actifs* du fœtus sont ceux qui lui appartiennent en propre, et qu'il exécute spontanément par le déplacement de ses membres ou des diverses parties de son tronc. Ils sont très-faibles à leur première apparition, presque insensibles et comparables à la·sensation que produirait un insecte se promenant sur l'abdomen ; un peu plus tard, c'est un petit choc, un frottement léger, un frémissement intérieur, une sorte de frétillement analogue à celui que produirait un petit poisson renfermé dans une vessie pleine d'eau. Plus tard encore, ils se prononcent davantage et s'accusent par des chocs plus violents, par des coups qui viennent heurter les parois utérines et par un sentiment de pression exercée sur ces mêmes parties, qui se soulèvent alors, et forment des saillies, des bosselures, que la main appliquée à plat sur le ventre, ou l'œil même peuvent percevoir.

A part un sentiment de joie ou de regret, commun à toutes les femmes, aux premiers signes de vie de leur enfant, la plupart restent indifférentes à la manifestation de ces mouvements ; certaines, pourtant, plus sensibles, éprouvent des défaillances, et même de la douleur lorsque le fœtus se remue.

Il arrive, qu'après avoir été très-distincts et très-forts, ils diminuent d'intensité et cessent même complétement. C'est toujours là un signe fâcheux, dû souvent à un état pléthorique de la mère, qu'il faut se hâter de modifier par la saignée. L'hydropisie de l'amnios, l'ascite peuvent aussi rendre les mouvements très-obscurs; mais il est d'autres circonstances, tels que le jeûne prolongé, l'application de la main froide ou de quelques gouttes d'éther ou d'alcool sur le ventre, l'ingestion de certains aliments, surtout un verre d'eau glacée, qui les rendent parfois plus actifs. On voit des femmes qui ne peuvent affecter un certain décubitus, toujours le même, sans sentir le fœtus se livrer à des mouvements tumultueux. Cela est attribué à ce que, dans ce cas, l'enfant repose sur le placenta ou sur le cordon et qu'il en résulte, dans la circulation, une gêne dont il veut s'affranchir, en cherchant à se déplacer.

M. Dubois fait remarquer qu'en les observant de près, on constate une certaine régularité dans le retour des mouvements; qu'il est des instants de la journée où l'on ne peut les provoquer ; ce qui ferait croire, dit-il, qu'il y a chez le fœtus des moments de sommeil, dans lesquels ils ne peut recevoir les impressions qui lui sont transmises et des moments de veille pendant lesquels il est plus excitable.

Les mouvements fœtaux, qu'il ne faut pas confondre avec ceux que produisent les déplacements des gaz des intestins, ni avec les contractions péristaltiques de ces organes, sont ordinairement perceptibles à mi-terme. Cependant, certaines femmes les sentent plus tôt, d'autres plus tard, ce qui dépend surtout du volume de l'enfant et de la sensibilité des mères. Il en est même qui ne les sentent jamais et dont les enfants ne laissent pas que d'être très-forts et très-vigoureux.

Les phénomènes que nous venons de décrire indiquent non-seulement qu'il y a un enfant, mais encore que cet enfant est vivant. Ils ont donc, au point de vue du diagnostic de la grossesse, une incontestable valeur, à la condition, toutefois, qu'ils soient constatés par un observateur attentif; uniquement renseignés par les femmes, ils n'acquièrent de véritable importance qu'après contrôle; car, il en est qui ne sont pas enceintes et qui sentent des mouvements intérieurs particuliers qui peuvent en imposer pour des mouvements du fœtus.

Un mari est ramené chez lui agonissant d'une attaque de choléra dont il venait d'être frappé. Sa femme est terrifiée et ses règles qu'elle attendait quelques jours ensuite sont supprimées. L'idée d'être enceinte et de se voir dans la misère, avec un quatrième enfant, augmente sa consternation. — Six mois plus tard, sept semaines après avoir senti vie, comme elle dit, elle est prise de douleurs lombaires et utérines qui lui font croire à l'imminence d'une fausse-couche. Arrivée à la Maternité, je constate qu'il y a simplement réapparition des menstrues et de grossesse point d'apparence. Je pourrais citer plusieurs faits semblables.

B. — *Des mouvements passifs.*

Les *mouvements passifs* sont ceux qui résultent de la mobilité du produit dans le liquide amniotique et qu'on lui communique en pratiquant le *ballottement*. On désigne, par ce mot, les mouvements qu'on peut imprimer, de bas en haut, au fœtus en appuyant un peu vivement le bout du doigt sur la partie de l'utérus la plus voisine du col.

Pour opérer le ballottement, la femme est ordinairement debout comme pour le toucher vaginal, et le tronc légèrement incliné en avant. On place alors l'index en avant ou en arrière du col, sur la paroi même de la matrice, afin de n'être séparé de la partie qui se présente que de l'épaisseur de cette paroi. Ensuite, par un mouvement rapide de flexion du doigt, qui reste en place, on lui imprime un coup sec de bas en haut et d'arrière en avant, dans le sens de l'axe du détroit supérieur, direction qu'affecte ordinairement l'utérus. En agissant autrement, c'est-à-dire d'avant en arrière, on n'obtiendrait qu'un frottement, qu'un déplacement en masse de la matrice et du produit.

Le ballottement est déjà praticable à mi-terme; mais c'est surtout vers le septième mois qu'il est le plus sensible : plus tôt, le fœtus est trop petit, trop mobile pour qu'on puisse toujours sentir la tête ; plus tard, il est trop lourd et souvent trop engagé pour pouvoir le déplacer.

Ce phénomène étant bien et dûment constaté devient un signe évident de grossesse. L'existence d'une pierre dans la vessie, une tumeur abdominale qui ferait saillie dans le bassin, un kyste de l'ovaire, un utérus trop mobile, n'en imposeront pas pour la présence d'un fœtus, surtout qu'on peut toujours invoquer, pour établir le diagnostic différentiel, les autres signes de grossesse.

De toutes les présentations, celle qui se prête le mieux à ce genre d'exploration est celle du sommet, encore faut-il que la tête ne soit pas descendue dans l'excavation.

Les circonstances qui rendront la perception du ballottement difficile ou impossible sont :

1° L'élévation trop grande de l'utérus qui serait en dehors de l'atteinte du doigt ;

2° Son antéversion prononcée, parce qu'alors l'enfant se trouve comme dans une saccoche au-dessus et en avant de la symphyse pubienne ;

3° Les présentations du tronc et autres qui ne s'accommodent pas bien au segment inférieur de la matrice et qui, partant, restent éloignées du détroit supérieur ;

4° L'écoulement ou le peu de liquide amniotique, parce que les parois utérines sont alors moulées sur le corps de l'enfant ;

5° L'implantation de l'arrière-faix sur le col, à cause de l'épaisseur des tissus qui séparent, dans ce cas, le doigt explorateur de la partie fœtale qui se présente ;

6° Enfin , les déviations de l'utérus , par suite de l'existence de tumeurs dans le bassin.

De l'auscultation.

L'*auscultation*, appliquée à la grossesse, est un moyen d'exploration dont le but est de rechercher et de faire connaître les bruits du cœur du fœtus. La perception de ces bruits s'acquiert par l'application, sur le ventre de la femme, de l'oreille nue ou de l'oreille armée du stéthoscope.

En temps ordinaire, quand les bruits sont normaux, on les entend très-bien par la simple application de l'oreille. Mais s'ils sont faibles, ou si on les recherche dans la première moitié de la grossesse, il sera préférable de se servir du stéthoscope, non pas que cet instrument renforce les sons, mais parce qu'il les recueille mieux, qu'il les isole et les rend plus nets et plus distincts. Sa supériorité sur l'oreille nue est surtout évidente dans les cas où les parois abdominales sont éloignées de l'utérus et qu'il faut employer une certaine force pour mettre ces parties en contact.

Ce mode d'exploration, qui ne date que du commencement de ce siècle, est de nature à fournir des signes de la plus grande valeur. Non-seulement on peut, à son aide, découvrir l'existence de la grossesse, mais encore juger de la vie ou de la mort du fœtus. J'y attache, pour mon compte, un tel prix, qu'à chaque instant j'ausculte les femmes dont je dirige le travail, surtout dans les derniers moments, parce que c'est alors principalement que l'enfant succombe et que le défaut de longueur du cordon, par exemple, ses nœuds ou ses circulaires, peuvent avoir les plus tristes conséquences. Par une auscultation attentive, on saisit les nuances de la circulation fœtale et on se rend utile, au moment du danger, par une prompte et opportune intervention. Je ne saurais donc assez recommander aux jeunes médecins cette pratique, de laquelle dépendent souvent leurs succès. Quant à moi, je suis convaincu que c'est à elle que je dois de n'avoir jamais mis au monde, jusqu'ici, qu'un seul enfant mort pendant le travail.

Comme toujours lorsqu'il s'agit de l'exploration des femmes, on doit apporter dans cet examen la plus scrupuleuse circonspection.

Pour bien ausculter, il faut que la femme soit couchée sur le dos, les muscles abdominaux dans le relâchement, le ventre nu, ou mieux, recouvert d'un simple drap. La station debout, en cas d'hydropisie ascite et d'hydramnios, par exemple, serait peut-être préférable, parce que, dans cette position, le fœtus se rapproche davantage de la face antérieure de l'utérus, qui lui-même revient alors en avant se mettre en contact avec les parois abdominales, tandis que les liquides péritonéal et amniotique se reportent en arrière et en bas.

Ces dispositions prises, si l'on applique l'oreille seule, ou armée du stéthoscope, à la région hypogastrique, dans un point à trouver, l'on perçoit deux bruits distincts : l'un, à *pulsations doubles*, constitue les bruits du cœur de l'enfant ; l'autre, espèce de bruissement simple, sans choc, est le *bruit de souffle*.

1° *Bruits du cœur du fœtus.* — C'est entre le quatrième et le cinquième mois que l'on commence à entendre les bruits cardiaques près de la région ombilicale. Il sera toujours facile de distinguer ces pulsations de celles de la mère, qui se passent dans les troncs artériels du bassin, en ce qu'elles sont plus fréquentes (130 à 160 par minute), qu'elles s'accélèrent par les mouvements actifs du fœtus, et que la circulation de la femme, ses émotions, n'ont sur elles aucune influence. D'ailleurs, pour éviter toute méprise à cet égard, il est prudent, lorsqu'on n'a pas une grande habitude de l'auscultation, de tenir le pouls maternel en même temps qu'on procède à cet examen. Chaque pulsation est composée de deux bruits, comme le tic-tac d'une montre, le second étant plus fort et plus sonore que le premier.

Ces bruits se communiquent principalement par la région dorsale de l'enfant ; et comme celui-ci jouit d'une très-grande mobilité jusqu'au septième mois, le lieu où on les perçoit, avant cette époque, peut varier à chaque instant. Mais, dans les trois derniers mois, il a plus de fixité et on les entend au-dessous des fosses iliaques, dans un rayon de 40 à 55 millimètres (1 $\frac{1}{2}$ à 2 pouces). Du reste, ils sont d'autant plus forts et mieux appréciables, que la grossesse est plus avancée, et qu'il y a moins de liquide amniotique.

L'auscultation sert encore merveilleusement au diagnostic des grossesses gémellaires. Dans ces cas, en effet, les jumeaux se correspondant presque toujours par leur plan antérieur, il existe un espace assez considérable entre les parties qui transmettent le mieux les battements du cœur de chacun d'eux, et l'observateur reconnaîtra que les pulsations fœtales, qu'il perçoit avec un *summum* d'intensité en deux points différents, appartiennent à deux centres d'action séparés et bien distincts; et, les deux agents d'impulsion étant indépendants l'un de l'autre, les pulsations devront manquer d'isochronisme.

De plus, le lieu où on les entend pourra même faire soupçonner la position du fœtus. Ainsi, suivant qu'ils existent à leur *summum* d'intensité, au-dessous ou au-dessus de l'ombilic, à gauche ou à droite de cet anneau, on pourra croire à une présentation du sommet ou du siége en première ou en seconde position. En cas de jumeaux, si ceux-ci ont la même présentation, les deux foyers seront placés sur une même ligne horizontale; cette ligne deviendra oblique de bas en haut si l'un se présente par le siége et l'autre par le vertex. L'absence de ces derniers signes n'indiquera pas cependant, d'une manière absolue, qu'il n'y a pas deux enfants, car l'un des deux peut avoir cessé de vivre; ou bien ils peuvent être placés l'un au devant de l'autre, circonstances qui ne permettront d'entendre, malgré la duplicité des êtres, qu'une seule paire de bruits.

Enfin, l'irrégularité des battements, ou leur cessation bien constatée à plusieurs reprises, après le sixième mois ou pendant le travail, annoncent souvent un état de souffrance ou de mort du produit.

Il est quelques causes qui peuvent diminuer les bruits

du cœur du fœtus et même les rendre imperceptibles ;
je citerai comme telles :

1° L'indocilité de certaines femmes qui, en se prêtant
à ce genre d'exploration, ne veulent pas se tenir dans un
calme parfait ;

2° Une sensibilité des parois du ventre qui ne permettrait pas la pression de l'oreille, ou la contraction fibrillaire des muscles abdominaux, qui obscurcirait les bruits.

3° L'existence d'une quantité exagérée de liquide
amniotique, d'une ascite, d'une anasarque, ou d'une
tumeur abdominale ;

4° La petitesse du fœtus et partant la faiblesse réelle
des pulsations de son cœur ;

5° Certaines attitudes de l'enfant et celles de ses positions dans lesquelles le dos est en rapport avec la partie
postérieure de la matrice ;

6° Enfin, l'interposition de quelques anses intestinales entre l'utérus et les parois du ventre, et l'existence
de borborygmes.

2° *Le bruit de souffle* appartient exclusivement au système vasculaire de la mère, puisqu'il est isochrone à son
pouls et variable comme lui, sous l'influence des émotions qu'elle peut éprouver. Ce bruit n'est pas constant
chez toutes les femmes ; il varie d'intensité d'un moment
à l'autre ; il peut même s'arrêter tout court et reparaître
un instant après avec plus ou moins de force. On l'entend
déjà au troisième mois de la gestation, vers les parties
inférieures et latérales du ventre.

Ce bruit est quelquefois si intense, qu'il communique
une sorte de vibration au point des parois abdominales

où il existe. Sur une femme arrivée au terme de sa grossesse, j'ai senti, en appliquant légèrement la main sur le ventre, cette vibration, espèce de frôlement isochrone au pouls de la femme, lequel n'était autre, ainsi que l'a prouvé l'auscultation, que le retentissement du souffle utérin communiqué aux parois abdominales.

La cause du bruit de souffle est encore bien problématique. La dénomination de *souffle placentaire*, que lui donnent de Kergaradec et Monod, démontre que ces auteurs le rattachaient à la circulation dans l'arrière-faix. Mais si l'on tient compte de la mobilité de son siége, de sa persistance parfois pendant plusieurs heures après la sortie du délivre et même de son existence, en dehors de la grossesse, lorsque l'utérus est anormalement développé, on sera forcé de reconnaître que ce n'est pas là sa véritable cause.

Haus, Bouillaud et plusieurs autres observateurs attribuent ce phénomène à la compression exercée par l'utérus sur l'aorte ou sur les artères iliaques ; aussi le désignent-ils sous le nom de *souffle abdominal*. Mais n'oublions pas que ce bruit est ordinairement limité à un petit espace ; qu'il n'affecte pas invariablement la direction de l'aorte ou des artères iliaques ; qu'il n'en persiste pas moins alors même qu'on a donné à la femme une inclination telle que l'utérus ne comprime plus ces gros vaisseaux ; qu'enfin, il ne se produit pas toujours dans les cas de tumeurs abdominales.

M. P. Dubois désigne ce bruit sous le nom de *souffle utérin*, et l'explication qu'il en donne, admise d'ailleurs par beaucoup d'auteurs, répond à la dénomination qu'il propose. Le célèbre accoucheur part de cette idée que par suite de la dilatation générale du système vasculaire de la matrice, les artères et les veines de cet organe communiquent librement entre elles et en transforment les parois en un véritable tissu érectile ou en tissu d'anévrisme variqueux; il pense donc que ce phénomène est produit par l'afflux du sang artériel dans les veines utérines où la colonne sanguine serait moins rapide et moins pressée, et que, si le souffle est plus distinct et plus fort vers l'endroit où s'insère le placenta, c'est que, dans ce point aussi, les vaisseaux utérins sont beaucoup plus développés que partout ailleurs. Dans l'opinion de M. Dubois, la persistance du souffle après la sortie de l'arrière-faix n'aurait rien d'étrange, puisque les parois utérines ne rentrent pas immédiatement dans les dispositions qu'elles ont à l'état de vacuité, et que la circulation active dont elles sont le siége ne diminue que peu à peu.

Cette manière d'interpréter ce bruit donne encore raison des variantes qu'on observe dans ses manifestations. Appartenant sans nul doute au système vasculaire de la mère, il est évident que toutes les causes capables d'apporter des modifications dans l'impulsion du cœur maternel, d'accélérer ou de ralentir sa circulation, devront aussi le faire varier d'intensité et même le suspendre. C'est ainsi que, pendant le travail parturitif, le souffle diminuera ou disparaîtra complétement à chaque contraction, puisque celle-ci ralentit ou arrête, pour un moment, le cours du sang vers l'utérus. Semblable particularité se remarquera pendant la gestation, puisque, alors aussi, la matrice est susceptible de se contracter légèrement, surtout sous l'influence de la pression de l'oreille ou du stéthoscope sur les parois abdominales.

Une objection capitale à faire à la théorie de M. Dubois, c'est que les larges communications vasculaires, qui servent de point de départ à l'auteur, n'existent réellement pas et que ce n'est qu'à leurs extrémités capillaires que les vaisseaux communiquent entre eux.

Pour d'autres, la cause de ce bruit réside uniquement dans cette considération que tout liquide qui circule dans un tube occasionne nécessairement sur ses parois un frottement accompagné d'un bruit imperceptible, sans doute, si le tube est unique, mais qui deviendra appréciable s'il y a une infinité de canaux comme on en rencontre dans les parois utérines à l'état de gestation.

Cette explication ne manque pas de justesse, mais pour être applicable au bruit de souffle ne faudrait-il pas que celui-ci existât chez toutes les femmes grosses, puisque chez toutes il y a la même richesse vasculaire dans l'utérus et la même multiplicité de courants sanguins? Pourquoi, surtout, le voyons-nous paraître et disparaître tour à tour chez le même sujet et presque au même instant?

Cazeaux professe que le *bruit de souffle* de la grossesse est dû en partie à la compression des vaisseaux pelviens, l'aorte ou les artères iliaques, par l'utérus, et, en outre, à l'altération du sang, l'hydroémie, si fréquente chez les femmes enceintes et qui agirait comme dans la

chlorose, soit que ces deux causes exercent simultanément leur influence, soit que, dans certains cas,
chacune d'elles puisse suffire à la production du
phénomène.

Enfin, ne pourrait-on pas, en l'absence de toute autre
cause appréciable, rattacher ce bruit à la pression d'un
point quelconque de l'utérus exercée par le fœtus contre
les parois pelviennes ou abdominales? Sa grande mobilité d'existence et d'intensité trouverait alors une explication dans le déplacement subit du fœtus et dans le
changement de position de la femme.

De cette diversité d'opinions, il résulte que le siége
et le mode de production du bruit de souffle sont encore
inconnus, et que les causes qui y donnent lieu sont probablement multiples.

Heureusement, ce phénomène est d'une importance
pratique assez médiocre et il est loin d'être un signe
caractéristique de la grossesse. Cependant, il acquerra
la plus grande valeur s'il est constaté que la matrice
n'est pas hypertrophiée, qu'elle n'est pas occupée par
une môle, etc., et qu'il n'y a point d'anévrisme des
vaisseaux pelviens.

Signalons, pour le proscrire, un mode d'exploration
qui a pour but de faire entendre les bruits utérins par
le vagin. A cet effet, M. Nauche a imaginé un instrument spécial, le métroscope, qui s'introduit par une
extrémité dans le conduit vaginal, en avant ou en arrière
du col de la matrice, et dont l'autre s'applique à l'oreille.
Le frottement des parois du vagin contre cette tige
altéreront les bruits et peu de femmes, pensons-nous, en
accepteront l'emploi.

ART. II. — De la grossesse gémellaire.

La *grossesse gémellaire* ou *composée* est celle dans laquelle deux ou un plus grand nombre de fœtus sont renfermés dans la matrice. Les grossesses doubles sont les plus fréquentes : on en compte à peu près une sur quatre-vingts à quatre-vingt-dix. Celles où il y a trois et quatre enfants sont beaucoup plus rares. Il n'est pas douteux que les jumeaux puissent être de sexe différent ; cependant l'observation nous prouve qu'ils sont souvent du même sexe.

Causes. — Les causes sont assez difficiles à saisir. On admet que la fécondation d'un ovule contenant deux jaunes, ou la fécondation de deux ovules au même instant ; ou d'un second avant la formation de la caduque, peuvent y donner lieu.

Diagnostic. — Le ventre est plus volumineux, il paraît bilobé et comme aplati sur la ligne médiane ; son grand diamètre est dans le sens transversal, à moins que les fœtus ne soient placés l'un au-devant de l'autre. Souvent aussi il survient de l'œdème aux extrémités inférieures par suite duquel bien des femmes sont obligées de garder un repos absolu dans les derniers temps de leur portée. Les mouvements actifs et les bruits cardiaques sont perceptibles en même temps en deux points éloignés ; enfin, le ballottement est plus difficile, souvent impossible d'abord, parce que les fœtus se gênent mutuellement dans le mouvement d'ascension qu'on veut leur imprimer ; ensuite, parce que l'engagement n'étant pas si facile, on ne peut guère atteindre la partie qui se présente.

Pronostic. — Les grossesses multiples n'offrent ordinairement rien de grave ; seulement, elles se terminent souvent avant terme, par suite de la distension exagérée de l'utérus dont la contractilité organique est plus tôt mise en jeu, et elles prédisposent davantage à l'hémorragie par inertie de l'utérus, surtout lorsque la déplétion de cet organe a été trop prompte.

Dispositions des membranes. — Dans ces grossesses, les membranes n'affectent pas toujours des dispositions uniformes. M. Guillemot admet quatre variétés :

1° Chaque embryon peut se développer avec ses membranes propres ;

2° Chaque fœtus peut avoir une membrane propre, l'amnios, et le chorion être commun à l'un et à l'autre ;

3° Les embryons peuvent être renfermés dans une cavité unique et les membranes être communes ;

4° Dans le cas de fécondation et de développement de deux ovules dont l'un contient l'autre, les membranes sont également communes. Cette variété constitue les monstruosités par inclusion.

Les exemples d'une semblable anomalie sont excessivement rares. On comprend cependant la possibilité de leur existence quand deux germes sont fécondés en même temps, ou à intervalle très-court, avant la descente du premier dans la cavité utérine. On sait, en effet, que jusqu'à une certaine époque de la vie embryonnaire, les parois ventrales sont largement ouvertes; dans ce cas, qu'un des embryons pénètre dans la cavité abdominale de l'autre et l'on aura un fœtus *in fœtu*. Celui-ci n'en continuera pas moins à se développer, tandis que l'inclus se comportera comme tous les produits de grossesse extra-utérine, c'est-à-dire qu'il élit domicile là où il se trouve et qu'il y vit comme un parasite aux dépens des fluides nourriciers que lui fournissent les parties où il s'est greffé et cela jusqu'à ce qu'il soit expulsé au dehors, ou arrêté dans son développement. Dans ce dernier cas il peut subir diverses transformations, se putréfier, se dessécher et même s'ossifier. M. Velpeau cite le cas d'un jeune homme de 27 ans, du scrotum duquel il retira une portion de fœtus, et Dupuytren, entre autres cas d'inclusions qu'il relate, dit avoir vu un fœtus entier que MM. Guerin et Bertin Desmardelles avaient trouvé dans l'abdomen d'un garçon de 14 ans, mort dans le marasme, après avoir rendu dans une garde-robe, six semaines auparavant, un paquet de poils roulés sur eux-mêmes.

Terminaisons des grossesses gémellaires.

1re *Variété.* — Les deux ovules se développent simultanément, entourés de leurs membranes propres, le chorion et l'amnios. Chaque œuf peut même avoir une caduque; mais, le plus souvent, la portion qui forme cloison se résorbe, disparaît, et une seule caduque enveloppe les embryons et les chorions sont adossés. Les placentas se confondent ou sont unis par un pont membraneux, sans qu'il y ait pour cela de communication vasculaire entre eux, au moins dans la plupart des cas.

Les deux fœtus naissent fréquemment dans le même travail. Cependant l'utérus, revenu sur lui-même après l'expulsion d'un premier enfant, peut rester dans l'inaction pendant plusieurs heures et même un ou deux jours, avant de se débarrasser du second. Il peut encore se faire qu'un fœtus, venant à mourir, reste dans la matrice ou en soit expulsé, tandis que l'autre y continue son séjour et son évolution jusqu'à terme.

2ᵉ Variété. — Le chorion est commun aux deux fœtus, mais chacun est pourvu d'un amnios adossé l'un à l'autre pour former la cloison médiane. Le placenta est unique et souvent il y a communication entre les cordons. L'expulsion d'un fœtus entraîne celle de l'autre.

3ᵉ Variété. — Les fœtus sont logés dans la même cavité amniotique. Il est probable, qu'au début, ils ont chacun un amnios, puisque cette membrane émane de l'embryon lui-même, mais que la cloison médiane disparaît plus tard par résorption, pour ne plus former qu'une seule et même poche. Il n'y a qu'un placenta d'où les cordons peuvent naître isolément ou d'un tronc commun. Nul doute que la sortie d'un enfant est suivie de celle de l'autre.

4ᵉ Variété. — Dans cette variété, les membranes sont nécessairement communes, attendu qu'un embryon en contient un autre ; et, puisque les deux fœtus n'en forment réellement qu'un, le même travail suffit à leur expulsion.

ART. III. — Des grossesses extra-utérines.

Par *grossesse extra-utérine*, on entend le développement d'un fœtus ou de ses annexes en dehors de la cavité utérine.

L'ovule peut se greffer et se développer sur tous les points du trajet qu'il a à parcourir pour arriver à la matrice, ou tomber dans l'abdomen. De là un grand nombre de variétés de grossesses extra-utérines ; celles qui ont été le mieux étudiées sont : l'*ovarique*, la *sous-péritonéo-pelvienne*, l'*abdominale*, la *tubo-ovarique*, la *tubo-abdominale*, la *tubaire*, la *tubo-utérine interstitielle*, l'*utéro-interstitielle*, l'*utéro-tubaire* et l'*utéro-tubo-abdominale*.

Siége de ces grossesses.

1° La grossesse *ovarique* est celle dans laquelle l'œuf s'est développé à la surface ou dans la substance même de l'ovaire. De là, deux variétés de grossesse ovarique : l'externe et l'interne. Mais cette distinction est tout aussi difficile à établir sur le cadavre qu'elle s'accorde peu avec ce que nous savons de la manière dont s'effectue la fécondation. En effet, pour que celle-ci aît lieu, il faut que les germes des deux sexes se mettent en contact. Or, comme ce contact ne peut s'opérer sans que la coque de l'ovaire et la capsule de l'ovule se déchirent, il est difficile d'admettre qu'un ovule fécondé soit renfermé dans l'ovaire.

2° La grossesse *sous-péritonéo-pelvienne* résulte de ce que l'ovule, n'ayant pas été reçu par le pavillon de la trompe, s'insinue et se développe entre les deux feuillets du ligament large. Cette variété est une des moins rares et aussi la moins grave, car, se trouvant en dehors du péritoine et d'ordinaire dans la cavité pelvienne, on arrive plus sûrement au fœtus, et ses débris se fraient une voie plus facile à l'extérieur.

3° Dans la grossesse *abdominale*, l'œuf, au lieu d'être recueilli par le pavillon de la trompe, tombe dans la cavité du péritoine et s'y développe, sans affecter aucun rapport ou n'ayant que des rapports éloignés avec les organes génitaux internes. Bianchi pense que si cette variété n'est pas la plus fréquente, cela tient à ce que la plupart des germes fécondés meurent avant d'avoir adhéré aux parties vivantes sur lesquelles ils reposent.

La grossesse abdominale est dite *primitive* quand l'ovule vivifié est tombé de prime abord en un point quelconque du péritoine; *secondaire*, lorsque, ayant déjà subi un commencement d'évolution en un autre lieu, sur l'ovaire, dans la trompe ou ailleurs, son kyste se rompt et qu'il vient contracter de nouvelles adhérences dans l'abdomen, et puiser de nouveaux éléments nutritifs sur la surface où il s'arrête.

4° La grossesse *tubo-ovarique* est celle dans laquelle le kyste fœtal est formé partie par l'ovaire, partie par le pavillon de la trompe dilatée et dont les bords frangés auraient contracté des adhérences avec la tunique ovarienne.

5° La grossesse *tubo-abdominale* résulte de l'arrêt de l'ovule dans la trompe, très-près du pavillon. Dans ce cas, l'embryon se développe à l'entrée du canal qui ne peut contenir qu'une portion de sa surface, tandis que l'autre reste libre, pour ainsi dire suspendue dans la cavité abdominale.

6° Dans la grossesse *tubaire*, l'œuf s'arrête et se développe sur un des points de la trompe qui se distend et forme l'enveloppe externe du fœtus. C'est la variété qui doit être la plus fréquente, si l'on réfléchit à la longueur et à l'étroitesse de ce canal, ainsi qu'aux déviations et altérations nombreuses dont il est susceptible.

7° Dans la grossesse *tubo-utérine interstitielle*, l'œuf s'arrête et s'accroît dans la portion de l'oviducte qui traverse l'épaisseur même des parois utérines. Elle est souvent due à l'occlusion de l'extrémité utérine de la trompe.

8° La grossesse *utéro–interstitielle* est celle dans laquelle l'œuf, étant arrivé dans ce point où la trompe traverse l'angle supérieur de la matrice, s'insinue entre les fibres de cet organe, pénètre dans l'épaisseur de ses parois et s'y développe sans conserver aucun rapport avec l'oviducte. En se développant, l'embryon peut se rapprocher davantage tantôt de la surface externe, tantôt de la surface interne de l'utérus. Dans l'un et l'autre cas, le kyste qui l'entoure est formé des fibres musculaires de la matrice.

9° La grossesse *utéro-tubaire* est disposée de telle sorte qu'une partie de l'œuf est renfermée dans la trompe, pendant que l'autre se voit dans l'utérus. Cette variété de grossesse dépend de ce que l'œuf, au moment où il va franchir la trompe et entrer dans la cavité utérine, s'engage dans un enfoncement, une dépression de la muqueuse, et s'y arrête; ce n'est que plus tard, par suite de son développement, que l'embryon distend les parois de l'oviducte dans tous les sens et que l'orifice utérin de la trompe se trouvant tiraillé et élargi peu à peu, finit par livrer passage au fœtus qui vient ainsi compléter son évolution dans la matrice.

M. Velpeau admet difficilement l'existence d'une pareille grossesse qui ne présente cependant rien de plus extraordinaire que la tubo-abdominale. M. le docteur Trincot, de Pontorson (Manche), rapporte dans la *Gazette des hôpitaux* (3 mars 1863) un fait très-curieux qu'il rattache à cette variété de grossesse extra-utérine dont les exemples sont si rares. Voici sommairement cette observation :

Notre confrère raconte qu'il est consulté, au mois d'août 1854, par une femme déjà mère de deux enfants, dont le dernier avait deux ans. Bien que ses règles n'eussent pas cessé d'apparaître, elle se croyait enceinte de quatre mois et demi. Différents troubles digestifs et nerveux ne lui laissaient aucun doute à cet égard. Seulement, ce qui l'inquiétait, c'est que son ventre n'était pas conformé comme dans ses autres grossesses, et qu'elle y sentait une boule anormale vers le haut, etc.

M. Trincot trouve, dans la fosse iliaque droite, à trois ou quatre travers de doigt au-dessous des fausses côtes, une tumeur très-mobile latéralement, mais plus fixe de haut en bas, et du volume d'une petite tête d'enfant à terme. Sous cette tumeur, il en existait une autre plus grosse et pour ainsi dire enclavée au détroit supérieur. Elles étaient liées l'une à l'autre et on ne pouvait les éloigner ; quand on cherchait à faire remonter la première, les efforts de traction se communiquaient aussi à la seconde.

Le toucher vaginal fit reconnaître que la tumeur inférieure était constituée par l'utérus ; l'enfant y exécutait des mouvements actifs que la main placée à l'extérieur sentait parfaitement. Quant à la tumeur supérieure, la femme est certaine qu'elle ne date que depuis le gonflement de l'abdomen, c'est-à-dire depuis quatre mois environ ; qu'auparavant, son ventre était mou et peu développé.

Le 25 novembre suivant, cette femme accouche spontanément d'un garçon, mais douze heures après la délivrance n'était pas encore faite.

Appelé pour y procéder, M. Trincot constate l'existence, vers le milieu du ventre, d'une tumeur grosse comme une tête de fœtus à terme, très-dure et très-mobile ; au-dessus de cette tumeur, derrière le pubis, il en trouve une seconde qu'il reconnaît être l'utérus ; entre ces deux tumeurs existe un étranglement de 4 à 5 centimètres (18 à 22 lignes) de longueur et de largeur. Des tractions sur le cordon produisent l'abaissement de la tumeur supérieure. En introduisant la main dans l'utérus, il constate que cet organe a les dimensions qu'il présente d'ordinaire après la délivrance, et que le cordon ombilical allait se perdre dans une sorte d'étranglement charnu, large d'un centimètre et demi à deux centimètres (6 à 9 lignes), et dans lequel l'extrémité du doigt pénétrait de trois centimètres (1 pouce) sans pouvoir cependant atteindre encore le placenta.

Cet étranglement était en tout semblable, dit l'auteur,

à l'orifice supérieur du col utérin quand on en sollicite la contraction en extrayant les caillots qui peuvent rester dans l'utérus après la sortie de l'arrière-faix ; il était situé à la partie supérieure droite de la cavité utérine et, dans son opinion, il ne pouvait être que l'extrémité dilatée et épaissie de la trompe droite. Quant à la dilatation qui surmontait cet étranglement, c'était évidemment la cavité de la trompe assez dilatée pour renfermer le délivre, que des tractions exercées sur le cordon ne purent dégager. Trente heures après l'accouchement, la femme, étant sur le vase de nuit, sentit descendre l'arrière-faix. Aussitôt elle mit sa main sur son ventre et ne trouva plus de tumeur. L'ampoule formée aux dépens de la trompe s'était complétement rétractée.

10° Enfin la grossesse *utéro-tubo-abdominale* est celle dans laquelle le fœtus et ses annexes occupent en même temps l'utérus, la trompe et la cavité péritonéale. M. Dezeimeris cite, dans son mémoire, des faits qui ne laissent aucun doute sur la possibilité de cette variété de grossesse extra-utérine.

Anatomie pathologique.

Dans les grossesses extra-utérines, l'œuf a ses membranes propres, le chorion et l'amnios, puisqu'ils n'en sont qu'une dépendance. Si, parfois, il est difficile de reconnaître le chorion, c'est qu'il s'est confondu avec les parois de la poche qui renferme le fœtus.

Quant à la caduque, il n'en existe point à proprement parler ; mais l'œuf, suivant la variété de grossesse, est entouré de fibres musculaires appartenant à la trompe ou à l'utérus ; ou bien il détermine autour de lui des phénomènes analogues à ceux d'une inflammation locale très-circonscrite : un sac accidentel s'organise, qui l'enveloppe extérieurement et le met à l'abri de l'action des organes avoisinants : c'est le *kyste fœtal*.

Celui-ci, lorsque la grossesse anormale se prolonge, peut se déchirer, se percer de trajets fistuleux et communiquer avec les intestins, la matrice ou le vagin ; d'autres fois il donne lieu à un abcès qui s'ouvre à l'extérieur, et les débris du fœtus sortent alors par l'une ou par l'autre de ces voies.

Le placenta est ordinairement petit et mince. L'embryon peut manquer très-tôt d'éléments nutritifs et se trouver ainsi arrêté dans son développement ; plus rarement, il grandit d'une manière parfaite et régulière, et peut même atteindre les proportions d'un fœtus à terme. J'en ai vu un qui fut extrait par une incision pratiquée au vagin et qui mesurait de la tête aux pieds 57 centimètres (21 pouces). Ordinairement, il subit dans sa texture, des modifications dont les principales sont la fonte putrilagineuse et la momification.

Le docteur Dupasquier, de Lyon, a autopsié une femme de 77 ans, morte à la suite d'une hernie étranglée. Il lui trouva, dans le ventre, un fœtus pétrifié du volume d'un fœtus de sept mois et du même poids qu'un morceau de marbre qui aurait eu la même forme et les mêmes dimensions. Cette vieille femme portait ce fœtus depuis 47 ans, ce qui ne l'avait pas empêché d'avoir des enfants pendant le cours de cette grossesse extra-utérine.

Les parties de la mère sur lesquelles l'ovule se
développe, deviennent le siége d'une riche organisation
vasculaire, des vaisseaux nouveaux se forment et la
circulation y devient plus active; l'utérus, dont la
situation varie suivant le siége du kyste fœtal, augmente même de volume, son tissu devient plus spongieux et, comme dans la bonne grossesse, sa membrane
muqueuse se boursouffle, s'hypertrophie pour former la
caduque.

Causes. — Elles sont purement hypothétiques et se
rattachent presque toutes à un ébranlement nerveux, à
des secousses physiques et morales, telles qu'une chute,
la crainte, la frayeur, la surprise au moment de la fécondation. Ces causes sont invraisemblables, puisque l'œuf
n'abandonne l'ovaire qu'après ou même avant l'imprégnation. Elles ne pourraient avoir d'influence que si
elles agissaient à l'instant même où l'ovule va être
recueilli par le pavillon de la trompe. Au surplus, si
un ébranlement nerveux, au moment du coït, suffisait
pour donner lieu à la grossesse extra-utérine, la race
bovine devrait nous en fournir de fréquents exemples.
Nous savons, en effet, que dans certaines localités, les
paysans, pour assurer la *fécondation* de leurs vaches, les
effraient au moment de la saillie, soit en leur cornant
dans les oreilles, soit en les battant, soit encore et plus
souvent, en leur lançant vigoureusement un seau d'eau
à la tête.

Il est donc bien plus rationnel d'attribuer les grossesses
extra-utérines, à une disposition particulière des
organes, à l'étroitesse et aux déviations des trompes, à

l'engorgement de leur muqueuse ou au spasme qu'elles peuvent éprouver.

M. Hecker, professeur à l'Université de Marbourg, fait remarquer que la grossesse extra-utérine arrive le plus souvent chez des femmes qui ont été longtemps mariées sans avoir d'enfant, ou chez lesquelles un long intervalle de temps s'est écoulé depuis la dernière grossesse, intervalle qui varie de 5 à 16 ans. Cette circonstance indique la probabilité de l'existence d'anomalies dans la conformation des organes génitaux internes, anomalies qui ont pour résultat de rendre la conception difficile. C'est, en effet, ce qui semblerait résulter des autopsies qui ont prouvé que, dans ces cas, il y avait des adhérences péritonéales placées de manière à changer la direction des trompes ou à diminuer leur calibre.

Diagnostic. — Il est toujours, au début, hérissé des plus grandes difficultés, d'autant plus que les signes rationnels, qui ne manquent presque jamais, feront plutôt soupçonner l'existence d'une grossesse normale. On ne peut rien augurer non plus de l'état des règles, puisque, comme dans la gestation régulière, elles peuvent revenir périodiquement ou se supprimer.

Cependant, la femme qui s'observe bien, accusera le sentiment d'une gêne vague, d'une légère douleur, ordinairement vers une des fosses iliaques. Plus tard, le toucher et la palpation peuvent fournir des signes plus certains de l'écart qu'a commis la nature. En général, le kyste fœtal extra-utérin est plus irrégulier, plus inégal que l'utérus occupé par un germe ; il est souvent dévié vers un côté de l'abdomen, et il jouit d'une très-grande mobilité ; d'autres fois, il est enfoncé dans l'excavation entre le vagin et le rectum, par où on peut l'explorer et reconnaître les différentes parties du fœtus. Si celui-ci a vécu assez longtemps ou vit encore, au moment de l'exploration, ses mouvements sont plus superficiels ainsi que les bruits du cœur peut-être. Ce dernier signe n'a cependant de valeur qu'en tant qu'il vient en aide à la vue et au toucher et contrôler les résultats obtenus par l'intermédiaire de ces sens. Il sera possible aussi de constater, par l'examen de son col et de son corps, l'état de vacuité de la matrice, dont la situation aura la plupart du temps changé, entraînée ou pressée qu'elle sera par la tumeur fœtale. Enfin, pendant le cours d'une grossesse extra-utérine, une fécondation normale est possible et l'accouchement peut même s'effectuer spontanément. Nous rapporterons plus loin l'histoire d'une femme chez laquelle nous avons vu ces phénomènes se produire.

S'il est si difficile de reconnaître une grossesse extra-utérine, en déterminer la variété l'est bien davantage encore. C'est, qu'en effet, la présence et le développement de l'œuf extra-utérin modifient tellement les organes au milieu desquels il se trouve, qu'il est impossible d'en établir nettement les rapports. Puisque même sur le cadavre, dit Velpeau, on peut à peine décider, le scalpel à la main, si l'œuf a son siége dans la trompe ou l'ovaire, plutôt que dans le péritoine, il serait en conséquence ridicule de vouloir en obtenir la certitude sur la femme vivante.

Durée. — *Terminaison.* — La durée des grossesses extra-utérines est indéterminée ; elle varie de quelques semaines à des mois et même à des années.

Le plus souvent, surtout dans la grossesse tubaire, il y a rupture du kyste ; c'est entre le troisième et le quatrième mois, rarement au delà, qu'a lieu cet accident.

Que la rupture soit spontanée ou consécutive à une cause traumatique, ses conséquences sont les mêmes : une hémorrhagie interne rapidement mortelle l'accompagne presque toujours ; s'il n'y a pas de perte sanguine ou qu'elle s'arrête, la présence du fœtus et de ses eaux dans la cavité abdominale, provoque une péritonite ordinairement suivie de mort. Quant à l'enfant, il succombe le plus souvent au moment de la rupture de ses enveloppes.

Malgré toute la gravité de ces accidents, il peut arriver exceptionnellement que le fœtus survive, que l'inflammation que sa chute dans le péritoine a suscitée soit médiocre, qu'il s'entoure d'un kyste de nouvelle formation, et, qu'après ce premier orage, tout rentre momentanément dans le calme.

Au terme normal de la gestation, quelquefois plus tôt, d'autres fois plus tard, la femme éprouve des douleurs semblables à celles de la parturition, douleurs qui cessent bientôt pour reparaître quelque temps après, à des intervalles variables. Ces contractions ne peuvent siéger que dans l'utérus qui tend à expulser les matières muqueuses et albumineuses qu'elle renferme ; car, si ce n'est dans les grossesses tubaire et interstitielle, les kystes n'ont pas de fibres musculaires qui, seules, peuvent se contracter. D'autres fois, le kyste provoque une péritonite très-grave ou, distendu bien au delà des limites naturelles de son élasticité, il se déchire et produit une hémorrhagie rapidement mortelle. Enfin, il peut contracter des adhérences avec les organes voisins et, à la faveur d'un travail suppuratif et ulcératif, former des abcès qui, en s'ouvrant à l'extérieur ou communiquant avec le rectum, la vessie, la matrice ou le vagin, permettent au fœtus putréfié de s'échapper peu à peu et par lambeaux. Cette terminaison est la plus favorable à la femme qui, après avoir été réduite au dernier degré du marasme, revient quelquefois à une santé parfaite.

Traitement. — Les indications varient suivant l'époque de la grossesse. Si, dès le début, on avait reconnu que l'œuf s'est implanté en dehors de la matrice, on devrait chercher à en empêcher le développement par l'application constante de réfrigérants sur la tumeur fœtale. Il est reconnu que la diète, si sévère qu'elle soit, a une influence trop incertaine sur le développement du fœtus pour y soumettre rigoureusement la mère. On voit, en effet, des femmes manquant des choses les plus indispensables à la vie, se trouvant dans le dénûment le plus complet, profondément affaiblies par les privations, donner le jour à des enfants forts et vigoureux, tandis que d'autres, dans des conditions tout à fait opposées, mettent au monde des enfants débiles, chétifs et malingres.

M. Van Huevel nous a souvent parlé d'une dame qui avait déjà eu trois couches des plus pénibles, à cause du volume excessif de ses enfants et de l'étroitesse de son bassin, dont le diamètre antéro-postérieur ne mesurait que 8 centimètres (3 pouces). Soumise à un régime sévère, ne satisfaisant jamais son appétit, saignée toutes les sept à huit semaines, madame L... devint d'une faiblesse et d'une maigreur extrêmes. Néanmoins le ventre avait atteint, au commencement du neuvième mois, un volume énorme qu'en l'absence de toute fluctuation, M. Van Huevel crut devoir rapporter à un développement considérable du fœtus. Dans cette idée il proposa et pratiqua l'accouchement prématuré artificiel. L'enfant était hydrocéphale, et de l'avis du père et de la famille, il surpassait en volume tous les produits précédents, malgré la faiblesse et l'abstinence prolongée de la mère.

Les auteurs conseillent aussi de recourir aux saignées abondantes, pratiquées dans le double but de provoquer la mort du fœtus, et de prévenir peut-être aussi une congestion, un afflux trop considérable de sang vers le point où l'œuf s'est développé. Je doute beaucoup que ce moyen exerce une influence assez marquée sur la vie du fœtus, pour risquer de compromettre, par son emploi, la santé d'une mère. Mauriceau nous dit avoir vu deux femmes qui, pendant le cours de leur grossesse, ont été saignées l'une quarante-huit fois et l'autre quatre-vingt-dix fois, et qui ont cependant accouché à terme d'enfants bien portants.

M. le docteur Joulin a proposé de pénétrer dans la tumeur fœtale, après l'avoir rapprochée autant que possible des parois de l'abdomen, au moyen du trois-quarts capillaire de la seringue de Pravaz, et d'y injecter un centigramme d'atropine ou de strychnine délayé dans quelques gouttes d'eau. Il espère ainsi donner lieu à des phénomènes d'intoxication qui tueraient immédiatement le fœtus si le trois-quarts avait pénétré jusque dans ses tissus. Si, au contraire le liquide intoxiqué s'était répandu dans les eaux amniotiques, il pense qu'il s'en ferait, par la peau de l'embryon, une absorption suffisante pour déterminer également sa mort.

Les faits ne se sont pas encore prononcés sur la valeur de ce procédé, qui n'est peut-être pas sans inconvénient pour la mère.

Si des accidents graves surviennent avant le septième mois, si le kyste se rompt, il est encore préférable de laisser la femme courir les chances d'une hémorrhagie interne et de l'inflammation consécutive, en y opposant toutefois le repos, la diète, le froid sur le ventre, que de vouloir extraire, par une opération ordinairement si pas toujours mortelle, un enfant non encore viable.

Lorsque, au terme normal ou après le septième mois, le travail semble s'établir, on doit l'enrayer par des lavements de laudanum à haute dose. En effet, il paraît plus rationnel de sacrifier l'enfant que d'exposer la mère, par la gastrotomie, à tous les dangers de l'ouverture d'un large kyste dont le défaut de contractilité peut produire une hémorrhagie mortelle lors de la délivrance et qui, dans tous les cas, sera la source d'une longue et intarissable suppuration. On ne serait autorisé à pratiquer cette grave opération, que si le travail continuait en dépit des moyens employés pour l'arrêter.

Dans le cas où le kyste fœtal aurait contracté des adhérences avec les parties voisines, ou communiquerait avec la vessie, le vagin ou le rectum, on donnerait issue à son contenu par une incision convenablement pratiquée.

Enfin, si la grossesse avait dépassé les limites assignées par la nature, on devrait respecter cet état anormal et ne procéder à aucune opération que si la vie de la femme était sérieusement compromise. Dans ce cas, on tâcherait de parvenir au fœtus extra-utérin par le vagin ou par le rectum, réservant la gastrotomie pour les cas seuls où ces voies d'extraction sont inabordables.

Au lieu de pratiquer la gastrotomie immédiatement par l'instrument tranchant, nous croyons qu'on pourrait faciliter l'opération et obvier à l'une de ses complications les plus graves, c'est-à-dire à l'épanchement des liquides dans la cavité du péritoine, en provoquant l'adhésion du kyste aux parois abdominales, par des applications successives d'une préparation caustique dont on peut limiter l'action, comme le caustique de Vienne, ou la pâte escarrotique de Canquoin. Ce procédé est tout à fait conforme dans ses résultats à ceux qu'emploie quelquefois la nature.

Après avoir détruit peu à peu l'épaisseur des parois abdominales, à l'aide du caustique, placé au niveau du kyste extra-utérin, celui-ci est franchement attaqué par le bistouri, et puis vidé de son contenu, soit en bloc, soit par fragments, suivant les dispositions qu'affecte le fœtus avec ses enveloppes et les parties ambiantes.

Les cas de grossesse extra-utérine sont certainement fort rares; c'est ce qui justifiera la relation du seul exemple que j'aie rencontré et qui m'a paru surtout remarquable, parce que, à côté de ce qu'il offre de commun avec les autres, il y a eu, dans celui-ci, deux grossesses utérines successives, dont l'une s'est terminée spontanément à terme par la naissance d'un enfant vivant, et l'autre par un avortement vers le quatrième mois, et cela pendant les cinq années qu'a duré la gestation anormale, particularité qu'il ne partage qu'avec un nombre plus limité.

Le cas en question se rapporte à l'épouse Guillaume J..., de Bruxelles, laquelle me consulta en février 1864, pour une tumeur qu'elle portait dans le ventre. Voici les renseignements qu'elle me donna et que j'ai transcris en quelque sorte sous sa dictée :

Elle est âgée de 33 ans; dès onze ans et demi elle fut réglée et toujours d'une manière normale. Sa santé n'a pas cessé d'être excellente (sauf cependant à une époque que nous verrons tantôt) jusques il y a deux mois environ. Elle est mariée le 3 janvier 1857. Un an après son mariage, le 20 janvier 1858, elle accouche naturellement de son premier enfant, qu'elle nourrit pendant quatre mois. Cette première grossesse n'a rien offert de particulier. Les menstrues reparaissent régulièrement à partir du sévrage.

Mais à une année de là, en 1859, elles cessent et cette cessation est accompagnée des symptômes rationnels ordinaires et même sensibles de la grossesse qui, pour la femme, n'est pas un instant douteuse. Elle éprouve, en effet, des troubles variés de digestion, des nausées, des vomissements; le ventre gonfle, les seins se développent, la sécrétion laiteuse s'y établit; les mouvements actifs du fœtus sont perçus d'une manière faible, dit-elle, mais bientôt distincts à ne pas s'y méprendre. Ces mouvements cessèrent après cinq mois de gestation.

Le neuvième mois écoulé, le travail se déclare. Elle sentait superficiellement des saillies qu'elle prenait pour les membres de l'enfant; l'abdomen était plus volumineux que lors de la première grossesse; suivant sa remarque elle portait, dès le début, surtout à gauche. Les douleurs sont fortes, régulières et pressantes vers le bas. Ne doutant pas que l'heure de sa délivrance était proche, elle manda son accoucheur qui, après examen, déclara, dit-elle, que c'était une fausse alerte et que l'événement n'aurait pas lieu avant la quinzaine écoulée.

Les douleurs continuèrent, mais à un faible degré, avec des intervalles d'un à deux jours, pendant tout ce temps, après quoi, inquiète de ne pas en finir, elle eut recours à un nouvel accoucheur, ainsi qu'à plusieurs autres médecins. Le ventre fut palpé minutieusement; on fit ballotter la tumeur dans tous les sens, dit-elle, et cela sans éveiller aucune souffrance. A cette époque, la tumeur était allongée et beaucoup plus volumineuse qu'aujourd'hui. Tous ces praticiens, ajoute la malade, se bornèrent à déclarer qu'ils ne se rendaient pas bien compte de cet état. L'épouse Guillaume jouissait d'ailleurs d'une santé parfaite. D'autres consultants, croyant avoir affaire à une tumeur susceptible de résolution, la soumirent pendant longtemps à l'iodure de potassium et lui firent employer force pommades fondantes sur l'abdomen.

Six mois après cette apparence de travail, c'est-à-dire quinze mois depuis la cessation des règles, celles-ci se rétablissent avec la plus grande régularité. Dès lors, le ventre diminue, la tumeur devient plus petite et s'arrondit. Cependant, la femme ne cesse de reconnaître et de dire qu'elle y sentait toujours les petites saillies, qu'elle affirme encore aujourd'hui avoir pris pour des membres.

Au mois de mars 1862, le flux mensuel cesse de paraître et une nouvelle grossesse est commencée. Pendant deux mois tout va pour le mieux, mais dans les sept derniers survient une vive intolérance pour tout ce qui est nourriture; de là dépérissement faible d'abord et puis analogue à celui qu'elle présente actuellement. Néanmoins, elle accouche facilement, en novembre 1862, avant même que M. le docteur Borremans, qui lui donnait ses soins, ait eu le temps d'arriver. L'enfant, né gros, bien portant, ne vécut que vingt-quatre heures.

A cette époque, et déjà pendant la gestation, M. Borremans crut reconnaître une grossesse extra-utérine. La tumeur, accessible par le vagin, dépassait de beaucoup le détroit supérieur.

Immédiatement après cette délivrance, la santé revient florissante; les menstrues reparaissent et tout marche à souhait jusqu'en octobre 1863, époque à laquelle les règles s'arrêtent de nouveau.

A partir de ce moment, Mme Guillaume se suppose encore enceinte; cela cependant ne la préoccupe guère, attendu qu'elle continue à très-bien se porter. Mais depuis deux mois, donc à dater de la fin de décembre 1863, ses forces commencent à décliner, l'amaigrissement fait de rapides progrès et il arrive bientôt à ses dernières limites. Voilà le passé, voici le présent :

Ma première visite eut lieu vers la mi-février 1864. Si j'étais entré dans la chambre de cette femme pendant son sommeil, j'aurais certainement cru me trouver en face d'un cadavre, et encore d'un cadavre qui n'eût que la peau sur le squelette. Jamais, en effet, cette expression vulgaire ne trouva une plus juste et une plus saisissante application. Quelques mouvements lents des membres, une voix cassée, un grand œil noir qui roulait péniblement dans un orbite desséché, et sur lequel s'abaissait à demi une paupière parcheminée, me rappelaient seuls que j'étais en présence d'un être vivant.

A ma vue, encouragée sans doute par l'espoir que donne à tout malade l'arrivée d'un nouveau médecin, elle fit un appel à son énergie d'autrefois pour me faire le récit de son histoire telle que je viens de la donner. Après l'avoir écoutée avec tout l'intérêt qu'elle méritait, je demandai et obtins la permission de l'examiner.

Les parois abdominales sont appliquées contre la colonne vertébrale et amincies comme on ne peut guère se l'imaginer ; les crêtes iliaques sont saillantes et leur contour nettement dessiné, toutes circonstances propres à rendre le résultat à obtenir par le palper aussi précis que possible. Une tumeur d'une dureté osseuse, régulièrement arrondie, présentant deux angles aigus, non adhérente à la portion tégumentaire du ventre qui la recouvre, occupe l'excavation et dépasse de deux doigts environ la branche horizontale du pubis. Cette tumeur s'incline surtout à gauche. A droite, et au-dessus de l'éminence iléo-pectinée de ce côté, je sens l'utérus développé. A plusieurs reprises, en y laissant pendant quelque temps la main en place, je perçois un léger frétillement passager, comme celui que produirait un petit poisson enfermé dans une vessie pleine d'eau. L'oreille y appliquée n'entend aucun bruit, au moins nettement caractérisé.

Par le toucher vaginal, je constate que le petit bassin est tout entier occupé par cette tumeur dure, sphéroïdale, laquelle descend jusques sur le plancher du pelvis. La tête d'un fœtus à terme ne donne pas une autre sensation, si ce n'est que la dureté est plus grande dans le cas actuel. Elle ne paraît adhérente nulle part, s'il est toutefois permis d'en juger par une certaine mobilité dont elle est susceptible; si la malade fait un effort expulsif, la tumeur descend au point qu'en écartant les lèvres et entr'ouvant le vagin, on peut voir la saillie qu'elle forme dans ce canal. Le doigt n'en est d'ailleurs éloigné que par la paroi postérieure amincie et poussée en avant, ainsi que je viens de le dire; cette paroi glisse sur la tumeur. Quant au col utérin, il est reporté à droite et il atteint le niveau de l'épine du pubis. Il est long, un peu boursoufflé; l'orifice externe est seul entr'ouvert pour y introduire la pulpe de l'index.

Le toucher anal n'indique rien qui n'ait déjà été renseigné précédemment, si ce n'est qu'il permet de constater que la tumeur proémine plus vers le vagin que vers le rectum.

Eu égard aux renseignements précis fournis par la malade elle-même et par ceux déduits de mon examen, j'ai diagnostiqué :

1° L'existence d'une grossesse extra-utérine remontant à cinq ans ;

2° La coexistence d'une grossesse ordinaire datant de quatre mois environ ;

3° Que le fœtus extra-utérin, considération prise de ses mouvements actifs et surtout du volume que la malade lui assigne pendant quinze mois, a probablement vécu jusqu'à une époque assez rapprochée du terme de la grossesse ;

4° Que s'il s'est réduit peu à peu, au point de l'être considérablement aujourd'hui, c'est parce que ses parties se sont rapprochées et pelotonnées les unes sur les autres, par suite du retrait et de la compression du kyste d'enveloppe au fur et à mesure de l'absorption du liquide qui y était contenu ;

5° Enfin que, vu la dureté de la tumeur dans tous les points de son étendue, le fœtus a subi une sorte de momification.

Je l'ai déjà dit, cette malheureuse est d'une maigreur au delà de toute expression. Depuis deux mois, elle vomit littéralement tout ce qu'elle prend ; liquide ou solide rien n'est gardé ; deux ou trois huîtres au plus par jour, souvent moins, voilà la seule chose que son estomac retienne. La constipation est habituelle.

Dans l'état où se trouvait cette pauvre femme, je ne pouvais songer à aucune opération. Je me bornai à lui appliquer un petit vésicatoire saupoudré d'acétate de morphine, au creux épigastrique ; à lui conseiller l'usage d'eaux gazeuses et de fortifiants sous toutes les formes, espérant ainsi modérer les vomissements et relever un peu cette organisation anéantie. J'allais la voir de temps à autre, lorsqu'un soir, le 21 février, à neuf heures, le mari vint me prévenir qu'elle perdait du sang. J'y cours et j'arrive juste à temps pour être témoin de son avortement. Le fœtus, de quatre mois environ, est venu par le siége; la tête a été un peu retenue et aplatie à son passage entre la tumeur et la paroi pelvienne.

J'avoue que j'éprouvai, à la vue de cette fausse-couche, un sentiment de satisfaction. Me rappelant que cette femme s'était trouvée exactement, au dire de son mari et au sein, dans les mêmes conditions lors de sa précédente grossesse, je n'étais pas sans espoir de la voir, comme à cette époque, renaître à une santé meilleure qui eût permis de la délivrer de son fœtus extra-utérin, par une incision du vagin, à travers laquelle j'aurais enlevé la tumeur en bloc ou par fragments, réglant ma conduite et mon procédé d'extraction sur les éventualités qui surgiraient. Mais la nature se joua de mes projets, et les forces vitales étant enfin épuisées, par suite des vomissements qui continuaient sans cesse, Mme Guillaume s'endormit doucement le 25, dans la matinée, pour ne plus se réveiller.

J'obtins la permission d'ouvrir le ventre. Tous les viscères y sont dans un état d'intégrité parfait, les intestins sont vides et ramassés en un paquet aplati contre la colonne vertébrale. Aucune trace, nulle part, d'inflammation récente ou ancienne; pas le moindre épanchement. La matrice, parfaitement contractée, occupe le côté droit et supérieur de l'excavation. Quant au fœtus extra-utérin, il paraît manifestement en dehors de la cavité péritonéale, car en le déplaçant dans divers sens, on voit très-bien la réflexion du péritoine dont les culs-de-sac antérieur et postérieur sont plus élevés que la partie déclive de la tumeur. En certains endroits, la séreuse glisse sur le kyste ; en d'autres, elle lui est adhérente. L'ovaire correspondant, c'est-à-dire le gauche, est tout à fait libre et à son état normal ; la trompe est couchée le long de la face postérieure du kyste et se termine par son pavillon frangé, lequel est également libre de toute part. Les parties du fœtus sont pressées les unes sur les autres et le squelette, reployé sur lui-même, constitue une sorte d'ovoïde du volume d'une tête d'enfant à sa naisssance, et du poids de 600 grammes; on y distingue les os dont les dimensions sont bien celles d'un fœtus de six à sept mois. Le kyste enveloppe complétement le produit; très-épais en bas, il est beaucoup plus mince vers le haut; il lui est accolé et adhérent; en l'incisant, on découvre mieux les os, dont les attaches fibreuses n'existent plus, au moins aux tibias; le tissu musculaire qui reste est desséché; de peau, de cheveux et de placenta on ne trouve aucun vestige. En ouvrant une suture, on voit que le cerveau remplit la boite crânienne, sa masse a la consistance d'une bouillie à la farine de lin épaisse, et une coloration rougeâtre.

ART. IV. — De la grossesse compliquée.

C'est celle dans laquelle, en même temps qu'un fœtus, il existe une maladie concomittante quelconque, et il n'en est point qui ne puisse atteindre une femme enceinte. Ainsi les affections aiguës ou chroniques de la poitrine et du ventre, les fièvres éruptives, les vices constitutionnels, une tumeur anormale dans l'abdomen ou dans l'utérus, un squirrhe, un polype de ce viscère ou du vagin, etc., peuvent compliquer la grossesse, l'enrayer dans sa marche par l'expulsion prématurée du produit, rendre l'accouchement difficile ou spontanément impossible.

Aux maladies aiguës qui surviennent pendant le cours de la grossesse, on opposera les moyens dont on ferait usage à l'état de vacuité, mais en prenant l'excessive précaution de s'adresser toujours à ceux d'entre eux qui sont le plus en harmonie avec le caractère et la gravité des phénomènes morbides.

Les affections constitutionnelles, comme la cachexie syphilitique, les vices scrofuleux et tuberculeux, etc., ne troublent pas inévitablement la marche régulière de la grossesse, mais ils portent si souvent une sérieuse atteinte à la santé du fœtus, qu'il faut tâcher de détruire par une thérapeutique appropriée, le germe fatal qu'il puise dans le sein de sa mère.

Cependant, lorsqu'il s'agit d'une affection syphilitique, il paraît très-sage, suivant certains auteurs, de ne pas soumettre la femme enceinte à un traitement mercuriel. M. P. Dubois, se basant sur des faits tirés de sa pratique et de celle des autres, considère l'administration du mercure, pendant la grossesse, comme nuisible et le plus grand nombre des avortements qui surviennent chez les femmes infectées, seraient dus, d'après lui, à l'usage de ce médicament qui, en diminuant la plasticité du sang de la mère, le rend sans doute impropre à la nutrition du fœtus.

J'avoue n'avoir pas à ce sujet une expérience personnelle suffisante pour me prononcer dans cette question. Cependant, la raison m'inspire à priori une confiance réelle dans le traitement hydrargyrique. pendant la la grossesse, et M. le professeur Thiry, chirurgien spécialiste au service des vénériens à Bruxelles, m'a donné, à cette occasion, l'appui de son incontestable autorité, en m'affirmant n'avoir jamais vu le mercure donner lieu à l'avortement. D'ailleurs, quel mal y a-t-il à employer le seul moyen capable de prévenir l'infection du fœtus, lorsque nous savons, qu'en ne le faisant pas, il sera presque infailliblement expulsé avant terme, en portant des traces de cachexie syphilitique, si sa mère était infectée avant ou peu après sa procréation ? Sans doute. la grossesse pourra arriver à terme si l'infection ne se déclare qu'à cinq ou six mois ou vers la fin de la gestation ; mais alors encore le fœtus naîtra avec des manifestations syphilitiques ou celles-ci se déclareront bien peu de temps après sa naissance. Dans l'un et l'autre cas, on n'a donc qu'à gagner d'un traitement anti-syphilitique bien institué.

Quant aux tumeurs abdominales et pelviennes, elles peuvent sans doute gêner le développement de l'utérus et même donner lieu parfois à un avortement ; mais c'est surtout au moment de l'accouchement qu'elles exercent une action plus ou moins fâcheuse, suivant le lieu qu'elles occupent, et c'est par conséquent alors aussi que l'intervention de l'art pourra devenir réellement utile.

Parmi les maladies qui peuvent venir compliquer et troubler la gestation, nous devons encore mentionner tout particulièrement l'*hydropisie ascite*, l'*hydramnios* et l'*hydrorrhée*. Bornons-nous, pour le moment, à traiter de la première de ces affections; les deux autres trouveront leur place plus loin.

Hydropisie ascite.

L'hydropisie ascite consiste dans une accumulation plus ou moins considérable de sérosité dans la cavité péritonéale, soit qu'elle existe isolément à l'exclusion des autres épanchements, soit qu'elle coexiste avec eux.

L'époque à laquelle l'ascite se déclare est fort variable; quelquefois ses premiers symptômes se manifestent dans la première moitié de la grossesse, plus souvent vers le cinquième ou le sixième mois, rarement plus tard.

Symptômes. — Si la sécrétion du liquide se fait avec rapidité, il suffit de peu de jours pour que le ventre atteigne, dès le début de la gestation, le volume qu'il présente à terme et même davantage. Dans ce cas, les extrémités inférieures s'infiltrent ordinairement et les organes génitaux externes sont œdémasiés et excoriés par le contact de l'urine et le frottement du linge. La peau de l'abdomen, épaissie aussi par l'infiltration, est tendue et luisante; l'ombilic forme une tumeur plus ou moins saillante, lisse, arrondie et translucide. Lorsque l'épanchement atteint des proportions exagérées, il refoule le diaphragme et le jeu fonctionnel des organes thoraciques s'en trouve gêné ; de là une dyspnée extrême, une respiration courte et sifflante, un aspect livide de la face, des syncopes fréquentes et un sentiment d'angoisse qui fait craindre la suffocation. La malade accuse de l'agitation pendant le sommeil, de la céphalalgie, une soif très-vive et de l'aversion pour les aliments.

La percussion donne un son mat, mais la succussion du liquide n'est pas égale partout : faible et superficielle dans la région utérine antérieure, elle est plus complète et plus profonde vers les hypochondres.

La tension du ventre empêche souvent de circonscrire l'utérus ; les mouvements de l'enfant sont aussi plus obscurs ou seulement appréciables par la mère.

Pronostic. — Si la suffusion séreuse commence dès les premiers mois de la grossesse et qu'elle se fait avec rapidité, elle acquiert une très-grande gravité, car on ne pourra guère espérer la faire disparaître sans en venir à la paracentèse. Elle est plus grave encore si elle coïncide avec une hydropisie de l'amnios. Au contraire, l'ascite qui ne se déclare qu'à la fin de la gestation, se dissipera le plus souvent après l'accouchement, sans qu'on doive recourir, plusieurs fois surtout, à l'évacuation du liquide.

Traitement. — L'expérience a prouvé que les purgatifs et les diurétiques n'ont guère d'influence sur l'ascite, et leur usage trop prolongé pourrait être préjudiciable à la grossesse.

La saignée, en rapport avec la constitution du sujet, est très-utile quand l'oppression est excessive, que la figure est bleuâtre et qu'il y a une plénitude vasculaire exagérée; encore faudra-t-il, ainsi que le fait remarquer avec raison M. Pigeolet, procéder dans cette occurrence avec prudence et par voie d'essai, et se tenir toujours prêt à combattre par les amers et quelquefois par les ferrugineux et les analeptiques, l'état d'anémie qui pourrait si aisément en être la conséquence.

Lorsque la collection séreuse menace sérieusement la vie de la femme, il ne reste plus qu'un moyen de mettre un terme à ses angoisses : c'est d'évacuer le liquide épanché. Pour arriver à cette fin, on peut employer différents procédés.

1° Scarpa plonge un trois-quarts dans l'hypochondre gauche, entre le sommet du côté externe du muscle droit et le bord des fausses côtes;

2° George Langstaff fait une incision à deux pouces au-dessous de l'ombilic, met le péritoine à nu et le perce avec un trois-quarts de moyenne grosseur, mais en l'enfonçant très-peu pour ne pas blesser l'utérus. Il facilite, en cas de besoin, la sortie du liquide en introduisant une sonde entre le péritoine et la partie antérieure de la matrice;

3° Ollivier (d'Angers) enfonce une lancette à la même profondeur et de la même manière que dans la saignée, à la partie moyenne et antérieure de la tumeur ombilicale, à la distance d'un demi pouce de l'anneau ombilical.

M. Pigeolet a publié l'observation de deux faits extrêmement intéressants où il a employé, avec un plein succès, une méthode de ponction bien supérieure à celles que nous venons de voir.

Notre confrère fait d'abord judicieusement ressortir les conditions qui doivent assurer le succès de la ponction. Ces conditions sont :

1° De vider la séreuse assez lentement pour éviter que les organes, fortement comprimés par sa présence, ne deviennent subitement le siége d'une congestion sanguine capable de déterminer la syncope ;

2° De ne soustraire que d'une manière graduelle l'utérus fortement comprimé, pour éviter la secousse qui en résulterait pour lui et qui pourrait devenir le signal des contractions musculaires de cet organe ;

3° D'éviter l'accès de l'air, dont la présence dans la cavité péritonéale paraît produire si facilement l'inflammation de la séreuse, de même que l'emploi d'instruments dont le séjour prolongé dans l'abdomen devient presque nécessairement une cause d'inflammation et par suite d'avortement.

Les procédés que nous avons cités ne possèdent aucun de ces avantages qui constituent le véritable mérite de celui du professeur de Bruxelles. Disons aussi qu'il excelle encore par une extrême simplicité et une innocuité complète.

Dans le premier cas qu'il relate, M. Pigeolet fit une ponction linéaire au moyen d'une grosse épingle à maillot dans le point le plus saillant, le plus aminci de la tumeur ombilicale, après s'être assuré qu'elle ne contenait aucune portion d'intestin ni d'épiploon ; aussitôt il s'écoula en nappe un liquide visqueux jaunâtre. La sérosité s'échappa peu à peu et continuellement en quantité considérable ; le troisième jour le retrait de l'abdomen était complet ; le quatrième, la plaie était cicatrisée et deux jours plus tard la jeune fille quittait l'hôpital, sans avoir souffert du tout de cette opération. Ajoutons qu'il n'y avait pas chez elle, ainsi qu'on l'avait constaté d'ailleurs, de grossesse, mais bien une tumeur ovarique sans doute.

Le second fait est relatif à une dame enceinte de sept mois et demi. Le ventre mesurait 107 centimètres au nombril. M. Pigeolet employa, cette fois, le trois-quarts *capillaire* explorateur. Il l'introduisit, dépourvu de la canule, par rotation et non par ponction, à la profondeur d'un centimètre. S'il faut prendre soin de l'introduire par un mouvement de rotation, c'est afin de pénétrer le moins profondément possible et d'arriver par écartement plutôt que par division à travers la partie fibreuse de l'ombilic. C'est une sorte d'acupuncture.

Pendant quatre jours une sérosité abondante, assez visqueuse, s'écoula en nappe. Le quatrième jour il était impossible de trouver un point de l'abdomen où la fluctuation fût encore manifeste ; le retrait du ventre s'était opéré insensiblement et sans occasionner le moindre trouble dans l'organe gestateur ; aussi, à partir du cinquième jour, la malade put-elle reprendre ses exercices avec bien plus de facilité qu'elle ne le faisait autrefois.

Quarante-cinq jours plus tard, cette dame accouchait d'un enfant du sexe masculin bien portant et à terme, quoique un peu chétif. La quantité du liquide amniotique était forte, sans dépasser les limites de l'état normal et l'accouchement se fit avec assez de rapidité.

ART. V. — De la grossesse nerveuse.

La *grossesse nerveuse* consiste dans un état particulier, accompagné de quelques signes propres à faire croire à la femme qu'elle est enceinte, sans qu'il y ait cependant aucune modification appréciable dans les organes génitaux.

On l'observe surtout chez les femmes qui désirent vivement devenir mères ou chez celles qui craignent de l'être. Dans ces cas, c'est uniquement le ventre qui se développe et se ballonne d'une manière régulière, par l'accumulation de gaz qui se forment dans les intestins. La plupart des signes rationnels de la grossesse peuvent coïncider avec cet état, mais jamais on ne sent que la matrice est augmentée de volume. D'ailleurs, par la percussion qui donne un son tympanique et par le toucher, on pourra toujours constater qu'elle est complétement étrangère à ces phénomènes, dont la durée n'est guère que de six mois. On les a vus, cependant, persister jusqu'à sept mois et disparaître spontanément, ou sous l'influence d'un purgatif, de bains de mer, d'un changement de lieu, etc.

Une dame de la province vient un jour me consulter pour connaître l'époque à laquelle elle doit accoucher. Elle a déjà eu plusieurs enfants ; elle se croit actuellement enceinte de six mois environ ; les règles sont supprimées, des troubles digestifs ont existé ; les seins sont douloureux et il en suinte un liquide séro-lactescent ; le ventre est volumineux et elle y sent les mouvements de son enfant. Il importe qu'elle sache à peu près

la date de sa délivrance, parce que, sous prétexte d'un
voyage, elle doit venir en ville, dans une maison
d'accouchements, cacher à son mari et à sa famille, le
fruit d'un rapprochement illégitime. Cette femme n'était
pas enceinte, et j'ai su plus tard, qu'à peine rentrée chez
elle de quelques jours, tout signe de grossesse avait
disparu, pour ne plus laisser à l'infidèle que le souvenir
de la honte dont l'oubli de ses devoirs aurait pu la
couvrir.

Une autre dame, à qui j'ai donné des soins lors d'un
premier accouchement, vient me les réclamer encore
pour son second, car la suppression des menstrues, le
ballonnement du ventre et d'autres phénomènes ne lui
laissent aucun doute sur son état prospère.

A mi-terme de grossesse, elle fait, avec mon consentement, une visite dans sa famille en Allemagne. En y
arrivant, elle perd quelques gouttes de sang et redou-
tant un avortement, elle reste pendant trois semaines
étendue au lit ou dans une chaise longue. Revenue à
Bruxelles, l'illusion continue à produire ses effets jusqu'au bout ; à neuf mois, elle ressent des douleurs, fait
prévenir sa garde et je suis appelé en toute hâte. Ici
encore, mon intervention s'est bornée à constater qu'il
n'y avait point de grossesse.

ART. VI. — Des fausses grossesses.

On appelle ainsi des affections morbides, avec produit
anormal dans l'utérus, pouvant simuler la vraie gestation.

Parmi ces productions, il en est qui ne sont qu'un

mode d'altération de l'embryon et auxquelles on a donné le nom de *môle*. Il y en a de trois espèces :

1° La *môle embryonnaire* ou *faux germe*, quand l'œuf est arrêté dans son développement et que les premiers linéaments de l'embryon nagent au milieu des eaux contenues dans une poche formée par la caduque, le chorion et l'amnios. Cette variété ne dépasse guère le troisième ou quatrième mois, et son expulsion de diffère en rien d'un avortement.

2° La *môle charnue*, qui résulte de ce que le faux germe s'accroît par son séjour dans l'utérus, et que ses enveloppes prennent une consistance et une épaisseur extraordinaires, par suite d'une déviation du sang qui va nourrir ces parties. Cette espèce de môle, qu'on voit du volume d'un gros œuf, et même d'une tête de fœtus à terme, est d'une texture filamenteuse ou analogue à celle du plaçenta. Elle peut être pleine, mais on y rencontre quelquefois aussi des restes du produit, des os et même des membres. Son expulsion a souvent lieu du quatrième au sixième mois.

3° La *môle vésiculaire*, qui consiste en une série de vésicules ou d'hydatides, réunies en grappes, soit autour des premiers rudiments de l'embryon, soit sur le placenta ou les filaments du chorion. Cette variété est ordinairement expulsée en plusieurs fois et par lambeaux.

Dans la fausse grossesse les règles se suppriment, le ventre et les seins grossissent ; mais souvent au bout de quelques mois, il survient des hémorrhagies plus ou moins fréquentes ; il n'y a point de mouvements actifs de l'enfant et il est impossible de les provoquer ou de produire le ballottement ; il n'y a aucune apparence non plus de bruits cardiaques du fœtus, et si l'on presse la matrice entre les deux mains, on constate que la tumeur qu'elle forme est molle, non rénitente, comme pâteuse.

Il est encore d'autres affections susceptibles d'occasionner le gonflement du ventre, en éveillant les phénomènes sympathiques qui accompagnent la plupart des grossesses normales.

Ainsi, l'utérus peut se developper par suite de l'exhalation, à sa surface interne, d'un fluide aqueux qui y est retenu à cause de l'occlusion de l'orifice utérin par l'agglutination de ses bords, par une membrane, un polype, un caillot fibrineux, par du mucus épais, tenace, etc. C'est ce qui constitue l'*hydrométrie*. L'absence de ballottement et des bruits cardiaques du fœtus, la fluctuation qu'on peut y déterminer, distinguent toujours cet état pathologique d'une vraie grossesse.

Enfin, il est des femmes dont l'utérus, régulièrement disténdu par des gaz, forme une tumeur proportionnée à la quantité des fluides élastiques qu'il contient. C'est ce que l'on a désigné sous le nom de *physométrie* ou de *tympanite utérine*. Ces gaz sont ordinairement le résultat de la décomposition, de la fermentation putride des liquides sécrétés à la surface de la matrice, ou d'une portion du délivre qui n'aurait pas été expulsée ; ou bien encore, des caillots sanguins qui peuvent y séjourner à la suite des règles. Plus rarement, ils sont exhalés par les parois utérines elles-mêmes, sans qu'il y ait lésion matérielle appréciable.

En tous cas, le globe utérin qu'on peut parfaitement circonscrire, donne à la percussion un son clair, sonore et, si l'on cherche, par le toucher, à refouler l'organe en haut, on constate qu'il n'y a pas de ballottement possible, et qu'il jouit d'une pesanteur spécifique peu considérable et nullement en rapport avec son volume L'auscultation ne donne non plus que des signes négatifs. Enfin, des gaz fétides s'échappent parfois par le vagin.

ART. VII. — De la superfétation.

On entend par *superfétation*, la conception d'un nouveau produit pendant le cours d'une grossesse normale.

Ce phénomène doit être considéré comme impossible dans l'espèce humaine, car l'acte de la reproduction est terminé et son but atteint après un rapprochement fécondant. D'ailleurs, une impossibilité physiologique consiste dans la formation rapide de la caduque qui vient mettre obstacle à une fécondation ultérieure.

Les cas de cette anomalie se rapportent tous à des jumeaux inégalement développés, ou dont l'un est mort pendant la grossesse et expulsé dans un état plus ou moins intact.

La superfétation n'est possible que dans des circonstances exceptionnelles :

1° Quand les rapprochements sexuels ont lieu à des intervalles très-courts, avant l'oblitération complète des trompes et du col de la matrice. Ainsi on a vu des négresses et des femmes blanches accoucher au même instant d'un enfant noir et d'un enfant blanc, ces femmes s'étant abandonnées, de leur propre aveu, à quelques heures de distance, à deux hommes différents, l'un noir et l'autre blanc.

2° On doit admettre aussi la possibilité de la super-fécondation chez les femmes qui auraient un utérus double ou cloisonné longitudinalement; ou bien encore dans les cas de grossesse extra-utérine.

———

CHAPITRE III.

DU FŒTUS.

Le fœtus offre à étudier ses enveloppes et ses annexes; ses dimensions aux différentes époques de la grossesse et à terme; son attitude dans la cavité de la matrice; ses fonctions, ses signes de viabilité; enfin, son expulsion prématurée, à une époque où il n'est pas encore viable, c'est-à-dire l'avortement.

ART. I. — Enveloppes et annexes du fœtus.

En procédant de dehors en dedans, les enveloppes fœtales sont : 1° la *membrane caduque* qui est une dépendance de la matrice; 2° le *chorion* et 3° l'*amnios* qui proviennent l'un et l'autre de l'embryon.

§ 1. — DE LA MEMBRANE CADUQUE.

Nous avons déjà dit que la grossesse faisait de l'utérus un centre de fluxion dont la riche vascularisation apportait dans cet organe tant et de si notables changements. Les premières modifications s'observent surtout dans la membrane muqueuse qui commence d'abord par se boursouffler et s'épaissir; elle devient ensuite de plus en plus turgescente, plus violacée; elle se ride, se plisse davantage et se ramasse sur elle-même, de manière que la cavité de l'organe en est plus que remplie. Sa surface interne reste néanmoins lisse et polie; on y aperçoit les orifices des tubes glandulaires déjà visibles à l'état de vacuité, mais qui sont alors plus apparents à cause du développement qu'ils prennent.

La muqueuse ainsi hypertrophiée constitue l'enveloppe la plus extérieure de l'œuf, connue sous le nom de *membrane caduque vraie* ou *primitive*. Elle se forme également dans les grossesses extra-utérines ; chaque époque menstruelle est même marquée par un boursoufflement analogue de la muqueuse utérine.

En arrivant dans l'utérus, l'œuf rencontre cette membrane; il y est retenu dans un des plis qu'elle forme, et il s'y creuse une loge. Toute la vitalité de l'organe se concentre alors en ce point de la muqueuse; celle-ci s'épaissit, végéte tout autour de l'œuf, l'entoure d'un bourrelet circulaire qui l'environne et l'emboîte bientôt complétement.

Cependant l'œuf grandit et il ne tarde pas à exercer une pression qui produit le dédoublement de la muqueuse. Une portion de ce dédoublement est située entre l'œuf et l'utérus; elle existe ordinairement en haut, vers le milieu de l'espace qui sépare les deux orifices des trompes, et toujours en cet endroit où l'ovule est resté quelque temps libre. La présence de l'œuf détermine dans cette portion de la muqueuse une hyper-trophie extraordinaire de tous ses éléments ; en cet endroit aussi les villosités choriales prennent un dévelop-pement très-considérable, et c'est cet ensemble qui, en formant plus tard le placenta, doit aussi concourir à faire adhérer celui-ci à la matrice. C'est ce qui justifie le nom de membrane *intermédiaire,* ou *utéro-épichoriale,* ou de *tissu inter-utéro-placentaire* qu'on a donné à cette portion.

L'autre feuillet de dédoublement est celui qui a été, dès le principe, en rapport avec la partie non adhérente de l'œuf, et qui le recouvre dans sa presque totalité. Cette portion se déprime et devient de plus en plus mince et tendue à mesure que l'ovule grossit. Elle prend alors le nom de *membrane épichoriale,* ou bien encore celui de *caduque réfléchie* ou *ovulaire.*

La membrane *épichoriale* ou *réfléchie* a donc la même structure que la muqueuse pariétale dont elle n'est que la réflexion. Au début, elle offre la même coloration et la même richesse vasculaire et on y voit aussi les pertuis des glandes tubuliformes ; seulement, elle n'apparaît ainsi réfléchie que plus tard, puisqu'elle est la conséquence de l'arrivée et de la pression de l'œuf sur la muqueuse boursoufflée. Sa surface interne est lisse et polie ; l'externe, qui est en rapport avec l'ovule, est rude, iné-gale et attachée aux villosités choriales, qui vont y puiser des éléments propres à l'accroissement de l'ovule. Elle manque toujours dans les grossesses extra-utérines.

A mesure que l'œuf se développe, il s'enfonce davan-tage dans la cavité utérine, et il refoule peu à peu, en l'amincissant par la distension, l'épichorion contre la muqueuse pariétale. Au terme de la grossesse, son ampliation est extrême, et l'on n'y découvre plus ni vaisseaux ni orifices glandulaires, si ce n'est à l'endroit où elle se continue avec la membrane muqueuse au pourtour du placenta. Au moment de la délivrance, elle se sépare de cette dernière et elle est expulsée avec les autres tuniques fœtales.

Quant à la membrane muqueuse ou *caduque pariétale*, elle ne se détache pas de toute pièce, mais elle disparaît par exfoliation et on en retrouve tous les éléments et les débris dans les lochies.

Les deux membranes caduques, ainsi formées, laissent entre elles un espace contenant un liquide albumineux (*hydropérione*). A une époque plus avancée de la grossesse, vers le quatrième mois, ce liquide disparaît, les membranes se rapprochent et finissent par se confondre. Leur rôle est de fermer la cavité utérine pour empêcher la sortie prématurée de l'œuf auquel elles donnent de la fixité. Le liquide qu'elles renferment sert à nourrir l'embryon avant la formation du placenta.

§ II. — Du chorion.

Le *chorion* est l'enveloppe la plus extérieure de l'œuf si l'on en excepte la caduque. Elle est mince, parfaitement close, lisse en dedans, villeuse en dehors où elle est unie à la caduque réfléchie. Ses villosités sont surtout abondantes et s'accroissent avec rapidité au point de l'œuf resté en rapport avec la paroi de l'utérus ; elles pénètrent la couche épaisse du tissu inter-utéro-placentaire qui correspond à l'endroit où elles concourent à former le placenta. Cette tunique tient, en dehors, à la caduque réfléchie par des filaments courts et déliés, reste des villosités atrophiées ; en dedans, elle est en rapport avec l'amnios dont la sépare une couche albumineuse d'autant plus épaisse que l'embryon est plus jeune. Ce liquide a reçu le nom de *corps vitriforme*, en raison de son analogie avec le corps vitré de l'œil. Il paraît aussi fournir au développement de l'œuf dans les premiers temps de la gestation.

§ III. — DE L'AMNIOS.

L'*amnios* entoure immédiatement le fœtus et de très-près dans le début. Cette membrane se continue dans les enveloppes extérieures de l'embryon par les parois ventrales ouvertes et par son adhérence aussi au dos, dont il est plus tard éloigné par le liquide amniotique. Séparée d'abord du chorion par un liquide albumineux (*le corps vitriforme*), elle s'applique, dans les œufs plus avancés, contre cette tunique, recouvre en outre le cordon ombilical, et se continue à l'ombilic dans la peau de l'embryon. Elle est remplie d'un liquide aqueux, albumineux, connu sous le nom d'*eaux de l'amnios*.

Ces eaux sont limpides au début de la grossesse ; plus tard, elles deviennent plus visqueuses, plus consistantes et, à terme, elles sont tantôt claires, tantôt floconneuses, quelquefois troubles et verdâtres à cause du méconium qu'elles peuvent contenir.

On considère généralement l'aspect verdâtre du liquide amniotique comme un fâcheux augure, dénotant un état de souffrance du fœtus et même parfois sa mort. Ce signe n'a cependant pas toujours une gravité aussi grande. C'est ainsi que, dans la présentation du siége, on l'observe habituellement sans que la santé de l'enfant soit compromise; nous l'avons aussi déjà remarqué dans les positions du sommet, alors même que tout marchait régulièrement et que le fœtus était plein de vie. Néanmoins, c'est là un signe qui commande une certaine réserve dans le pronostic, parce que, en dehors de la présentation du pelvis, l'écoulement d'eaux boueuses ou du méconium indique chez l'enfant un malaise présent ou passé.

L'origine du liquide amniotique est encore très-douteuse; on pense généralement qu'il est exhalé par l'utérus lui-même et qu'il transsude à travers les membranes ovulaires jusque dans la cavité de l'amnios, où il se mélange avec l'urine du fœtus.

Sa quantité est très-variable; il est même des femmes qui, par une très-rare exception, n'en ont pas du tout. En général, il est très-abondant dans les premiers mois; il diminue ensuite peu à peu, de sorte qu'à terme il n'y en a guère plus de cinq à six cents grammes.

Les eaux de l'amnios servent à isoler les parties du fœtus, à le protéger des secousses extérieures, à faciliter ses mouvements, à prévenir sa compression ainsi que celle du cordon, à maintenir intègre la circulation utéroplacentaire; enfin, à favoriser l'expansion uniforme de la matrice. Pendant le travail, elles concourent à la dilatation régulière du col, lubrifient les voies génitales, favorisent le glissement du produit, et rendent les manœuvres plus faciles lorsqu'on est obligé d'intervenir.

De l'hydropisie de l'amnios.

On désigne ainsi une accumulation exagérée de sérosité dans la tunique amniotique. Une pauvre femme, venue accoucher à la Maternité de Bruxelles, a perdu un seau et demi d'eau au moment de la rupture des membranes ; une de mes clientes, en ville, en a évacué au moins deux. Les causes qui y donnent lieu sont encore inconnues. Les personnes hydropiques, celles qui sont entachées d'un vice constitutionnel, telle que la syphilis, paraissent y être prédisposées ; les maladies de l'œuf, l'inflammation de l'amnios ont aussi été invoquées pour expliquer l'apparition de cette hypersécrétion.

Elle ne se déclare guère avant le cinquième mois. On la reconnaît au développement considérable du ventre, eu égard à l'époque de la grossesse. Si la matrice est assez distendue pour refouler le diaphragme, les poumons s'enfiltrent, et il se déclare une gêne respiratoire qui amène bientôt des accès de suffocation. La circulation se trouve aussi entravée, et l'œdème des extrémités inférieures, la bouffissure de la face en sont les conséquences.

Par le palper, on peut isoler la matrice ; ses parois sont dures et tendues, les mouvements du fœtus ont diminué mais ils sont encore perçus ; la fluctuation est nulle, contrairement à ce qui existe dans l'ascite. Le doigt introduit dans le vagin, constatera d'abord que le col est plus court, plus mou et plus entr'ouvert que ne le comporte l'époque de la grossesse ; ensuite, que le segment utérin inférieur est beaucoup plus développé, et qu'il donne une sensation de rénittence qui indique la présence du liquide; enfin, le ballottement sera plus facile à produire qu'à l'ordinaire.

Je ne sais pas si c'est une simple coïncidence, ou s'il y a en cela une relation de cause à effet, mais les trois femmes que j'ai vues atteintes d'hyperamnios ont donné naissance à des enfants mal conformés. Chez l'une, le fœtus était petit, chétif et atteint d'ascite; son ventre contenait un demi-litre de liquide; une seconde avait un enfant dont le tronc était énorme et bien conformé, mais il était hydrocéphale, et les extrémités supérieures et inférieures n'étaient formées que de tissus mollasses dans lesquelles je n'ai point découvert d'os. Enfin, la troisième, a donné aussi le jour à un hydrocéphale. Aucun de ces enfants n'a vécu plus d'une heure.

L'hydropisie de l'amnios a parfois une influence fâcheuse sur la marche de la grossesse et sur l'accouchement.

L'excessive distension de l'utérus a d'abord l'inconvénient de rendre la portée fort incommode; elle peut ensuite solliciter l'organe à réagir prématurément sur son contenu et à l'expulser à une époque plus ou moins éloignée du terme voulu, ce qui compromet toujours la viabilité de l'enfant.

Pendant l'accouchement, les douleurs sont faibles et le travail est languissant parce que, distendues au delà des limites de leur élasticité, les parois utérines ont perdu la puissance contractile dont elles ont besoin pour l'accomplissement de leur œuvre; de là aussi la cause d'hémorrhagies, quelquefois difficiles à arrêter.

Enfin, au moment de leur issue, les eaux font une véritable irruption, et elles entraînent souvent avec elles soit le cordon ombilical, soit une extrémité du fœtus, ou bien celui-ci prend subitement une situation défectueuse.

Le traitement médical de cette affection est très-ingrat : les diurétiques et les laxatifs n'y ont guère de succès. Il n'en est pas de même de la saignée lorsqu'il y a des signes de pléthore générale et locale ; dans ces cas, la phlébotomie sera suivie d'un soulagement assez long quelquefois pour attendre la délivrance, si l'époque n'en est plus très-éloignée. Mais si la sécrétion de l'amnios augmente au point de gêner l'hématose et de mettre la vie de la mère en danger, on doit prendre le parti de provoquer l'évacuation des eaux par la rupture des membranes.

La ponction peut se faire de diverses manières.

Si le col utérin est assez ouvert, il suffit d'y introduire l'index et par un coup sec, ou en raclant avec l'ongle, on parviendra facilement à perforer la coque fœtale.

Dans le cas où le doigt ne pourrait être employé, on arriverait au même résultat à l'aide d'une sonde d'homme, ou d'un stylet mousse qu'on pousse à travers le col jusque sur la poche amniotique.

Ces deux procédés ont l'inconvénient de vider trop précipitamment la matrice du liquide qu'elle contient. J'aimerais donc mieux insinuer entre les membranes et l'utérus le trois-quarts que Meissner, de Leipsig, emploie pour l'accouchement prématuré, et, à son défaut, un long stylet mousse, convenablement courbé ou la sonde utérine de Simpson, avec lesquels je percerais les enveloppes fœtales à un point aussi élevé que possible. De cette façon, j'aurais un écoulement lent mais continu, qui débarrasserait l'utérus de son trop plein, et qui suffirait pour améliorer immédiatement la position de la malade. De plus, j'aurais la chance, si la grossesse n'est pas arrivée à son terme, de la voir poursuivre heureusement toutes ses périodes. Si le travail, au contraire, se déclarait, il ne pourrait qu'être plus régulier; en effet, la matrice reviendrait peu à peu sur elle-même; son inertie ne serait pas tant à redouter; la dilatation du col se ferait plus normalement à cause même de la présence de la poche amniotique qui persisterait encore; enfin, on n'aurait pas à craindre le prolapsus du cordon ou d'un membre quelconque du fœtus.

Je crois qu'il est bien rare que l'un ou l'autre de ces procédés ne puisse être mis en pratique, même chez les primipares, car la grande ampliation de l'œuf précipite les modifications du col de la matrice.

Cependant, si celui-ci était complétement fermé, il faudrait bien recourir à la perforation du tissu utérin. Cette perforation peut se faire à travers les parois de la matrice, dans le voisinage du col. Toutefois, comme il n'y a guère que l'orifice interne qui résiste, et dans une courte étendue, je préférerais encore insinuer un fin trois-quarts dans le museau de tanche, l'enfoncer jusqu'à ce qu'il soit arrêté et perforer ensuite la portion qui s'oppose à la pénétration de l'instrument.

De l'hydrorrhée.

L'*hydrorrhée* consiste dans l'écoulement, par la vulve, d'un liquide séreux, le plus souvent transparent, de couleur citrine, et quelquefois légèrement coloré en rouge.

Ce phénomène, désigné aussi sous le nom de *fausses eaux*, peut survenir à toute époque de grossesse ; cependant, on ne le voit guère que dans les deux ou trois derniers mois.

Son apparition est presque toujours instantanée ; d'autres fois, elle est précédée d'un malaise indéfinissable, de pesanteur dans le bassin, d'un sentiment de tension et même de quelques douleurs fugaces dans la région utérine.

L'écoulement se fait goutte à goutte pendant plusieurs jours, ou bien il est marqué par un flot assez abondant qui cesse tout d'un coup. Il ne se produit qu'une seule fois chez certaines femmes ; d'autres le voient reparaître à diverses reprises et à des intervalles plus ou moins longs.

Quant à l'origine de ce liquide, l'opinion la plus vraisemblable, c'est qu'il provient par exhalation de la face interne de l'utérus ; qu'il fuse lentement le long de la coque fœtale pour apparaître goutte à goutte à l'extérieur ; ou bien que, trouvant dans la pression de l'œuf un obstacle à sa sortie, au moment de son exhalation, il s'accumule peu à peu dans une poche qu'il se forme pour donner lieu à un écoulement subit et plus abondant, lorsque, par sa quantité et son poids, il parvient à surmonter l'obstacle qui le retenait captif. Cette explication trouverait un appui dans ce qui s'est passé chez deux femmes accouchées dans le service de M. P. Dubois. Chez l'une, l'hydrorrhée continua pendant cinq à six semaines, et chez l'autre pendant plus de quinze jours après la délivrance.

Cet accident n'en est pas un la plupart du temps, car il ne contrarie presque jamais la marche normale de la grossesse. Quelquefois cependant, la brusque diminution de l'utérus détermine un travail prématuré.

La thérapeutique ne possède aucun moyen spécial à opposer à l'écoulement hydrorrhéique en lui-même. Cependant, s'il y a quelque signe de pléthore, on doit recourir à une saignée révulsive, et si les pertes d'eaux étaient accompagnées de tiraillements dans les reins, et surtout de contractions utérines qui feraient craindre l'expulsion du produit, il faudrait condamner la femme au repos absolu et lui administrer des petits lavements additionnés chacun de 15 à 20 gouttes de laudanum jusqu'à cessation des douleurs.

§ IV. — DE LA VÉSICULE OMBILICALE.

La *vésicule ombilicale* est une petite poche membraneuse, de forme ovoïde, et du volume d'une petite graine de melon, placée entre le chorion et l'amnios, près de l'intestin avec la cavité duquel elle communique. Elle s'allonge de très-bonne heure en un pédicule creux qui communique encore avec l'intestin, mais par une ouverture de plus en plus filiforme, à mesure que les parois ventrales se ferment; elle s'atrophie ensuite de jour en jour ; dès le second mois, le pédicule s'oblitère et il n'en reste qu'un filet qui s'étend jusque dans le cordon ombilical.

Cette vésicule renferme un liquide jaune-blanchâtre, qui semble contribuer au développement de l'embryon dans les premières semaines.

§ V. — DE L'ALLANTOÏDE.

L'*allantoïde* est une autre petite vésicule pyriforme s'élevant de la partie inférieure de l'intestin. Elle est étendue sur le chorion, près de la vésicule ombilicale ; les artères et la veine de ce nom rampent à ses côtés. Après quinze jours ou trois semaines elle s'allonge, s'atrophie ; son canal devient de plus en plus mince et étroit, et se réduit bientôt en un long cordon qui disparaît lui-même dans l'épaisseur de la tige ombilicale. Dès lors, il ne persiste plus que dans le ventre où il constitue l'*ouraque* qui, à son embouchure dans le rectum, forme une ampoule destinée à se convertir, par la suite, en vessie.

L'allantoïde a pour usage de mettre les vaisseaux de l'embryon en rapport avec le chorion, et de les porter de là vers la face interne de l'utérus où s'implante et se développe le placenta.

§ VI. — DU PLACENTA.

Le *placenta*, encore appelé *délivre* ou *arrière-faix*, est un corps mou, spongieux, vasculaire, constituant la principale connexion de l'œuf avec la matrice et qui sert à la nutrition et à la respiration du fœtus. Il ressemble à un gâteau arrondi, plus épais au milieu

que sur son bord. Ses dimensions et sa forme varient,
du reste, considérablement.

Dimensions. — En général, il a 1 centimètre et demi à
2 centimètres (6 à 9 lignes) d'épaisseur à son centre, et
4 à 6 millimètres (2 à 3 lignes) à sa circonférence. Il peut
être beaucoup plus mince, mais il est alors plus étendu.
Sa largeur est de 16 à 22 centimètres (6 à 8 pouces); sa
circonférence de 48 à 65 centimètres (18 à 24 pouces).

Formes. — Le placenta est le plus souvent de forme
circulaire et, suivant que le cordon s'insère au point central ou vers le bord, on le dit en *ombrelle* ou en *raquette*.
On en rencontre qui sont échancrés en forme de reins,
d'autres ovales ou séparés en plusieurs lobes, simulant
des placentas distincts. Lorsque cette dernière disposition existe, on n'est jamais certain qu'il n'est pas resté
un morceau d'arrière-faix dans l'utérus. Ceci me rappelle que je fus appelé par un praticien très-distingué
de la ville pour une femme qui, au dixième jour de
ses couches, fut tout à coup prise d'une hémorrhagie
des plus graves. Sur l'avis que j'émis qu'un fragment de
placenta avait été retenu dans la matrice, ce confrère
m'assura que la délivrance avait été spontanée et
qu'elle lui avait paru complète. Néanmoins, après
examen, nous avons pu nous assurer de l'exactitude
de mes prévisions; un cotylédon tout entier se trouvait
dans la matrice.

L'arrière-faix offre à étudier une *face externe,* une *face
interne* et une *circonférence*.

La *face externe* ou *utérine* est un peu convexe,
rugueuse et sillonnée de scissures qui la divisent en

plusieurs lobes ou cotylédons réunis par un tissu mou, albumineux. Cette face est séparée de l'utérus par le tissu inter-utéro-placentaire (*voir* page 146).

La *face interne* ou *fœtale* est légèrement concave, ferme et lisse; elle est recouverte par le chorion et l'amniòs, à travers lesquels on voit serpenter les nombreux vaisseaux dont la réunion constitue le cordon ombilical.

La *circonférence* est mince et inégale; elle se continue avec le chorion et est contiguë au double feuillet de la caduque. Il y a, en cet endroit, un cercle vasculaire appelé *veine* ou *sinus coronaire* du placenta, qui communique, d'une part, avec l'utérus et de l'autre avec l'arrière-faix, dans lequel il pénètre par les anfractuosités qui séparent les cotylédons.

Développement et *structure*. — Le placenta ne commence à s'observer que vers la fin du premier mois. Il se développe à la faveur des villosités choriales qui siégent surtout à l'endroit du renversement de la vraie caduque, pour former la caduque secondaire ou réfléchie. Ces villosités s'accroissent, se multiplient, se transforment en vaisseaux nombreux qui se ramifient et s'entrelacent en sens divers, en formant des anses dont les pelotonnements constituent les lobes ou lobules placentaires, réunis par un tissu albumineux et recouverts par la masse inter-utéro-placentaire. Après des ramifications infinies, ces vaisseaux capillaires s'anastomosent pour former des conduits de plus en plus volumineux, et revenir constituer la tige ombilicale. Le chorion leur fournit une gaîne d'enveloppe dans toute leur étendue.

Quant aux vaisseaux sanguins maternels, il ne sont autres que les prolongements de ceux de l'utérus. Ils traversent le tissu inter-placentaire, pénètrent dans les espaces intermédiaires aux premiers et s'introduisent dans chaque lobule, y serpentent en tous sens, se ramifient à l'infini et s'adossent aux vaisseaux venant du fœtus sans s'aboucher avec eux; ils se réfléchissent, enfin, pour retourner vers les veines utérines.

Il résulte de ces dispositions, que les deux courants sanguins, sans être troublés dans leur mouvement, passent l'un à côté de l'autre dans une infinité de points, séparés seulement par des parois vasculaires d'une extrême minceur.

Le placenta est donc un organe essentiellement composé de vaisseaux sanguins, mais qui ne fournit aucune communication directe entre le sang maternel et le sang fœtal, ainsi que le prouvent les plus fines injections : il n'y a entre eux que contact prolongé et étendu.

Du reste, il est une preuve péremptoire, apportée par M. Van Huevel, du défaut de communication entre ces courants sanguins : c'est l'absence d'hémorrhagie après l'expulsion du premier fœtus et la section du cordon, en cas de grossesse double, avec réunion des placentas. Car, ou l'utérus se resserre pour empêcher l'hémorrhagie et, dès lors, la vie du second enfant est compromise; ou bien, la circulation reste la même, et, alors, il devrait y avoir perte de sang s'il existait une communication vasculaire. J'ajouterai que, si cela était, il y aurait simultanéité entre le pouls de la mère et les battements du cœur du fœtus, ce qui ne s'observe jamais.

Insertion. — Chacun des points de la cavité utérine
peut être le lieu d'insertion du placenta; on ne connaît
guère encore les raisons de ces variétés de siége. M. Velpeau pense qu'il se fixe là où l'ovule trouve moins de
résistance à déprimer la membrane épichoriale. On le
rencontre quelquefois sur le col utérin ou dans son voisinage; mais le plus souvent il s'implante sur le fond de
l'organe, à proximité de l'orifice de la trompe qui a livré
passage à l'œuf fécondé. C'est en cet endroit, en effet, que
l'ovule rencontre les plis de la muqueuse utérine boursoufflée et qu'il s'arrête ; c'est donc là aussi que la membrane utéro-épichoriale se forme et que les villosités choriales se développent, toutes circonstances qui décident
de l'implantation du placenta. Et lorsque celui-ci s'insère
en un autre point, vers le segment inférieur de l'organe,
par exemple, ne pourrait-on pas en inférer que l'ovule,
préalablement descendu dans l'utérus, y a reçu directement l'imprégnation ?

Le placenta est susceptible d'altérations de diverses
natures qui, toutes, nuisent au développement du produit et en provoquent souvent l'expulsion prématurée
On l'a vu s'hypertrophier au point d'atteindre le volume
de l'enfant; il peut se ramollir ou passer à l'état cartilagineux et même s'ossifier ; quelquefois je l'ai vu prendre
une apparence et une texture fibreuses, notamment chez
deux femmes dont l'une accoucha deux fois et l'autre six
fois, toujours d'enfants morts et avant terme. Toutes les
deux avaient leurs grossesses normales, mais au fur et à
mesure que l'altération placentaire se développait, les
mouvements fœtaux devenaient plus obscurs et puis

cessaient, chez l'une, vers le huitième mois et chez l'autre au sixième, époques où l'expulsion du produit s'effectuait.

Le placenta est toujours unique lorsque la grossesse est simple. Cependant MM. Dubois, à Paris, et Ebert, à Berlin, ont vu chacun un placenta double pour un seul produit. Dans les grossesses multiples, au contraire, il y a autant d'arrière-faix que d'enfants; seulement ils sont ordinairement réunis en une seule masse, sans qu'il y ait communication entre eux cependant.

§ VII. — DU CORDON OMBILICAL.

Le *cordon ombilical* est une tige flexible qui unit le ventre du fœtus au placenta. Il est recouvert de l'amnios qui lui sert d'enveloppe, et contient les restes de l'ouraque ainsi que le pédicule de la vésicule ombilicale. Cette tige n'apparaît guère que vers la fin du premier mois de la gestation, époque où elle est très-grêle, tout à fait cylindrique et d'apparence gélatineuse; par la suite, elle acquiert plus de volume, plus de consistance et offre des bosselures et des renflements multiples.

La longueur du cordon est ordinairement de 54 à 65 centimètres (20 à 24 pouces); mais il en est qui mesurent 1 mètre (3 pieds) et même davantage. Par contre, on en a vu n'avoir que 13 centimètres (5 pouces) et moins encore. Le *Journal des sciences médicales et naturelles*, de Bruxelles, relate une observation du docteur Stute, de Soest, où il est dit que le placenta, de grandeur normale, se trouvait collé par son centre sur l'ombilic, sans qu'il y eut vestige de cordon. Moi-même j'ai vu et je conserve un fœtus qui, entre autres nombreuses anomalies, n'avait pas de cordon ombilical, au moins réel. Dans ce cas le placenta est de volume ordinaire, et il est immédiatement juxta-posé aux parois abdominales qui ne sont fermées que par une membrane mince, transparente, qui tapisse la surface fœtale de l'arrière-faix et se continue avec la peau de l'enfant. Sur cette surface fœtale on voit ramper, en décrivant des sinuosités, de gros troncs vasculaires dont l'un se dirige vers la scissure du foie et l'oreillette droite du cœur; un autre, également flexueux et plus volumineux, peut être suivi jusqu'à son origne dans le bassin : c'est une artère ombilicale.

Le cordon est formé : 1° de deux artères ombilicales qui naissent de la bifurcation de l'aorte ventrale du fœtus et se portent vers l'ombilic, pour remonter de là au placenta ; 2° d'une veine ombilicale, plus volumineuse, qui résulte de la réunion des ramifications placentaires et qui se joint, à la face interne du placenta, aux artères ombilicales, pour constituer une tige unique. En entrant dans l'abdomen par l'ombilic, elle se dirige vers la concavité du foie ; 3° du pédicule oblitéré de l'ouraque ; le tout est entouré d'une gaîne formée par le prolongement du chorion et de l'amnios.

Les vaisseaux ombilicaux, ainsi réunis, sont contournés en spirale de gauche à droite ; la veine en occupe le centre. Ces torsions paraissent dépendre des mouvements du fœtus sur lui-même, mais, surtout, de ce que les vaisseaux croissent avec plus de rapidité que la gaîne qui leur sert d'enveloppe. Une substance gélatineuse, la *gélatine de Warthon*, les entoure. Les cordons *gras*, pâteux et comme infiltrés, sont ceux où cette matière est abondante; les cordons *maigres,* au contraire, n'en contiennent que très-peu.

Des deux extrémités de la tige funiculaire, l'une s'insère à l'ombilic de l'enfant; elle peut, par exception, se fixer à tout autre partie du tronc : sur les fesses, l'épaule et même sur le front. Notre cabinet anatomo-pathologique en contient des exemples.

L'autre part ordinairement du centre du placenta ou du voisinage de ce point. On la voit parfois sur le bord et, plus rarement, sur les membranes elles-mêmes; dans ce cas, elle envoie des prolongements vers le parenchyme placentaire. Enfin, cette extrémité peut naître par plusieurs racines isolées. J'ai vu un cordon dont la longueur n'excédait pas 15 centimètres (5 ½ pouces) et qui naissait par plusieurs digitations partant, non pas du placenta, mais des membranes, assez loin de la circonférence; deux ou trois gros vaisseaux se dirigeaient vers la substance placentaire et y pénétraient.

Le cordon ombilical ne contient ni nerfs, ni vaisseaux lymphatiques. Il s'y trouve quelquefois une anse d'intestin lorsque les parois ventrales du fœtus ne sont pas complétement rapprochées. Cette circonstance est assez importante pour que l'accoucheur s'en souvienne toujours et ait la précaution, le cas échéant, de réduire cet intestin, afin de ne pas le comprendre dans la section ou la ligature du cordon. Lorsque celui-ci est très-long et que le fœtus se meut vivement, il peut s'entortiller, s'enrouler autour du cou ou d'un membre, ou former des nœuds, dispositions qui peuvent devenir très-graves pour l'enfant pendant la grossesse et apporter, pendant le travail, du retard dans son expulsion ou une gêne et même un arrêt dans la circulation funiculaire. Trop court, il est sujet à des tiraillements, à des déchirures et il expose à des décollements prématurés du placenta, surtout au moment de l'accouchement.

L'influence de ces dispositions n'a pas toujours été appréciée à sa juste valeur, puisque nous voyons Baudelocque, Capuron, Jacquemier, Velpeau, et bien d'autres émettre une opinion, quoique un peu différemment exprimée, qui se résume en celle de Cazeaux pour qui *jamais les nœuds ne peuvent être assez serrés (pendant la grossesse), pour compromettre la vie de l'enfant.*

Cette opinion, nous l'avions partagée autrefois, parce que rien, dans notre pratique, n'était jamais venu, non plus, la démentir; mais elle nous paraît beaucoup trop absolue, aujourd'hui que des faits recueillis et publiés par des accoucheurs les plus en renom de l'Italie, résolvent autrement cette question tocologique.

D'ailleurs Smellie accusait déjà les nœuds d'avoir occasionné la mort de l'enfant, et Van Swieten en cite deux cas.

Le point douteux et important était de savoir si un simple nœud du cordon, son enchevêtrement peuvent, en effet, influer sur le développement du fœtus et lui donner la mort pendant la grossesse. Je dis oui et non. Oui, si le cordon, après s'être noué, devient trop court, soit à cause de ses nœuds mêmes ou parce qu'il s'enroulerait autour d'une partie quelconque du fœtus, car, dans ces cas, le tiraillement pourrait aller jusqu'à interrompre la circulation. Non, si le cordon conserve assez

de longueur pour qu'il n'y ait pas de tension, à moins
d'admettre, avec Chailly, que le cordon en se développant, en augmentant de grosseur, se trouve, en un
moment donné, étranglé par son propre nœud et non
pas par la traction dont il serait l'objet.

Le professeur Balocchi de Florence, avait déjà
exprimé ses craintes au sujet des anomalies du cordon,
lorsque M. Billi, chirurgien à la Maternité de Milan, et
M. Belluzzi, de Bologne, sont venus, le premier, avec
quatre faits, le second avec un, donner la consécration
de l'expérience aux vues théoriques de leur compatriote, relativement à ces anomalies du cordon qu'il
avait considérées comme pouvant donner lieu au *suicide
fœtal intra-utérin*.

La lecture de ces faits, dont nous devons la relation à
notre honorable ami, M. le docteur E. Janssens (1),
prouve à toute évidence :

1° Que le cordon peut se nouer pendant la grossesse
à toute époque;

2° Qu'en dehors même du travail, il peut se serrer
assez pour occasionner la mort du fœtus;

3° Que celui-ci succombe ordinairement, dans ces cas,
plusieurs jours avant son expulsion;

4° Que, même après la délivrance, des injections pratiquées dans la veine ombilicale ne purent y pénétrer.

Deux de ces observations sont surtout intéressantes
en ce qu'elles nous font voir, qu'en l'absence même du

(1) E. JANSSENS, *Des anomalies du cordon ombilical considérées comme
cause de mort du fœtus avant l'accouchement, ou du suicide intra-utérin.*
(Journal de la Société des sciences médicales et naturelles, de Bruxelles,
1861, 33e vol. p. 344.)

nœud, la simple torsion du cordon peut intercepter la circulation et par suite amener la mort de l'enfant.

MM. Billi et Belluzzi ont, chacun, vu un exemple où des mouvements de rotation du fœtus, parfaitement appréciés par les deux femmes et comparés, par l'une d'elles, à la sensation extrêmement pénible d'une roue tournant avec force dans l'intérieur du ventre, avaient tellement aminci les cordons par la torsion violente qu'ils avaient subie, qu'en ce point ils n'offraient pas plus de 4 millimètres (2 lignes) de circonférence; ils étaient entièrement dépourvus de gélatine et avaient l'aspect et la consistance d'un tendon. Ainsi tordus, ces cordons restèrent, l'un dans l'étendue de 16 millimètres (7 lignes) et l'autre sur la longueur de 22 millimètres (10 lignes), imperméables aux injections d'eau poussées dans l'aorte descendante ainsi que dans la veine ombilicale.

Quant à la cause de ces mouvements circulaires ou rotatoires du fœtus, M. Billi nous dit que dans chacun de ces cas, il l'a trouvée à l'autopsie du petit cadavre, dans une altération profonde du cervelet dont un des lobes, moins développé que son congénère, était réduit en bouillie. Cette altération du cervelet, qui a pu compromettre la coordination des mouvements, peut aussi servir à expliquer parfaitement pourquoi le fœtus a dû, dans ces cas, forcément tourner sur lui-même et toujours dans le même sens.

Le *Journal de la Société des sciences médicales* (1) reproduit, d'après le *Bulletin de thérapeutique*, un autre fait non moins concluant. A la fin du septième mois de ges-

(1) Vol. 34, p. 59.

tation, une dame éprouve une douleur lombaire violente, en même temps que le fœtus exécute des mouvements singulièrement énergiques après lesquels il ne donna plus signe de vie. L'accouchement se fit à terme, mais l'enfant était mort, ramolli et dépouillé en grande partie de son épiderme. Le cordon, long de 67 centimètres, (24 ³/₄ pouces) présentait plusieurs nœuds extrêmement serrés, et il faisait deux fois le tour du cou en y exerçant une compression si violente que les parties molles se trouvaient étroitement collées contre la colonne vertébrale. Un fait analogue est rapporté par M. le Dr Raxil, médecin à Brest. Il avait été appelé, avec un de ses confrères, chez une dame qui menaçait une fausse couche. Malgré leurs soins, l'avortement eut lieu, l'œuf abortif sortit en son entier, et l'on trouva que le cordon ombilical faisait trois fois le tour du cou de l'enfant qui en était serré au point de n'avoir pas 4 millimètres (2 lignes) d'épaisseur.

ART. II. — Dimensions et poids du fœtus à diverses époques de la grossesse.

Ce n'est guère que vers la *troisième semaine* qu'on commence à distinguer l'embryon. A cette époque, il est oblong, renflé en son milieu, un peu courbé sur le devant, vermiforme, d'un blanc grisâtre et gélatineux. Il est long de 4 à 6 millimètres (2 à 3 lignes) et il pèse de 10 à 15 centigrammes.

A *cinq semaines*, l'embryon a une longueur de 12 à 15 millimètres (5 ¹/₂ à 6 ¹/₂ lignes), et son poids est d'un gramme environ. Sa consistance est plus ferme. La tête est apparente, les yeux s'annoncent par deux points noirs, les narines apparaissent sous forme de fossettes, la fente buccale s'ouvre largement. Quatre petits mamelons indiquent les membres thoraciques et pelviens.

A *six semaines*, l'embryon est long de 17 à 22 millimètres (7 à 10 lignes) et il pèse de 2 à 4 grammes. Les ouvertures du nez, de la bouche et des oreilles apparaissent ; la tête se sépare du tronc et les doigts sont visibles.

A *sept semaines*, l'embryon a 27 à 34 millimètres (1 à 1 ¼ pouce) de longueur ; son poids est de 6 à 8 grammes. Les paupières et le pavillon de l'oreille se forment, le nez proémine.

A *deux mois*, il est long de 40 millimètres (1 ½ pouce) et pèse environ 12 à 20 grammes. La séparation en bras et en avant-bras, en cuisses et en jambes est bien exprimée. Les doigts et les orteils se détachent, les lèvres se forment ainsi que les organes génitaux.

A *trois mois*, sa longueur est de 13 à 15 centimètres (4 pouces 10 lignes à 5 ½ pouces) ; son poids de 110 à 125 grammes. La tête est volumineuse, les paupières se touchent, la membrane pupillaire existe, la bouche se ferme, les doigts sont isolés et les sexes distincts.

A *quatre mois*, l'embryon prend le nom de fœtus. Son poids est d'environ 230 à 260 grammes, sa longueur de 16 à 20 centimètres (5 pouces 11 lignes à 7 pouces 5 lignes). La peau est rosée, les ongles apparents, les membres tout formés, les muscles commencent à se mouvoir. L'intestin contient du méconium. Le fœtus qui naîtrait à cette époque pourrait vivre quelques heures.

A *cinq mois*, le fœtus est long de 20 à 25 centimètres (7 pouces 5 lignes à 9 ¼ pouces) ; il pèse 250 à 350 grammes. Les ongles sont cornés, les cheveux apparaissent.

A *six mois*, sa longueur est de 28 à 32 centimètres (10 pouces 4 lignes à 11 pouces 10 lignes); son poids de 500 grammes environ. La peau est plus ferme et les cheveux plus nombreux.

A *sept mois*, la longueur du fœtus est de 32 à 36 centimètres (11 pouces 10 lignes à 13 $^1/_4$ pouces); le poids de 1,500 à 2,000 grammes. A cette époque il est viable ; la peau se durcit et se recouvre d'un enduit sébacé. La membrane pupillaire disparaît.

A *huit mois*, il a environ 40 à 45 centimètres (14 $^3/_4$ pouces à 16 $^1/_2$ pouces) et pèse 2,000 à 2,500 grammes. Les ongles sont plus complets et la peau plus solide.

Enfin, à *neuf mois*, le fœtus est long de 50 à 60 centimètres (18 $^1/_2$ à 22 $^1/_4$ pouces) et pèse 3,000 à 3,500 grammes.

J'ai vu à la Maternité de Bruxelles deux enfants d'un volume extraordinaire : l'un pesait 4,600 et l'autre 5,350 grammes, poids net.

ART. III. — Tête de fœtus à terme.

La tête est la partie du fœtus la plus solide, la plus volumineuse et la moins réductible. C'est elle aussi qui se présente le plus souvent la première, et qui doit offrir le plus d'obstacle à l'accouchement spontané, lorsque ses dimensions ne sont pas en harmonie avec celles du bassin de la mère.

Sa forme est celle d'un ovoïde dont la grosse extrémité est dirigée en arrière, et la petite en avant. Elle se compose de deux régions : le *crâne* et *la face*. La première est la plus importante au point de vue des accouchements, et la seule qui doive, ici, être prise en considération.

§ 1. — DES OS DU CRANE.

Les os du crâne sont :

1° Le *frontal*, os impair, symétrique, qui forme le front et la partie supérieure et antérieure de la face. Il est composé de deux portions distinctes chez le fœtus; chacune d'elles présente une saillie que l'on désigne sous le nom de *bosse frontale* ou *coronale*;

2° Les *pariétaux*, au nombre de deux, os quadrilatères, non symétriques, placés sur les côtés du crâne et réunis sur la ligne médiane pour en constituer la voûte. Chacun offre une éminence qui est la *bosse pariétale*;

3° L'*occipital*, os impair, symétrique, placé à la partie postérieure du crâne. On y voit une tubérosité qui est la *bosse occipitale* et le *trou* du même nom;

4° Les *temporaux*, os pairs, non symétriques, situés sur les côtés et en dessous des pariétaux, complètent les parties latérales du crâne et concourent à former sa base avec le sphénoïde et l'ethmoïde.

§ 2. — DES SUTURES ET DES FONTANELLES.

On appelle *sutures* et *fontanelles*, les espaces membraneux qui se trouvent entre les os du crâne du fœtus. Ces espaces facilitent le développement du cerveau, et accordent une certaine réductibilité à quelques diamètres de la tête. Les principales sont :

1° La *suture sagittale*, qui s'étend de la racine du nez à l'angle supérieur de l'occipital, en passant entre les deux portions du frontal et les deux pariétaux;

2° La *suture coronale*, qui tombe à angle droit sur la

première, en passant entre le frontal et les pariétaux ;

3° Les *sutures obliques* ou *lambdoïdes* qui existent, en arrière, entre les pariétaux et les bords de l'occipital, en partant obliquement de l'angle supérieur de cet os ;

4° La *fontanelle antérieure* est ce grand espace membraneux à l'entrecroisement des sutures coronale et sagittale, et qui correspond au bregma. Elle est large, quadrilatère et se prolonge quelquefois jusqu'à la racine du nez ;

5° La *fontanelle postérieure*, qui siége au point de réunion des sutures obliques et sagittale. Elle est plus petite que l'antérieure, de forme triangulaire et peut manquer lorsque l'angle de l'occipital est saillant.

Les *fontanelles latérales*, situées aux extrémités des sutures coronales et lambdoïdes, sont plus petites et de moindre importance.

§ III. — Des diamètres de la tête.

On appelle ainsi des lignes imaginaires qui traversent la tête dans une direction déterminée. Il y en a sept principaux, savoir :

1° Le diamètre *occipito-mentonnier*, de la fontanelle postérieure au menton, mesure 13 $\frac{1}{2}$ à 14 centimètres (5 à 5 $\frac{1}{4}$ pouces) ;

2° L'*occipito-frontal*, de la bosse occipitale au milieu du front, mesure 11 à 12 centimètres (4 à 4 $\frac{1}{2}$ pouces) ;

3° Le *sous-occipito-bregmatique*, du milieu de l'espace compris entre le trou occipital et la bosse du même nom au bregma, mesure 9 $\frac{1}{2}$ centimètres (3 $\frac{1}{2}$ pouces) ;

4° Le *bi-pariétal*, d'une bosse pariétale à l'autre ; il a 9 à 9 $\frac{1}{2}$ centimètres (3 $\frac{1}{4}$ à 3 $\frac{1}{2}$ pouces) ;

5° Le *bi-temporal*, de la racine d'une apophyse zygomatique à l'autre, mesure 7 à 8 centimètres (2 ¹/₂ à 3 pouces);

6° Le *trachélo-bregmatique* ou *vertical*, du bregma à la partie antérieure du trou occipital, a une étendue de 9 ¹/₂ centimètres (3 ¹/₂ pouces);

7° Le *fronto-mentonnier* ou *facial*, du menton au milieu de l'intervalle qui sépare les bosses coronales : il a 8 centimètres (3 pouces).

A ces différents diamètres correspondent autant de circonférences qui coupent naturellement la tête suivant des plans qui leur sont parallèles. Ainsi, la circonférence occipito-mentonnière divise la tête en deux moitiés latérales en passant par l'occiput, le menton et le milieu du visage. L'occipito-frontale enlève la voûte du crâne et passe par l'occiput et le front, etc.

De la connaissance des dimensions du bassin et de celles du fœtus, il résulte :

1° Qu'un enfant, à terme, ne peut être expulsé qu'en se présentant par une des extrémités de son grand axe : par le siége ou par la tête ;

2° Que l'occiput doit toujours se dégager avant le menton ou celui-ci avant l'occiput, puisque le diamètre occipito-mentonnier est plus grand qu'aucun de ceux de l'excavation et du détroit périnéal ;

3° Que la position la plus favorable sera celle où la tête se trouvera dans la diagonale et fortement fléchie, parce qu'alors le diamètre sous-occipito-bregmatique, plus petit, se met en rapport avec un diamètre oblique, plus grand, et que sa circonférence devient parallèle au plan du détroit.

TABLEAU COMPARATIF

des diamètres du bassin de la femme et de la tête du fœtus à terme.

		DIAMÈTRE ANTÉRO-POSTÉRIEUR.	DIAMÈTRE TRANSVERSE.	DIAMÈTRE OBLIQUE.	DIAMÈTRE SACRO-COTYLOÏDIEN.
Bassin.	Détroit supérieur.	0,11 à 0,115 (4 à 4 1/4 p.)	0,135 (5 p.)	0,12 (4 1/2 pouc.)	0,09 à 0,95 (3 1/4 à 3 1/2 p.)
	Détroit inférieur.	0,11 à 0,12 (4 à 4 1/2 p.)	0,11 (4 p.)	0,11 à 0,115 (4 à 4 1/4 p.)	» » »
	Excavation . . .	0,12 à 0,13 (4 1/2 à 4 3/4 p.)	0,12 (4 1/2 p.)	0,12 (4 1/2 p.)	» » »

Tête de fœtus. — Diamètres. . . .	
1° Occipito-mentonnier.	0,135 à 0,140 (5 à 5 1/4 pouces.)
2° Occipito-frontal	0,11 à 0,12 (4 à 4 1/2 »)
3° Sous-occipito-bregmatique . .	0,095 (3 1/2 »)
4° Bi-pariétal.	0,09 à 0,095 (3 1/4 à 3 1/2 »)
5° Bi-temporal	0,07 à 0,08 (2 1/2 à 3 »)
6° Trachélo-bregmatique	0,095 (3 1/2 »)
7° Fronto-mentonnier	0,08 (5 »)

§ 4. — DES MOUVEMENTS DE LA TÊTE.

L'articulation de l'atlas avec l'occipital est très-serrée et ne permet que des mouvements de flexion et d'extension, très-étendus chez le fœtus; celle de l'atlas avec l'axis ne permet que la rotation bornée au quart de cercle. D'où il suit que, si le tronc est fixé, on ne peut jamais, sans risque de tordre le cou et de compromettre l'existence de l'enfant, étendre le mouvement de pivot au-delà de cette limite. On la dépasse cependant bien un peu quelquefois, et M. P. Dubois a été témoin de deux cas où la rotation de la tête avait même amené la face des enfants du côté du dos, sans qu'ils en aient souffert. Mme Lachapelle en cite aussi des exemples. Toutefois, ces faits exceptionnels n'infirment en rien la règle et ne laissent pas que de rendre très-grave pour l'enfant un mouvement de rotation aussi exagéré.

ART. IV. — Position et attitude du fœtus.

Le fœtus, dans la cavité qui le renferme, est recourbé sur son plan antérieur; il a la tête penchée sur la poitrine, les cuisses et les jambes fléchies, les talons appliqués sur les fesses, les bras rapprochés du thorax, les avant-bras fléchis et croisés sur le sternum. Ainsi pelotonné, il forme un ovoïde de 24 à 27 centimètres (9 à 10 pouces) de hauteur. La grosse extrémité, représentée par le siége, est logée dans le fond de la matrice; la petite, constituée par la tête, est dirigée en bas vers le col.

La déclivité de la tête a été de tout temps, de la part des accoucheurs, l'objet de grandes préoccupations. La théorie de la culbutte, la moins vraisemblable de toutes, n'est peut-être pas celle dont le règne a été le moins long. De nos jours le vulgaire y croit encore.

Pour les anciens, le fœtus se trouvait comme assis dans le sein de sa mère, le siége reposant sur le promontoire ; il conservait cette position jusqu'à sept mois accomplis et puis le poids de la tête, qu'ils comparaient à un plateau de balance trop chargé, entraînait cette partie vers le point le plus déclive et donnait ainsi lieu au phénomène qu'ils désignaient sous le nom de culbutte. Mauriceau avait même trouvé le moyen de favoriser cette culbutte. Il conseillait à la femme, à l'approche du terme de sa grossesse, *de se tenir plus en repos qu'à l'ordinaire et de n'être aucunement serrée ni contrainte dans ses habits, afin que son enfant puisse plus directement se tourner à chef, et prendre plus facilement la posture qui lui est convenable à sortir.*

Pour beaucoup de ses partisans, la culbutte était une tentative que le fœtus faisait à sept mois pour sortir ; s'il n'y parvenait pas et qu'il la renouvelât avec succès au huitième, il était considéré comme non-viable, parce qu'il ne pouvait supporter deux efforts aussi puissants à des intervalles si rapprochés. De là le préjugé qui a cours encore aujourd'hui chez les gens étrangers à notre art, que les enfants de sept mois sont viables et que ceux de huit ne le sont point.

Les progrès de la science sont venus réduire cette théorie à sa juste valeur. Il suffit d'ailleurs, pour comprendre tout ce qu'elle a d'irrationnel, de savoir qu'il serait difficile au fœtus de passer spontanément, au huitième mois de la grossesse, à travers les diamètres horizontaux de la matrice et qu'en cas de mort d'enfant, dans les derniers mois, celui-ci naît encore ordinairement par la tête. Alors on a considéré le produit comme suspendu dans la cavité amniotique et soumis aux lois de la pesanteur qui doit entraîner vers le bas la région la plus lourde, c'est-à-dire la tête. Mais M. P. Dubois fait remarquer avec raison : 1° qu'en plongeant le fœtus dans un réservoir d'eau, il arrive au fond transversalement ; 2° qu'à trois mois le cordon ombilical étant déjà plus long que l'axe vertical de l'utérus, l'enfant n'y est plus dès lors suspendu ; 3° que dans les avortements l'embryon arrive plus souvent par les fesses quoique la tête soit de beaucoup la partie la plus lourde et que le cordon ombilical s'insère plus près du siége que de la tête ; 4° que les animaux, bien que, chez eux, le fond de la matrice soit le point le plus déclive, donnent leurs petits en présentation céphalique ; 5° que les femmes qui, par nécessité, gardent une position horizontale, accouchent aussi souvent que les autres par le vertex.

C'est donc à tort qu'on invoquerait les lois de la pesanteur comme cause de la déclivité de la tête ; la même dame, dans deux accouchements successifs m'en a d'ailleurs fourni une preuve concluante. Cette dame avait déjà fait quatre fausses couches ; enceinte de nouveau elle se condamna, à dater du troisième mois, à rester couchée au lit jusqu'au moment de sa délivrance. Elle fut dédommagée de son long sacrifice par la naissance à terme d'un gros garçon qui vint au jour par la tête. Devenue grosse un an plus tard, elle put vaquer à ses occupations habituelles jusqu'au dernier moment et accoucha de son enfant par le siége. N'est-ce pas ici le cas où l'inverse aurait dû avoir lieu d'après les lois de la pesanteur?

Je me rappelle encore deux femmes qui mirent au monde des fœtus aencéphales en présentation céphalitique, et cependant, dans ce genre de monstruosité, le crâne n'est pas, à beaucoup près, la partie la plus lourde. Enfin deux autres, qui avaient également réclamés mes soins, avaient des enfants atteints d'hydrocéphalie considérable. Au lieu d'occuper le point le plus déclive, dans chacun de ces cas la tête était en haut.

De ces considérations et de ces faits, il résulte que ce n'est pas non plus la pesanteur qui détermine la déclivité de la tête du fœtus.

Pour résoudre cette question, il faut, croyons-nous, l'envisager comme M. Hubert, de Louvain, au double point de vue du corps contenant et du corps contenu.

L'utérus, ainsi que nous l'avons vu, représente un ovoïde creux, très-évasé à sa partie supérieure, plus rétréci à sa partie inférieure, et dont le diamètre le plus grand, le vertical, est en rapport avec l'axe du détroit supérieur. D'un autre côté, le fœtus affecte aussi une forme ovoïde dont la grosse extrémité est constituée par le siége et les membres pelviens réunis, tandis que la tête en forme la petite extrémité. La ligne occipito-coccygienne constitue le diamètre le plus grand de l'ovoïde fœtal.

Enfin, il faut tenir compte aussi des mouvements automatiques du fœtus, de ce que M. P. Dubois appelle ses déterminations instinctives, qui le portent à se mouvoir dans un sens ou dans un autre, pour se soustraire à la gêne de toute situation incommode, jusqu'à ce que celle-ci ait cessé et que les lois mécaniques aient repris leur empire.

Dans cet état des choses, et comme tout corps ovoïde ne se loge jamais mieux dans une cavité ovoïde que quand les grands axes se correspondent, il est évident que la ligne occipito-coccygienne du fœtus devra se mettre dans la direction du diamètre vertical de l'utérus et donner lieu aux présentations céphalique ou pelvienne, qui sont en effet les plus communes.

Mais la partie la plus large de l'ovoïde creux est dirigée en haut; le fœtus qui s'y est accommodé par son grand diamètre, devra encore tout mécaniquement et, au besoin, automatiquement, en éludant par ses mouvements la gêne et le malaise d'une mauvaise situation, lui correspondre par sa grosse extrémité. La tête, sauf de rares exceptions, occupera donc le point le plus déclive pour se loger dans l'extrémité la plus étroite de l'ovoïde utérin.

La fréquence des présentations anormales lorsque les enfants ont cessé de vivre plusieurs jours avant leur expulsion à terme, ou dans les cas de fausses-couches, prouve que les mouvements instinctifs du fœtus ont leur part d'influence dans l'attitude que celui-ci affecte.

ART. V. — Des fonctions du fœtus.

Les fonctions du fœtus, que nous avons à étudier, sont la *nutrition*, la *respiration* et la *circulation*.

§ I. — DE LA NUTRITION.

A sa sortie de la vésicule ovarienne pour pénétrer dans la trompe, l'œuf fécondé vit probablement aux dépens des granulations qui constituent le disque proligère et par l'absorption du fluide albumineux qu'il rencontre dans le conduit de Fallope. En arrivant dans l'utérus, ses villosités choriales se mettent en rapport avec la muqueuse hypertrophiée, et elles y aspirent les liquides qui baignent sa surface. L'embryon continue ainsi à s'assimiler les fluides au milieu desquels il nage, et bientôt il absorbe la vésicule ombilicale et le corps vitriforme.

Pendant les tout premiers temps de la vie embryonnaire, il peut bien se faire aussi une absorption des eaux de l'amnios par la surface cutanée; mais, plus tard, les principes nutritifs de ces eaux diminuent, et leur mélange avec l'urine du fœtus, leur fétidité, leur corruption, leur absence ou leur écoulement prématuré longtemps avant la naissance, bien que la santé du fœtus reste parfaite, chez ceux-là même qui naissent avec une occlusion complète des ouvertures naturelles, prouvent bien qu'il n'y a point alors absorption, ni déglutition du fluide amniotique et que la nutrition s'opère par une autre source.

Parmi les faits qui tendent à démontrer que c'est par

le placenta, c'est-à-dire par la voie circulatoire plutôt que par les eaux de l'amnios, que les éléments nutritifs et autres sont portés au fœtus, il n'en est pas de plus concluant que celui rapporté par MM. Mareska et Lados, de Gand. Une femme enceinte de quatre mois et demi mourut empoisonnée par l'arsenic. L'analyse a démontré l'existence du poison dans le corps du fœtus; ils en ont trouvé également dans l'utérus et dans le placenta, mais ce dernier organe en a donné relativement plus que l'embryon. *Les eaux de l'amnios ne contenaient point d'arsenic, du moins en quantité appréciable.* Une observation suivie nous a prouvé que les appliqueuses de dentelles, qui aspirent constamment des particules impalpables de blanc de plomb, avortent très-souvent ou accouchent d'enfants chétifs ou morts; nous pensons que dans ces cas-là aussi on retrouverait des traces de l'agent toxique dans les organes du fœtus et surtout dans l'arrière-faix.

Il s'en suit donc que, dès l'instant où la circulation utéro-placentaire est établie, c'est par son intermédiaire que le fœtus s'accroît et se développe. Par suite de l'adossement, du contact étendu des vaisseaux utérins et ombilicaux, il se fait une transsudation de la partie liquide du sang maternel, laquelle est absorbée et mêlée au sang fœtal; ce fluide transsudé et *chargé d'oxygène,* vient à la fois hématoser le sang du fœtus et lui fournir les éléments nécessaires à sa nutrition. Porté par la veine ombilicale dans le tissu du foie de l'enfant, il y subit des modifications pour fournir un composé nouveau, albumineux, nutritif qui est versé avec la bile dans le duodénum. Là, ce mélange est partagé en partie *récrémentitielle,* propre à la nutrition et qui est reprise par les absorbants des intestins pour être portée, comme chez l'adulte, par le canal thoracique dans le système circulatoire, et en partie *excrémentitielle*, chargée de carbone, qui descend dans les intestins, sous le nom de *méconium*.

Cette théorie est pleinement confirmée par plusieurs faits observés chez des nouveau-nés atteints d'une oblitération intestinale, de vomissements continuels et morts quelques jours après leur naissance sans avoir eu de selle. Toujours, dans ces cas, nous avons constaté que la portion d'intestin, située en deçà de l'obstacle, était rétrécie et ne contenait que des mucosités sécrétées par la muqueuse, tandis que les parties supérieures étaient fortement distendues par des gaz et du méconium. Si cette matière n'était qu'une sécrétion de la muqueuse, il n'y aurait pas de raison pour qu'on n'en trouvât point dans toute l'étendue du tube digestif, aussi bien au-dessous qu'au-dessus de l'étranglement, puisque, dans les trois cas dont nous avons pu faire l'autopsie, les enfants n'avaient rendu aucun excrément par l'anus.

§ II. — DE LA RESPIRATION.

La respiration ne se fait pas chez le fœtus comme chez l'adulte, bien que les modifications du sang soient analogues : c'est que chez, le premier, elle doit s'effectuer sans le concours de l'air atmosphérique.

Malgré leurs recherches les plus minutieuses, les physiologistes ne sont pas encore parvenus à saisir le mécanisme suivant lequel cette fonction s'accomplit au commencement de la vie embryonnaire.

Dans un Mémoire qu'il a lu à l'Académie des sciences, en 1839, M. Serres admet qu'avant la formation du placenta, l'appareil respiratoire consiste dans le chorion revêtu de villosités *branchiales*, dans les deux feuillets de la caduque et dans l'hydropérione qui leur est interposé. La caduque réfléchie est percée d'une infinité de petites ouvertures, à travers lesquelles les villosités du chorion viennent se mettre en contact avec ce liquide. Cette disposition constitue une véritable respiration branchiale qui n'est que transitoire. Bientôt les villosités choriales, sauf celles qui concourent à former le placenta, se flétrissent, s'atrophient; l'embryon se développe, la cavité de la caduque et son liquide diminuent, les deux feuillets se rapprochent et se confondent, le placenta se forme et, dès lors, commence la *respiration placentaire*.

L'explication est fort ingénieuse, mais peu en rapport avec ce que nous savons des dispositions de la membrane caduque. Aussi, pour bon nombre de ceux qui se sont occupés de la question, la respiration fœtale ne commencerait qu'avec le placenta. Cette fonction est d'ailleurs si intimement liée à la circulation, que si le cordon est comprimé, fortement tordu ou noué, le fœtus en éprouve une gêne qui peut aller rapidement jusqu'à l'asphyxie, non pas parce que le sang, en s'arrêtant, cesse de lui fournir des éléments nutritifs, car, en ce cas, la mort ne pourrait être aussi prompte, mais uniquement parce qu'il ne subit plus l'influence vivifiante du sang maternel. Cette influence est encore bien remarquable là où nous voyons des enfants venir au jour, ne pas y respirer du tout, et cependant très-bien vivre, aussi longtemps que le cordon n'est pas coupé et que le placenta conserve ses rapports vasculaires avec l'utérus.

Dans le parenchyme placentaire, le sang du fœtus se répand et coule dans des vaisseaux capillaires étroits, longs, serpentins, à parois très-minces, et vient se mettre en contact intime avec les canaux, à parois tenues, dans lesquels afflue le sang de la mère. Il résulte, de là, que les deux courants sanguins, adossés dans une infinité de points, peuvent agir l'un sur l'autre à travers leur tunique vasculaire; et que le sang de l'embryon tire ses principes vivifiants du sang maternel en s'hématosant à travers des parois excessivement minces. Du reste, il existe ici le même rapport qu'il y a, dans les poumons de l'adulte, entre le sang veineux et l'air atmosphérique qui modifie aussi ce sang, bien qu'il en soit séparé par les parois des vésicules et des vaisseaux pulmonaires.

C'est donc dans le placenta, sous l'influence du sang de la mère, que le sang du fœtus va puiser son élément réparateur, l'oxygène; en parcourant ensuite la veine ombilicale, il vient subir une dernière élaboration dans le foie qui le débarrasse de son carbone et de son hydrogène, lesquels sont employés à la formation de la bile et au complet développement de l'organe hépatique.

§ 3. — DE LA CIRCULATION.

Afin de faciliter l'intelligence du mécanisme de la circulation fœtale, il ne sera sans doute pas inutile de rappeler comment s'accomplit cette importante fonction chez l'adulte.

Cœur de l'adulte.

Le cœur est l'agent d'impulsion du sang. Cet organe est composé, chez l'adulte, de quatre cavités distinctes, divisées intérieurement, par une grande cloison verticale, en deux moitiés dont chacune, à son tour, est subdivisée par une cloison transversale, de manière à former deux cavités superposées : *une oreillette* et *un ventricule.* L'oreillette droite reçoit les veines caves supérieure et inférieure ; à la gauche aboutissent les veines pulmonaires. Les oreillettes surmontent les deux ventricules correspondants qui donnent naissance, le droit à l'artère pulmonaire, le gauche à l'aorte. Ces ventricules ne communiquent pas entre eux, mais s'ouvrent chacun dans l'oreillette située au-dessus, au moyen d'un grand orifice nommé *auriculo-ventriculaire.* Cependant, des valvules ou replis membraneux, fixés au pourtour de cette large ouverture, empêchent le sang de refluer vers les oreillettes pendant la contraction ventriculaire.

Circulation chez l'adulte.

Le cœur peut donc être considéré comme formé de deux parties adossées, l'une droite ou veineuse (à sang noir), l'autre gauche ou artérielle (à sang rouge). Pour rendre plus intelligible le mécanisme de la circulation, admettons un instant que les quatre cavités soient parfaitement vides, et qu'elles se remplissent successivement.

Le sang, rapporté de toutes les parties du corps et

versé dans l'oreillette droite par les deux veines caves, en écarte les parois et la dilate dans toutes ses dimensions. Sous son influence, cette oreillette se contracte, et le fluide qu'elle vient de recevoir passe dans le ventricule droit, par l'ouverture auriculo-ventriculaire qui le fait communiquer avec elle. Débarrassée ainsi du sang qu'elle contenait, l'oreillette se relâche et se remplit par l'abord d'un nouveau fluide qu'apportent sans cesse les veines qui s'y dégorgent.

Cependant le ventricule droit, plein du sang qu'y a poussé l'oreillette, se contracte à son tour sur ce liquide. Celui-ci, ne pouvant refluer vers la cavité d'où il vient, à cause de la valvule qui s'y trouve, est chassé dans l'artère pulmonaire. Porté par les deux branches de ce vaisseau, qui vont se ramifier sur les parois des cellules pulmonaires, il pénètre la substance des poumons où il est repris par les veines pulmonaires. Celles-ci naissent des dernières ramifications capillaires des artères de même nom, et se rassemblent en rameaux et en branches qui suivent le trajet de ces vaisseaux. Elles forment, enfin, quatre troncs qui abandonnent deux à deux chaque poumon, et se rendent dans l'oreillette gauche du cœur, où elles versent le sang devenu artériel (rouge), par son contact avec l'air dans l'intérieur de l'organe respiratoire. Cette oreillette, stimulée par sa présence, se contracte et le sang est poussé dans le ventricule gauche qui, en se contractant, l'envoie dans l'aorte. Cette artère et ses dépendances le transportent dans toutes les parties du corps, par les innombrables ramifications qu'elles fournissent; il traverse les vaisseaux capillaires et, finalement, il est repris par les veines qui le ramènent de nouveau à l'oreillette droite (sang noir) d'où il est parti, pour recommencer son trajet.

Tel est le mécanisme du cours du sang, en supposant l'action successive des cavités du cœur. Mais, à l'état physiologique, les choses ne se passent pas ainsi : en effet, les deux oreillettes se contractent en même temps, et il y a aussi simultanéité dans la contraction des ventricules ; de telle manière que, les deux oreillettes se resserrant pour expulser le fluide qui les remplit, les ventricules se dilatent pour le recevoir. Sans cette intermittence d'action, il serait impossible que les oreillettes se vident dans les ventricules.

Cœur du fœtus.

L'appareil vasculaire du fœtus est différent de celui de l'adulte. Comme chez celui-ci, les ventricules sont complétement séparés ; mais la cloison inter-auriculaire (entre les oreillettes) présente une ouverture appelée *trou de Botal*, qui fait communiquer les deux oreillettes. Cet orifice est muni d'une espèce de soupape membraneuse, qui s'ouvre de droite à gauche pour laisser passer le sang dans cette direction, et qui s'y applique et l'oblitère, pendant la contraction de l'oreillette gauche.

De plus, l'artère pulmonaire donne naissance à un tronc volumineux, le *canal artériel*, qui se jette dans l'aorte au-dessus de sa crosse. Le sang des deux ventricules est ainsi mélangé en deçà des artères qui se distribuent à la tête et aux membres thoraciques.

Au niveau des divisions de l'iliaque primitive, existent les *deux artères ombilicales* qui remontent vers l'anneau ombilical par où elles sortent pour aller, en suivant et constituant le cordon, se ramifier dans le placenta.

Enfin, le fœtus possède encore une *veine ombilicale* qui naît des ramifications nombreuses dans le placenta, s'en détache à sa surface fœtale, et, suivant le cordon, pénètre par l'ombilic dans l'abdomen du fœtus, pour se diriger vers la concavité du foie.

Circulation fœtale.

La veine ombilicale charrie du sang qui s'est hématosé (sang rouge) par endosmose dans le tissu placentaire. Arrivée dans le sillon antéro-postérieur du foie, cette veine se divise en deux branches, dont l'une se jette dans la veine-porte qui distribue son sang dans la substance du foie, où il subit une élaboration, pour revenir ensuite par les veines sus-hépatiques, dans la veine cave inférieure. L'autre branche, sous le nom de *conduit veineux*, continue la direction du tronc primitif, et se jette aussi dans la veine cave inférieure d'où le sang est porté dans l'oreillette droite qui se dilate, et où il se mélange avec celui des parties supérieures du corps, ramené par la veine cave descendante. L'oreillette gauche qui est vide, puisque les veines pulmonaires ne lui fournissent encore rien, se dilate en même temps et attire, par une véritable aspiration, le sang de l'oreillette droite à travers le *trou de Botal*.

Les ventricules, en se dilatant, aspirent également le fluide contenu dans les oreillettes et, par leur contraction, le poussent, le gauche dans l'aorte, le droit dans l'artère pulmonaire. Celle-ci en envoie aux poumons une très-faible partie pour la nutrition de ces organes, laquelle revient, après avoir traversé les capillaires de leur tissu, à la veine cave descendante. La presque totalité passe dans le *canal artériel* qui la déverse dans l'aorte en l'y mêlant ainsi au sang qui vient du ventricule gauche. Arrivée à la partie inférieure de l'aorte, une portion de ce sang parcourt les troncs artériels des membres inférieurs, tandis que l'autre passe dans les artères ombilicales et est reportée par elles dans le placenta où, après s'être changé de nouveau en sang rouge, sous l'influence de celui de la mère, il est repris par les radicules de la veine ombilicale, pour recommencer son tour circulatoire.

Il résulte de ces dispositions, qu'il y a mélange du sang rouge et du sang noir dans les oreillettes et même dans la veine cave inférieure. De plus, le canal artériel établit une large communication entre le sang des deux ventricules; d'où il suit que, chez le fœtus, la circulation est simple, comme si le cœur n'était composé que de deux cavités, une oreillette et un ventricule.

Il s'en suit encore, que la colonne sanguine, dans l'aorte, est fournie et mue par la double contraction simultanée des ventricules, et c'est à cause de cette énergie que les battements se communiquent jusqu'au

cordon. Dès que la respiration s'établit, le sang afflue
vers les poumons par l'artère pulmonaire et sa force de
propulsion, dans l'aorte, est naturellement réduite de
moitié. Aussi, voit-on les battements funiculaires
diminuer peu à peu, à mesure que la respiration se
régularise et se perfectionne, comme on les voit
reparaître immédiatement, lorsque cette fonction se
suspend, parce que alors, la circulation fœtale, c'est-à-
dire le passage du sang du ventricule droit dans l'aorte,
se rétablit.

Changements dans la circulation fœtale après la naissance.

Dès que l'enfant est expulsé du sein de sa mère, quelquefois même vers la fin du travail, la circulation placentaire diminue et cesse complétement. Le défaut
d'hématose du sang qui en résulte, détermine vers le
cerveau une gêne, une congestion qui met cet organe en
jeu et provoque des contractions dans les muscles inspirateurs ; l'air pénètre et dilate les poumons, l'enfant
pousse des cris et la vie s'établit entièrement.

Dès lors, le sang arrive en abondance aux poumons
par les artères pulmonaires, et il cesse de passer par le
canal artériel et par le trou de Botal, qui se rétrécissent et
se ferment vers le neuvième jour, quelquefois beaucoup
plus tard. Les vaisseaux ombilicaux qui ne reçoivent
plus de sang, diminuent également peu à peu et se
transforment en cordons fibreux, vers la troisième
semaine, par le rapprochement et l'hypertrophie de leurs
parois.

ART. VI. — De la viabilité.

On entend par *viabilité* l'aptitude du fœtus à vivre de la vie extra-utérine.

La loi déclare viable un enfant qui naît dans le septième mois. Pour la science, la viabilité n'est déterminée que par le degré de perfection, de maturité des organes et nullement par l'époque de la grossesse.

Conditions de viabilité.

1° L'enfant ne peut présenter aucun vice de conformation dans les organes essentiels à la vie, ni maladie incurable. Telles seraient l'hydrocéphalie, le spina bifida, etc.

2° Il doit être assez développé pour crier et pour agiter ses membres.

3° Il doit exécuter avec liberté toutes les fonctions : la respiration doit être ample et facile, la circulation régulière, la défécation spontanée, l'émission des urines se faire en jet.

4° La tête doit être couverte de cheveux, les sutures un peu écartées, le corps offrir un léger duvet et un enduit graisseux.

5° Les doigts et les orteils seront garnis d'ongles assez durs et saillants.

6° Le cordon ombilical doit s'insérer en un point peu éloigné du milieu de la longueur du corps.

7° Enfin, le fœtus doit savoir saisir le mamelon et opérer la succion avec facilité.

L'absence de ces caractères donnera de fortes présomptions de non viabilité.

ART. VII. — De l'avortement.

Sous le nom d'*avortement*, on désigne l'expulsion d'un fœtus à une époque de la grossesse où il n'est point viable.

On emploie aussi indifféremment le terme de *fausse-couche*, expression à vrai dire impropre, puisqu'elle s'applique plutôt à l'expulsion d'un faux germe, d'une hydatide, d'une môle, qu'à l'issue d'un embryon véritable ou d'un fœtus avant l'époque de sa viabilité.

L'avortement est dit *spontané*, quand il est le résultat de causes inappréciables ou à action lente ; *accidentel*, lorsqu'il est dû à des causes extérieures dont l'influence est prompte ; *provoqué*, s'il résulte de manœuvres ou de moyens criminels, ou qu'il est pratiqué par l'homme de l'art, dans le but de sauver la mère.

Causes.—Les causes de l'avortement sont nombreuses ; elles peuvent dépendre soit de la mère, soit du fœtus et de ses annexes.

A. — *Causes dues à la mère.*

1° Un état pléthorique habituel, une menstruation abondante, une grande excitabilité nerveuse, une vie sédentaire ou trop agitée par des émotions morales vives, par les bals, les spectacles, les réunions nombreuses, les rapports sexuels fréquents.

2° Les maladies thoraciques et abdominales, les fièvres éruptives, les affections de la peau, la syphilis constitutionnelle. J'ai rapporté précédemment (page 73) l'histoire d'une dame qui avorta à la suite de secousses éprouvées par une toux nerveuse. J'en ai connue une autre qui, étant enceinte de deux mois, fut prise tout à coup d'éternuements qui durèrent pendant vingt-quatre heures, avec des intervalles de cinq minutes au plus et qui finit par avoir une fausse-couche ;

3° La rigidité des fibres utérines, la contractilité et la sensibilité exagérées de la matrice qui réagit contre les modifications que lui communique l'imprégnation. Dans ces cas, l'avortement survient souvent plusieurs fois de suite chez la même femme, mais à des époques toujours plus éloignées, jusqu'à ce qu'enfin l'utérus, habitué pour ainsi dire à ses nouvelles fonctions, conserve, jusqu'à terme, le produit de la conception ;

4° Les déplacements de la matrice et de ses annexes; leurs maladies aiguës ou chroniques, la dégénérescence de leur tissu; enfin, les adhérences péritonéales, les tumeurs de toute espèce, ainsi que les vices du bassin, qui gênent le développement de l'organe gestateur, ou le retiennent trop longtemps dans l'excavation. Les paysannes, livrées aux rudes travaux de la campagne, avortent fréquemment vers trois ou quatre mois. Ne serait-ce pas parce que, chez elles, il y aurait souvent rétroversion de l'utérus?

5° L'inflammation des viscères voisins : du rectum, de la vessie, des intestins ; ce qui peut irriter la matrice et y exercer une influence nuisible ;

6° Les violences extérieures, les coups, les chutes, les fatigues excessives, etc. ;

7° Les médicaments violents, excitants; l'abus des alcooliques, les purgatifs drastiques, les révulsifs aux membres inférieurs, les abortifs, les diverses manœuvres exercées sur le col utérin ou sur le produit, et pratiquées imprudemment ou par malveillance dans une intention criminelle; ou bien encore dans un but louable;

8° Parmi les agents propres à contrarier la marche régulière de la grossesse, il n'en est peut-être pas dont l'influence est plus grande que les préparations saturnines. Il y a douze ans, lorsque j'étais médecin du bureau de bienfaisance, j'ai constaté énormément d'avortements chez les dentellières, dont l'organisme était plus ou moins altéré par l'aspiration de la poussière de céruse qu'elles employent pour blanchir la dentelle. J'en ai même vues plusieurs qui, ayant abandonné leur profession, ont eu des enfants à terme alors que, pendant qu'elles étaient appliqueuses, elles avaient toujours fait des fausses-couches.

B. — *Causes dues au fœtus et à ses annexes.*

1° La présence de plusieurs enfants ou d'enfants mal conformés, tels que les acéphaliens, les exencéphaliens, etc.; les maladies aiguës, telles que la variole, la scarlatine, etc., dont le fœtus, même renfermé dans le sein de sa mère, est susceptible;

2° La fâcheuse influence que des affections constitutionnelles ou la vieillesse prématurée des parents peuvent avoir sur sa frêle existence : ainsi la syphilis, la débauche, etc.;

3° L'atrophie ou l'hypertrophie du placenta, son inflammation ou ses dégénérescences fibreuses, graisseuses ou autres; les maladies des membranes, leur

décollement prématuré, leur fragilité, sont encore autant
de causes d'avortement ;

4° Enfin, la minceur excessive du cordon par suite
du développement rudimentaire de ses vaisseaux ; l'existence sur son trajet de tumeurs variqueuses ; les dégénérescences squirrheuses et hydatiques dont il est
susceptible ; son entortillement, surtout, autour d'une
partie quelconque du fœtus, ses nœuds, sa briéveté,
ont une telle influence que souvent ils amènent peu à
peu la mort de l'enfant et son expulsion prématurée.
Nous en avons rapporté des exemples à l'article *Cordon
ombilical* (page 164).

Symptômes. — Au début de la grossesse, ils ne diffèrent guère de ceux qui accompagnent une menstruation
difficile. A une époque plus avancée, sauf le cas où il
est l'effet d'une violence extérieure, l'avortement est
souvent précédé de quelques phénomènes qui caractérisent un état pléthorique : tels sont des frissons suivis
de chaleur, la plénitude du pouls, la céphalalgie, la
courbature générale. Lorsque la mort du fœtus précède
son expulsion, l'événement s'annonce par un accablement profond, spontané ; par la faiblesse, la syncope, la
pâleur de la face, la lividité des paupières, la fétidité de
l'haleine, la flaccidité des seins, l'affaissement du ventre,
la souplesse de l'utérus qui tombe, comme un corps
inerte, vers le point le plus déclive dans les diverses
attitudes de la femme. Après le quatrième mois, il y a
diminution et cessation complète des mouvements actifs
du fœtus et des bruits cardiaques. Enfin, l'écoulement
de sang par le vagin et les douleurs utérines, inter-

mittentes, présagent d'une manière plus positive un avortement prochain. Faibles d'abord, ces douleurs deviennent plus vives et plus fréquentes en même temps que la perte sanguine augmente. Le toucher, dont on ne doit user qu'avec beaucoup de ménagement, alors qu'il y a imminence de fausse-couche, est aussi la source de signes précieux et caractéristiques. En effet, on constate que l'orifice utérin est entr'ouvert, que les bords en sont mous et dilatables, que la poche amniotique s'y engage pendant la contraction ; enfin, si elle finit par se rompre, qu'elle donnera inévitablement issue au produit.

Si la perte est due à une cause extérieure, à une chute, à un coup, à une frayeur, etc., elle peut suivre immédiatement l'accident qui la détermine, comme cela arrive surtout dans les premières semaines de la grossesse ; ou ne s'accomplir que quelques jours plus tard lorsque, après un calme apparent, les douleurs se réveillent plus fortes et plus énergiques.

Pronostic. — L'avortement est toujours mortel pour le fœtus, puisqu'il naît à une époque où il n'est pas viable.

Quant à la femme, il est plus ou moins dangereux suivant les causes qui le déterminent et l'époque où il arrive. Ainsi, celui qui survient *spontanément* est moins sérieux et moins grave que celui qui est *accidentel* ou *provoqué*.

Dans les deux premiers mois de la grossesse, l'avortement n'est guère un accident fâcheux ; les faibles connexions qui, à cette époque, unissent l'embryon à l'utérus, se détruisent facilement et le produit peut être expulsé en bloc, passer même quelquefois inaperçu, au milieu des caillots sanguins qu'on prend pour un retour des règles momentanément suspendues. Dans les cinquième et sixième mois, la matrice a déjà subi presque toutes ses modifications, et acquis la contractilité organique et de tissu qui fait qu'une perte, à cette période de la gestation, n'est guère plus grave qu'un accouchement à terme, car l'expulsion du fœtus et la délivrance s'opèrent alors de la même manière.

Mais il n'en est plus ainsi dans les troisième et quatrième mois. Le fœtus, à cet âge, exige déjà pour sa sortie une certaine *dilatation* du col utérin et des contractions assez soutenues; de plus, le placenta, déjà *volumineux* aussi et retenu, d'ailleurs, par de fortes adhérences à la matrice qui ne jouit pas encore de beaucoup de rétractilité, n'est souvent expulsé qu'après de longues douleurs, des hémorrhagies inquiétantes, quand des accidents plus graves, des métro-péritonites, des phlébites utérines, ne viennent pas emporter la femme ou, tout au moins, compromettre son existence.

Enfin, il est d'observation qu'un premier avortement influe quelquefois sur les grossesses ultérieures et prédispose à d'autres accidents analogues.

Traitement. — Le traitement est *préservatif* ou *palliatif*, suivant qu'il tend à prévenir la fausse-couche, ou à remédier aux phénomènes morbides qui l'accompagnent.

Moyens préservatifs. — Il faut combattre, par tous les moyens appropriés, les maladies constitutionnelles et autres dont la femme serait atteinte; corriger les déplacements de l'utérus et prescrire, dans ces cas, la position horizontale. Le calme de l'esprit et du corps, les bains tièdes, les saignées générales, la continence, une diète modérée, modifieront avantageusement un état pléthorique et nerveux ainsi que l'irritabilité de l'utérus; comme le régime fortifiant, les ferrugineux, les bains frais, dans les cas de faiblesse générale, mèneront souvent à terme une grossesse, alors même que des fausses-couches antérieures en faisaient craindre une nouvelle.

Il arrive que chez les femmes sanguines, abondamment réglées, chaque époque menstruelle est accompagnée d'un surcroît de pléthore générale et locale, qui engourdit et diminue les mouvements actifs du fœtus : la saignée est le moyen par excellence pour faire disparaître ces phénomènes précurseurs de l'avortement.

Enfin si, nonobstant ces précautions, la grossesse semble se terminer prématurément; si déjà les contractions utérines se déclarent et qu'une légère hémorrhagie survient; si, d'ailleurs, l'enfant est vivant (car dans le cas contraire il faudrait laisser marcher les choses), il faut prescrire le repos le plus absolu, et administrer le laudanum à la dose de quinze à vingt gouttes dans des quarts de lavement, jusqu'à cessation complète des contractions. On peut aller jusqu'à cent, même à cent et cinquante gouttes et plus, sans occasionner du narcotisme.

Moyens palliatifs. — Cependant, tous ces soins peuvent rester impuissants, l'hémorrhagie devenir plus abondante, les douleurs augmenter de fréquence et d'intensité, enfin les membranes se rompre. Dès lors, la fausse-couche est inévitable et il ne reste plus qu'à confier à la nature l'expulsion du produit. Si la poche amniotique était restée intacte, on se garderait bien de la déchirer, car l'expulsion en bloc est toujours ce qu'il y a de plus favorable.

Quant à l'hémorrhagie, elle sera combattue par les moyens ordinaires : position horizontale, boissons froides, réfrigérants sur les cuisses et le bas-ventre, compression de l'aorte, seigle ergoté, tamponnement du vagin. S'il survient des accidents inflammatoires, ils seront conjurés par les antiphlogistiques usités : saignée, sangsues, émollients, etc.

Troisième Partie.

—

DE L'ACCOUCHEMENT.

—

Nous entendons par *accouchement*, l'expulsion ou l'extraction d'un fœtus arrivé à l'époque de la viabilité, à travers les parties naturelles de la génération.

L'expression d'un *fœtus viable* dont se sert Cazeaux, nous paraît vicieuse, car elle cesse d'être applicable quand l'enfant a cessé de vivre, ou qu'il est atteint d'un de ces nombreux défauts avec lesquels la vie est incompatible.

Nous ne disons pas non plus tout simplement, comme Chailly (page 1), que c'est l'*expulsion du fœtus*, car celui-ci peut-être chassé de l'utérus à toute époque de grossesse, sans qu'il y aît pour cela véritable accouchement.

On dit que l'accouchement est *à terme* ou *légitime*, quand il se fait à neuf mois révolus ou quarante semaines; *prématuré,* quand il a lieu du septième au commencement du neuvième mois; *tardif,* enfin, quand il ne s'opère qu'après le terme ordinaire.

Dans chacun de ces cas, l'accouchement peut être *spontané* ou *artificiel*, suivant que la nature se suffit à elle-même ou que l'art est obligé d'intervenir.

CHAPITRE Ier.

DE L'ACCOUCHEMENT PRÉMATURÉ.

On donne ce nom à l'accouchement qui se fait dans le cours du septième ou du huitième mois de la gestation.

Causes. — Plusieurs causes peuvent y donner lieu. Ainsi l'hydropisie de l'amnios, la grossesse gémellaire, la mort du fœtus, la rupture des membranes, l'abus des purgatifs drastiques, les emménagogues, les fatigues excessives, les fièvres éruptives, les maladies aiguës; enfin, la sensibilité exquise de l'utérus ou son complet développement avant le terme normal de la gestation, peuvent provoquer, dans cet organe, des contractions prématurées suivies bientôt de l'expulsion du produit, si l'art ne parvient à les arrêter.

Indications. — A moins qu'on ne soit convaincu de la mort de l'enfant, on devra toujours chercher à enrayer un travail anticipé. Le repos au lit dans une température très-douce, la saignée quand il y a pléthore, les lavements de laudanum à haute dose, sont les moyens applicables dans ces cas, et qui sont souvent couronnés de succès.

Si le travail continue quand même, le rôle de l'accoucheur se réduit à rester simple spectateur et à attendre que la nature accomplisse son œuvre, comme dans l'accouchement à terme. Seulement, la première période du travail est d'ordinaire très-longue; mais,

une fois le col utérin tout à fait dilaté, l'expulsion est
d'autant plus rapide que le fœtus est plus jeune ou
moins volumineux.

CHAPITRE II.

DE L'ACCOUCHEMENT TARDIF.

L'accouchement tardif est celui qui ne s'opère que
dans le courant du dixième mois ou même plus tard.
La loi déclare légitime l'enfant qui naît avant dix mois
révolus ou trois cents jours.

Les naissances tardives sont infiniment plus rares que
les naissances précoces. A côté d'observations d'accouchements à onze et douze mois, rapportées par des
hommes dignes de foi, il en est d'autres empreintes de
trop d'exagération, pour qu'on admette que des grossesses utérines aient duré pendant trois, quatre et cinq
années.

Causes. — Les causes des naissances tardives sont
assez obscures. M. Van Huevel croit pouvoir les attribuer à une lenteur anormale dans le développement du
fœtus et à ce que, chez ces femmes, la sensibilité de la
matrice est très-obtuse. En effet, de même qu'il y en a
dont l'irritabilité utérine est mise en jeu pour la moindre cause et qui avortent ou accouchent prématurément, il en est d'autres où cette propriété est si peu
vive, que l'organe gestateur se laisse distendre sans
réagir ; et, tant que la force expansive communiquée à

la matrice par l'imprégnation l'emporte sur la force de rétraction de ce viscère, la grossesse continue son cours, même au-delà des limites ordinaires qui lui sont assignées par la nature.

CHAPITRE III.

DE L'ACCOUCHEMENT NATUREL A TERME.

ART. Ier. — Des causes de l'accouchement.

Les causes de l'accouchement ont été distinguées en *déterminantes* et en *efficientes*.

§ 1. — DES CAUSES DÉTERMINANTES.

On désigne sous ce nom la puissance qui, en dehors des causes accidentelles que nous avons énumérées en parlant de l'avortement, peut, au terme de la grossesse, mettre en jeu la contractilité organique de l'utérus et déterminer ainsi le travail.

Cette cause déterminante a occupé les esprits dès les temps les plus reculés. N'en trouvant la raison nulle part, Avicenne la rattachait à une intervention surnaturelle : *Au temps fixé*, disait-il, *l'accouchement se fait par la grâce de Dieu*. Je ne sais si nous sommes beaucoup plus avancés aujourd'hui que ne l'était ce médecin philosophe d'il y a 900 ans, puisque ses paroles ont rencontré de l'écho jusque dans les temps modernes, notamment dans la personne de M. Velpeau. Ce n'est pas cependant que les théories fassent défaut.

Pour la plupart des accoucheurs et des physiologistes anciens, cette cause émanerait du fœtus lui-même qui, devenu trop lourd et trop volumineux pour la cavité qui le contient, gêné par le méconium et l'urine trop long-temps retenus, excité par les eaux de l'amnios devenues acres, voudrait se soustraire à cette source de malaise et par ses mouvements désordonnés, ses coups et ses chocs violents, ses *piétinements pour briser sa coque*, irriterait les parois utérines et y ferait naître des contractions. Cette explication, qui n'est applicable ni aux embryons à peine ébauchés, ni même aux fœtus plus développés, mais qui n'ont pas assez de force pour vaincre la résistance de l'utérus, ni surtout à ceux qui ont cessé de vivre avant le travail, n'a plus cours aujourd'hui dans la science.

Désormeaux, Ant. Petit et M. Velpeau, admettent à peu près la même théorie. D'après ces auteurs, le fond et le corps de la matrice se dilateraient seuls, pendant les six premiers mois ; dans le dernier trimestre, l'ampliation de l'organe empiéterait peu à peu sur les fibres du col, et ce ne serait que lorsque toutes ces fibres se seraient confondues avec celles de l'utérus que celui-ci, ne pouvant plus se distendre et n'ayant plus de quoi le faire, entrerait en action.

Malheureusement cette opinion n'est pas conforme à l'observation, car nous savons que la plupart du temps, le col utérin conserve toute sa longueur jusqu'au moment du travail. Au surplus, il y a des femmes qui, à sept ou huit mois, ont la matrice aussi développée que d'autres à neuf, et qui n'en accouchent pas moins à terme.

M. P. Dubois reproduit, en l'admettant, la théorie de Jones Power. Il compare l'utérus à la vessie et au rectum. Comme ces organes, il est constitué par deux plans de fibres musculaires, les unes externes longitudinales, les autres internes circulaires; comme eux, il a une cavité contractile dont l'orifice étroit est doué d'un sphincter à fibres circulaires ; enfin, il reçoit aussi deux ordres de nerfs : du système ganglionnaire pour le corps, et du plexus sacré pour le col.

Continuant sa comparaison, il dit : que de même que toute excitation portée sur le col de la vessie ou sur le sphincter de l'anus, ou l'accumulation des matières excrémentitielles dans leur réservoir respectif, produisent des besoins d'uriner ou d'aller à la garde-robe, toute irritation de la partie inférieure du col utérin détermine des coliques ou des contractions utérines. Tant que le col conserve sa longueur, cette excitation n'a pas lieu; mais à la fin de la grossesse, le développement de l'utérus est tel que le col s'est évasé, et qu'il n'est plus représenté que par un bourrelet circulaire dont les fibres les plus inférieures jouissent d'une extrême sensibilité. Le développement de l'utérus ne pourrait donc continuer sans que les fibres soient tiraillées; de plus, elles sont en contact avec la poche amniotique et avec la partie fœtale qui se présente ; elles s'en trouvent donc agacées et cette excitation, comme il arrive pour la vessie et le rectum, quand leur sphincter est irrité, se reporte sur le corps de l'organe qui entre en contraction.

Cette théorie, malgré tout ce qu'elle a d'habile et de vraisemblable au premier abord, présente encore un côté faible, c'est qu'elle suppose aussi un évasement, une disparition progressifs du col, alors que nous savons que ces modifications sont ordinairement la conséquence du travail et ne le précèdent pas.

Nous pensons en outre que, si elle était vraie, bien des femmes, les multipares surtout, devraient fort souvent accoucher prématurément. En effet, chez elles, le col a fréquemment tout à fait disparu longtemps avant la fin de la grossesse; souvent même on ne sent plus qu'un simple orifice sur lequel repose les membranes ovulaires et assez ouvert pour arriver sur le produit; tout, enfin, étant disposé au mieux pour favoriser l'irritation du sphincter utérin et néanmoins l'accouchement se fait à terme. Nous avons vu quantité de femmes entrées à la Maternité avec le col utérin grand comme une pièce de cinq francs et davantage, les eaux bombant, y être tenues en observation, renvoyées ensuite et ne revenir accoucher que dix, quinze et même vingt jours plus tard.

Nous croyons, enfin, qu'il est une catégorie de femmes chez lesquelles, d'après la théorie de M. Dubois, la grossesse devrait se prolonger au-delà du temps normal. Celles qui ont un bassin fortement rétréci, ou bien qui ont le ventre incliné en avant en forme de besace, seraient dans ce cas, puisqu'il est évident qu'alors la partie fœtale qui se présente, pas plus que ses membranes d'enveloppe, ne peuvent appuyer contre le col ou sur le segment utérin inférieur, pour y produire une excitation.

M. Van Huevel, de Bruxelles, recherche la cause déterminante du travail parturitif dans les changements qui s'opèrent dans la circulation utéro-placentaire.

Dès le début de la grossesse, dit-il, il s'établit dans l'utérus, qui s'élève dans l'abdomen contrairement aux lois de la pesanteur, un degré d'irritation congestive, que la présence et surtout la vie du germe entretiennent jusqu'au bout. Les parois utérines se gonflent, se distendent en même temps que le produit se développe; leur expansion commence et s'arrête avec l'accroissement de celui-ci. Mais à mesure que le perfectionnement du fœtus s'achève, il se fait des modifications dans son organisme et dans ses dépendances : les fonctions temporaires du placenta perdent pendant le dernier mois peu à peu de leur activité, la circulation fœtale devient moins facile, la sécrétion nutritive du foie moins abondante, la circulation utéro-placentaire diminue et l'afflux du sang vers la matrice se ralentit. Dès lors, l'expansion vitale va cesser et la contractilité organique se manifester à son tour. Ces deux forces se feront bientôt équilibre : c'est l'époque des signes précurseurs de l'accouchement ou de l'abaissement en bloc du globe utérin, obéissant maintenant à la pesanteur. Il se produit alors dans l'organe un resserrement fibrillaire qui augmente de jour en jour; en s'opérant dans tous les sens et surtout de haut en bas, il tiraille les fibres circulaires de l'orifice et pousse la poche des eaux vers son ouverture; l'irritabilité utérine s'en accroît, le retrait des parois devient de plus en plus fort, et finalement, il y a contraction spasmodique, courte, intermittente et sensible : c'est la première douleur que d'autres, de plus en plus violentes, suivent de près.

La théorie de notre illustre maître rend parfaitement compte des phénomènes qui se passent chez la femme grosse, dans les derniers jours de sa gestation, et il n'y aurait pas grand'chose à y objecter, si l'on pouvait toujours concilier avec elle la rétention du fœtus dans la matrice, alors même que celui-ci a cessé de vivre depuis longtemps et qu'il est prouvé que l'activité vitale, en s'éteignant en lui, ne s'est nullement reportée sur ses annexes pour y entretenir, pendant quelque temps, une sorte de vie végétative. Quantité de faits, observés par M. P. Dubois, prouvent que la moyenne du séjour de l'enfant dans l'utérus, après sa mort, est de quinze jours à trois semaines.

Les auteurs relatent plus d'un fait semblable et moi-même j'en ai rencontré un tout récemment.

Une dame était arrivée à son quatrième mois de grossesse, lorsqu'un matin elle perdit un peu en rouge. Je lui donnai quelques conseils et le sang s'arrêta. Cependant, à dater de ce jour, le ventre diminua plutôt qu'il n'augmenta, les seins se flétrirent et la sensation d'un corps inerte dans l'abdomen se manifesta. Trois mois plus tard, nouveau suintement sanguin suivi, cette fois, de contractions utérines qui amenèrent un embryon ramolli de trois mois et demi environ. Les membranes avaient subi la même altération ainsi que le placenta dont le volume ne dépassait pas celui qu'il atteint à cette époque de grossesse. Je ferai remarquer que cette dame avait eu **deux** enfants déjà ; que la contractilité utérine était chez elle fortement accentuée et que ses accouchements ont toujours été très-prompts.

Il est une autre théorie et des plus ingénieuses; elle appartient au docteur Tyler Smith, de Londres, pour qui la cause déterminante du travail se trouverait dans l'ovaire. L'accouchement normal correspondrait toujours à la dixième époque menstruelle en comptant la dernière dont l'ovule a été fécondé et, par une excitation réflexe, la congestion ovarienne provoquerait d'abord une simple irritation, puis, enfin, de véritables contractions dans les parois utérines.

En supposant démontrée l'ovulation ovarienne menstruelle pendant la grossesse, dit Cazeaux, resterait encore à démontrer pourquoi c'est plutôt à la dixième qu'à la huitième ou onzième époque que cette influence de l'action réflexe de l'ovaire est assez énergique pour solliciter dans l'utérus les contractions de l'accouchement naturel.

Voilà une objection; nous croyons pouvoir en faire d'autres.

Disons d'abord que souvent, en effet, l'accouchement se fait à une époque fixe, ou plutôt, voisine des règles. J'ai interrogé, à ce sujet, cent et septante-huit femmes; de ce nombre, soixante-huit ont accouché à une époque menstruelle et cent-dix à cinq jours en moyenne de distance, en plus ou en moins de cette époque. D'autre part, nous observons que les fausses-couches ont assez souvent lieu au moment de la période cataméniale. Mais, est-ce à dire pour cela que notre honorable confrère anglais est dans le vrai? Voyons.

1° Nous admettons que chez les femmes fortes et pléthoriques, chez celles qui sont habituellement réglées en abondance, l'avortement, quand il survient, s'effectue souvent, nous venons de le dire, à une époque menstruelle, ou en un moment très-rapproché de cette époque. Mais, devons-nous rapporter cet accident plutôt à une excitation émanant des ovaires, qu'à une congestion utérine dépassant les limites physiologiques de l'état congestif dont la matrice est le siége par le fait même de la fécondation qui apporte tant et de si grandes modifications dans ce viscère? Il est dans l'ordre des choses que le flux menstruel cesse dès l'instant où la femme a conçu; mais chez celles dont nous parlons, là où le raptus hémorrhagique se fait avec énergie, le molimen ne conserve-t-il pas, par une espèce d'habitude, une certaine tendance au retour périodique, tendance qui, s'ajoutant alors à l'hyperémie utérine déterminée par la présence et par le développement de l'œuf, peut se traduire par une hémorrhagie simple, déplétive, salutaire; d'autres fois par un avortement?

2° Qu'observons-nous quand, pour une cause quelconque, le fœtus vient à mourir dans le sein de sa mère? C'est que, n'ayant plus de raison d'y prolonger son séjour, le produit est ordinairement expulsé à toute époque, sans attendre l'excitation ovarienne périodique, tout aussi bien pendant l'intervalle des règles, qu'au temps qui coïncide avec leur apparition.

3° La théorie de M. T. Smith nous dira-t-elle comment il se fait qu'en cas de grossesse gémellaire, si l'un des jumeaux meurt et est expulsé prématurément, l'autre peut être retenu et continuer son développement jusqu'à terme? Pourquoi l'excitation qui a été assez puissante pour déterminer l'expulsion du produit mort, n'a-t-elle pas aussi provoqué la sortie du fœtus vivant? Pourquoi limiter son action à un seul enfant? Comment surtout, entre deux êtres dont un seul était désormais utile, a-t-elle pu faire un choix en faveur de ce dernier? Il faut convenir qu'elle est bien capricieuse, ou plutôt bien intelligente cette excitation.

4° Il est des femmes qui sont réglées tous les quinze jours ; certaines ne le sont que trois ou quatre fois l'an. Et, cependant, ne les voyons-nous pas, les unes et les autres, accoucher à neuf mois?

5° Nous savons qu'à partir de la fécondation et aussi longtemps que dure la grossesse, les ovaires sont, ou paraissent au moins, dans une inaction complète, et si la maturation mensuelle de l'œuf a lieu, c'est d'une manière tout à fait inappréciable, sans se révéler par des signes certains.

Ce n'est souvent que deux mois, quelquefois quatre, six, treize mois ainsi que je l'ai vu, après la parturition, alors même que les femmes n'allaitent pas et qu'elles se portent très-bien, que le rôle dévolu à ces organes se rétablit manifestement. S'il leur faut tout ce temps pour revenir à leur activité fonctionnelle, peut-on supposer qu'ils entrent d'emblée et momentanément en action au terme de la grossesse, ou quand le fœtus a cessé de vivre, pour donner lieu à son expulsion? Pourquoi ces organes, en leur attribuant même assez de puissance pour déterminer le travail et pour mettre en jeu les forces motrices de la parturition, rentreraient-ils immédiatement après le part, dans un calme parfait ou apparent, pour ne reprendre leur empire et donner lieu aux menstrues que plusieurs mois plus tard, surtout, comme nous le disions, s'il n'y a pas eu d'allaitement et si la santé est d'ailleurs excellente?

6° Quel est l'accoucheur qui n'ait pas vu des femmes avoir leurs règles pendant plusieurs mois de leur grossesse? Les auteurs en citent même pour qui le flux menstruel était un signe certain qu'elles avaient conçu, cette fonction leur étant inconnue pendant l'état de vacuité, et ne s'accomplissant que pendant la grossesse.

L'excitation ovarienne est ici·évidente; elle se traduit mensuellement par des phénomènes apparents. Pourquoi ne réagit-elle donc pas sur l'utérus dès le début? Pourquoi ne vient-elle pas arrêter la marche de la gestation, alors que les connexions de l'œuf à la matrice sont à peine ébauchées? Si elle n'est pas assez forte alors, pourquoi l'est-elle suffisamment à neuf mois?

7° Les faits prouvent que des femmes sont devenues mères sans jamais avoir été réglées, ou bien alors que, par suite des progrès de l'âge, les menstrues étaient déjà supprimées. Les ovaires, chez ces femmes, étaient donc dans un tel repos fonctionnel qu'on aurait pu douter de leur existence, ou tout au moins les supposer rudimentaires ou atrophiés, jusqu'au jour où, une fécondation survenant, vint donner un éclatant témoignage de leur présence et de leur état anatomique normal.

Admettra-t-on facilement, dans les cas de l'espèce, que ces organes dont l'action a été nulle depuis toujours chez les unes, depuis plusieurs années chez les autres, aient tout à coup assez d'influence pour provoquer le travail de la parturition? Et pourquoi, après avoir donné des preuves de leur énergique puissance, les voyons-nous, dans ces cas, retomber dans leur apathie primitive?

8° Enfin, voyons ce qui se passe chez les femmes vieilles, qui, par conséquent, n'ont plus du tout ni d'ovulation périodique, ni de flux cataménial et qui sont atteintes d'un polype utérin. Si ce polype est petit, sa présence peut rester éternellement ignorée; mais qu'il prenne un développement plus considérable et bientôt, entre autres phénomènes qui en feront soupçonner l'existence, la matrice augmentera de volume et prendra des proportions en rapport avec celles qu'acquiert le produit parasite qu'elle contient. Dans ce cas, on voit l'utérus rester inactif pendant un temps plus ou moins long, mais il arrive un moment où, comme dans l'accouchement, sa contractilité organique étant réveillée, il a de la tendance à revenir sur lui-même et à expulser le polype qui a pris racine et qui s'est accru dans sa cavité. J'ai donné des soins à une dame qui me disait éprouver des contractions, comme pour accoucher, chaque fois que du sang, venant de son polype, avait distendu la matrice en y séjournant. Est-ce aussi, dans ce cas, l'excitation des ovaires qui détermine les contractions de l'utérus ainsi que la sortie des caillots et du corps étranger qu'il contient?

Il nous sera tout au moins permis d'en douter, puisque, au déclin de la vie, ces organes sont inertes, atrophiés, et par conséquent incapables de la moindre action.

Après avoir un peu combattu toutes ces théories et surtout celle de l'honorable docteur T. Smith, on pourrait croire que je vais en développer une autre? Qu'on n'y compte pas, car je n'occupe guère mes rares et courts loisirs à l'étude de questions où la vraie pratique ne me paraît pas avoir grand'chose à gagner. Qu'importe, en effet, pour un accoucheur praticien, de connaître la cause, l'essence de la première contraction utérine? D'ailleurs, vouloir l'expliquer, presque autant vaudrait, me semble-t-il, chercher à soulever le voile qui rend impénétrable l'acte de la génération, ou prétendre dire pourquoi la gestation dure neuf mois chez la femme, plutôt que cent jours, comme chez la lionne, ou onze mois comme chez certains mammifères. Ce pourquoi, le savons-nous; le saurons-nous jamais? Ne sont-ce pas là des phénomènes qui se jouent de la faiblesse de notre intelligence, et devant lesquels les raisonnements et les théories les plus subtils auront toujours tort? Laissons donc à la nature ses secrets et ses mystères et les vaines hypothèses aux esprits avides et mécontents qui veulent, quand même, les lui arracher. Avouons-le, dit Velpeau, plus on veut approfondir la question des causes déterminantes de l'accouchement, plus il s'élève d'objections contre les explications qu'on en a données.

La seule chose que je puisse dire, en terminant, c'est la manière dont je m'explique l'expulsion du produit au temps rapproché des règles.

Si, d'après les observations faites à ce sujet, il semble résulter que le plus souvent l'accouchement a lieu vers une époque cataméniale, cela me paraît dépendre de ce que les neuf mois, terme limité par la nature pour le complet développement de l'enfant, sont alors révolus et nullement de ce que les ovaires, entrant alors en action, réagiraient sur l'utérus. Dans cette dernière idée, les avortements, je le répète encore, ne seraient-ils pas plus fréquents qu'ils ne le sont, puisque si l'ovulation se fait chaque mois, chaque mois aussi cette excitation des ovaires risquerait de se reporter sur la matrice pour y déterminer prématurément la contractilité organique? Les connexions de l'œuf à l'utérus sont extrêmement fragiles au début, et ces excitations ovariennes ne viendraient-elles pas, dans les premiers temps, les détruire souvent et avec facilité?

Hippocrate, Boerhaave, Haller, Farnel, Mauriceau, et généralement tous les auteurs anciens et modernes, ont observé que les femmes deviennent presque toujours enceintes immédiatement après une époque menstruelle. Il y a plus, c'est que, pour beaucoup, la fécondation ne serait guère possible en dehors des jours voisins de cette époque, un peu avant ou un peu après l'apparition du flux sanguin.

Or, s'il en est ainsi, n'est-il pas évident que la grossesse aura accompli son terme à une époque coïncidant avec celle des règles, à la neuvième ou à la dixième à partir de celle, mais en ne la comptant pas, qui a marqué, et que c'est alors, puisque les neuf mois sont révolus, temps fixé pour le perfectionnement du produit, que le travail devra nécessairement se déclarer; tout simplement parce que l'enfant est parvenu à son entier développement, parce que le fruit est mûr, sans qu'il faille, pour cela, faire intervenir une excitation émanant des ovaires.

Mais d'où vient, qui donne le signal du départ? Voilà le *quid divinum*, l'éternelle question, avec son éternelle insolubilité, peut-être.

On rencontre souvent des femmes qui prétendent porter beaucoup plus de neuf mois. Je crois que cette anomalie est moins commune que ces femmes ne le pensent, leur erreur provenant de ce qu'elles font, presque toutes, remonter leur grossesse à la dernière apparition des menstrues. Voici comment les choses se passent et ce qui me fait croire qu'il n'y a aucun retard dans l'accouchement. Je viens de le dire, la fécondation peut avoir lieu à l'époque de l'écoulement cataménial ou dans les jours qui le suivent immédiatement : dans ce cas, la délivrance se fera à la neuvième époque ou peu après, les neuf mois de grossesse étant alors révolus.

Mais la fécondation peut aussi se faire quelques jours avant l'époque qui aurait dû suivre la dernière apparition ; dans ce cas le part ne s'accomplira qu'à la dixième période cataméniale, parce qu'à cette dixième époque correspond la fin du neuvième mois depuis la conception. Prenons un exemple. Une femme a ses règles dans les cinq premiers jours de janvier ; si elle conçoit immédiatement après, elle accouchera, conformément à ses calculs, dans les premiers jours d'octobre, à l'époque

de sa neuvième menstruation si elle n'avait pas conçu.
Mais au lieu qu'un ovule aît été fécondé peu après les
règles, supposons qu'il ne l'est qu'au moment où le flux
devrait apparaître, c'est-à-dire dans les premiers jours
de février. La femme qui prend pour base de ses calculs
le dernier flux mensuel, fera encore ses préparatifs
pour le commencement d'octobre, tandis qu'elle n'accouchera qu'un mois plus tard, au commencement de
novembre, dixième période menstruelle, ce qui lui fera
croire que sa grossesse s'est prolongée au delà du terme
ordinaire.

Pour pouvoir pronostiquer avec une certaine assurance la date approximative de l'accouchement, il
faudra donc, tout d'abord, préciser l'époque des dernières règles ; s'assurer ensuite du jour où les premiers
signes rationnels (troubles digestifs, etc.,) de la grossesse sont survenus et puis se rappeler les mouvements
actifs de l'enfant. Alors, suivant que ces renseignements s'accorderont pour faire remonter la gestation à
l'époque du dernier flux menstruel, ou bien aux quelques jours qui ont précédé le suivant, s'il avait paru, on
pronostiquera l'accouchement pour la neuvième ou pour
la dixième révolution cataméniale, à partir de celle qui
a marqué en dernier lieu.

§ 2. — Des causes efficientes.

Ici notre esprit ne se perd plus en conjectures et en
hypothèses, car la cause efficiente de l'accouchement est
visible, palpable surtout. Cependant, l'accord qui règne

aujourd'hui parmi les accoucheurs n'a pas existé de tout temps.

Nous en voyons, en effet, qui, partant de cette idée qu'en un moment donné, le fœtus se trouvait trop à la gène, pensent qu'il provoque et effectue lui-même son expulsion. La lenteur du travail, en cas de mort d'enfant, ou la sortie de celui-ci après le décès de la mère, avaient donné quelque crédit à cette opinion.

Mais nous savons aujourd'hui que le travail n'est pas toujours plus lent quand le fœtus a cessé de vivre ; que s'il l'est parfois, c'est uniquement parce que l'utérus est alors privé de l'excitation naturelle qui résulte des mouvements actifs de l'enfant et, surtout, parce que la mort du fruit a ralenti la vitalité utérine, et par conséquent affaibli la contractilité de l'organe.

Faut-il davantage se prévaloir des cas où l'on a vu des enfants être expulsés après le décès de leur mère? Nullement, car il est prouvé que ces enfants étaient morts même avant leur mère et parce que, ensuite, la rétractilité de l'utérus ne s'éteint pas sur le champ. Osiander rapporte, en effet, que le lendemain d'une opération césarienne pratiquée sur le cadavre, il trouva la matrice aussi revenue sur elle-même que chez une nouvelle accouchée. Ce qui reste alors, dans les parois de l'organe, de puissance rétractile suffit, quand le col utérin est dilaté ou dilatable, pour expulser le produit, d'autant plus que celui-ci ne rencontre dans le vagin et au périnée que des tissus dont le relâchement cadavérique a fait disparaître la résistance. Ajoutons aussi que les intestins, à la suite de leur extrême distension par des gaz, exercent sur l'utérus une compression mécanique qui explique l'expulsion du fœtus plusieurs jours après la mort de la mère.

Au surplus, ne voyons-nous pas la matrice se débarrasser également bien des avortons les plus faibles, auxquels on ne peut certainement pas reconnaître assez de force pour vaincre la résistance du col. Et puis, le délivre, les membranes, les caillots, ne sont-ils pas également évacués peu de temps après l'accouchement, sans que ces corps inertes soient capables de la moindre action qui provoque leur sortie ?

La cause efficiente de l'accouchement ne réside donc pas dans le fœtus, mais bien évidemment dans les contractions de la matrice. Pour s'en convaincre, il suffit de se rappeler :

1° La dureté et le relâchement alternatifs du col et du corps de cet organe appréciables pendant le travail, par le toucher vaginal et par le palper abdominal ;

2° La difficulté et parfois l'impossibilité d'y introduire la main, ou d'opérer l'évolution du fœtus dans certains cas de version. Le resserrement des parois peut aller jusqu'à engourdir le bras, paralyser les efforts que l'on fait et empêcher ainsi toute manœuvre.

Ces contractions utérines, qui déterminent encore la sortie du placenta et des caillots à chaque tranchée, démontrent donc à l'évidence le rôle actif et principal que remplit la matrice dans la parturition.

Cependant, il faut bien le reconnaître, ces forces expulsives n'agissent pas seules. Elles sont aidées par la pression du diaphragme et des muscles abdominaux qui, en comprimant l'utérus de toutes parts, secondent puissamment son action, surtout dans les derniers moments, lorsque la tête appuie sur le plancher du bassin et tend à franchir le périnée.

ART. II. — Des phénomènes physiologiques de l'accouchement.

Ces phénomènes ont été divisés par Désormeaux en trois groupes ou temps :

Premier temps. — Depuis le début du travail jusqu'à la dilatation complète du col utérin ;

Deuxième temps. — Depuis cette dilatation jusqu'à l'expulsion du fœtus ;

Troisième temps. — La délivrance.

Le terme de la grossesse s'annonce ordinairement par quelques phénomènes auxquels on a donné le nom de *signes précurseurs* du travail.

Signes précurseurs. — Vers la dernière quinzaine, tantôt plus tôt, tantôt plus tard, le ventre s'affaisse et s'élargit ; la respiration devient plus libre, les digestions plus faciles. Le globe utérin, qu'on atteignait à peine par le toucher vaginal, est plus accessible ; il s'engage même parfois jusque dans l'excavation, poussé par la tête quand c'est elle qui se présente. De là, pesanteur au fondement, compression du rectum et de la vessie, constipation ou diarrhée, incontinence ou rétention d'urines, embarras dans la circulation des membres inférieurs et, par suite, état variqueux et œdémateux de ces parties et des organes génitaux externes ; apparition et augmentation des hémorrhoïdes. De plus, les articulations du bassin se ramollissent, deviennent plus mobiles, ce qui rend la marche plus incertaine; des glaires s'échappent par la vulve ; de temps à autre la matrice se contracte, se durcit et, chez les multipares, les membranes commencent à bomber.

Premier temps. — Après ces phénomènes, le travail se déclare par la douleur et par l'ouverture du col chez les primipares; par l'effacement du bourrelet des lèvres du museau de tanche, chez celles qui ont eu des enfants. Les douleurs reviennent plus fortes et plus fréquentes; à chaque contraction, il y a tension de l'utérus, épaississement de son orifice et engagement des membranes. Bientôt les parties génitales s'humectent davantage et laissent écouler des glaires sanguinolentes. Il arrive souvent que la douleur est précédée d'un frisson, et accompagnée d'agitation nerveuse, de dureté et de fréquence dans le pouls, de soif, parfois de nausées et de vomissements. A cette agitation succède un calme plus ou moins parfait, le col redevient souple, la partie qui s'engage s'y adapte d'une manière plus immédiate et les membranes se relâchent. Mais à mesure que les contractions se répètent, les eaux bombent davantage, le col se dilate de plus en plus et, finalement, la cavité utérine se confond avec celle du vagin.

Deuxième temps. — Lorsque l'orifice utérin est ainsi largement ouvert, tous les efforts tendent vers l'expulsion du fœtus. Dès lors l'agitation augmente ; les douleurs, plus fortes et plus rapprochées, sont suivies d'un calme plus parfait, pendant lequel la femme se livre quelquefois au sommeil. Les membranes s'engagent de plus en plus, leur partie inférieure se tend, bombe à chaque contraction et finit par se rompre. Cette rupture est suivie d'un moment de repos, mais bientôt les douleurs se réveillent plus énergiques ; la tête, si c'est elle qui se présente, s'avance, franchit l'orifice utérin et arrive dans le vagin dont elle distend les rides transversales. Sous l'influence de nouvelles douleurs, elle descend dans l'excavation, vient faire saillir le plancher du bassin et provoque des envies d'aller à la selle et d'uriner. A chaque contraction, le périnée proémine davantage, la vulve s'entr'ouvre, les petites lèvres s'effacent, la tête apparaît et disparaît tour à tour. Enfin, toutes ces parties étant distendues, elles cèdent sous les efforts d'une cuisante douleur et la tête franchit la vulve. Après un instant d'attente, elle exécute un mouvement de rotation et une dernière douleur vient expulser le tronc.

Troisième temps. — *Délivrance.* — Immédiatement après cette expulsion, la femme heureuse d'être délivrée, et de voir ses vœux les plus chers s'accomplir, oublie ses maux et se livre avec bonheur aux doux épanchements de son âme. D'autres fois, épuisée par la fatigue, elle tombe dans une espèce d'abattement dont elle est bientôt réveillée par de petites douleurs : l'utérus se roidit, devient dur, résistant ; sa capacité se rétrécit. Pendant ce resserrement auquel ne peut participer le placenta qui est un corps parasite, inerte, les adhérences utéro-placentaires se détachent et son décollement s'opère. La longueur du travail, l'énergie des contractions favorisent cette séparation qui, d'ailleurs, ne

procède pas toujours du même point. Tantôt c'est par la
partie centrale du gâteau spongieux qu'elle commence,
tantôt c'est par ses bords. Dans le premier cas, le sang
s'accumule comme dans un cul-de-lampe et forme un
caillot qui augmente le décollement ; bientôt après, cette
masse tombe sur le col utérin en présentant sa face fœtale
à l'orifice : dans le second, si le décollement a commencé
par le bord supérieur, le délivre offrira encore sa face
fœtale ; mais s'il a débuté par le bord inférieur, ce sera
la face utérine qui viendra s'offrir la première à l'ouverture du col. Souvent alors le placenta est replié sur lui-
même comme un cornet d'oublie.

Une fois détaché, l'arrière-faix agit comme corps
étranger, il stimule la matrice dont l'orifice s'entr'ouvre
et il s'y engage ; bientôt la femme éprouve le besoin de
pousser et la délivrance s'achève.

Le temps qui s'écoule entre l'accouchement et la délivrance est très-variable. On peut, du reste, s'il traînait
en longueur, réveiller les contractions utérines par des
frictions sur l'abdomen et le massage de la matrice.
Enfin, lorsque l'on est en droit de supposer que le placenta est entièrement décollé, qu'on le sent dans le voisinage du col, on saisit le cordon ombilical de la main
droite avec un linge bien sec, et on le place, comme sur
une poulie de renvoi, dans l'intervalle des doigts médius
et index de la main gauche introduits jusque dans l'orifice utérin ; on opère ainsi de légères tractions suivant
l'axe du détroit supérieur. Arrivé dans le vagin, on retire
les doigts et l'on extrait suivant la direction de l'axe du
détroit périnéal. On reçoit le placenta dans la main

gauche placée en travers de la vulve, et on le contourne plusieurs fois sur lui-même pour réunir les membranes en corde, et empêcher le sang qu'elles contiennent de s'épancher sur la literie.

Pour obtenir la sortie du placenta, il suffit souvent de saisir le fond de l'utérus à pleine main et d'en rapprocher assez fortement les parois en même temps qu'on engage la femme à faire un effort d'expulsion. Depuis plus de dix ans que j'emploie habituellement ce genre de délivrance *par expression*, je ne l'ai vu encore suivi d'aucun inconvénient.

Examen des phénomènes principaux du travail.

1° La *douleur* qui accompagne la contraction n'existe pas toujours au même dégré. Elle est plus ou moins vivement ressentie, suivant la sensibilité des femmes ; son siége est ordinairement dans les régions lombaire et sacrée. On appelle *mouches* les petites douleurs qui arrivent dans la dernière quinzaine ; *préparantes* celles du premier temps, pendant lequel le col se dilate ; *expulsives* celles du second temps ; *conquassantes*, enfin, celles qui font bomber et franchir le périnée.

On distingue encore les douleurs en *vraies* et en *fausses*. Celles-ci sont le plus souvent fixes, permanentes et vont se perdre vers l'hypogastre ou le nombril et jamais vers le fondement. Elles tourmentent vivement la femme, qui ne peut être délivrée par elles, attendu qu'elles n'occupent nullement la matrice. Elles peuvent reconnaître pour causes : 1° un état de phlétore que l'on combat par la saignée ; 2° une rétention d'urine ou une accumulation de matières fécales dans le rectum, dont le cathétérisme ou les lavements font justice ; 3° un état nerveux du col, ou une distension douloureuse de la matrice par une grande quantité de liquide ou la présence de jumeaux. Dans ces cas, il faudrait recourir aux injections ou applications de belladone dans le vagin et sur le col, au chloroforme, et pratiquer la rupture des membranes.

Les vraies douleurs sont toujours accompagnées de contractions pendant lesquelles le globe utérin se durcit, le col se roidit, les membranes se tendent. Elles aboutissent toutes au périnée et se caractérisent, surtout, par leur intermittence. Ce sont les seules sous l'influence desquelles le travail fasse des progrès réels.

Les douleurs sont attribuées à la sensibilité du col, à la compression des nerfs sacrés et au tiraillement des symphyses sacro-iliaques. Dans ce dernier cas, une serviette passée autour des reins, la pression sur le sacrum, ou sur les genoux quand la femme est couchée sur le dos, les soulagent souvent.

2° La *dilatation* du col est due aux contractions utérines et favorisée par la poche amniotique aussi longtemps qu'elle est intacte, et, dès qu'elle est rompue, par la partie fœtale qui se présente. L'ouverture de cet orifice est donc d'autant plus rapide que les contractions sont plus fortes et plus répétées ; elle est toujours plus lente chez les primipares que chez les femmes qui ont eu des enfants. Toute déviation du col peut en ralentir la dilatation parce qu'alors, la partie qui s'engage presse contre un des points de la paroi utérine où les efforts viennent se briser.

3° *Des glaires.* — On donne le nom de *glaires* à une sécrétion abondante qui, pendant la grossesse, humecte le vagin et la vulve, et qui augmente et devient visqueuse, comme du blanc d'œuf, au début du travail. Lorsque cette hypersécrétion vient à manquer, et surtout quand la tête bouche hermétiquement l'orifice utérin, de manière que les eaux ne peuvent descendre, on dit que l'accouchement se fait *à sec.* Les *stries sanguinolentes* qui colorent les glaires, proviennent de petites déchirures à l'orifice du col ou d'un léger décollement des membranes. Ces mucosités, en imprégnant les parois vaginales, assouplissent le périnée, préparent la voie à l'enfant et préviennent ainsi des difficultés qui pourraient en retarder la naissance.

4° La *poche des eaux* se forme sous l'influence des contractions utérines qui attirent les bords de l'orifice utérin vers le haut, et qui refoulent le liquide vers le point qui lui offre le moins de résistance. Elle est un effet immédiat du travail, puisqu'elle se durcit et se ramollit, selon que la matrice se contracte et se relâche. Le plus souvent de forme arrondie, demi-sphérique, elle devient ovoïde quand le col se dilate irrégulièrement ; on la dit en *boyau* ou en *boudin*, lorsque les membranes sont très-lâches et qu'elles s'allongent dans le conduit vaginal. La poche amniotique ne prend guère cette forme que dans les présentations anormales. Aussi, de Deventer avait-il déjà observé que si *les eaux sont longues et minces et qu'elles s'avancent comme un intestin grêle, on peut être sûr que l'accouchement sera difficile, car c'est un signe évident,* dit-il, *que la tête de l'enfant ne se tourne pas droit vers l'orifice de la matrice ou que la matrice est oblique.*

Elle est, en effet, généralement plus plate dans la présentation du vertex que dans les autres, parce que, en raison de sa conformation, le sommet s'adapte mieux au segment inférieur de l'utérus. C'est ce qui faisait dire encore à de Deventer, qu'il se promettait un accouchement heureux *quand les eaux sont rondes et plates,* remarque attribuée, à plus de cent années de là, à madame La Chapelle.

Cette poche s'accroît à mesure que le travail avance; elle arrive bientôt aux dernières limites de son extensibilité et puis, lorsque la dilatation est complète, n'étant plus soutenue par les parois utérines, elle se rompt et le liquide s'écoule. Dans les cas les plus ordinaires, cette rupture s'opère au point qui correspond au vide du col; d'autres fois en un lieu plus élevé et souvent au commencement du second temps. La rupture tardive des membranes retarde en général l'expulsion du fœtus, mais sans beaucoup le compromettre toutefois. Quand, au contraire, elle se fait au début ou avant le travail, celui-ci n'est pas seulement ralenti, mais il devient encore plus difficile et plus dangereux pour le produit qui, n'étant plus protégé par le liquide amniotique, est immédiatement soumis à la pression de l'utérus.

5° La *durée* totale du travail est, en moyenne, de dix à douze heures. Il est naturellement plus lent chez les primipares, parce que, chez elles, la dilatation du col est moins rapide et que les parties molles offrent plus de rigidité, de résistance. Au reste, tout cela est subordonné à la fréquence, à l'intensité, à la nature des douleurs, et au plus ou moins de souplesse du col et du périnée.

ART. III. — Du mécanisme de l'accouchement naturel.

§ 1. — DES CONDITIONS DE L'ACCOUCHEMENT NATUREL.

Pour que l'accouchement naturel ou spontané soit possible, il faut :

A. *Du côté de la mère :*

1° Que le bassin soit bien conformé ;

2° Qu'elle ait des forces suffisantes ;

3° Qu'elle ne soit atteinte d'aucune affection qui s'oppose aux efforts qu'elle doit faire pour l'expulsion du fœtus. Tels seraient un anévrisme, une hernie, un crachement de sang, etc. ;

4° Que l'axe de la matrice soit dans le sens de l'axe du détroit supérieur ;

5° Que le col utérin, le vagin et la vulve soient souples et faciles à dilater, et qu'il n'y ait, dans ces organes, ni tumeur, ni dégénérescence squirrheuse ou autre.

B. *Du côté de l'enfant :*

1° Qu'il n'y ait aucune disproportion entre le volume de son corps et le bassin qu'il doit traverser, comme dans les cas d'hydrocéphalie, de spina bifida avec tumeur très-considérable, d'hydrothorax, d'ascite, de fœtus monstres adhérents ;

2° Qu'il se présente par une des extrémités du grand axe de l'ovoïde sous lequel il est ployé, c'est-à-dire par le siége ou par la tête. Encore faut-il, quand c'est la face, que le menton se dirige vers la moitié antérieure de la cavité pelvienne.

§ 2. — DES PRÉSENTATIONS ET DES POSITIONS

On entend par *présentation*, la désignation de la partie fœtale qui s'offre la première au détroit supérieur ; par *position*, on indique les rapports de cette partie avec les différents points du pourtour de ce détroit. L'appréciation des présentations et des positions découle de certains points de repère que l'on a admis sur le fœtus et sur le bassin.

Présentations. — On distingue au fœtus trois régions principales, pouvant chacune se présenter la première ; ce sont :

1° La *tête* ou *extrémité céphalique* ;

2° Le *siége* ou *extrémité pelvienne* ;

3° Le *tronc*.

Première région. — Suivant que la tête sera fléchie sur la poitrine ou étendue sur le dos, on aura une présentation du *sommet* ou de *la face*, dans l'expulsion desquelles le mécanisme est tout différent. La bosse occipitale dans le premier cas, le menton dans le second, seront les points de reconnaissance.

Deuxième région. — Lorsque l'extrémité pelvienne se présente, les jambes sont ordinairement fléchies sur les cuisses et celles-ci sur l'abdomen. Cependant, ces éléments peuvent être dissociés et tantôt *les fesses*, tantôt *les genoux*, tantôt *les pieds*, s'engager les premiers. Toutes ces variétés constituent des présentations distinctes au fond, mais le mécanisme reste le même dans chacune d'elles.

Le talon ou calcaneum pour les pieds, le sacrum et le coccyx, pour les fesses, la rotule ou la crête du tibia pour les genoux, seront les points de ralliement.

Troisième région. — Enfin le tronc, c'est-à-dire tout ce qui est compris entre les épaules et les hanches, peut se présenter soit par *le ventre*, ce qui est infiniment rare; soit par *le dos;* soit, enfin, par un de ses côtés, ce qui constitue deux présentations : une pour le *flanc droit*, une autre pour le *flanc gauche*, faisant rentrer dans ces dénominations les présentations de l'épaule.

Les points de reconnaissance seront : l'ombilic, l'appendice xyphoïde ou le sternum pour le plan abdominal; la face postérieure des omoplates ou scapulum, et les apophyses épineuses des vertèbres correspondantes pour le plan postérieur ou dorsal; les côtes, les aisselles et l'épaule pour les plans latéraux.

Toutes ces présentations peuvent être *franches* ou *irrégulières*, c'est-à-dire s'offrir en plein au détroit supérieur ou avoir subi une certaine inclinaison. Ce ne sont là que des nuances légères qui, pour les extrémités céphalique et pelvienne en bloc, se corrigent ordinairement pendant le travail et ne changent guère le mécanisme d'expulsion.

Positions. — La partie qui se présente la première peut se trouver en rapport avec tous les points du pourtour du détroit supérieur. Mais, pour plus de facilité et de méthode, on a divisé le bassin en deux parties, l'une antérieure, l'autre postérieure. Sur chacune de ces portions, on a admis trois points essentiels, répondant à autant de positions différentes. Ces points sont : en avant, les deux cavités cotyloïdes et la symphyse pubienne ; en arrière, les deux symphyses sacro-iliaques, et la saillie sacro-vertébrale. Connaissant ces six points *toujours invariables* et ceux qui servent de reconnaissance sur le fœtus, il sera facile de désigner la position. Ainsi, dans les présentations du sommet, de la face, des fesses, des genoux et des pieds, l'*occiput*, le *menton*, le *sacrum*, le *tibia* et le *calcaneum* correspondront : dans la première position à la cavité cotyloïde gauche ; dans la seconde à la cavité cotyloïde droite ; dans la troisième à la symphyse pubienne ; dans la quatrième à la symphyse sacro-iliaque droite ; dans la cinquième à la symphyse sacro-iliaque gauche ; enfin, dans la sixième à la saillie sacro-vertébrale.

Il en est de même dans toutes les présentations du tronc où la partie supérieure du corps : la fourchette du *sternum* pour le plan antérieur, le haut du *dos* pour le plan postérieur, et l'une ou l'autre *épaule* pour les plans latéraux, peuvent également se trouver en rapport avec ces points et constituer, pour chacune d'elles, six positions distinctes.

Nous savons, qu'au détroit supérieur, on pourrait réduire ce nombre aux quatre positions diagonales seulement, attendu que les positions directes doivent être excessivement rares. Nous pensons même que dans un bassin bien conformé, elles ne peuvent guère exister, car la rotondité de la tête à l'occiput et au front la fera toujours glisser sur les côtés du pubis ou du sacrum. Mais comme les positions directes existent dans l'excavation et au détroit inférieur ; qu'elles peuvent même se présenter au détroit supérieur lorsqu'il y a aplatissement dans le sens transversal et élongation du diamètre sacro-pubien, nous croyons devoir les maintenir.

Les commençants hésitent quelquefois à reconnaître la direction des plans latéraux du fœtus par rapport à ceux de la mère, confondant souvent le côté gauche avec le côté droit et *vice versâ*. Pour savoir immédiatement quelle est cette direction dans les présentations céphalique et pelvienne, il suffit de se rappeler que dans les positions antérieures du sommet et postérieures de la face, *les côtés homologues* de la mère et de l'enfant sont en rapport entre eux ; il en est de même dans les positions postérieures du pelvis, des genoux et des pieds. Au contraire, dans les positions occipito-postérieures et mento-antérieures, comme aussi dans les positions sacro, tibio et calcanéo-antérieures, ce sont les *côtés de nom différent* qui se regardent.

Tableau des présentations et des positions.

PRÉSENTATIONS.	RAPPORT DES POSITIONS.		ORDRE des POSITIONS.
Sommet	Occipito-		
Face	Mento-	Cotyloïdienne gauche.	1re position.
Siége	Sacro-	Cotyloïdienne droite.	2e position.
Pieds	Calcaneo-	Pubienne.	3e position.
Genoux . . .	Tibio-	Iliaque droite postér.	4e position.
Ventre . . .	Sterno-	Iliaque gauche postér.	5e position.
Dos	Dorso-	Sacrée.	6e position.
Flancs . . .	Acromio-		

§ 3. — DE LA PRÉSENTATION DU SOMMET.

Cette présentation est, de toutes, la plus fréquente. Sur un relevé de six mille huit cent trente-neuf naissances à la Maternité de Bruxelles, six mille quatre cent nonante-un enfants sont nés par le sommet ; de ce nombre quatre mille trois cent vingt-sept étaient en première position.

Causes. — Les causes de la présentation du vertex sont les mêmes que celles qui déterminent l'attitude du fœtus dans la matrice (*voir* page 174).

Les positions, les chiffres nous le prouvent, ne sont pas toutes également fréquentes, ce qui dépend de ce que la tête, n'étant pas une sphère régulière, ne s'accommodera jamais mieux que quand ses plus grands diamètres correspondront avec les plus longs de la cavité qui la renferme. Or, la matrice est inclinée à droite et en avant ; son bord droit est reporté en arrière vers la symphyse sacro-iliaque droite, et son bord gauche est entraîné en avant vers la cavité cotyloïde gauche. Dans cette situation, son plus grand diamètre horizontal, le transverse, est en rapport avec l'oblique gauche du bassin et l'antéro-postérieur, son plus petit, est dans le sens de l'oblique droit. Il résulte de cette disposition, qu'en se dirigeant en bas semi-fléchie, la tête devra, mécaniquement, porter son plus grand diamètre horizontal, l'occipito-frontal, dans le sens du transverse de l'utérus, c'est-à-dire, dans la direction du diamètre oblique gauche du détroit supérieur, et donner ainsi lieu à une première ou à une quatrième position. Ce sont, en effet, les plus communes. Quant à la plus grande fréquence de la première, ne dépendrait-elle pas de ce que la paroi antérieure de la matrice est dans une situation plus déclive que la postérieure et que le fœtus, dont la tête est mécaniquement dirigée en bas, a sa portion dorso-occipitale entraînée vers ce point le plus déclive par l'excès de poids de cette région?

Si la seconde position et la cinquième sont plus rares, c'est que, pour y donner lieu, le diamètre occipito-frontal doit être parallèle à l'oblique droit du bassin; et partant être parallèle aussi à l'antéro-postérieur de l'utérus, lequel est précisément le plus petit. Enfin, ce qui concourt encore à rendre ces dernières positions moins communes et à augmenter, par conséquent, la fréquence des autres, c'est la présence du rectum qui, distendu comme il l'est souvent par des matières fécales durcies, agira sur l'occiput ou sur le front, suivant le cas, pour les faire dévier peu à peu en avant et produire ainsi une première ou une quatrième position.

Quant aux positions transversales, elles ne sont ordinairement pas de longue durée au détroit supérieur, car les bosses pariétales glissent avec une extrême facilité sur le promontoire, ce qui force la tête à prendre une direction diagonale, c'est-à-dire une position dans laquelle un diamètre plus court que le bipariétal viendra se mettre en rapport avec le sacro-pubien.

Les positions directes doivent être très-rares, si pas impossibles au détroit supérieur; nous en avons donné les raisons à la page 230.

Signes. — On reconnaît la présentation du sommet, *avant* le travail, à une large surface arrondie, dure, qui descend quelquefois jusque sur le plancher du bassin. Toute autre partie serait moins résistante, moins étendue et moins accessible au toucher.. L'auscultation fera entendre les bruits cardiaques en dessous de l'ombilic, à droite ou à gauche suivant la position.

Pendant le travail, le doigt rencontre une tumeur sphéroïdale, solide, occupant déjà l'excavation ou le détroit supérieur, et offrant en haut, et d'avant en arrière, un intervalle membraneux : c'est la suture sagittale. La direction de cette suture et la situation d'une fontanelle à laquelle on arrive nécessairement en la suivant, feront apprécier la position. Ainsi, est-elle dans le sens du diamètre oblique gauche et la fontanelle postérieure en arrière, on aura une quatrième position. Ce sera une première, si, la suture restant dans les mêmes rapports, la fontanelle postérieure est dirigée en avant, vers la cavité cotyloïde gauche. On distinguera de la même manière les autres positions.

Il semblerait, d'après cela, que rien n'est facile comme le diagnostic d'une présentation du vertex et de ses rapports avec le pelvis, et cependant, que de sources de difficultés et d'erreurs ne rencontrons-nous pas dans la pratique !

1° Lorsque la tête a été longtemps dans le vide du col, après l'écoulement des eaux, il se forme un trombus qui masque les sutures et les fontanelles. Si la tuméfaction du cuir chevelu est très-prononcée, la saillie qu'elle forme peut s'engager dans l'excavation et j'ai vu deux accoucheurs prendre un fait semblable pour une présentation des fesses. Dans ce cas, il ne faut pas hésiter à porter trois et même quatre doigts dans le vagin, et les pousser au-delà de la constriction exercée par l'orifice utérin ;

2° Il existe quelquefois des fontanelles supplémentaires à la surface du crâne, le long des sutures, et qui peuvent induire en erreur ; ou bien l'ossification est complète et les espaces membraneux ont disparu ;

3° En cas de mort et de putréfaction de l'enfant, le crâne perd sa consistance, les os se dissocient, et l'on ne sent qu'une tumeur mollasse qui n'a rien de la sensation que fournit le vertex ;

4° On a donné, comme un signe indubitable d'une présentation du sommet, la possibilité de saisir entre deux doigts de petites mèches de cheveux. Ce signe, en l'absence d'autres, n'a rien de certain, car les cheveux manquent quelquefois tout à fait ou ils n'existent que sous la forme d'un duvet imperceptible. D'autre part, le fœtus peut avoir, en une région quelconque, une tâche de naissance, comme il y en a si souvent, recouverte de longs poils ;

5° Les fœtus atteints d'acéphalie, d'encéphalocèle, tout en se présentant par la tête, n'en offrent aucun des caractères. Dans deux cas semblables, je ne suis parvenu à établir un diagnostic, qui s'est confirmé, qu'en procédant par voie d'exclusion. Ce serait encore le cas d'introduire la main tout entière, sauf le pouce, dans le vagin, afin d'atteindre au-delà de la région primitivement accessible au doigt, par le toucher ordinaire ;

6° L'hydrocéphalie sera parfois aussi une cause de méprise ;

7° Le déplacement de l'utérus, connu sous le nom de ventre en besace, tient la tête éloignée de la marge du bassin, surtout s'il y a étroitesse. En prenant la précaution de coucher la femme sur le dos, de relever le ventre avec une serviette, et surtout de pratiquer le toucher par derrière ou en inclinant le sujet sur le côté, on arrivera à reconnaître ce qu'on avait méconnu jusque là ;

8° Les brides et les coarctations vaginales, l'agglutination des lèvres du col, ou l'implantation du placenta sur son orifice, sont autant de circonstances qui rendront le diagnostic difficile ou douteux.

Il est à remarquer que les anomalies énoncées dans ces deux derniers numéros n'ont rien de spécial à la présentation du sommet, et que leur existence rendra toujours obscur le diagnostic de toute position.

A. — Première position du sommet.

(Occipito-cotyloïdienne gauche).

Dans cette position, l'occiput répond à la cavité cotyloïde gauche, le front à la symphyse sacro-iliaque droite, la suture sagittale est dans le sens du diamètre oblique gauche ; le dos du fœtus est dirigé en avant et à gauche de la mère, le plan sternal en arrière et à droite ; le côté droit en avant et à droite, le côté gauche en arrière et à gauche.

Avant la rupture des membranes, la tête, légèrement

fléchie sur la poitrine, se trouve dans les rapports suivants avec le détroit supérieur : le diamètre occipito-frontal est parallèle à l'oblique gauche, le bi-pariétal à l'oblique droit, l'axe du détroit abdominal passe par le diamètre vertical ou trachélo-bregmatique ; la circonférence occipito-frontale est dans la direction du plan du détroit supérieur.

Le travail se compose de cinq temps : 1° la flexion ; 2° la descente ; 3° la rotation intérieure ; 4° l'extension ; 5° la rotation extérieure.

1° *Flexion*. — Après la rupture des membranes, les eaux s'écoulent, la matrice revient sur elle-même et rapproche les unes des autres toutes les parties du fœtus qui constitue ainsi une sorte de corps solide, un véritable système invariable, dont le grand axe est dirigé dans le sens du diamètre vertical de la matrice. Sous l'influence des contractions utérines et des résistances qu'elle rencontre, la tête se fléchit et dès lors, le diamètre sous-occipito-bregmatique est parallèle à l'oblique gauche, le bi-pariétal n'a pas changé et l'occipito-mentonnier se rapproche de l'axe du détroit supérieur ; la circonférence sous-occipito-bregmatique est dans le plan de ce détroit.

2° *Descente*. — Les contractions utérines continuant à s'exercer sur la tête, celle-ci descend dans l'excavation et arrive jusque sur le plancher du bassin.

3° *Rotation intérieure*. — Parvenue au fond de l'excavation, elle s'y trouve naturellement arrêtée par la voûte périnéale et ne pouvant ordinairement se dégager en position diagonale, elle subit un mouvement de rotation pendant lequel l'occiput se porte peu à peu derrière la symphyse pubienne, tandis que le front roulé en sens contraire, c'est-à-dire de droite à gauche, dans la courbure du sacrum. La tête, arrivée fléchie dans l'excavation, conserve au détroit inférieur son état de flexion : alors son diamètre sous-occipito-bregmatique est en rapport avec l'antéro-postérieur, et le bi-pariétal est parallèle au transverse.

4° *Extension*. — Les efforts utérins continuent; les épaules arrivent et pénètrent transversalement dans l'excavation, l'occiput apparaît sous l'arcade pubienne et après lui viennent successivement la suture sagittale, le bregma, la suture coronale, le front, les arcades sourcilières, les yeux, le nez, la bouche et, finalement, le menton. Le périnée en glissant sur la figure vient se placer sur le devant du cou ; la tête, abandonnée à son propre poids, retombe entre les cuisses de la femme, la face tournée vers l'anus.

5° *Rotation extérieure*. — Après un instant de repos, la tête exécute un cinquième et dernier mouvement. L'occiput se porte vers le côté interne de la cuisse gauche, la face vers la cuisse droite; en même temps, les épaules qui se présentent transversalement au détroit inférieur éprouvent de la résistance à le franchir, et elles roulent de droite à gauche pour venir se placer, la droite sous la branche ischio-pubienne droite, la gauche vers le ligament sacro-sciatique gauche. L'antérieure se montre d'abord et vient appuyer sous la symphyse pubienne ; mais c'est la postérieure qui se dégage la première d'une manière complète.

Après ce dégagement, le tronc ne rencontre plus de difficulté et il sort en entier, en s'incurvant sur son côté antérieur.

Reprenons chacun de ces temps et tâchons de nous en rendre compte.

Flexion. — Il est de commune opinion, parmi les accoucheurs, que dans la présentation du crâne, en position occipito-antérieure, la tête arrive au fond de l'excavation dans un état de flexion complète, c'est-à-dire, que l'occiput se trouve plus bas que le front.

Cette opinion, M. Fabbri ne la partage pas, attendu que pour l'admettre il ne paraît pas qu'on ait comparé le front et l'occiput avec certains points du bassin. Il pense plutôt qu'on s'en est tenu à des apparences trompeuses et qu'on a conclu que l'occiput s'est abaissé et le front relevé, parce que la fontanelle antérieure est accessible au toucher lorsque la tête est encore éloignée du fond du bassin, tandis qu'elle ne l'est plus dès que celle-ci a accompli sa descente.

Si l'index, dans ce dernier cas, n'arrive plus jusqu'à la fontanelle antérieure, ce n'est pas parce qu'elle a remonté, mais c'est qu'il est obligé de se recourber en longeant la surface du crâne qui obstrue le passage, et que par cela même il devient plus court.

Après le mouvement de rotation, il sera facile de reconnaître que la fontanelle occipitale est descendue peu en dessous de la symphyse pubienne, ou bien qu'elle est encore cachée derrière elle. Cette différence dépendra de la profondeur variable que présente, chez les diffé-

rentes femmes, l'excavation du bassin. Si l'on pratique
ensuite le toucher par le rectum, on constatera que la
fontanelle frontale est placée au-dessus du corps du coccyx (fig. 4). Or, ces relations des deux fontanelles avec
les deux points indiqués du bassin, prouvent à l'évidence
que la tête, loin d'être fléchie, est descendue aplomb sur
le fond du bassin, c'est-à-dire que son diamètre vertical

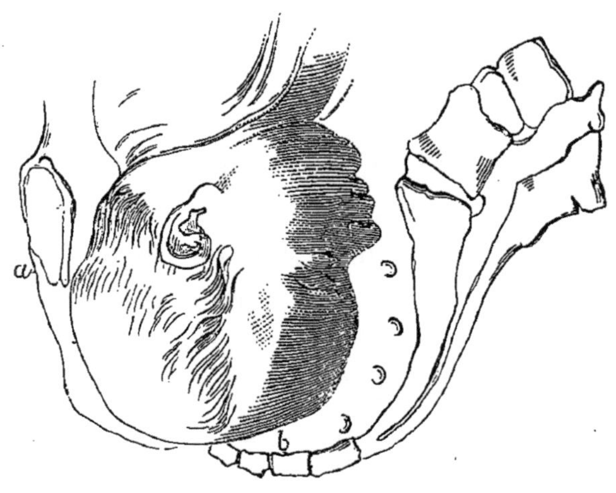

Fig. 4.

TÊTE DE FOETUS AU FOND DU BASSIN, AVANT LE MOUVEMENT DE FLEXION.

a. Fontanelle postérieure.
b. Fontanelle antérieure.

reste en rapport avec l'axe de l'excavation et qu'elle a
parcouru toute la hauteur du petit bassin sans subir
aucun mouvement de flexion.

C'est ainsi, nous l'avons remarqué, que les choses
se passent souvent, à la condition, toutefois, que le
bassin et la tête aient bien leurs dimensions normales.

Alors, en effet, le diamètre occipito-frontal du fœtus, qui mesure 11 à 11 ½ centimètres (4 à 4 ¼ pouces) peut parcourir le diamètre oblique de l'excavation, lequel a 12 à 13 centimètres (4 ½ à 4 ¾ pouces) d'étendue, sans rencontrer des résistances qui le fassent nécessairement dévier.

D'après M. Fabbri, la flexion ne se complèterait donc que lorsque le vertex est arrivé sur le fond du bassin et que la position est revenue directe. Pour lui, la fontanelle antérieure reste immuable, elle est en quelque sorte le centre du mouvement, pendant que la tête obéit à l'impulsion qui produit la flexion. Dans cette situation, le sommet du front appuie fortement sur l'extrémité du sacrum et sur le coccyx. Le premier résiste, l'autre cède tout en résistant et s'abaisse (fig. 5).

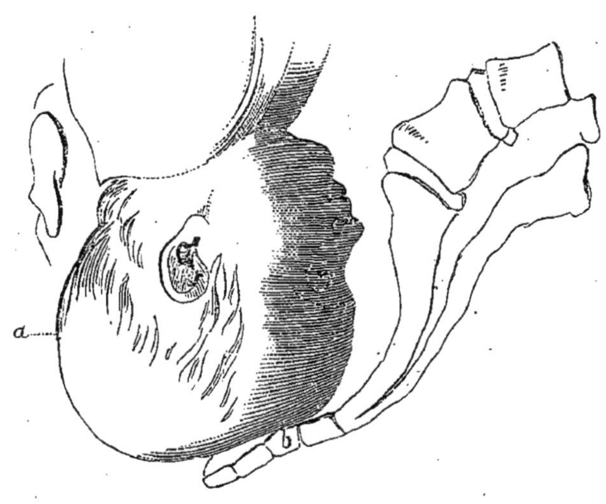

Fig. 5.

TÊTE APRÈS LE MOUVEMENT DE FLEXION.

a. Fontanelle postérieure.
b. Fontanelle antérieure.

Pendant ce temps, le vertex déprime avec moins de difficulté les autres parties qui forment le plancher du petit bassin. C'est de la sorte que s'augmente la profondeur de cette cavité, ainsi que la hauteur de l'espace sous-pubien. L'occiput, vivement poussé *a tergo* par les contractions utérines, descend avec sa base dans l'aire de l'angle pubien ; il descend plus que le front, parce que la résistance qu'il rencontre est moindre que celle opposée à la surface frontale par l'extrémité du sacrum et par le coccyx.

Si l'observation des faits est souvent conforme à la manière de voir du savant accoucheur de Bologne, souvent aussi la tête se fléchit à son entrée dans l'excavation et elle affecte, avec les diamètres du bassin, les rapports que nous avons vus.

Cazeaux et la plupart des auteurs avec lui, expliquent ce mouvement en disant qu'il est dû à ce que la puissance utérine, transmise par le rachis du fœtus, aboutit au trou occipital, c'est-à-dire en un point plus rapproché de l'occiput que du menton ; qu'en conséquence, la résistance étant égale aux deux extrémités du diamètre occipito-mentonnier, l'effort utérin doit agir plus énergiquement sur l'occiput que sur le menton, et nécessairement abaisser l'occiput.

Vraiment, nous ne voyons pas ce que vient faire ici le diamètre occipito-mentonnier ; puisque ce n'est pas lui qui se présente, ce ne peut être sur lui que s'exercent ni la puissance ni les résistances, mais bien sur le diamètre occipito-frontal qui est en rapport avec l'oblique gauche.

Sans doute, dès l'origine de la contraction utérine, la puissance expulsive pourra être transmise plus facilement par le rachis que par les parties molles et aboutissant alors plus près de l'occiput que du front, elle produira l'élévation de l'un et l'abaissement de l'autre.

Mais quand la matrice se contracte avec énergie, que les membranes soient entières ou rompues, le fœtus se ramasse sur lui-même, il se tasse pour former une sorte d'ovoïde solide, pour ainsi dire d'une pièce, et dès lors la position et la direction du rachis n'ont aucune influence sur la direction de l'effort, qui est dès cet instant invariable, ou plutôt qui s'exerce toujours dans le sens de l'axe de la matrice elle-même.

L'éminent professeur de Louvain, M. Hubert, dont j'aime à consigner à cette occasion les principes, nous donne des mouvements du fœtus une explication claire et précise dont nous allons faire un large emploi.

Nous l'avons dit tantôt, la tête plonge très-souvent dans le bassin et arrive aplomb sur le plancher, sans se fléchir davantage : c'est ce qui arrivera surtout, toutes choses égales d'ailleurs, lorsque le diamètre occipito-frontal sera franchement parallèle à l'oblique gauche du détroit supérieur. Mais au lieu d'être exactement sur le même plan, l'occiput est souvent un peu plus bas que le front. Dès lors, la ligne occipito-frontale, poussée de haut en bas par une force qui agit dans le sens de l'axe utérin, s'engage obliquement entre les plans convergents constitués par les parois utérines disposées en entonnoir et par les deux parois pelviennes qui leur correspondent. Celles-ci agiront donc sur les deux extrémités de ce

diamètre occipito-frontal, en leur offrant à chacune des
résistances horizontales contraires, mais non directement
opposées, ce qui produira l'abaissement de l'occiput sans
admettre que l'impulsion passe nécessairement et toujours par le trou occipital.

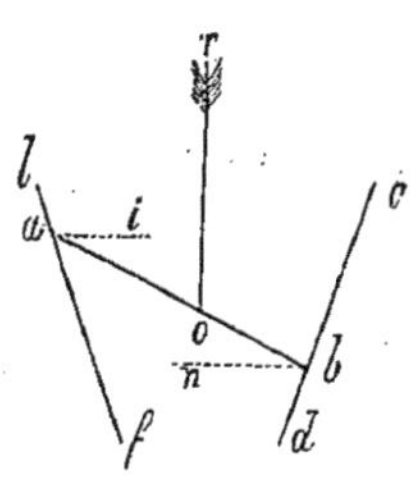

Fig. 6.

Cette explication devient très-intelli-
gible si, à l'exemple de M. Hubert,
nous supposons (fig. 6) la tige *ab*
engagée obliquement entre les deux
plans convergents *lf*, *cd* et que nous
fassions passer, par son milieu, la
force *ro* verticale ou à peu près. Cette
tige ne subira-t-elle pas un mouvement d'affaissement
de *b* en *d* puisque les résistances horizontales *ai*, *bn*,
des plans inclinés s'exercent en sens contraire et ne
sont pas directement opposées?

Descente. — Ce mouvement s'opère par les contractions de la matrice qui poussent la tête en ligne droite
jusqu'au fond du bassin, et nullement en lui imprimant
une direction incurvée comme le ferait croire l'idée
erronée que le bassin est un canal courbe dont l'axe
est parallèle à la face antérieure du sacrum. C'est ce qui
résulte des recherches de M. Fabbri sur la configuration du pelvis. D'ailleurs, personne n'ignore que la tête
descend dans l'excavation en position oblique; il en
résulte que le sacrum n'a aucune influence sur la direction que cette partie doit suivre, attendu qu'il n'est en
contact avec la tête qu'après l'accomplissement du
mouvement de rotation intérieure, phénomène qui ne
se produit que dans la partie la plus basse de l'exca-

vation. Tant que la tête n'est pas parvenue à cet
endroit, l'occiput et le front sont en relation avec la
paroi cotyloïde d'un côté et la symphyse sacro-iliaque
du côté opposé. Or, si la disposition de la paroi sur
laquelle la tête glisse dans sa descente, contribue à
déterminer la direction du chemin que cette partie du
fœtus doit suivre, n'est-il pas évident que la paroi
cotyloïde, étant invariablement droite, ne peut imprimer une direction courbe au chemin que la tête
parcourt?

Signalons ici une particularité que nous avons omise
à dessein pour ne pas interrompre notre description.

Au début du travail, alors que la tête n'est encore
qu'au détroit supérieur ou à l'entrée de l'excavation,
on rencontre quelquefois, certains auteurs disent toujours, la bosse pariétale antérieure plus bas que la
postérieure à laquelle on ne peut atteindre. L'inclinaison du plan du détroit supérieur, l'angustie pelvienne,
le volume exagéré de la tête et l'antéversion de la
matrice qui entraîne avec elle le corps du fœtus en
avant, ne sont pas étrangers à cette disposition. Malgré
cette différence de niveau dans les bosses pariétales,
celles-ci se trouvent, au moment où la tête atteint le
détroit inférieur, sur le même plan horizontal. Pour
en arriver là ensemble et souvent même la postérieure
la première, il faut nécessairement que celle-ci, qui
avait un trajet plus long à parcourir, ait cheminé beaucoup plus vite que l'antérieure. M. Noegele est un des
premiers qui ait attiré l'attention des accoucheurs sur
cette situation respective des saillies pariétales que

M. Dubois considère aussi comme normale. M. Velpeau a parfaitement décrit le fait et M. Hubert en donne l'explication suivante :

Aussi longtemps que la tête est au centre du détroit supérieur et même un peu engagée, la force utérine qui tend à la faire descendre, passe à égale distance des deux bosses pariétales ; celles-ci reçoivent donc la même somme d'impulsion et comme elles rencontrent les mêmes résistances de la part du col et du bassin, elles descendent aussi avec la même vitesse. Mais au fur et à mesure que la tête s'approche du fond périnéal, son centre s'éloigne de la direction de l'axe utérin, puisqu'il a déjà dû se ramener en avant pour suivre la ligne centrale du bassin. Or, si le centre de la tête est ramené en avant de la direction de la force motrice, sa moitié postérieure doit en recevoir une somme d'impulsion plus considérable, l'antérieure, au contraire, une somme d'impulsion d'autant moindre, ce qui ramènera nécessairement la bosse pariétale postérieure au niveau et même un peu au-dessous de l'autre.

L'idée que le moule en plâtre de l'excavation pelvienne nous donne de la configuration réelle de cette cavité, nous autorise à modifier un peu l'explication de notre savant confrère de Louvain.

Dans notre opinion, la ligne centrale du petit bassin n'est pas courbe, mais bien droite, et elle se confond avec celle qui représente l'axe du détroit supérieur. En conséquence, la tête, qui reçoit l'impulsion des contractions utérines, devra pénétrer et descendre dans le bassin suivant cette ligne centrale, puisque celle-ci est précisément en rapport avec le sens d'action de la puissance motrice. D'ailleurs, comment la tête peut-elle dévier en avant et son centre s'écarter de la direction de l'axe utérin, puisque, au moment où son redressement s'opère, elle est encore tout à fait cachée derrière le cintre osseux du bassin et y appuie?

Pour nous, la tête, nous l'avons déjà dit, descend donc directement, sans déviation aucune, sollicitée par la force utérine qui passe, comme M. Hubert le dit, par le milieu du diamètre bi-pariétal. Au lieu d'une, supposons, ce qui revient au même, deux forces équivalentes agissant simultanément sur chacune des bosses pariétales. En pénétrant dans le bassin, celles-ci progresseront avec une égale vitesse, parce que, jusque là, la puissance et les résistances sont les mêmes; mais à peine la tête est-elle parvenue dans l'excavation, que la force appliquée à l'hémicrâne antérieur perd de son efficacité, à cause du frottement de la bosse pariétale contre le corps du pubis correspondant et contre la lèvre antérieure du col utérin qui, poussée et boursoufflée souvent au devant d'elle, la cerne et lui fait également résistance, ce qui n'a pas lieu en arrière, puisqu'on sait que la lèvre postérieure s'efface plus tôt que l'antérieure. La force agissant sur l'autre hémicrâne, conserve au contraire toute sa puissance sur la bosse pariétale postérieure, parce que celle-ci n'est pas en contact avec la paroi pelvienne, étant en regard de la gouttière qui répond à la symphyse sacro-iliaque; dans ces conditions, elle devra donc cheminer plus facilement et plus vite que la bosse pariétale antérieure, en décrivant un arc de cercle dont le centre serait au point de contact de celle-ci avec le corps ou la branche du pubis.

Rotation. — Les diamètres de l'excavation, pris au centre, ont tous la même étendue ; mais en arrivant à la partie inférieure, c'est-à-dire au détroit périnéal, les diamètres transverses et obliques sont sensiblement rétrécis, tandis que l'antéro-postérieur s'est allongé d'autant : c'est là une première et la principale circonstance qui donne lieu au mouvement de rotation, en amenant mécaniquement le diamètre occipito-frontal ou occipito-bregmatique dans le sens du coccy-pubien, lorsque les contractions utérines agissent sur l'ovoïde céphalique avec énergie. Cette tendance toute mécanique qu'a la tête à se placer toujours de manière que ses plus grands diamètres correspondent aux plus grands de la cavité qui la contient est si évidente, que dans le cas où il y a aplatissement de la paroi antérieure du bassin, avec écartement des ischions, la position restera transversale ou oblique jusqu'à complet dégagement.

Une autre cause du mouvement de pivot, mais qui ne le produirait pas cependant en l'absence de la première, réside dans les résistances qui agissent à la fois sur l'occiput et sur le front. Lorsque le sommet est arrivé sur le plancher périnéal, l'occiput rencontre, de la part de la paroi antéro-latérale du bassin, une réaction qui agit de dehors en dedans vers l'arcade pubienne où la résistance est beaucoup moindre ; de son côté, le front trouve dans la paroi postéro-latérale une résistance qui le sollicite aussi de dehors en dedans vers la concavité du sacrum où il a toute liberté. Or, si l'occiput et le front sont simultanément soumis à deux résistances qui agissent de gauche à droite sur le premier et de droite à gauche sur le second, et qu'elles ne soient pas directement opposées, il devra nécessairement s'en suivre un mouvement de rotation.

Nous sommes assez disposé à attribuer aussi une action légère sans doute, mais que nous croyons exister, au muscle obturateur interne et au pyramidal. Au moment où la femme se livre sans réserve à tous ses efforts ; qu'elle écarte et fléchit un peu les cuisses en donnant aux pieds un point d'appui solide, ces muscles se tendent, se durcissent; et alors ne pourraient-ils pas exercer une certaine pression, l'un sur la partie latérale gauche de l'occiput, l'autre sur la bosse frontale droite, et avoir ainsi leur part d'action dans le mouvement de pivot ?

Enfin, le périnée y contribue de la même manière que l'inégalité de longueur des diamètres du petit détroit. Sous la pression du crâne, ce plan musculo-membraneux se creuse en une large gouttière, allongée d'avant en arrière et fixe à ses points d'attache. Or, dit M. Hubert, un corps oblong placé obliquement dans une gouttière et soumis à une pression perpendiculaire, pivote et se met dans le sens longitudinal de la gouttière, parce que les parois de celle-ci opposent aux deux extrémités de celui-là des résistances contraires, non directement opposées, et que ce sont là des conditions qui produisent le mouvement de rotation.

Extension ou *dégagement de la tête*. — Lorsque la tête est arrivée sur le fond du bassin, en suivant une direction rectiligne et qu'elle est ensuite revenue en position directe, elle doit changer brusquement son trajet, afin de pouvoir sortir par l'ouverture percée dans les parties molles qui garnissent l'angle sous-pubien *(voir* page 21). Deux forces concourent à ce résultat : la contraction utérine qui agit dans le sens de l'axe de la matrice et la résistance offerte par le plan heurté dont la réaction est représentée par la perpendiculaire élevée sur sa surface. Se trouvant ainsi soumise à deux puissances qui agissent obliquement l'une à l'autre, la tête sera obligée d'en suivre la résultante qui, allant d'arrière en avant, la dirige vers l'orifice vulvaire, parallèlement au périnée.

La réaction de la moitié postérieure du détroit périnéal est très-vigoureuse, grâce à l'appareil ligamenteux solide qui unit le coccyx au sacrum et aux ischions. Aussi l'occiput s'engage-t-il bientôt sous l'arcade pubienne et la nuque vient se fixer derrière la symphyse. Mais la voûte du crâne qui ne rencontre pas ces obstacles, puisqu'elle repose sur la gouttière périnéale, déprime peu à peu cette gouttière et la franchit en décrivant un arc de cercle dont la nuque est le centre.

La moitié antérieure du détroit inférieur offre donc plus de souplesse, elle fournit à l'ampliation de l'ouverture de sortie et elle réagit assez pour prévenir les accidents qui résulteraient de l'expulsion trop précipitée du fœtus.

C'est ici le lieu de faire voir les raisons pour lesquelles M. Fabbri attache tant d'importance à la hauteur du bassin.

On sait que le diamètre vertical de la tête d'un fœtus à terme mesure plus de 8 centimètres (3 pouces). La pro-

fondeur de l'excavation est favorable lorsqu'elle offre
11 centimètres (4 pouces) ou peu davantage. Dans ce cas,
l'espace sous-pubien présentera une hauteur d'environ
68 millimètres (2 ¹/₂ pouces). Étant données ces proportions, lorsque le vertex est parvenu au fond du bassin,
après avoir accompli le mouvement de rotation intérieure, la région occipitale, située par nécessité mécanique contre l'aire de l'angle pubien, présentera sa fontanelle 27 millimètres (1 pouce) à peu près plus bas que
le rebord inférieur de la symphyse. Il s'en faut de peu
pour que le mouvement de flexion amène la base de
l'occiput sous ce rebord, et mette ainsi la tête en position de sortir du bassin.

Admettons maintenant qu'un bassin, à l'état normal
dans toutes ses autres parties, soit moins profond que de
coutume et que la hauteur de l'angle du pubis soit inférieure à 54 millimètres (2 pouces). Dans ce cas, la tête
une fois parvenue au fond de l'excavation, la fontanelle
occipitale sera tout entière cachée derrière la symphyse.
Le défaut de hauteur de l'espace sous-pubien exigera une
dépression considérable et difficile du fond du bassin ;
on se trouvera donc très-probablement dans la nécessité
d'employer des secours extraordinaires, que l'on aurait
tort de croire indiqués par une résistance excessive et
absolue des parties molles.

Supposons encore un autre cas. Admettons que le
diamètre coccy-pubien soit excessivement long par suite
d'une courbure insuffisante, ou de tout autre vice du
bassin. Il est hors de doute que l'axe de l'excavation,
au lieu de tomber sur le coccyx, tombera sur les parties

molles du fond beaucoup plus en avant que le sommet de cet os. Dès lors, quand la tête aura accompli sa descente, elle ne subira pas l'influence de la résistance et de la réaction du coccyx; elle sera, pour ainsi dire, enfouie dans les parties molles du fond qui se laissent facilement dilater, et si une ou plusieurs mains ne viennent pas s'appliquer au périnée de la manière convenable pour remplacer artificiellement la réaction indispensable qui fait défaut, l'accouchement traînera en longueur, si même il ne se termine pas par une lacération centrale du périnée. C'est dans ce cas surtout qu'il faut soutenir méthodiquement ce dernier.

Rotation extérieure de la tête et dégagement du tronc. — Le mouvement de rotation intérieure de la tête n'est pas un mouvement isolé, mais il s'étend à tout le fœtus. Les épaules se présentent donc au détroit inférieur en position transversale, ou plutôt en conservant une légère obliquité. Pressé de haut en bas, le diamètre bis-acromial tend à franchir le bi-sciatique ou un diamètre très-rapproché; ne le pouvant pas à cause de son excès d'étendue, il doit nécessairement se mettre en rapport avec le coccy-pubien qui est plus long, et cela avec d'autant plus de facilité, que l'épaule antérieure éprouve plus de résistance en dehors qu'en dedans où se trouve l'arcade pubienne, tandis que l'épaule postérieure est plus comprimée en dehors qu'en dedans où l'échancrure sciatique et la concavité sacrée lui donnent toute liberté. Soumis ainsi à deux résistances qui agissent en sens contraire sans être directement opposées, le thorax pivote et entraîne avec lui la tête qui subit sa rotation extérieure.

En continuant alors à descendre, l'épaule antérieure vient s'appliquer derrière les pubis et s'y fixer, tandis que la postérieure, obéissant à l'impulsion qui lui est plus directement imprimée, puisqu'elle se trouve davantage dans la direction de l'effort utérin, déprime le périnée et vient se dégager la première au devant de la commissure vulvaire, par un mécanisme tout à fait analogue à celui de l'expulsion de la tête.

Le mouvement de rotation extérieure n'est donc pas le résultat de la détorsion du cou, puisqu'il n'a pas lieu tant que celui des épaules ne s'effectue pas, et il se fait toujours de manière à ramener la partie dégagée dans ses rapports primitifs.

Cette loi n'est cependant pas invariable : j'ai souvent vu les deux épaules se dégager simultanément de l'orifice vulvaire, ou l'antérieure avant la postérieure et même transversalement, toutes exceptions qui ne détruisent pas la règle, car elles ne s'observent guère que si le fœtus est petit ou le bassin très-large.

On voit même quelquefois la rotation se produire en sens contraire de la règle, c'est-à-dire que l'occiput se reporte vers la cuisse droite dans une position gauche et *vice versâ*. Mais alors encore le mouvement de pivot de la tête ne fait que suivre celui des épaules qui, dans ce cas, viennent se placer la gauche en avant sous la symphyse pubienne et la droite en arrière.

Du reste, lorsque les deux épaules sont bien transversales, on remarque souvent un peu de lenteur dans l'exécution du mouvement de rotation extérieure; on dirait, aux légers mouvements de latéralité que fait la tête, qu'il y a chez elle une certaine hésitation. C'est qu'en effet elle peut se porter alors tout aussi bien dans un sens que dans l'autre, et si les résistances aux extrémités du diamètre bis-acromial sont égales et directement opposées, il n'y a pas de raison pour que les rapports de ce diamètre changent et l'accoucheur devra souvent intervenir pour ramener les épaules dans un diamètre oblique.

Si la rotation extérieure se fait le plus ordinairement comme nous l'avons dit, c'est que le plus souvent la rotation intérieure du crâne n'est pas complète, et que le plus souvent surtout le thorax conserve une certaine diagonalité.

Quoiqu'il en soit, la manière dont s'exécute le dégagement du tronc est toujours la même. La tige rachidienne, arrivée sur le périnée, s'incurve en avant, parce que sa partie inférieure rencontre en arrière et en bas des résistances qui la font dévier dans ce sens, tandis que sa partie supérieure, encore comprise dans la matrice, continue à être sollicitée jusqu'à la fin d'après l'axe utérin, en bas et en arrière.

B. — *Seconde position du sommet.*

(Occipito-cotyloïdienne droite.)

Cette position ne diffère de la précédente qu'en ce que l'occiput et le plan dorsal de l'enfant sont dirigés en avant et à droite; le front et le plan sternal en arrière et à gauche; le côté gauche en avant et à gauche, le côté droit en arrière et à droite.

Avant la rupture de la poche amniotique, le diamètre occipito-frontal est en rapport avec l'oblique droit, le bi-pariétal avec l'oblique gauche ; l'axe du détroit supérieur passe par le diamètre vertical de la tête, et la circonférence occipito-frontale est parallèle au plan du détroit supérieur.

La rupture des membranes et l'effort utérin changent un peu les diamètres qui correspondent alors : le sous-occipito-bregmatique à l'oblique droit, le bi-pariétal à l'oblique gauche, l'occipito-mentonnier à l'axe du détroit abdominal ; enfin, la circonférence sous-occipito-bregmatique devient parallèle au plan du détroit supérieur.

Au détroit inférieur, ce sont les mêmes rapports que dans la première position. Les efforts de l'utérus déterminent aussi les mêmes mouvements et pour les mêmes raisons ; seulement, dans cette seconde position, la rotation intérieure se fait de droite à gauche, l'extérieure de gauche à droite, de manière à ramener l'occiput, après le dégagement de la tête, vers la face interne de la cuisse droite, la figure vers la face interne de la cuisse gauche.

Ce mouvement, auquel participe le tronc, reporte l'épaule gauche en avant, sous le pubis, où elle prend point d'appui ; l'épaule droite, en arrière, parcourt toute la concavité du sacrum, franchit le périnée et se dégage la première. Son expulsion est immédiatement suivie de l'épaule antérieure et de tout le fœtus.

C. — *Troisième position du sommet.*

(Occipito-pubienne.)

L'occiput et le plan dorsal de l'enfant sont dirigés en avant, le front et le plan sternal en arrière ; le côté droit directement à droite, le côté gauche directement à gauche.

Avant la flexion de la tête, le diamètre occipito-frontal est parallèle au sacro-pubien, le bi-pariétal au transverse, le vertical à l'axe du détroit supérieur ; la circonférence occipito-frontale au plan de ce détroit.

Après la flexion, le sous-occipito-bregmatique remplace l'occipito-frontal, le bi-pariétal ne change pas ; l'occipito-mentonnier se substitue au vertical ou trachélo-bregmatique. Au détroit inférieur, ce sont toujours les mêmes rapports pour toutes les positions de la moitié antérieure du bassin, lorsque l'occiput est venu se mettre en rapport avec la symphyse pubienne.

Dans cette troisième position, la tête descend directement sans subir aucun mouvement de rotation, puisque le vertex est primitivement dirigé en avant. Son expulsion se fait comme dans les deux premières positions ; quant à la rotation extérieure, pour le dégagement des épaules, elle s'opère indifféremment de droite à gauche ou de gauche à droite.

D. — *Quatrième position du sommet.*

(Occipito-iliaque droite postérieure.)

L'occiput et le dos regardent en arrière et à droite, le front et l'abdomen en avant et à gauche ; le flanc droit en

arrière et à gauche, le flanc gauche en avant et à droite.
Les rapports des diamètres sont exactement les mêmes
que dans la première position.

Sous l'influence des contractions utérines qui se
transmettent suivant l'axe de la matrice à l'occiput,
celui-ci s'enfonce dans l'excavation vers la symphyse
sacro-iliaque droite ; le front appuie contre le col utérin
ou la paroi cotyloïdienne gauche, et le menton se rapproche du sternum. Arrivée sur le plancher du bassin,
la tête subit un mouvement de rotation qui ne se fait pas
toujours de la même manière.

1° L'occiput peut rouler d'arrière en avant, parcourir
toute la moitié latérale droite du bassin, venir se mettre
en rapport avec la cavité cotyloïde de ce côté et, finalement, avec la symphyse pubienne, tandis que le front,
roulant d'avant en arrière, parcourt la moitié gauche
de l'excavation pour aller occuper la courbure du
sacrum. L'accouchement se termine alors comme à
l'ordinaire.

2° L'occiput peut se reporter vers la courbure sacrée
et le front sous le pubis. Dès lors, la tête se fléchit
davantage, l'occiput parcourt, franchit la concavité du
périnée et la nuque vient se fixer contre la commissure
postérieure de la vulve : elle se renverse ensuite fortement en arrière et les différents points de la face se
dégagent de dessous l'arcade pubienne. La tête étant
dégagée, le visage, dans l'un et l'autre cas, se tourne
vers la face interne de la cuisse gauche et le sommet
vers la cuisse droite, par où il était primitivement
dirigé.

Ce second mode de délivrance fut considéré comme normal jusqu'au moment où Nœgele est venu nous apprendre que, dans la grande majorité des cas, l'occiput revient et se dégage en avant. L'illustre observateur s'est borné à constater le fait, à le décrire avec une précision remarquable, mais il ne l'a pas expliqué.

L'interprétation que Cazeaux en donne, paraît assez satisfaisante au premier abord; puisqu'elle a cours dans la science, rappelons-là en quelques mots.

La somme des contractions utérines peut être représentée comme s'exerçant suivant l'axe du détroit supérieur. Dans la position occipito-iliaque droite postérieure, l'occiput poussé par la contraction que lui transmet le rachis, descend donc de haut en bas et d'avant en arrière jusqu'à ce que la partie latérale droite et postérieure de la tête vienne heurter contre un des points de la paroi postérieure de l'excavation. La tête du fœtus, ou plutôt l'extrémité occipitale de cette tête, est dès lors sollicitée par deux forces différentes dont l'une agit sur elle de haut en bas, d'avant en arrière et un peu *de gauche à droite*, et l'autre d'arrière en avant et de bas en haut, c'est la force de résistance représentée par la perpendiculaire à la surface heurtée. La direction de la résultante de ces deux forces indiquera donc la direction du mouvement qui doit avoir lieu. Or, comme cette résultante est dirigée d'arrière en avant, de haut en bas et de *gauche à droite*, l'occiput devra se porter en avant, en bas et à *droite*.

Que les contractions utérines s'exercent de haut en

bas et d'avant en arrière, personne ne le conteste. Mais
en ajoutant de *gauche à droite*, M. Cazeaux, croyons-
nous, va trop loin, car il leur attribue en cela une direction imaginaire, qu'il crée uniquement pour les besoins
de sa théorie. En effet, l'axe de la matrice n'est nullement dirigé à droite ; s'il dévie d'un côté, ce serait plutôt
à gauche ; et puis, il reconnaît lui-même que la force
expulsive s'exerce suivant l'axe du détroit supérieur.
Or, on sait la direction de celui-ci : elle est invariable ;
et puisque l'extrémité céphalique est sollicitée dans sa
direction, c'est-à-dire en bas et en arrière, elle ne pourra
jamais, à sa rencontre avec le plan postérieur du bassin,
dévier *à droite*, mais simplement se porter en bas et *en
avant*.

On le voit, cette explication repose sur des données
fausses qui en altèrent singulièrement la valeur. Aussi
lui préférons-nous beaucoup celle de M. Hubert qui
n'invente rien à l'appui de sa manière de voir.

L'occiput, dit le savant professeur de Louvain, arrivé
au fond du bassin rencontre la résistance de la paroi
postéro-latérale droite du canal qui le force à se dévier
en avant. Mais l'occiput ne peut revenir en bas et *en
avant*, sans que le front ne soit pressé contre la paroi
antéro-latérale gauche du bassin, dont la résistance est
représentée par la perpendiculaire au point de contact.
Or, cette perpendiculaire est dirigée *en arrière*.

Voilà donc la tête soumise à deux résistances, dont
l'une agit sur la partie postérieure droite de l'occiput,
d'arrière en avant, et l'autre sur la partie gauche du
front, *d'avant en arrière*.

Au lieu d'une force unique agissant sur le crâne, on peut en admettre deux, exerçant parallèlement leur action, l'une sur l'occiput et l'autre sur le front. La première poussera l'occiput *en arrière et en bas,* où il rencontre des résistances qui le ramènent *en avant;* la seconde agira aussi *en arrière et en bas* sur le front, mais comme celui-ci est appliqué sur la paroi antéro-latérale gauche du bassin, dont la résistance s'exerce *en arrière,* il a toute facilité de se déplacer dans ce sens et il obéira à la force de propulsion. Donc, de quelque façon qu'on envisage la chose, l'occiput et le front sont soumis à des résistances qui sont dirigées en sens contraire, et si elles sont suffisantes et non directement opposées, elles doivent nécessairement imprimer à la tête un mouvement de rotation qui ramène l'occiput *en avant* et le front *en arrière.*

Comme ces deux forces sont obliques en dedans, elles pourraient être directement opposées. Dans ce cas, la conversion n'aurait pas lieu et l'occiput descendrait sur le périnée en position oblique postérieure. Mais le cou est trop court pour mesurer toute la hauteur de la paroi postéro-latérale du bassin; il en résulte que l'occiput ne peut gagner la vulve sans qu'il y ait engagement du thorax. Dès lors, le front est un peu plus élevé que l'occiput, et ce n'est plus par conséquent le diamètre sous-occipito-bregmatique ou occipito-frontal, mais bien le dorso-frontal ou dorso-bregmatique qui se trouve être en rapport avec l'oblique gauche; si le front revenait en avant, ce serait rapprocher la ligne dorso-frontale d'un diamètre plus petit, l'antéro-postérieur, ce qui augmenterait les difficultés. Nous ajouterons ensuite que l'épaule postérieure, qui est en dehors du promontoire, devrait passer au devant de cette saillie, autre difficulté.

Le tronc forme donc avec la tête un véritable système qui rencontre deux résistances : l'une dans la paroi postérieure du bassin agit d'*arrière en avant* sur la partie postérieure droite du thorax et de l'occiput, l'autre dans la paroi antérieure gauche du canal agit d'*avant en arrière* sur la bosse frontale gauche, et si ces deux forces contraires ne sont pas directement opposées, tout le tronc du fœtus subira un mouvement de rotation autour de son axe longitudinal, lequel mouvement entraînera l'occiput et le front d'abord en position transversale. Le premier, situé profondément, rencontre la paroi postéro-inférieure qui le repousse en avant vers le trou sous-pubien droit et finalement dans le vide de l'arcade pubienne; tandis que le second, plus élevé et au niveau de l'échancrure sciatique qui ne lui offre aucune résistance, est sollicité en arrière vers la concavité du sacrum, pour compléter ainsi le mouvement de pivot. Ceci obtenu, l'accouchement se termine comme dans la position occipito-antérieure.

Mais pourquoi l'occiput, dirigé primitivement en arrière, se porte-t-il en dehors et en avant, tandis que le front, qui occupe la même place lors d'une première position, roule en dedans et en arrière? Avec M. Hubert, nous répondrons à cette question en disant qu'il n'y a point parité dans les deux cas.

En effet, dans la première position, le vertex descend sur le plancher du bassin sans que le thorax y pénètre

aucunement. L'occiput et le front se mettent respectivement au niveau, l'un de l'arcade pubienne, l'autre de
la concavité sacro-coccygienne, et comme les résistances
qu'ils rencontrent sont plus fortes *en dehors* qu'*en dedans,*
ils doivent se porter tous deux *en dedans.*

Dans la quatrième position, au contraire, la pointe
occipitale ne peut atteindre le fond de l'excavation sans
que le thorax s'y enfonce et vienne augmenter de toute
son épaisseur le volume de la tête. De plus, le cou
s'adapte mal à la gouttière sciatique droite, et il y a
perte d'autant pour le diamètre oblique correspondant,
double cause qui donne lieu à une plus grande pression
du front contre la paroi antérieure du canal dont la
réaction sollicite le front en arrière. Quant à l'occiput,
il est déjà trop bas pour se loger dans la concavité du
sacrum, et le front est encore trop haut pour être reçu
dans l'arcade pubienne. Donc, ces deux points doivent
obéir aux résistances et suivre le chemin que nous avons
indiqué, surtout que l'épaule ne pourrait dépasser le
promontoire.

Cette dernière circonstance ne pourrait-elle pas nous
faire supposer que toutes les fois que le dégagement de
l'occiput se fait directement en arrière, c'est que le dos
de l'enfant regarde les lombes de la femme, et que le
diamètre bis-acromial est parallèle au transverse? Dans
cette position, en effet, la rotation du tronc serait bien
difficile, puisque, en un moment donné, il faudrait que
l'une ou l'autre épaule ou le coude, passât au devant de
la saillie prévertébrale, ce qui n'est guère possible.

E. — *Cinquième position du sommet.*

(Occipito-iliaque gauche postérieure.)

L'occiput est en rapport avec la symphyse sacro-iliaque gauche, le front avec la cavité cotyloïde droite. Le plan dorsal est dirigé en arrière et à gauche, le plan abdominal en avant et à droite; le côté droit en avant et à gauche, le côté gauche en arrière et à droite. Les rapports des diamètres de la tête avec ceux du bassin sont les mêmes que dans la seconde position.

Comme dans la quatrième position, le travail peut se terminer ici de deux manières : ou l'occiput revient vers la cavité cotyloïde gauche, puis sous l'arcade pubienne et se dégage comme dans la troisième position ; ou bien, il roule de gauche à droite dans la courbure sacrée, le front de droite à gauche sous le pubis, et l'accouchement s'opère comme dans la sixième position. La tête dégagée, l'occiput se dirige encore vers la cuisse gauche, la face vers la cuisse droite; les épaules s'engagent et sortent comme à l'ordinaire, la postérieure la première; le tronc suit immédiatement.

F. — *Sixième position du sommet.*

(Occipito-sacrée.)

Cette position présente partout les mêmes rapports de diamètres que dans la troisième dont elle ne diffère qu'en ce que l'occiput et le plan dorsal sont en arrière vers le promontoire et les lombes de la mère, le front et le plan sternal en avant vers le pubis; le côté droit dirigé à gauche, le côté gauche à droite.

Après sa flexion, la tête descend directement dans l'excavation sans subir aucun mouvement de rotation et l'occiput, d'abord, franchit la commissure postérieure de la vulve. La nuque se fixe ensuite sur le périnée, la tête se renverse et la figure se dégage de dessous l'arcade pubienne. La rotation extérieure s'exécute alors et ramène en avant, tantôt l'épaule droite, tantôt l'épaule gauche. Dans tous les cas, c'est toujours la postérieure qui se dégage la première.

Remarques.

Les positions antérieures du sommet sont également favorables. Cependant, le travail est un peu plus lent dans la seconde que dans la première, ce qui est dû à la situation du rectum qui, lorsqu'il est distendu par des matières fécales, peut gêner le mouvement de rotation nécessaire pour reporter le front dans la courbure du sacrum. J'ai été témoin d'un fait semblable.

Quant aux positions occipito-postérieures, elles sont beaucoup moins favorables, ce qui résulte de tout ce qui précède et aussi parce que l'étendue considérable du mouvement de rotation qui doit ramener l'occiput en avant, exige assez souvent de longues et énergiques contractions. M. Hubert fait remarquer ensuite et avec raison, que si l'occiput reste en arrière il ne peut gagner l'ouverture vulvaire que pour autant que le menton se porte en arrière. Or, la présence du cou et du sommet du thorax dans la partie postérieure du canal, s'oppose plus ou moins complétement à cette rétrocession du menton. Il s'en suit donc que le diamètre occipito-mentonnier ou le grand axe de la tête ne peut se mettre exactement dans l'axe du détroit inférieur, moins encore dans celui de l'orifice vulvaire et que la pointe occipitale a plus de tendance à s'enfoncer dans le périnée qu'à glisser sur la gouttière qu'il forme.

En séjournant plus longtemps dans l'excavation, la tête s'y trouve donc comprimée et elle comprime elle-même les parties avec lesquelles elle est en contact, toutes circonstances fâcheuses pour la mère et pour l'enfant.

Enfin, quand la tête est petite ou le bassin assez large et le sacrum très-courbé en avant, il peut se faire, à la rigueur, que l'occiput, s'il est situé en arrière, s'arrête contre le sommet de cet os ; alors, sous l'empire des contractions, la figure descend derrière la symphyse pubienne, le menton franchit l'arcade de même nom, et l'accouchement se termine comme dans les positions antérieures de la face. Nous convenons cependant, pour qu'un semblable mécanisme se produise, qu'il faut des conditions exceptionnellement avantageuses, car, en un moment donné, le diamètre occipito-mentonnier devrait passer à travers l'antéro-postérieur de l'excavation.

§ 4. — DE LA PRÉSENTATION DE LA FACE.

Lorsque la tête se présente au détroit supérieur, il peut arriver qu'elle soit renversée sur le plan dorsal du fœtus : cette situation constitue une présentation de la face qui, du reste, est extrêmement rare, puisque sur les six mille huit cent trente-neuf naissances que nous avons déjà citées, il ne s'en est offert que quarante-un cas, c'est-à-dire un sur cent soixante-six à peu près.

La face est susceptible, comme le sommet, de six positions, dans lesquelles le menton est en rapport avec chacun des points invariables que nous avons admis sur le bassin. Je dois dire cependant qu'il est difficile, toutes choses égales d'ailleurs, de concevoir que les troisième et sixième positions restent telles au détroit supérieur puisque la forme du menton et du front ou du bregma ne s'accommode aucunement avec celle du pubis et du promontoire. Il ne reste donc plus que la transversale et les quatre diagonales dont les postérieures, surtout la droite, sont les plus fréquentes. C'est une erreur de croire, pensons-nous, que la position mento-transversale est la plus commune. Chaque fois que nous avons été à même de constater une présentation de la face avant son engagement, nous avons invariablement trouvé le menton en arrière ; d'ailleurs il en doit être ainsi, si l'on réfléchit que la tête a une tendance mécanique à affecter toujours les rapports les plus favorables et que sur le bassin revêtu de ses parties molles, les diamètres diagonaux sont plus étendus que le transverse.

Causes. — Elles sont encore bien problématiques. Suivant la plupart des auteurs, ce serait l'obliquité utérine qui donnerait lieu à la présentation de la face. Pour les accoucheurs qui adoptent cette idée, la tête recevrait l'effort expulsif obliquement et non pas suivant l'axe du détroit supérieur, ce qui la forcerait à s'arc-bouter contre le rebord de ce détroit, l'occiput à se renverser plus ou moins sur le dos et la face à se substituer ainsi au sommet.

Dans cette opinion, la présentation faciale serait toujours consécutive à une présentation diamétralement opposée du sommet et la conséquence d'un commencement de travail. M. P. Dubois, au contraire, se basant sur ce qu'il n'a rencontré qu'un seul cas d'obliquité utérine sur quatre-vingt-cinq présentations de la face, pense que la déflexion de la tête est souvent primitive et probablement due aux mouvements actifs du fœtus.

Signes. — On pourra en soupçonner l'existence, avant la rupture des membranes, quand on arrive difficilement à la partie qui se présente. Si la poche amniotique est flasque ou rompue, on rencontre tous les signes qui caractérisent la face ; ce sont : le front, le nez, la bouche et parfois le menton. Avec ces éléments, la position est facile à préciser : il suffit, en effet, de bien reconnaître la direction des narines naturellement tournées du côté du menton qui est, sur le fœtus, le point de reconnaissance.

Lorsque les eaux sont écoulées depuis longtemps, les deux joues se tuméfient et se rapprochent ; de plus, les lèvres, également tuméfiées, peuvent offrir un orifice plus ou moins arrondi. On ne confondra jamais ces signes avec ceux d'une présentation des fesses, si l'on fait attention que la saillie du sacrum et du coccyx manquent, et que le doigt pénètre avec toute facilité dans l'orifice circulaire de la bouche, limitée par les deux rebords durs, résistants, des arcades maxillaires. Le doigt, en pénétrant dans la bouche, peut sentir des mouvements de la langue et quelquefois même le fœtus le saisit et y exerce une véritable succion. D'autres fois, lorsque la face a été longtemps pressée après la fuite des eaux, la langue dépasse le rebord alvéolaire, elle y est comprimée, se tuméfie et se durcit au point que j'ai vu des enfants ne pouvoir encore la rentrer plusieurs heures après leur naissance, et être gênés pour téter ou ne pouvant pas le faire pendant quelques jours. C'est dans ce cas là aussi que les paupières se tuméfient, que les joues gonflent, que les lèvres turgescentes se renversent en dehors, que la figure enfin, d'un bleu noirâtre et recouverte de phlyctènes, prend un aspect horrible et si méconnaissable que je fus un jour demandé par deux accoucheurs qui croyaient avoir affaire à une présentation inclinée de la tête dont l'oreille apparaissait à la vulve. Ce qu'ils avaient pris pour l'oreille n'était autre chose que la bouche, la face se trouvant en position mento-pubienne.

A. — *Première position de la face.*

(Mento-cotyloïdienne gauche.)

Avant l'écoulement des eaux, la tête n'est que modérément étendue, de sorte que le front occupe la partie centrale du détroit supérieur. Le menton répond à la cavité cotyloïde gauche, le bregma à la symphyse sacro-iliaque droite. Le plan sternal du fœtus regarde en avant et à gauche, le plan dorsal en arrière et à droite ; le côté droit en arrière et à gauche, le côté gauche en avant et à droite. Les rapports des diamètres sont : le mento-bregmatique parallèle à l'oblique gauche, le bi-temporal à l'oblique droit; la circonférence mento-bregmatique parallèle au plan du détroit supérieur, et l'axe de ce plan passe par le diamètre occipito-frontal.

Après la rupture des membranes, l'expulsion commence et se compose aussi de cinq temps.

1° *Extension forcée.* — Dès que les eaux s'écoulent, la matrice revient sur elle-même et ses contractions, communiquées au tronc du fœtus qui est ramassé solidement sur lui-même, tendent à faire descendre la tête suivant l'axe du détroit supérieur. Mais elle ne peut guère obéir à cette impulsion car, à peine serait-elle engagée, que le diamètre mento-occipital se présenterait à son tour et comme il est plus long qu'aucun de ceux de l'excavation, il ne pourrait pas la traverser. En pénétrant dans l'excavation, et même déjà avant d'y arriver, le diamètre mento-bregmatique, tout comme le diamètre occipito-frontal dans la présentation du sommet, rencontre donc de la part des parois utérines disposées en cône et des parois pelviennes qui vont en convergeant, des résistances horizontales qui s'exercent, d'un côté sur le menton et de l'autre sur la surface beaucoup plus large et plus élevée du vertex et de l'occiput. Puisque ces résistances agissent en sens contraire, sans être directement opposées, elles devront augmenter l'extension de la tête. Dès lors le diamètre mento-frontal ou facial devient parallèle à l'oblique gauche, le bi-temporal reste de même, la circonférence faciale est dans le plan du détroit supérieur et l'axe de ce détroit est parallèle à une ligne qui partirait de la fontanelle postérieure pour aboutir à la lèvre supérieure du fœtus.

2º *Descente*. — La tête, sous l'influence de l'impulsion que lui communique l'utérus, descend, ainsi étendue, dans l'excavation et elle le peut, puisque les diamètres et les circonférences qu'elle présente actuellement ne dépassent pas l'ampleur du canal. Mais elle est arrêtée cependant, dans son mouvement de progression, par le défaut de longueur du cou. Pour que la face pût arriver jusque sur le plancher du bassin, il faudrait que la poitrine s'engageât en même temps que la tête, ce qui est impossible, puisqu'alors l'épaisseur du thorax viendrait faire volume avec le crâne ; ou bien que le cou fût assez long pour mesurer la hauteur de la paroi latérale de l'excavation, c'est-à-dire 9 $\frac{1}{2}$ centimètres (3 $\frac{1}{2}$ pouces), ce qui n'est pas, puisqu'on sait que du menton étendu à la fourchette du sternum, il y a tout au plus 7 à 8 centimètres (2 $\frac{1}{2}$ à 3 pouces).

3º *Rotation*. — Le mouvement de descente se trouvant ainsi arrêté, il faut nécessairement, pour que le travail continue, que le cou vienne se mettre en regard de la symphyse pubienne dont il peut mesurer et même dépasser la hauteur. C'est ce qui a lieu. La tête est toujours sollicitée suivant l'axe utérin et la face est arrivée aussi bas que possible ; mais elle éprouve, aux deux extrémités de son diamètre facial, des résistances qui ont une direction contraire sans être directement opposées : l'une réside dans la paroi antéro-latérale du bassin et réagit de *dehors* en *dedans* sur le menton qu'elle sollicite vers l'arcade pubienne qui est proche ;

l'autre provient de la paroi postéro-latérale du bassin et s'exerce aussi de *dehors* en *dedans* sur le front et sur le bregma qui trouvent toute facilité de se loger dans la courbure sacrée. Il est évident que la conversion ne peut pas se faire en sens inverse. En effet, si le menton et l'occiput se reportaient respectivement en dehors, les difficultés augmenteraient puisque thorax devrait alors s'engager dans le bassin en même temps que la tête.

Le mouvement de rotation ainsi accompli, la descente se complète, le menton arrive jusqu'au niveau de la partie inférieure de la symphyse pubienne, et le cou s'applique contre la partie postérieure de cette articulation. La tête étant toujours très-étendue, donne les rapports suivants : le diamètre mento-frontal est parallèle au pubio-coccygien et le bi-temporal au transverse.

4° *Flexion.* — Lorsque la puissance expulsive a amené le menton en deçà de l'arcade pubienne, le cou se trouve arrêté derrière la symphyse. Néanmoins, la force motrice continue à agir de haut en bas et d'avant en arrière et le mobile, rencontrant la réaction de la moitié postérieure du détroit périnéal, est peu à peu dirigé vers l'orifice vulvaire, tout le long du périnée transformé en gouttière. Au fur et à mesure que les parties molles se laissent franchir, on voit successivement apparaître la face, le front, le bregma, le vertex, l'occiput et finalement toute l'extrémité céphalique.

5° *Rotation extérieure.* — Ce dernier temps du travail est la conséquence de celui qu'exécutent les épaules pour se placer dans le sens du diamètre antéro-posté-

rieur. Il ramène le visage de l'enfant vers la cuisse
gauche de la mère, l'occiput vers la cuisse droite; le
dégagement des épaules et du tronc s'opère comme
dans les positions du sommet.

B. — *Seconde position de la face.*

(Mento-cotyloïdienne droite.)

Dans cette position, le menton répond à la cavité
cotyloïde droite ainsi que le plan antérieur; le bregma
à la symphyse sacro-iliaque gauche, ainsi que le plan
postérieur. Le côté droit est en avant et à gauche, le
côté gauche en arrière et à droite.

Avant la perte des eaux et l'extension complète de la
tête, le diamètre mento-bregmatique est parallèle à
l'oblique droit, le bi-temporal à l'oblique gauche, l'occipito-frontal à l'axe du détroit supérieur, la circonférence
mento-bregmatique est en rapport avec le plan du détroit
abdominal.

Après la rupture des membranes et dès les premières
douleurs, la tête s'étend. Cette extension change un peu
les diamètres qui deviennent : le facial parallèle à
l'oblique droit, le bi-temporal reste le même; l'axe du
détroit supérieur traverse la tête suivant une ligne qui
partirait de la fontanelle postérieure et viendrait aboutir
à la lèvre supérieure. La circonférence mento-frontale
se met dans le plan du détroit abdominal. Alors la tête
exécute les mêmes mouvements que dans la première
position, sauf que la rotation se fait ici de droite à gauche.
Au détroit inférieur, on retrouve les mêmes diamètres

que dans la position précédente à ce temps du travail. Le dégagement s'exécute aussi de la même manière, et la rotation extérieure ramène la face vers la partie interne de la cuisse droite, l'occiput vers la cuisse gauche. L'expulsion des épaules et du tronc ne varie pas de ce qu'elle est dans les présentations céphaliques en général.

C. — *Troisième position de la face.*

(Mento-pubienne.)

Cette position est directe. Le menton et l'abdomen sont dirigés en avant, en regard de la symphyse pubienne ; le bregma et le dos en arrière vers le sacrum, le côté droit à gauche, le côté gauche à droite.

Avant l'extension complète de la tête, les rapports sont : le diamètre mento-bregmatique est parallèle à l'antéro-postérieur, le bi-temporal au transverse, l'axe du grand détroit passe par l'occipito-frontal ; la circonférence mento-bregmatique est dans le plan du détroit supérieur.

Après la perte des eaux, l'extension s'achève et le diamètre facial remplace le mento-bregmatique, le bi-temporal reste en rapport avec le transverse, et l'axe du bassin passe par la ligne occipito-labiale. La circonférence fronto-mentonnière est parallèle au détroit supérieur. La tête n'a pas besoin de subir ici un mouvement de rotation ; elle descend immédiatement et est expulsée comme dans les cas précédents. La rotation extérieure se fait indifféremment de gauche à droite ou de droite à gauche.

Remarques.

De ce qui précède, il résulte à toute évidence que si, dans les positions mento-antérieures diagonales, l'accouchement spontané n'est possible que pour autant que le menton revienne directement en avant, cette condition est, à plus forte raison, indispensable dans les positions mento-postérieures où le cou, qui n'a que 7 à 8 centimètres (2 ¹/₂ à 3 pouces) de hauteur, est en rapport avec la paroi postérieure de l'excavation qui mesure, elle, 11 à 13 ¹/₂ centimètres (4 à 5 pouces). La face ne pourra donc, de ce chef, descendre jusque sur le plancher du bassin, à moins, encore une fois, que la poitrine ne s'engage en même temps et vienne s'ajouter aux diamètres de la tête, chose physiquement impossible, car le thorax, en s'engageant avec l'occiput, fournit un diamètre sterno-sincipital, long de 13 à 14 centimètres (4 ³/₄ à 5 ¹/₄ pouces), tandis que ceux de l'excavation n'ont que 11 ¹/₂ centimètres (4 ¹/₄ pouces).

Heureusement que les positions mento-postérieures se transforment presque toujours en antérieures, et cela sous l'influence des mêmes lois qui régissent la conversion des positions correspondantes du sommet. Et lorsque le menton est revenu en avant, ou qu'il s'y trouve primitivement, la tête se présente dans le canal pelvien avec des diamètres et des circonférences si favorables, que l'accouchement se termine tout aussi facilement que par le sommet. Je dirai même que dans tous les cas que j'ai rencontrés dans ma pratique particulière et à l'hôpital, l'expulsion de la tête a été invariablement plus prompte dès l'instant où le menton avait atteint l'arcade pubienne. Cette observation est d'ailleurs conforme à celle de Mme La Chapelle. « Autant, dit l'illustre sage-femme, la face se portera en avant, autant elle diminuera de la longueur du grand diamètre pour permettre à l'occiput de se débarrasser du périnée. Or, il y a bien plus d'espace libre entre le menton et le rachis qu'entre l'occiput et la même partie : donc la face peut s'enfoncer plus que l'occiput ; donc elle offre plus d'avantages. »

Les anciens avaient donc tort de considérer l'accouchement par la face, sans distinction de position, comme impossible et de se hâter de réformer la présentation par la version ; et Cazeaux n'a pas raison non plus de dire que l'expulsion dure plus longtemps parce que *la contraction transmise par le rachis ne peut opérer le dégagement du front, du bregma et de l'occiput qu'en décrivant un coude très-prononcé et par conséquent en perdant une grande quantité de sa force.*

En admettant que ce savant accoucheur soit dans le vrai, que les puissances expulsives se transmettent par le rachis, nous ne voyons pas encore quelle différence il y aurait, sous ce rapport, avec la présentation du sommet. En effet, si dans la présentation de la face les forces motrices agissent dans la direction d'une *ligne brisée à angle droit,* comme il dit encore, il aurait dû se souvenir que dans la présentation occipito-antérieure elles agissent aussi, en acceptant son opinion, suivant une ligne qui devient, peu à peu, brisée à angle droit au fur et à mesure que l'occiput, le bregma, le front et finalement le menton se dégagent en parcourant la concavité représentée par la face antérieure du sacrum et du coccyx, augmentée du périnée considérablement distendu.

On a cité des cas où la présentation de la face s'est réduite spontanément en présentation du sommet, même dans l'excavation. Ces faits ne détruisent pas la règle, que le diamètre occipito-mentonnier ne peut traverser aucun diamètre de la cavité pelvienne, ce qui devrait nécessairement avoir lieu pendant une semblable transmutation. Un bassin très-large ou un fœtus très-petit peuvent seuls favoriser ces rares exceptions.

Cependant le travail, dans son ensemble, est ordinairement plus long, d'abord parce que la dilatation du col utérin est plus lente, la poche des eaux s'allongeant souvent à travers l'orifice sans y presser; et, qu'après sa rupture, l'irrégularité de la partie qui se présente est peu propre à opérer cette dilatation d'une manière régulière.

Quant au fœtus, sa vie est plus souvent compromise qu'en se présentant par le sommet, parce que le cou peut être comprimé soit par la rétraction de la lèvre antérieure du col au moment où celle-ci glisse sur le menton, soit quand il s'applique sous la symphyse pubienne; dans l'un et l'autre cas il peut se produire une apoplexie ou une congestion cérébrales qui tuent l'enfant ou mettent ses jours en danger.

§ 5. — Des présentations du pelvis.

Le pelvis, ou extrémité pelvienne, donne lieu à trois présentations : 1° celle des fesses ou du siége; 2° celle des pieds; 3° celle des genoux. Les points de reconnaissance seront respectivement, ainsi qu'on l'a déjà vu, le sacrum, le calcaneum et la crête du tibia ; chacun de ces éléments peut se trouver en rapport avec un point quelconque du pourtour du détroit supérieur et fournir, pour chaque présentation, six positions distinctes.

Les présentations de l'extrémité pelvienne sont beaucoup plus rares que celles du sommet, mais plus communes que celles de la face. Sur un total de six mille huit cent trente-neuf accouchements opérés à la Maternité de Bruxelles, il s'en est présenté deux cent cinquante-un cas, ce qui revient à un sur vingt-sept à peu près. Sur ce nombre, il y en a eu cent quarante par le siége, cent et cinq par les pieds et six par les genoux.

Causes. — Les anciens attribuaient les présentations du pelvis à la négligence que l'enfant avait mise à faire la culbute : nous savons ce qu'il faut penser de cette idée (*voir* page 175). Aujourd'hui on croit généralement qu'elles sont dues à ce que le fœtus, assez mobile pendant les six premiers mois, se serait reporté par son extrémité céphalique vers le fond de l'utérus, sans qu'il ait pu, par la suite, repasser à travers les diamètres horizontaux de ce viscère. Une disposition toute particulière de la matrice, qui la rendrait plus évasée à son sommet qu'à sa base, pourrait aussi y donner lieu.

Signes. — On soupçonnera une présentation du siége, à l'existence des bruits cardiaques de l'enfant au-dessus de l'ombilic de la femme ; à l'absence d'une tumeur dure, large, arrondie, occupant toujours le détroit supérieur dans la présentation du vertex ; à la forme plus allongée de la poche amniotique. Si les eaux sont écoulées, on sentira une tumeur molle qu'on pourrait confondre avec la région pariétale surmontée d'une tumeur séro-sanguine. Mais en passant au-delà, on acquiert la conviction que c'est la fesse antérieure quand on y rencontre un sillon où l'on trouve l'anus et parfois les organes génitaux, ce qui permet de distinguer le sexe. Si l'enfant a cessé de vivre on entrera assez facilement dans l'orifice anal ; on ne le pourra pas sans effort s'il est vivant ; ces caractères, joints à l'absence de rebord alvéolaire, ne permettront jamais de confondre l'anus avec la bouche. Enfin, on reconnaîtra aisément le sacrum et le coccyx, dont la pointe est naturellement opposée au côté vers lequel est dirigé le dos, ce qui servira à préciser la position. Ajoutons qu'en retirant le doigt, et souvent même longtemps avant, les parties se salissent par le méconium qui s'échappe. Ce signe n'est cependant pas constant, car parfois il n'apparaît qu'au moment où les fesses se dégagent.

Tous ces caractères ne se rattachent évidemment qu'au siége normalement conformé. Ils ne suffisent plus au diagnostic de cette présentation si celle-ci est déformée ; s'il y existe, par exemple, une tumeur dans le genre de celle que notre honorable confrère, le docteur F. Jottrand, de Bruxelles, a rencontrée sur un fœtus expulsé à sept mois de grossesse, lequel portait à la partie inférieure des fesses une production anormale du volume et de la forme d'une grosse noix de coco. On conçoit que, dans ces cas, le diagnostic ne pourrait guère s'établir qu'après dilatation complète du col utérin, par l'introduction de toute la main.

Lorsque le siége arrive sur le plancher du bassin et que déjà l'orifice vulvaire s'entr'ouvre, on pourrait encore ne pas le reconnaître à première vue, si les eaux se sont écoulées prématurément. En effet, la partie qui a été longtemps dans le vide du col se tuméfie, devient bleuâtre et présente quelquefois, bien que l'enfant soit plein de vie, des ampoules avec soulèvement et détachement de l'épiderme. J'ai vu le scrotum pendre sous forme d'une grosse tumeur œdémateuse, couleur lie-de-vin, aspect qui rendait cet organe méconnaissable.

On reconnaîtra les pieds par le calcaneum, par l'épaisseur inégale de leurs bords et par la petitesse des orteils qui se trouvent rangés sur une même ligne droite, et par l'angle aigu qu'ils forment avec l'axe de la jambe. On distinguera toujours le droit du gauche, en faisant attention à la relation qui existe entre le bord interne et le calcaneum avec le pourtour du bassin. Ainsi, quand ce bord est dirigé du côté gauche de la mère et le calcaneum en avant, on aura affaire au pied gauche ; il en est de même, si le talon se trouve en arrière et le bord interne à droite. Au contraire, si le calcaneum était en avant ou en arrière, avec le bord interne regardant à droite ou à gauche du bassin, ce serait le pied droit, comme aussi, lorsqu'il est tourné vers la moitié gauche ou droite du bassin, et que le bord interne est en avant ou en arrière ; c'est le pied gauche quand, le talon affectant les mêmes rapports, le bord interne regarde en arrière ou en avant. Après avoir reconnu les pieds, il faut distinguer la position, ce qui est très-facile s'ils sont défléchis, puisqu'alors le dos du fœtus répond au côté vers lequel est dirigé le talon. Mais le siége peut se présenter avec tous ses éléments réunis et pelotonnés les uns sur les autres, les jambes fléchies et croisées sur la face postérieure des cuisses. Dans ce cas, si l'on arrive à un pied, quel qu'il soit, qu'on se rende bien compte de la situation de son bord interne, car le dos est invariablement tourné du même côté.

Enfin, les genoux se distinguent à une ou deux petites tumeurs dures, arrondies, surmontées du pli du jarret, des jambes et des cuisses qu'on peut suivre. La situation de la crête des tibias indiquera la position. Ici le diagnostic est moins certain, car les caractères son beaucoup plus obscurs. Heureusement que cela n'a guère d'importance.

A. — *Première position des fesses.*

(Sacro-cotyloïdienne gauche.)

Dans cette position, le dos est en avant et à gauche, l'abdomen en arrière et à droite, le côté gauche en avant et à droite, le côté droit en arrière et à gauche. La tête est fléchie sur la poitrine; le diamètre bis-iliaque ou plutôt bi-trochantérien de l'enfant est parallèle à l'oblique droit, le sacro-pubien à l'oblique gauche.

1° *Descente.* — Après la rupture des membranes, le siége s'engage en bloc et descend diagonalement dans l'excavation, jusqu'à ce qu'il repose sur le plancher du bassin.

2° *Rotation.* — Là il exécute un mouvement de rotation par suite duquel le diamètre bi-trochantérien vient

se mettre en rapport avec le plus long du détroit inférieur, le coccy-pubien. Ce mouvement de pivot se fait
de la même manière et pour les mêmes raisons que
celui des épaules, après dégagement de la tête, dans
une présentation céphalique. D'autres fois, si la ligne
tibio-sacrée est sensiblement plus longue que la bi-tro-
chantérienne, la rotation se fera de façon à ramener le
diamètre tibio-sacré dans l'antéro-postérieur.

3° *Flexion et dégagement du siége.* — Pendant que le
mouvement de pivot s'exécute, les contractions utérines
sollicitent toujours le tronc d'avant en arrière et de haut
en bas; mais la vigoureuse résistance offerte par la paroi
postéro-inférieure du canal, repousse le siége en avant
vers l'orifice vulvaire et chasse la hanche gauche contre
et sous la symphyse pubienne où elle reste immobile.
L'effort expulsif continue et il agit principalement sur la
hanche postérieure qui est davantage dans la direction
de l'axe utérin. Le siége s'infléchit dans son articulation
lombo-sacrée, la cuisse postérieure glisse tout le long
de la gouttière périnéale et vient, enfin, se dégager au
devant de la commissure postérieure de la vulve.

Lorsque le diamètre tibio-sacré est resté en rapport
avec le coccy-pubien, le siége se dégage transversalement du détroit inférieur, et on le voit souvent alors
subir son mouvement de pivot au moment de franchir
les parties molles.

4° *Dégagement du tronc.* — Les bras, appliqués contre
le thorax, les avant-bras, fléchis et croisés au-devant
de la poitrine, s'engagent ordinairement avec le tronc
et, dans ce cas, c'est le coude antérieur qui se montre

d'abord, mais c'est le postérieur qui se dégage le premier, parce que, comme la hanche postérieure, il est directement soumis à l'effort utérin et refoulé en avant par la réaction qu'il éprouve de la part du plan heurté, tandis que le coude antérieur est pressé contre l'angle sous-pubien; d'autres fois, les bras se relèvent et se placent sur les côtés de la tête. Après le tronc, les épaules arrivent et subissent un mouvement analogue à celui des hanches, c'est-à-dire qu'elles roulent de manière à venir se placer : la gauche sous l'arcade pubienne, la droite dans la courbure sacrée. Elles sortent ensuite comme les coudes.

5° *Dégagement de la tête.* — Enfin, la tête s'engage par sa base au détroit supérieur et s'y présente diagonalement. Ses rapports sont alors les mêmes que dans la première position du sommet. Ainsi, si la flexion n'est que modérée, le diamètre occipito-frontal sera parallèle à l'oblique gauche, le bi-pariétal à l'oblique droit, le trachélo-bregmatique à l'axe du détroit supérieur et la circonférence occipito-frontale au plan de ce détroit. Dès que l'occiput rencontre le rebord mousse du bassin, la flexion devient plus forte, et le sous-occipito-bregmatique correspond à l'oblique gauche, le bi-pariétal encore à l'oblique droit, l'occipito-mentonnier à l'axe du détroit supérieur, dont le plan est en rapport avec la circonférence sous-occipito-bregmatique. Arrivée, ainsi fléchie, au détroit périnéal, la tête subit un mouvement de rotation de gauche à droite, qui ramène l'occiput derrière le pubis, la nuque sous l'arcade de ce nom où elle se fixe et la face dans la concavité du sacrum. Sous l'influence

des contractions utérines et des résistances qu'elle rencontre en arrière et en bas , elle se fléchit de plus en
plus, et le menton, la face, le front et le vertex glissent
successivement au-devant de la commissure postérieure
de la vulve. En ce moment, l'accoucheur intervient
ordinairement en agissant comme nous aurons occasion
de le dire à propos de la *version*.

B. — *Seconde position des fesses*.

(Sacro-cotyloïdienne droite.)

Le plan dorsal est dirigé en avant et à droite, le plan
sternal en arrière et à gauche ; le côté droit en avant et
à gauche, le côté gauche en arrière et à droite. Le diamètre bi-trochantérien est parallèle à l'oblique gauche,
le sacro-pubien de l'enfant à l'oblique droit de la mère.

Le siége descend jusqu'au détroit inférieur ; un mouvement de rotation de gauche à droite, ramène ensuite
la hanche droite en avant, sous le pubis où elle se fixe ;
la gauche en arrière vers le sacrum dont elle parcourt
toute l'étendue pour venir se dégager la première,
au-devant de la commissure postérieure de la vulve.

Le tronc, légèrement recourbé, se relève vers le pubis
et se dégage, avec ou sans les bras, jusqu'aux épaules
qui sont expulsées comme dans le cas précédent.

Pour ce qui est de la tête, restée seule dans l'excavation, ses rapports avec le bassin sont les mêmes que dans
la seconde position du sommet ; il n'y a de différence,
comme pour toutes les présentations du siége, d'ailleurs,
qu'en ce qu'elle s'offre ici par sa base. Elle subit un mouvement de rotation de droite à gauche qui ramène l'occi-

put en avant, la nuque sous la symphyse pubienne et l'expulsion s'en fait comme dans la première position des fesses.

C. — *Troisième position des fesses.*

(Sacro-pubienne.)

Le dos du fœtus est dirigé en avant, l'abdomen en arrière, le côté droit directement à gauche, le côté gauche à droite. Le diamètre bi-trochantérien de l'enfant est en rapport avec le transverse du bassin, le sacro-pubien avec l'antéro-postérieur.

Les contractions utérines font ensuite descendre le siége dans l'excavation, où il ne tarde pas à se placer en position diagonale, en première ou en seconde. L'accouchement se termine alors comme dans chacun de ces cas, sans rien offrir de particulier. Le dégagement pourrait même se faire sans mouvement de rotation des fesses.

D. — *Quatrième position des fesses.*

(Sacro-iliaque droite postérieure.)

Le sacrum et le dos sont dirigés en arrière et à droite, l'abdomen en avant et à gauche ; le côté droit en avant et à droite; le côté gauche en arrière et à gauche ; le diamètre bi-trochantérien du fœtus est parallèle à l'oblique droit, le sacro-pubien à l'oblique gauche.

Sous l'impulsion que lui impriment les contractions utérines et les résistances que le diamètre bi-trochantérien rencontre, le siége descend dans l'excavation en pivotant en avant pour se mettre en seconde position. Tout le corps suit ce mouvement ainsi que la tête, et l'accouchement se termine comme dans une position sacro-antérieure.

D'autres fois, la rotation se borne au tronc et la tête reste *seule* dans l'excavation, dans sa position primitive, jusqu'à la sortie des épaules ; elle parcourt alors toute la moitié latérale droite du bassin, et l'occiput vient encore se placer derrière les pubis, la nuque sous l'arcade, tandis que le front roule dans la courbure sacrée. Dès lors, l'accouchement se termine comme dans les cas précédents.

Enfin, il peut se faire que la rotation du fœtus autour de son axe longitudinal ne soit pas complète ou ne s'effectue pas du tout. Dans ce cas, la tête conserve ses rapports primitifs et elle se dégage alors de deux manières différentes, par *extension* ou par *flexion*.

1° Dans le premier cas le menton s'arrête derrière le pubis ; les contractions agissent sur le vertex en le sol-licitant en arrière et en bas, donc en renversant la tête sur le dos ; mais la résistance du plan postéro-inférieur du bassin, en réagissant sur l'occiput dans le sens de l'axe vulvaire, rapproche davantage encore le cou de la symphyse pubienne. La machoire inférieure se trouve ainsi cachée derrière les pubis, le menton à leur niveau supérieur, et le cou parallèlement appliqué à la symphyse de ces os. L'occiput, continuant à être immédiatement soumis à deux forces dirigées, l'une d'avant en arrière et de haut en bas (la contraction utérine), l'autre d'arrière en avant et de bas en haut (la résistance du plan heurté), glisse doucement sur le périnée et le franchit par un mouvement d'extension, les diamètres précollo-occipital,

sincipital, bregmatique et frontal passant successivement à travers le diamètre coccy-pubien ;

2° Dans le second cas, la tête reste et descend fléchie
dans l'excavation ; l'occiput se reporte ensuite de
droite à gauche dans la courbe du sacrum et le front
revient derrière les pubis en exécutant un mouvement
contraire. Les efforts utérins et les résistances offertes à
l'occiput en arrière, et au front en avant, augmentent
alors de plus en plus la flexion, et le menton, la bouche,
le nez, le front, le bregma et l'occiput apparaissent successivement.

E. — *Cinquième position des fesses.*

(Sacro-illiaque gauche postérieure.)

Le plan abdominal se trouve en avant et à droite, le
plan dorsal et le sacrum en arrière et à gauche, vers la
symphyse sacro-iliaque ; le côté droit en arrière et à
droite, le côté gauche en avant et à gauche. Le diamètre
bi-trochantérien et le sacro-pubien de l'enfant sont respectivement en rapport avec l'oblique gauche et l'oblique
droit du bassin.

Les fesses, le tronc, les coudes, les épaules se dégagent
comme dans la position précédente. Quant à la tête, dont
les rapports des diamètres sont les mêmes que dans la
cinquième position du sommet, elle est également susceptible de trois modes d'expulsion, c'est-à-dire que l'occiput
peut revenir en avant, et elle sort, dans cette circonstance, comme dans une première position du siége ; ou

rester en arrière jusqu'à la fin du travail et le dégagement s'opérer comme plus haut, par un mouvement d'extension en avant ou de flexion en arrière.

F. — *Sixième position des fesses.*

(Sacro-sacrée.)

Le dos est en arrière, l'abdomen en avant; le côté droit à droite, le côté gauche à gauche; les diamètres bi-trochantérien et sacro-pubien de l'enfant sont parallèles au transverse et à l'antéro-postérieur du bassin de la mère.

Après l'expulsion du tronc qui se rapproche de la diagonale, la tête, rencontrant la surface convexe, arrondie du promontoire, ne peut non plus conserver sa situation directe; elle se rejette à droite où à gauche et vient ainsi se présenter diagonalement au détroit supérieur. La sixième position se transforme donc en quatrième ou en cinquième et se termine comme celle à laquelle elle s'est substituée.

§ 6. — Présentations des pieds et des genoux.

La position du fœtus, dans ces cas, s'apprécie d'une manière exacte par la relation qui existe entre les talons ou la pointe des orteils, et la face antérieure des tibias d'une part, et les différents points du détroit supérieur de l'autre. En règle générale, dans les positions antérieures des pieds et des genoux, le dos de l'enfant est dirigé vers la moitié antérieure du bassin; il regarde la moitié postérieure dans les positions calcaneo et tibio-postérieures.

Ce serait tomber dans de fastidieuses redites, que de décrire l'accouchement spontané dans ces présentations qui ne sont que des variétés, bien légères, de celle des fesses, et dont le mécanisme est identiquement le même. Chacune des positions des pieds et des genoux, après l'expulsion de ces parties, isolées ou réunies, se trouve naturellement réduite à une position correspondante du siége, et les hanches, les épaules ainsi que la tête se dégagent de la même manière. Du reste, connaissant ce qui précède, il sera toujours facile, au besoin, de suppléer à cette omission.

Remarques.

Je crois que c'est M. Mattei qui dit avoir observé que les grossesses à présentation du pelvis se terminent plus souvent prématurément que dans les autres présentations. Cela dépendrait, d'après cet auteur, de ce que les extrémités inférieures du fœtus exciteraient constamment, par leurs mouvements actifs, les parties les plus déclives de la matrice, où la sensibilité est plus grande que partout ailleurs; que ces petites secousses entretiendraient dans l'organe un état hyperémique insolite, qui finirait par éveiller sa contractilité ou par amener la mort de l'enfant par trop de congestion vers le placenta.

En admettant qu'il y ait du vrai dans cette théorie, elle ne serait guère applicable qu'aux présentations des pieds ou des genoux, et nullement à celle du siége dont la mobilité est plus bornée que celle dont jouit la tête.

Le pronostic de l'accouchement par le pelvis doit

être envisagé au double point de vue de la mère et de l'enfant.

Sans être réellement très-dangereux pour la mère, il est cependant moins favorable que si le sommet se présente, ce qui dépend de ce que le siége, et surtout les pieds et les genoux, s'adaptent moins bien au segment inférieur de l'utérus ; qu'ils restent plus longtemps au détroit supérieur et que la dilatation du col est beaucoup plus lente. Conséquemment, la première partie du travail, surtout si les eaux sont écoulées trop tôt, durera plus longtemps. Une fois la dilatation obtenue, l'expulsion du tronc se fait avec rapidité, mais l'art doit souvent intervenir pour l'extraction de la tête, car la matrice n'y a plus guère d'action, puisqu'elle n'est plus contenue dans sa cavité et, plus encore, parce que la contractilité utérine est en grande partie épuisée par la longueur du travail. Cette intervention, quelle qu'elle soit, a naturellement ses inconvénients.

Le pronostic est beaucoup plus grave quant à l'enfant ; en effet, nous voyons M. P. Dubois déclarer qu'il en périt un sur douze, tandis que la présentation du sommet ne donne qu'un décès sur cinquante naissances environ. Le danger n'est cependant pas le même dans toutes les variétés de présentation du pelvis.

Lorsque le siége se présente en bloc, le travail a plus d'analogie avec celui qui se fait par le sommet ; il est vrai que le col tarde davantage à s'ouvrir ; mais jusque là le siége, en raison de son volume, ne descend guère, par conséquent le fœtus n'est pas en péril, et une fois que l'orifice de la matrice est suffisamment large pour laisser passer les fesses, il n'offrira plus une bien grande résistance à l'extrémité céphalique.

Quand, au contraire, il y a prolapsus des membres abdominaux, ceux-ci s'insinuent facilement dans un col encore peu dilaté ; ils descendent donc et sont toujours suivis de parties de plus en plus volumineuses qui, par cela même, sont obligées de s'arrêter un temps plus ou moins long au détroit supérieur en attendant une dilatation convenable. De plus, une fois que les hanches ont dépassé l'orifice utérin, le cordon peut être comprimé dans toute l'étendue de l'excavation et l'enfant succombe par asphyxie si cette compression existe.

Rien de semblable ne se passe dans la présentation céphalique, puisque l'anneau ombilical n'est encore qu'au détroit supérieur, alors que la tête a déjà franchi l'orifice vulvaire et que d'ailleurs le tronc, dont le volume va en décroissant, sort avec rapidité quand le travail en est à ce point.

Ce qui peut encore déterminer l'asphyxie du fœtus, c'est la gêne apportée dans la circulation utéro-placentaire par le retrait progressif des parois de la matrice ; ou bien encore le décollement prématuré du placenta, accidents d'autant plus à craindre ici, que l'utérus, déjà débarrassé du tronc, peut revenir plus facilement sur lui-même.

§ 7. — DES PRÉSENTATIONS DU TRONC.

Le tronc offre quatre régions susceptibles de se présenter au détroit supérieur : 1° le ventre, et dans ce cas, le fœtus est fortement renversé sur son plan postérieur, attitude aussi rare qu'elle lui est peu naturelle et

très-défavorable ; 2º le dos ; 3º le plan latéral droit ;
4º enfin, le plan latéral gauche.

Si nous énumérons les présentations du tronc dans cet
ordre, qui n'est réellement pas celui de la nature, c'est
que plus tard, lorsqu'il sera traité des manœuvres de la
version, nous serons obligé d'y revenir comme nous
paraissant le plus logique, attendu que les plans latéraux ou les flancs doivent être substitués au plan antérieur et surtout au postérieur, pour que l'extraction du
fœtus soit possible.

Les présentations du tronc sont beaucoup moins fréquentes que celles du siége, puisque, sur le même nombre d'accouchements (*voir* page 277), on n'en a observé
que soixante-quatre cas. Quant à la présentation du
ventre, nous savons qu'elle est infiniment rare : sur un
chiffre de plus de dix mille naissances, à la Maternité
de Bruxelles, il ne s'en est offert qu'une seule par le
plan abdominal.

Au lieu que ce soit un motif pour nous ranger de
l'avis des accoucheurs modernes qui considèrent cette
présentation comme impossible et partant inadmissible,
nous croyons que sa rareté même nous oblige à la consigner, afin de prémunir les praticiens contre les erreurs
fatales auxquelles je l'ai vue donner lieu. Voici le cas :

Une pauvre paysanne d'un petit village situé à six
kilomètres de Bruxelles, était en travail d'enfant
depuis deux jours. N'y voyant aucune fin, la matrone
qui l'assistait fit demander un médecin de la ville.
Entre autres détails qui lui furent donnés, on lui dit
que les eaux étaient positivement écoulées depuis la

veille. Le praticien sentant une tumeur molle, renit-
tente, ne tint aucun compte de cet avertissement ; il
crut que la résistance des membranes empêchait seule
l'accouchement de se terminer et que le liquide précédemment écoulé n'était que de fausses eaux. Partant de cette idée, il essaya de rompre la prétendue
poche amniotique avec le doigt sans pouvoir y parvenir. S'armant alors de longs ciseaux qu'il avait sous la
main, il en plongea la pointe dans la tumeur au moment
où une contraction la faisait bomber ; à son grand étonnement, il ne s'écoula pas une goutte d'eau ; une seconde
et une troisième ponction eurent le même insuccès. Au
lever du jour, cette femme est placée dans une charrette
et amenée à la Maternité. En introduisant l'index dans
le vagin, j'y trouve des anses d'un petit intestin que je
puis attirer jusque près de l'orifice vulvaire ; en arrivant
vers la partie supérieure de l'excavation, je reconnais
facilement le ventre du fœtus : je sens la racine du cordon, l'anneau ombilical, et de plus, trois autres ouvertures, à travers deux desquelles passent les entrailles
du fœtus. Je pratique prestement la version, qui ne fut
accompagnée ni suivie d'aucun accident pour la mère.

Causes. — On attribue généralement ces présentations à la petitesse du fœtus, à sa grande mobilité quand
il y a beaucoup de liquide amniotique, aux secousses
physiques que la femme peut éprouver, aux vices du
détroit supérieur et, sans doute, au développement
anormal de l'utérus, qui présenterait son grand diamètre en travers au lieu de haut en bas. La briéveté
du cordon ombilical, son enroulement autour du cou

du fœtus, peuvent également empêcher celui-ci de se présenter par la tête et favoriser ainsi les présentations du tronc.

Chacune d'elles peut affecter six positions différentes, suivant que la tête se trouve en rapport avec l'un ou l'autre des points de repère admis sur le bassin.

Signes. — On signale le développement transversal de l'abdomen comme assez ordinaire dans ces présentations et comme devant, par conséquent, en faire soupçonner l'existence. Ce signe, tiré de la forme de la matrice, doit manquer souvent, car je doute fort que les présentations du tronc soient jamais franchement en travers, c'est-à-dire le siége et la tête dans le même plan transversal. Pour ce qui me concerne, je ne l'ai jamais constaté, tandis que j'ai toujours vu, lorsque l'épaule se présente, le siége être beaucoup plus élevé que celle-ci et que l'extrémité céphalique.

La difficulté ou l'impossibilité, au début du travail, d'arriver par le toucher à la partie qui se présente ; la forme allongée des membranes, sont également indiquées comme des signes présomptifs. Leur valeur est aussi bien médiocre, puisqu'ils peuvent exister toutes les fois que ce n'est pas le sommet qui occupe le détroit supérieur.

Après la perte des eaux, on reconnaîtra : 1° les épaules, à une tumeur dure, arrondie, surmontée d'une saillie osseuse qui est l'acromion ; à l'extrémité externe de la clavicule, au bord axillaire de l'omoplate et aux espaces intercostaux. On pourra préciser la position par la direction du creux de l'aisselle qui est toujours opposée à la tête, et par l'omoplate qui indiquera la situation du dos.

Si le coude est seul accessible, on le distinguera à ses trois éminences osseuses et au pli transversal qu'il présente. Son extrémité olécrânienne est toujours dirigée vers le siége, c'est-à-dire du côté opposé à la tête, et l'avant-bras fléchi sur la poitrine.

Enfin, si une main pend dans le vagin ou en dehors de ce canal, il suffit d'un peu d'attention pour la distinguer. Si l'on était dans le doute, que l'on applique sa main contre celle du fœtus, paume contre paume, extrémités des doigts dirigées vers l'avant-bras. Lorsque les deux pouces se rencontrent, ce sont les mains de même nom ; si non, c'est le contraire. On arriverait encore à distinguer le bras et à savoir quelle est l'épaule qui se présente, en tournant en haut, vers le pubis, la paume de la main prolabée. Quelque soit le degré de torsion du bras, le côté vers lequel se dirigera le pouce sera toujours celui de même nom que l'épaule qui occupe le détroit supérieur. Pour savoir ensuite où se trouvent la tête et le plan dorsal, il suffira de suivre cette main et le bras qui lui fait suite, jusqu'au creux axillaire dont on apprécie la direction, ainsi que la situation de l'omoplate.

Le simple examen de la main, quand elle est à l'extérieur, suffit aussi pour se rendre compte de la position ; en effet, la face dorsale est invariablement dirigée du côté de la tête et le petit doigt du côté du dos.

2° Le dos se reconnaîtra à la partie postérieure des omoplates et aux apophyses épineuses qui les séparent.

La situation de la tête sera connue par la direction de l'angle inférieur des scapulum qui lui est toujours opposé.

3° Le plan antérieur du fœtus sera distingué, ou à une tumeur molle, arrondie, rénittente, dépressible, formée par les parois abdominales dans lesquelles on reconnaîtra quelquefois l'ombilic ou les fausses côtes; ou bien, à une large surface osseuse, constituée par le sternum d'où partent les arcs costaux. On saura où se trouve la tête en ce qu'elle est toujours placée du côté diamétralement opposé à celui vers lequel se dirige l'appendice xyphoïde.

Mécanisme. — Lorsque l'enfant se présente par le tronc, l'art doit presque toujours intervenir d'une manière active. Ce n'est que dans des cas assez rares que l'accouchement s'opère seul, malgré cette condition si défavorable. Cela arrive, par exemple, quand le travail parturitif se déclare prématurément, que le fœtus est mort et surtout putréfié; le produit sort alors en double, sans être astreint, dans son dégagement, à aucune règle. Mais il n'en est pas de même à terme, époque où son expulsion naturelle n'est possible que pour autant qu'il y ait *version* ou *évolution spontanées*.

Sur vingt et une présentations du tronc que nous avons observées à l'hospice, le travail s'est terminé huit fois suivant ce dernier mécanisme.

A. — *De la version spontanée.*

On dit qu'il y a *version spontanée*, lorsque la partie du tronc qui se présente abandonne le détroit supérieur, pour faire place à une des extrémités du grand axe de l'ovoïde fœtal. Ce changement ne peut guère s'opérer que si le fœtus est petit ou le bassin large, et que les membranes sont encore intactes ou rompues depuis peu.

Préciser la cause d'une transmutation aussi complète dans la situation de l'enfant, n'est pas chose facile. Théoriquement, ce phénomène peut être attribué à ce que la force de rétraction dont jouit l'utérus, est inégalement répartie dans les différents points de son étendue. Dans cette circonstance, les contractions agissent uniquement sur la portion du produit qui se trouve immédiatement sous leur influence. Cette portion ou cette extrémité descend, s'engage de plus en plus, tandis que l'autre remonte vers le segment de matrice resté inerte.

Supposant une première position du plan latéral gauche et la partie droite de l'utérus frappée d'inertie, ou jouissant d'une très-faible contractilité, les efforts expulsifs n'agiront et ne pourront agir que sur la tête, pour l'abaisser de plus en plus, et ramener successivement au centre du détroit supérieur le côté de la poitrine, l'épaule, la région latérale du cou et de la face, enfin le vertex ; tandis que le siége se relèvera peu à peu vers la fosse iliaque droite, pour venir en définitive occuper le fond de la matrice. Si, dans cette même position, la moitié gauche de cet organe était relâchée, et qu'il y eût contraction dans la moitié droite, ce serait le siége qui se reporterait au détroit supérieur : d'où il résulte que la version spontanée sera *céphalique* ou *podalique*, suivant que la tête ou le siége recevra l'impulsion utérine.

B. — *De l'évolution spontanée.*

On donne le nom d'*évolution spontanée*, au mécanisme suivant lequel, dans une présentation du tronc, le siége vient se dégager le premier, alors que la partie primitivement arrivée dans l'excavation reste en place.

Ainsi, admettons encore une première position de l'épaule gauche ; le fœtus, sous l'empire des efforts utérins, se fléchit fortement sur son grand axe et tend à s'engager en double. Ce mouvement de descente est arrêté par le cou qui n'est pas assez long pour mesurer la hauteur de la paroi latérale du petit bassin. Il se fait alors un mouvement de rotation de gauche à droite, qui ramène la tête au-dessus de la symphyse pubienne et le siége vers la courbure sacrée. L'épaule descend jusqu'au détroit inférieur et se loge dans le vide de l'arcade des pubis, tandis que le côté du cou s'applique et vient se fixer derrière la symphyse dont il peut mesurer la hauteur. Ce mouvement de rotation s'exécute pour les mêmes motifs que celui du sommet ou de la face dans ces présentations, c'est-à-dire que l'épaule, qui est descendue aussi bas que possible, trouve moins de résistance en dedans de la part de l'arcade pubienne au niveau de laquelle elle est parvenue, qu'en dehors ; que, de son côté, le siége se loge plus facilement en dedans, vers la gouttière sacrée, qu'en dehors où il rencontre la résistance de la paroi postéro-latérale du canal pelvien. Ce mouvement doit nécessairement se produire dans ce sens, car, si l'épaule reste en place, l'accouchement est impossible; si elle pivote en dehors, il l'est plus encore, car les difficultés augmentent, puisque les parois de l'excavation deviennent d'autant plus hautes qu'on se rapproche davantage de la partie postérieure de ce canal.

Une fois sous la symphyse pubienne, l'épaule devient immobile; l'effort expulsif continue néanmoins à s'exercer suivant l'axe utérin, et il sollicite de plus en plus le siége en bas et en arrière ; mais la réaction du plan postérieur de l'excavation, repousse peu à peu vers l'orifice vulvaire la partie latérale de la poitrine, puis le flanc et finalement les fesses qui sont bientôt suivies des membres inférieurs qui se défléchissent. En sortant, le tronc subit un mouvement de spirale qui ramène le dos en avant; enfin, les épaules et la tête sont expulsées comme dans les présentations ordinaires du siége.

L'évolution spontanée est d'autant plus facile que le fœtus est plus petit, le bassin plus large, les contractions plus fortes et les parties molles moins résistantes. Cependant, malgré ces avantages apparents, l'accoucheur ne doit pas y compter et ce serait témérité de rester inactif en face d'une présentation du tronc.

ART. IV. — Signes de vie et de mort de l'enfant pendant la gestation.

Cette question est de la plus haute importance, tant pour l'accoucheur qui tient à sauvegarder sa réputation, que pour la famille, toujours inquiète et désireuse de savoir le résultat probable de l'événement.

On pourra reconnaître que l'enfant est vivant :

1° A la bonne santé de la mère qui, pendant toute sa grossesse, n'aura été atteinte d'aucune maladie grave, ni de commotions physiques ou morales profondes ;

2° Au développement progressif et régulier du ventre et des seins ;

3° Aux mouvements actifs du fœtus bien constatés, et à plusieurs reprises ;

4° A l'existence évidente des bruits du cœur ;

5° A la formation d'une tumeur sanguine, élastique, sur la partie qui se présente, quand le travail est lent et les membranes rompues ;

6° A la présence des pulsations funiculaires lorsque le cordon est accessible.

L'absence de ces signes, comme :

1° L'état maladif habituel de la mère, les coups, les chutes, les émotions vives, les convulsions, etc., dont elle aurait été atteinte pendant la gestation ;

2° L'affaissement de son ventre et de ses mamelles ;

3° La cessation des mouvements actifs et des bruits cardiaques du fœtus, alors qu'ils ont été manifestement perçus précédemment ;

4° La sensation, dans l'abdomen, d'un corps inerte qui obéit aux lois de la pesanteur en suivant les diverses inclinaisons du tronc ;

5° Enfin, des eaux troubles, bourbeuses, fétides, seront autant de phénomènes qui devront faire craindre la mort de l'enfant. On en aurait des signes bien plus certains encore si, dans le cas de procidence du cordon dépassant le vagin, ou seulement accessible au doigt, cet organe était flétri, mou, d'une couleur brune ou verdâtre et, surtout, s'il était froid et privé de pulsations :

6° Le soulèvement et la chute de l'épiderme annoncent aussi presque toujours une mort qu'on peut faire remonter à plusieurs jours. On ne doit pas oublier cependant que, même dans le sein de sa mère, l'enfant peut être atteint d'une affection bulleuse qui laisse sur les doigts des débris d'épiderme. J'ai déjà fait remarquer également que le siége et la face, longtemps retenus dans le vide du col, se couvrent souvent de larges vésicules contenant un liquide citrin. Dans ces cas, l'auscultation sera d'un très-grand secours.

ART. V. — De la conduite à tenir pendant et après l'accouchement naturel.

§ 1. — Soins a donner a la femme pendant le travail.

Appelé pour un accouchement, l'accoucheur doit emporter avec lui des lancettes et une sonde de femme. S'il était éloigné de son domicile et dans une localité isolée, il serait prudent qu'il se munît d'un forceps, de seigle ergoté en grains (1) ou fraîchement pulvérisé ; enfin d'un peu de laudanum, pour s'en servir, le cas échéant, sans devoir perdre un temps précieux à se procurer ces objets.

(1) Si, au moment du besoin, on n'avait ni pilon, ni mortier, on placerait les grains d'ergot dans un linge pour les réduire en poudre fine avec un marteau ou tout autre instrument qui pût en tenir lieu. On pourrait encore se servir avec avantage d'un moulin à café, à l'aide duquel on obtiendrait une pulvérisation plus uniforme et plus rapide.

Il convient aussi qu'il se fasse annoncer à la femme et, après quelques questions d'à-propos, tant pour la rassurer que pour captiver sa confiance, il demandera à l'examiner, afin de se convaincre de la grossesse, de la marche et de la nature des douleurs. L'état des parties molles externes, la conformation du bassin, la situation de l'utérus, le degré de dilatation et de dilatabilité du col, l'existence ou la rupture de la poche des eaux, la recherche de la présentation et de la position, l'état de vie ou de mort de l'enfant, seront de sa part l'objet de la plus scrupuleuse attention. Si les douleurs sont fréquentes et l'orifice utérin souple et dilaté, si les membranes bombent fortement ou sont déjà rompues, c'est un signe que l'accouchement ne va plus tarder.

On fera choix, autant que la chose est possible, d'une chambre assez vaste, bien aérée, d'une température moyenne et exempte d'odeur bonne ou mauvaise, ce qui prédispose toujours à la céphalalgie.

On aura sous la main un fil ciré ou ruban à ligature, des ciseaux mousses pour la section du cordon, de l'eau tiède pour bain, du vinaigre, des spiritueux, une plume d'oie garnie de ses barbes, un linge ou de petits carrés de papier troués pour l'insufflation pulmonaire; enfin tout ce qui est propre à ranimer l'enfant en cas de besoin.

L'accoucheur doit veiller lui-même à la toilette de la parturiante, afin qu'on n'ait pas à devoir la changer et la découvrir après l'accouchement; pendant que la garde y procède, sur ses indications, il aura la délicatesse de se retirer dans une pièce voisine. Voici la toilette que je fais faire habituellement :

D'abord une première chemise qui recouvre la partie inférieure du tronc et qui s'arrête, afin de pouvoir la dégager par le bas, à la ceinture où elle est retenue par une grosse épingle ; une seconde chemise pour la partie supérieure du corps, les bras étant passés dans les manches. Cette seconde chemise est repliée et arrêtée là où l'autre commence, c'est-à-dire à la taille, de telle façon qu'elle ne peut jamais se salir quoiqu'il advienne. Au-dessus, un jupon en coton ou en flanelle suivant la saison, et puis une simple jacquette ou un peignoir, un mouchoir de cou pour les épaules, et un bonnet léger pour la tête ; enfin, des bas retenus par des jarretières très-lâches et des pantouffles aux pieds.

Il faut ensuite s'assurer de la libre excrétion des urines et des matières fécales, et puis congédier avec ménagement toute personne inutile ou désagréable à la femme.

Après cela, on disposera le lit de travail. Je donne toujours la préférence au lit de sangles ordinaire ; je l'applique par une de ses extrémités contre un mur en ayant soin de laisser à ses côtés toute liberté de circulation ; je le garnis d'une paillasse dans toute sa longueur, et puis d'un matelas plié de manière à ce que le bout inférieur dépasse un peu le bout supérieur tout en laissant cependant une partie de la paillasse à découvert. Du côté de la tête, je place des traversins et des oreillers en quantité suffisante pour former un plan légèrement incliné, assez raccourci pour que la femme, quand elle s'y trouve couchée, ait les jambes fléchies et que ses deux pieds puissent prendre un point d'appui solide sur la barre transversale du lit.

Je prends ensuite une toile imperméable que j'interpose entre les deux portions d'un drap de lit plié en double. Le côté de la duplicature est dirigé en haut et fixé au matelas ou au traversin par trois épingles ; les autres côtés sont roulés sur eux-mêmes et repliés sous la moitié inférieure du matelas. Je recouvre ensuite le tout d'une autre toile cirée ou d'une couverture grossière de coton, garnie elle-même d'un drap de lit.

Nous verrons tantôt l'avantage de ces dispositions, qui permettent de faire un accouchement dans les salons les plus riches, sans faire la moindre tache.

Pendant tout le premier temps du travail, la femme peut se promener et prendre telle position qui lui convient, à moins qu'elle ne soit menacée d'hémorrhagie, de chute de matrice ou atteinte d'obliquité de cet organe. Elle gardera le lit quand le col est dilaté, que les membranes sont rompues et que le travail marche régulièrement.

La rupture de la poche amniotique doit être confiée à la nature. On ne serait autorisé à la rompre que dans les circonstances suivantes :

1° Quand le col est complétement dilaté ;

2° Quand la position est favorable et bien connue ;

3° Quand la partie qui se présente est assez engagée pour faire espérer sa prompte expulsion.

Cependant, on devrait provoquer l'écoulement des eaux, avant l'entière dilatation du col : 1° lorsque les parois utérines se trouvent affaiblies par une trop grande distension et qu'il y a, de ce chef, du retard dans l'accouchement ; 2° lorsque le fœtus est mobile et qu'il prend des attitudes différentes. On se hâterait, dans ce cas, de le fixer par la rupture artificielle des membranes, dès qu'il offrirait une des extrémités de son grand axe.

Cette rupture s'opère, pendant la contraction, soit par l'amincissement des tuniques avec l'ongle de l'index, soit par un coup vif qu'on leur imprime, avec le bout du doigt; lorsqu'elles résistent, on en fait la ponction à l'aide d'un instrument quelconque, d'un stylet mousse, d'une plume, d'une tige en bois, taillées en pointe, que l'on dirige le long du doigt jusque sur la poche qui bombe. Je me sers ordinairement, pour faire la chose à l'insu de la femme, de mon crayon de calpin.

La seconde période du travail est souvent accompagnée de douleurs de reins, de crampes dans les jambes, que l'on soulage par une forte pression sur le sacrum ou sur les genoux, et par des frictions exercées avec la main sur les membres.

Il n'est réellement utile et convenable d'engager la femme à faire des efforts d'expulsion, pendant la douleur, que lorsque la tête ou la partie fœtale qui se présente vient faire saillir le périnée. C'est alors le moment de soutenir cette région, dans le double but d'en prévenir la déchirure et de faciliter le mouvement de dégagement de la tête. Pour cela, l'accoucheur se place du côté droit, applique la main droite sur toute la surface périnéale, le pouce vers la cuisse droite, le bord radial vers la vulve, et le bord cubital vers l'anus, où il presse plus fort, pour favoriser l'extension ou la flexion. Les doigts de la main gauche sont appliqués sur la partie qui se dégage, afin de la retenir si elle menaçait de sortir avec trop de précipitation.

On peut encore maintenir le périnée en se plaçant vis-à-vis de la femme et en appuyant le bord radial de la main gauche près de la commissure postérieure de la vulve, le pouce appliqué le long de la grande lèvre droite. Par ce procédé, on facilite très-bien le dernier temps du travail, l'extension ou la flexion ; les parties molles, graduellement distendues, suivent, ainsi que la main dont on relève le talon, la progression de la tête ou du siége sans courir autant le risque de se déchirer.

Dans ce cas, ce serait la main droite qui s'opposerait à un dégagement trop brusque du fœtus.

C'est une erreur de croire que pour éviter la déchirure du périnée, on est obligé d'y appuyer avec une très-grande force. Nous pensons, au contraire, que s'il fallait adopter une règle générale, il vaudrait mieux s'abstenir que de le soutenir trop vigoureusement. Le praticien ne doit jamais oublier que ce n'est que par la distension de la gouttière périnéale, et surtout de la portion de cette région qui ferme la moitié antérieure du détroit inférieur, que l'ouverture de sortie devient assez grande. En y pressant trop fort, on contrarie cette ampliation, on l'empêche de s'effectuer, et l'on retarde l'expulsion du fœtus en même temps qu'on favorise la rupture centrale.

S'il arrivait que le col de la matrice descendît avec l'enfant, on le soutiendrait et le refoulerait par quelques doigts appliqués sur son bord, pendant la contraction.

Lorsque le périnée bombe fortement, que la partie

fœtale qui vient y presser tarde à franchir l'orifice vulvaire et que les organes sont secs, je me borne à laisser
tomber quelques cuillérées d'huile dans la gouttière périnéale en la creusant un peu, pendant l'intervalle des
douleurs, avec deux doigts y introduits ; mais jamais on
ne doit chercher à accélérer la dilatation des organes
en les tiraillant ou en pressant en différents sens.
Mme La Chapelle condamne ces manœuvres comme très-
dangereuses et J. Guillemeau disait aussi que *surtout en
cet acte icy, le devoir de la sage-femme sera tel de ne rien
précipiter ni haster; se donnant de garde d'eslargir par force
le passage de l'enfant.*

Lorsque la tête est expulsée, on la soutient, et l'on
s'assure si le cordon ne fait pas de circulaire autour du
cou ; dans ce cas, on le couperait immédiatement, dans
la crainte que l'enfant ne succombe. Le jour où j'écrivais ces lignes, je vis un enfant dont les circulaires
autour du cou avaient tellement gêné le cours du sang
que des ecchymoses s'étaient formées dans les conjonctives et dans les paupières du fœtus. A mesure que le
tronc sort, on le soulève légèrement vers le pubis. Si les
épaules tardaient à se dégager, si la figure devenait
bleuâtre, on irait accrocher le bras postérieur en insinuant le bout de l'index dans l'*aisselle*, contre le thorax,
avec précaution de ne pas détacher l'épiphyse humérale,
par trop d'écartement de la partie supérieure du membre,
et l'on ferait l'extraction en soulevant le tronc.

Dans les présentations pelviennes, il faut surveiller la
tige ombilicale, et laisser agir la nature, afin d'éviter le
redressement de la tête. Lorsque cette partie reste seule

dans l'excavation, il faut engager la femme à pousser, et favoriser la flexion en relevant le fœtus directement vers le pubis lorsque l'occiput est revenu en avant, en l'abaissant, au contraire, vers l'anus, lorsqu'il est resté en arrière (*voir* l'article *Version*).

§ 2. — RÉGIME DES FEMMES EN TRAVAIL.

Lorsque le travail marche régulièrement, que tout fait prévoir une terminaison prochaine, on n'accorde rien à la femme ou, tout au plus, un léger bouillon. Mais, si les forces étaient épuisées par la longueur du travail, on les ranimerait par du consommé, de l'eau vineuse, du café noir. La soif sera apaisée par des boissons rafraîchissantes, comme de l'eau sucrée, de la limonade de groseilles ou du tilleul en infusion. Toutes les liqueurs alcooliques, le vin chaud, l'eau-de-vie, qui activent la circulation et pourraient provoquer des hémorrhagies, seront sévèrement interdits.

§ 3. — SOINS A DONNER A LA FEMME APRÈS LE TRAVAIL.

La délivrance opérée, on couche la femme horizontalement et l'on s'assure, par le palper abdominal, quel est l'état de la matrice. Se présente-t-elle à l'hypogastre sous forme d'une tumeur dure, arrondie, c'est que ses parois se contractent ; est-elle, au contraire, molle, flasque, dépressible, il faut se hâter d'en exciter le resserrement par des frictions sur l'abdomen, et, s'il y avait hémorrhagie, par le massage de l'organe, la compression

de l'aorte et l'administration de l'ergot de seigle. Il
faut aussi s'assurer si le placenta n'a pas entraîné
avec lui le fond de l'utérus, et y remédier immédiatement s'il y avait chute ou renversement de ce
viscère.

On s'occupe ensuite de mettre la femme à sec, ce qui
est très-facile et très-expédif quand on a pris les dispositions que nous avons indiquées. L'accouchée continue à
rester couverte du drap ou de la couverture qu'elle avait
pendant le travail ; on passe les deux mains sous ces
couvertures et on l'engage à soulever un peu le siége
en s'appuyant sur les mains et sur les pieds, tandis
qu'on retire de dessous elle le jupon et la première chemise qui s'arrêtait à la taille ; on enlève ensuite la gar-
niture sur laquelle elle reposait, et qui est souillée ; elle
repose alors tout à fait à propre sur la première toile
cirée. Le drap qui contient celle-ci est enfin étalé et
ramené autour du corps de l'accouchée qui se trouve
ainsi comme dans un maillot. On a pris soin de lui
appliquer au préalable sur la vulve un linge chauffé, plié
en plusieurs doubles.

L'accoucheur porte alors la femme dans le lit, où elle
doit passer le temps de ses couches. Jamais, on ne doit
lui permettre de s'y rendre à pieds.

Il convient, après cela, d'appliquer une serviette ou
un bandage de corps modérément serré autour du
ventre, pour en soutenir les parois affaiblies par la
grossesse, pour prévenir les syncopes possibles par
l'afflux trop rapide du sang dans les vaisseaux abdominaux et surtout, si l'on a affaire à une dame du monde,

pour ne pas s'exposer à être accusé plus tard d'imprudence ou d'impéritie, si la taille restait volumineuse.

§ 4. — SOINS ET RÉGIME QUE RÉCLAMENT LES FEMMES EN COUCHES.

La chambre d'une accouchée doit être vaste, tranquille et d'une propreté exquise; l'air doit y être pur, exempt de toute odeur qui serait cause souvent de maux de tête. On le renouvellera une ou deux fois le jour et cela avec précaution; on fermera les rideaux pour modérer la lumière quand elle est trop vive. Les linges doivent être souvent changés, être secs et chauds; les parties génitales seront lavées à diverses reprises dans la journée et tenues aussi propres que possible.

Pendant les premiers jours, la femme ne devra se livrer à aucun exercice; cependant, elle pourra se mouvoir dans son lit et se mettre sur son séant, ce qui facilitera l'écoulement des lochies. Après la fièvre de lait, il lui sera permis de se lever un peu chaque jour, mais elle ne commencera à marcher dans sa chambre, que vers le dixième. Elle ne sortira que du quinzième au vingtième jour, en ayant soin de se bien vêtir, surtout si la saison réclame cette sage mesure.

L'alimentation doit être douce et de facile digestion d'abord. La femme qui nourrit, n'a guère à changer à sa manière de vivre habituelle. Lorsque la fièvre de lait est passée, on permettra quelques légumes, des œufs frais, des viandes blanches avec un peu d'eau rougie, etc. Le régime est, du reste, subordonné à l'état général de l'accouchée. Dans l'intervalle des repas, elle prendra pour boisson une infusion de tilleul, de chiendent ou de l'eau d'orge.

Il faut veiller à ce que l'excrétion des urines et des matières fécales se fasse régulièrement. La constipation, assez ordinaire après un accouchement, sera levée par une cuillerée de tamarin ou d'huile de ricin, le quatrième ou le cinquième jour. On pratiquerait le cathétérisme s'il y avait rétention urinaire.

Il faudrait recourir plus tôt aux purgatifs, si la femme n'avait plus eu de selles depuis quelque temps avant ses couches et surtout si, ce qui arrive parfois, l'accumulation des matières dans l'intestin provoquait des coliques et même des douleurs abdominales qui pourraient, si l'on n'y prenait garde, faire croire à une péritonite. Dans ce cas, la douleur siége dans l'hypochondre gauche et l'on sent un empâtement manifeste sur le trajet du colon descendant et de l'S iliaque. On ferait préférablement usage des purgatifs salins, tels que le sulfate de magnésie et de soude, lorsque l'accouchée ne doit pas allaiter.

On préviendra l'engorgement laiteux des mamelles chez les femmes qui ne nourrissent pas, en leur faisant observer une diète plus sévère et en entourant les seins de linges chauds, d'ouate, d'étoupe ou de cataplasmes. La compression méthodique de ces organes, à l'aide d'une bande roulée et amidonnée, est souvent aussi couronnée de succès. Dans le vulgaire on emploie beaucoup, à titre de lactifuge, un moyen qui nous a toujours paru au moins inoffensif : c'est le persil ou le cerfeuil pilé et appliqué dans les aisselles et sur les seins sous forme de cataplasme.

§ 5. — DES SUITES DES COUCHES.

On appelle *suites des couches* le temps qui s'écoule depuis la parturition jusqu'au jour où les organes générateurs sont revenus à leur état normal. Ce temps offre quelques phénomènes remarquables qui sont : 1° les tranchées utérines ; 2° les lochies ; 3° la fièvre de lait.

A. — *Des tranchées utérines.*

Dès qu'elle est débarrassée du produit de la conception, la matrice, en vertu de sa contractilité de tissu, revient sur elle-même ; ses parois se dégorgent, des caillots se forment dans sa cavité et provoquent, par leur séjour, de nouvelles contractions accompagnées quelquefois de douleurs assez fortes. Ce sont les *coliques* ou *tranchées utérines*. Ces arrière-maux sont plus ou moins aigus suivant la sensibilité de la femme et l'irritabilité de la matrice. En général, ils sont plus prononcés chez les multipares et chez celles dont l'accouchement a été trop prompt parce que, chez elles, le retrait de l'utérus est plus lent et plus difficile. Ils sont, au contraire, plus faibles, plus courts et parfois nuls, chez les primipares et chez celles dont le travail, long et pénible, a permis aux parois utérines de se dégorger en partie du sang qu'elles contenaient. Les tranchées sont toujours suivies de l'expulsion de quelques caillots ou de lochies. Leur durée est de un à sept jours.

L'intermittence de ces douleurs et l'absence de fièvre les feront facilement distinguer de celles qu'occasionnent une péritonite, ou l'inflammation d'un viscère abdominal quelconque. Celles-ci sont fixes, permanentes, s'exaspèrent par la pression et s'accompagnent toujours d'un état fébrile plus ou moins prononcé.

Des linges chauds ou des cataplasmes appliqués sur le ventre, arrosés de laudanum, ou des lavements laudanisés au besoin, suffisent ordinairement pour les calmer quand la femme en est vivement tourmentée.

B. — *Des lochies.*

On nomme ainsi les matières qui s'échappent par la vulve, depuis l'instant de la délivrance jusqu'à ce que la matrice ait repris son état normal.

Dans les premiers moments qui suivent l'accouchement, il s'écoule du vagin un sang pur et même des caillots noirâtres, plus ou moins volumineux. A mesure que l'utérus se contracte, les vaisseaux se rétrécissent, le liquide qui s'échappe est moins consistant et, au bout de douze à quatorze heures, ce n'est plus qu'une sérosité légèrement sanguinolente qui persiste ainsi pendant cinq à six jours. A cette époque, on ne remarque plus de sang, et les lochies sont composées d'un liquide blanc-jaunâtre, très-épais. Eu égard à leur aspect, elles ont donc été distinguées en *lochies sanguines, lochies séreuses* et *lochies puriformes* ou *laiteuses*. Elles sont ordinairement supprimées pendant la fièvre de lait.

Leur quantité est aussi variable que leur durée qui est de quinze jours à six semaines. Leur odeur est caractéristique. La fétidité et surtout l'aspect sale, brunâtre qu'elles affectent quelquefois, sont des signes fâcheux qui dénotent presque toujours une maladie grave de la matrice ou du vagin. Il faut alors, plus que jamais, de grands soins de propreté, une chambre vaste et saine, et recourir aux injections aromatiques ou d'eau chlorurée.

C. — *De la fièvre de lait.*

On désigne, sous ce nom, un état fébrile éphémère qui s'empare de la femme récemment accouchée, et qui dépend, sans doute, de la fluxion que la nature suscite vers les mamelles, pour y établir la sécrétion laiteuse. Les seins qui, pendant la gestation, avaient déjà pris du développement, ne laissent d'abord suinter, par la succion, qu'un liquide épais, jaunâtre, appelé *colostrum*, qui paraît avoir des propriétés laxatives. Le troisième ou le quatrième jour des couches, la fièvre de lait s'annonce par quelques frissons, un peu de malaise, de la sécheresse à la peau ; les mamelles se tendent, se tuméfient parfois jusqu'aux aisselles et deviennent douloureuses ; les veines de leur surface se gonflent, les lochies se suppriment. Il y a de la céphalalgie, de l'accélération dans le pouls, gêne respiratoire, chaleur à la peau, coloration de la face, injection des conjonctives, soif, langue blanche, constipation.

Pendant cette période, la femme doit être soumise à une diète absolue: Après une durée de douze à vingt-quatre heures, l'état fébrile tombe, une sueur abondante survient, les seins diminuent, se ramollissent, et le lait coule, d'abord jaunâtre, puis blanc et crémeux.

Les phénomènes de la fièvre de lait ne sont ni invariables dans l'époque de leur apparition et dans leur intensité, ni d'une existence constante. S'il est vrai qu'ils se manifestent ordinairement trois ou quatre jours après l'accouchement, ils peuvent aussi apparaître plus tôt ou beaucoup plus tard; M. Van-Huevel rapporte même ne les avoir vus se déclarer qu'au troisième mois, chez une dame qui, dès le début de ses couches, avait été atteinte de métro-péritonite. Ils sont en général plus intenses et leur durée est plus longue chez les femmes qui ne nourrissent point. Enfin, la sécrétion laiteuse peut s'établir sans éveiller le moindre mouvement fébrile, ce qui arrive quelquefois chez les primipares et surtout chez les accouchées qui allaitent immédiatement leurs enfants.

A la suite de l'accouchement, il survient quelquefois du relâchement dans les symphyses du bassin. La marche est alors impossible, douloureuse ou tout au moins extrêmement pénible. L'indication consiste dans le repos absolu et dans l'immobilisation des articulations pelviennes par une large ceinture, très-résistante, qui embrasse la circonférence du bassin, depuis le trochanter jusqu'à la crête iliaque.

ART. VI. — Soins à donner à l'enfant.

Dès que le fœtus est dégagé, l'accoucheur le place en travers, entre les cuisses de la femme, le dos tourné vers la vulve, afin de ne pas mettre sa figure en regard du sang qui s'écoule de la matrice et qui pourrait, dans ce cas, s'introduire dans sa bouche.

1º *S'il est bien portant*, qu'il respire et crie, je place deux ligatures, à 3 ou 4 centimètres (12 à 18 lignes) d'intervalle,

la première distante de deux travers de doigt environ
de l'ombilic, et puis je fais la section entre les deux liens.
Il est bien entendu qu'on ne pose la ligature ombilicale
qu'après s'être assuré que le cordon ne contient point
d'anse intestinale ; elle doit être assez serrée pour
empêcher l'écoulement du sang, mais pas trop, cependant, dans la crainte d'en couper les tuniques vasculaires.

En procédant de cette manière, l'enfant ne perd pas
une goutte de sang et l'on n'a pas à redouter, chose rare
il est vrai, une hémorrhagie par le bout placentaire du
cordon.

A la rigueur, on pourrait, d'après M. Belluzzi, se
dispenser de lier la tige ombilicale si, avant de la
couper, on attendait que le placenta soit spontanément
détaché. Tout en reconnaissant que, dans ce cas, le bout
fœtal ne donne plus ordinairement lieu à une perte de
sang, nous croyons plus sage cependant d'y apposer une
ligature parce que si, momentanément, la circulation
pulmonaire vient à être entravée, les fonctions du trou
de Botal et du canal artériel se rétabliront et, avec elles,
le passage d'une plus grande masse de sang dans l'aorte
abdominale et de là dans les vaisseaux ombilicaux.

L'enfant, séparé de sa mère, est ensuite plongé dans
un bain d'eau tiède, ou nettoyé avec de l'huile, du
beurre frais, du cérat, ou un jaune d'œuf, afin de
débarrasser son corps de l'enduit graisseux qui le
recouvre. Une petit compresse carrée, de plusieurs
doubles, imbibée d'huile ou de cérat, percée à son
centre d'une ouverture pour laisser passer le bout funi-

culaire sans l'étrangler, dans la crainte de tirailler les vaisseaux lorsqu'on la change, est appliquée sur l'anneau ombilical et repliée sur le cordon. Il est d'usage de placer celui-ci plutôt du côté gauche de la ligne médiane que du côté droit, et cela uniquement dans le but de prévenir la compression que le bout desséché exercerait sur le foie si volumineux de l'enfant. Ce petit appareil est recouvert ensuite d'une seconde compresse et d'un bandage de corps pour maintenir le tout.

Avant d'habiller l'enfant, il convient d'en faire un examen attentif : de voir s'il n'existe aucun vice de conformation et si toutes les ouvertures naturelles sont libres. Ses vêtements seront chauds, légers, souples et très à l'aise, les bras resteront libres. Il faut proscrire comme éminemment nuisibles à la respiration, à la circulation et aux fonctions digestives, les anciens maillots dont la constriction constitue une véritable torture. Pendant les jours qui suivent, on veillera à ce que les urines et les matières fécales aient un libre cours.

Le cordon ombilical tombe du quatrième au sixième jour, quelquefois plus tôt, rarement plus tard. Dans l'espace de dix-huit ans, on n'a vu à la Maternité de Bruxelles que quatre enfants chez lesquels le cordon persistait encore au dixième jour de leur naissance. Lorsque cette chute s'opère, il y a ordinairement une petite plaie qui se cicatrise promptement ; d'autres fois, cette plaie bourgeonne et produit un suintement fétide. Il faut alors déprimer ces fongosités avec la pierre infernale, ou bien par des applications répétées de poudre d'alun ou de calomel ; j'en ai vues de si exubérantes, que je devais les lier ou les exciser et puis en cautériser la base. Enfin, il se déclare parfois, au moment de la chute du cordon, une hémorrhagie plus ou moins abondante. Si l'alun, le tannin, le bol d'Arménie, le perchlorure de fer, ne parvenaient pas à arrêter l'écoulement sanguin, il faudrait recourir à la ligature en masse à l'aide de deux épingles placées en croix à travers la base du cordon et au-dessus desquelles on passerait un long fil contourné en huit de chiffre.

2° L'enfant peut naître dans un *état d'asphyxie*, voisin de la mort, par suite de la longueur du travail, de la compression du cordon, de son entortillement autour du cou, ou bien encore à cause du décollement prématuré du placenta. On reconnaîtra cet état à ce que les muscles sont sans mouvements, la face boursoufflée et d'un aspect bleuâtre, avec relâchement des lèvres, et de la mâchoire inférieure ; les pulsations de la tige ombilicale sont obscures ou insensibles ; du méconium s'est échappé par l'anus.

Dans ce cas, on doit se hâter de dégager le cerveau par la section prompte du cordon dont on laisse écouler quelques cuillerées de sang ; ou par l'application d'une sangsue derrière chaque oreille, si celui-ci ne saigne plus. S'il y avait des mucosités dans la gorge, on les enlèverait avec les barbes d'une plume et l'enfant serait mis au bain. On stimulerait la peau par des frictions sèches avec la main, une brosse ou des eaux spiritueuses ; les muqueuses du nez, de la gorge seront irritées par l'introduction d'une plume. Enfin, on fera l'insufflation, soit directement avec la bouche à travers une carte ou un linge percés d'un trou, soit avec une sonde ou un tube quelconque, tandis qu'on exerce une pression à la base du thorax pour simuler l'expiration.

3° Tous ces moyens seraient également applicables, si le nouveau-né était dans un *état de syncope*, caractérisé par la flaccidité des membres, la pâleur de tout le corps, la décoloration de la face et la faiblesse des battements du cœur. Seulement, dans cette circonstance, il faudrait retarder la section du cordon, afin de ne pas interrompre brusquement la circulation utéro-placentaire ; il conviendrait même, pour éviter toute perte de sang, d'en faire la ligature, avant de le couper. Enfin, ces enfants, ainsi que ceux qui sont nés prématurément, seront gardés dans une douce chaleur, entourés d'ouate ou de coton.

On voit souvent se développer, chez les enfants nés de quelques jours, un gonflement des seins qui laissent suinter, par expression, un liquide séro-lactescent. D'après M. Mattei, cet engorgement provient de ce qu'après l'occlusion des vaisseaux ombilicaux, le sang arrive forcément en plus grande abondance vers les parois thoraciques par les artères épigastriques qui communiquent avec les mammaires. Cette suractivité dans la circulation de ces derniers vaisseaux serait ainsi la cause de l'engorgement en question.

Cet engorgement est parfois très-douloureux ; je l'ai vu se terminer par un abcès. Au début, on y appliquera de l'ouate et, plusieurs fois par jour, on pressera légèrement le mamelon, pour en faire sortir le fluide lactes-

cent qui s'y trouve. S'il y a des signes d'inflammation,
ils seront combattus par des émollients, tels que les
cataplasmes de mie de pain ou de farine de guimauve.
On ouvrirait l'abcès quand il y aurait indication.

CHAPITRE IV.

DE L'ALLAITEMENT OU LACTATION.

Dès que l'enfant a passé de la vie utérine à la vie
extra-utérine, il faut, pour qu'il continue de vivre et de
se développer régulièrement, qu'il ait une nourriture en
harmonie avec la délicatesse de ses organes. C'est ce qui
constitue l'*allaitement* ou la *lactation*, que l'on distingue
en *maternel*, *étranger* et *artificiel*.

ART. Ier. — Allaitement maternel.

Toutes les fois qu'une femme jouit d'une bonne santé,
que sa constitution n'est altérée par aucun vice hérédi-
taire, il est de son devoir et il rentre dans les vœux de
la nature qu'elle allaite elle-même l'enfant auquel elle
vient de donner le jour. La mère, de son propre aveu,
établit, par cette conduite, une liaison plus affectueuse
entre elle et son fruit ; elle se prémunit ensuite, par cela
même, contre plusieurs accidents, dont ne peuvent pas
toujours se garantir celles qui se placent dans des conditions opposées. Ainsi, chez la mère-nourrice, la fièvre
de lait manque ou est peu sensible ; l'engorgement dou-

loureux des mamelles est moins à craindre ; et puis, le surcroît de vitalité des seins exerce sur l'utérus une influence dérivative dont on ne peut méconnaître le puissant avantage. En effet, l'irritation, la congestion qui persistent dans cet organe et ses annexes chez les femmes qui n'allaitent pas, peuvent se transformer en une inflammation aiguë ou, passant à l'état chronique, avoir des suites plus fâcheuses encore ; y déterminer, par exemple, une dégénérescence ou, tout au moins, un engorgement morbide.

Quant au nouveau-né, nul doute que le lait récemment sécrété dans les seins de sa mère ne convienne mieux à ses organes et ne soit plus facilement digéré que celui déjà ancien d'une nourrice étrangère. Dans tous les cas, rien ne peut égaler, auprès de lui, la sollicitude maternelle, ni les soins assidus et intelligents dont il est alors sans cesse entouré.

Malheureusement, il est quelquefois impossible à l'accouchée de remplir la mission à laquelle la plupart des femmes se sentent instinctivement portées ; souvent, en effet, ce serait à leur préjudice ou à celui de leur enfant qu'on leur en imposerait l'obligation. Citons les principaux motifs dont l'existence est de nature à venir ainsi contrarier une femme dans l'accomplissement, jusqu'au bout, de ses devoirs de mère.

Les causes qui s'opposent à l'allaitement maternel, sont distinguées en *réelles* et en *secondaires* : les premières sont permanentes, irremédiables ou à peu près ; les secondes sont temporaires et susceptibles d'une amélioration plus ou moins rapide.

§ 1. — DES OBSTACLES RÉELS A L'ALLAITEMENT MATERNEL.

Les obstacles réels principaux qui s'opposent à l'allaitement par la mère, sont :

1° L'*absence complète de mamelon*, ou de *sécrétion laiteuse* ;

2° Un *lait de mauvaise qualité* ou peu *assimilable* aux organes de l'enfant auquel il est destiné. On voit des femmes, très-bien constituées d'ailleurs, dont le lait, quoique abondant et du meilleur aspect, est impropre à l'alimentation de leurs enfants, qui dépérissent au lieu de profiter ;

3° Les *maladies contagieuses, héréditaires*, comme la syphilis. Si la mère avait contracté ces affections après son accouchement, elle devrait renoncer à nourrir ; mais si déjà elle en était atteinte pendant sa grossesse, il serait de son devoir d'allaiter, pour que les moyens thérapeutiques qui lui sont appliqués agissent aussi sur son enfant qui, dans ces cas, est infecté de la même maladie ;

4° La *phthisie*, la *scrophule*, le *rachitis*, le *scorbut*, enfin les *maladies chroniques*. En allaitant, la mère aggrave le mauvais état de sa santé ; de plus, l'enfant ayant apporté en naissant une prédisposition à ces vices constitutionnels, on ne peut espérer la corriger qu'en lui donnant une nourrice saine et vigoureuse ;

5° L'existence chez la mère de *prédispositions évidentes* à certaines maladies. Dans ces cas, il y aurait à craindre que l'enfant ne suçât avec le lait le germe de ces affections ;

6° Les *maladies qui surviennent pendant l'allaitement*, comme la phlébite utérine, la métrite, la péritonite, l'inflammation des mamelles. Dans ces circonstances, c'est surtout dans l'intérêt de l'enfant qu'on doit le retirer du sein de sa mère. Mais, comme la sécrétion laiteuse constitue une dérivation salutaire à l'extinction des phénomènes morbides qui siégent dans les organes atteints, il sera convenable d'opérer une succion artificielle à l'aide du tire-lait en caoutchouc qui fait l'office de ventouse, ou d'une espèce de tuyau en verre dont la portion évasée s'applique sur la mamelle, tandis que la tige, légèrement recourbée, sert à l'aspiration qui se fait par une personne adulte ou par la malade elle-même ;

7° La *faiblesse de constitution*. Une femme faible ne tarde pas à s'épuiser, à souffrir de la poitrine, du dos, de l'épigastre, des yeux, et à tomber dans un amaigrissement progressif. Il n'est pas rare pourtant de voir des femmes faibles et délicates en apparence, élever des enfants robustes, en conservant elles-mêmes une santé parfaite, pourvu qu'elles aient l'attention de ne pas se fatiguer par une lactation trop fréquente, et d'habituer de bonne heure leur nourrisson à une alimentation supplémentaire ;

8° Les *personnes irritables, passionnées, sujettes à la colère, à l'emportement*, etc. Chez elles, le lait s'altère promptement et provoque chez l'enfant des irritations de l'intestin et du cerveau, suivies souvent de coliques et de convulsions.

§ 2. — DES OBSTACLES SECONDAIRES A L'ALLAITEMENT MATERNEL.

Ceux-ci ne sont que d'une importance médiocre et ne causent, d'ordinaire, qu'un empêchement passager à la lactation maternelle. Ce sont :

1º La *petite quantité de lait*. — La succion des seins, par le nouveau-né, détermine dans ces organes une excitation qui, entretenue et secondée par un régime analeptique, remédie ordinairement à leur défaut d'action. Du reste, on peut suppléer au trop peu de lait de la femme par le lait coupé d'un animal.

2º La *présence des règles*. — Si la femme est forte, si l'enfant n'est pas incommodé par un lait devenu trop séreux, s'il ne dépérit pas, il n'y a pas là de motif absolu pour la mère de renoncer à nourrir. Si le lait était sécrété en trop petite quantité ou si, à chaque époque menstruelle, le nourrisson éprouvait des coliques dues à une altération de ce liquide, on y suppléerait encore par un aliment artificiel.

3º La *grossesse*. — Lorsque, pendant cet état, la femme et l'enfant se portent bien, il n'existe non plus, de ce chef, aucune raison de discontinuer l'allaitement. Cependant, comme la succion pourrait réagir sur l'utérus et y déterminer des contractions, il serait peut-être préférable, dans ce cas, de sévrer l'enfant, en vue de prévenir l'avortement.

4º La *mauvaise conformation du mamelon*. — Dans la plupart des cas, l'obstacle qui résulte de la petitesse du mamelon, peut être enlevé à l'aide de bouts de seins en cuir bouilli, en bois, en caoutchouc, ou mieux avec de

petites cuvettes en verre qui ont l'avantage de recevoir
le lait que la femme perd quelquefois. Si le mamelon
était trop volumineux, la lactation serait difficile, parfois
même impossible.

5° Les *gerçures du mamelon* sont rarement un obstacle
à l'allaitement, attendu qu'on peut calmer les douleurs
que la succion y suscite, à l'aide de bouts de sein, ou en
les recouvrant d'une peau de baudruche percée de quelques petites ouvertures. On les guérit, d'ailleurs, assez
vite, par l'application du mucilage de coing, de beurre
de cacao, par des cautérisations avec le nitrate d'argent
ou, encore, à l'aide du liniment oléo-calcaire. Un moyen
très-expéditif et presque toujours infaillible, consiste
dans l'emploi d'une pommade composée de 4 grammes
(1 gros) de teinture de benjoin et de baume du Pérou,
pour 30 grammes (1 once) d'axonge récente ou de
cérat.

ART. II. — Allaitement étranger.

Peu de mères, sans doute, voient avec indifférence
l'enfant à qui elles ont donné le jour, sucer un lait
qu'elles n'ont pas fourni. Mais, lorsque de puissants
motifs les empêchent d'allaiter, il est aussi de leur devoir
de faire le sacrifice de cette répulsion naturelle et
instinctive qu'elles éprouvent pour une nourrice étrangère, dont il est urgent de faire un choix convenable.

§ 1. — Choix d'une nourrice.

Le choix d'une nourrice est une de ces missions que
l'accoucheur doit considérer comme des plus délicates,

dont il doit s'acquitter avec la plus scrupuleuse attention, et dans laquelle il ne peut prononcer qu'après un
examen consciencieux.

Les conditions qui constituent le type d'une bonne
nourrice peuvent ainsi se résumer :

1° Qu'elle soit âgée de vingt à trente ans ;

2° D'une bonne constitution et d'un embonpoint
médiocre. L'aptitude à une abondante sécrétion laiteuse et à la production d'un lait substantiel, ne
dépend pas des apparences extérieures de force et
surtout de corpulence ;

3° Être accouchée depuis le moins de temps possible,
afin que son lait soit mieux en rapport avec les forces
digestives du nouveau-né qui lui sera confié ;

4° Que les mamelles soient fermes, arrondies, d'un
volume médiocre et sillonnées de veines bleuâtres ; le
mamelon doit être bien formé, conoïde, pas trop gros ni
atteint de crevasses. Les seins volumineux sont, d'ordinaire, abondamment fournis de tissu adipeux qui est
tout à fait étranger à la sécrétion du lait ;

5° Qu'elle soit brune, plutôt que blonde, point rousse
qui est l'attribut du tempérament lymphatique. Cependant, si le nourrisson était faible et débile, il serait peut-
être préférable de lui donner une nourrice blonde dont
le lait, moins fort, serait plus facilement digéré ;

6° Que le teint soit frais, la peau exempte de toute
éruption dartreuse, teigneuse et de transpiration à odeur
forte ; le cuir chevelu dans un grand état de propreté ;

7° Qu'il n'y ait point de cicatrices scrofuleuses, ni
d'engorgement ganglionnaire au cou ;

8° Que les dents soient blanches, unies et ne présentent pas ces stries transversales qui dénotent un rachitisme ancien ; que les gencives soient fermes et en bon état, la gorge saine et que l'haleine n'ait rien de repoussant ;

9° Les organes génitaux doivent être sains et n'être le siége d'aucune trace de maladie spécifique ancienne ni de flueurs blanches ; le pli de l'aine n'offrir aucune cicatrice d'origine suspecte ;

10° Le lait doit être bleuâtre, inodore, d'une saveur très-douce, légèrement sucré et assez consistant pour se maintenir en gouttelette quand on en met sur une surface polie inclinée, ou qu'on le projette sur un carreau de fenêtre ;

11° Enfin, il faut qu'une nourrice soit d'une humeur gaie, douce et uniforme. On n'acceptera pas celle qui serait très-excitable, sujette à des émotions vives de colère, d'emportement, de tristesse, etc.

§ 2. — Précautions a prendre pendant l'allaitement.

Il est bien évident que la sécrétion laiteuse s'établit aussitôt que la délivrance est achevée, quelquefois même dès les derniers mois de la grossesse ; mais ce phénomène ne devient bien sensible, que lorsqu'une certaine quantité de fluide sécrété distend les mamelles et provoque un état fébrile. On peut donc offrir le sein à l'enfant presque aussitôt après sa naissance ; s'il ne s'en montre pas avide, on attendra quatre à cinq heures et même douze à quinze, sans inconvénients, pendant lesquelles on lui donne de l'eau tiède sucrée, une légère décoction d'orge ou de gruau.

Il est convenable, surtout au début de l'allaitement, d'habituer le nourrisson à prendre régulièrement ses repas. Qu'on se garde donc d'imiter la plupart des femmes qui le font téter à toute heure. Cette méthode est nuisible à l'enfant, car il n'en tire aucun profit, puisque le lait n'a pas le temps de s'élaborer, et elle est défavorable à la mère ou à la nourrice qui, ne pouvant y suffire, ne tardent pas à s'épuiser. Il suffit que le nourrisson prenne le sein quatre ou cinq fois le jour et une ou deux fois la nuit. D'ailleurs, il y aurait également des inconvénients à l'astreindre au lait d'une manière exclusive, car, ne suçant que le mamelon, il risquerait de dépérir si l'on était obligé de le sevrer sur-le-champ, à cause de quelque maladie de la mère ou de la nourrice. Aussi, sera-t-il avantageux de l'accoutumer de bonne heure à prendre à chaque repas quelques cuillerées d'une bouillie, ou d'une panade à l'eau, édulcorée avec du sucre blanc.

Il faut aussi que l'enfant fasse des sorties fréquentes. La promenade en plein jour, avec les précautions qu'exigent la saison et la température, aura sur ses forces digestives et sur son développement, la plus heureuse influence. Quels que soient, d'ailleurs, les soins dont on entoure un nouveau-né, il finirait par dépérir, par s'étioler, s'il était constamment privé des bienfaits de l'air et d'un soleil modéré qui donnent du ton, de l'énergie et de l'activité à tous les organes.

Lorsqu'elle offre le sein à son enfant, la mère doit le

placer de manière à ce qu'il puisse avaler facilement, c'est-à-dire dans une position plus verticale qu'horizontale. Il faut prendre garde de ne pas gêner sa respiration en bouchant ses narines contre les seins; ne pas attendre, pour faire têter, que ceux-ci soient trop distendus et douloureux, et toujours les faire tirer tous les deux au même repas ou alternativement, afin que les canaux lactifères puissent être également désemplis. Enfin, lorsqu'il est satisfait, il est plus commode pour la personne qui allaite, et plus salutaire au nourrisson, de le déposer dans son berceau, où son système osseux, encore si mou et susceptible de tant de déviations quand il n'est pas bien maintenu, trouve un point d'appui plus uniforme. On aura la précaution de toujours le placer en face de la lumière et des objets qui l'amusent, de crainte qu'il ne louche et ne regarde de travers.

§ 3. — Des causes qui font refuser le sein par l'enfant, ou rendent la succion difficile.

Parmi ces causes, qui sont nombreuses, il faut ranger :

1° La *tension des seins*, qui produit le tiraillement du mamelon par sa base, et empêche l'enfant de le saisir ou de le conserver après l'avoir pris ;

2° La *déformation du mamelon* qui, habituellement comprimé par des vêtements trop serrés, n'a pu se développer que d'une manière imparfaite.

Dans l'un et l'autre de ces cas, on opérera avec avantage la succion artificielle, ainsi qu'on l'a vu précédemment, au moyen du tire-lait, ou d'instruments en verre munis d'un long tube recourbé, ayant soin de maintenir la turgescence qui s'en est suivie, par l'application de petits chapeaux coniques, connus sous le nom de *bouts de seins ;*

3° La *saveur désagréable du lait*. — Ceci n'existe guère que pendant les premiers jours, alors que le premier lait, le *colostrum* qui répugne tant à l'enfant, n'est pas encore épuisé. Dans ce cas, il faut débarrasser la mamelle de cet objet de dégoût, par la succion artificielle, et donner au nourrisson de l'eau sucrée simplement, ou contenant une faible portion de lait de vache ou de chèvre ;

4° La *faiblesse de l'enfant*. — Lorsque le nouveau-né n'est pas assez fort pour saisir et sucer le sein, il faut le nourrir du lait de la mère, tiré dans un cuiller, jusqu'à ce qu'il soit capable de prendre lui-même son aliment ;

5° *Défaut d'habitude de l'enfant*. — Il est beaucoup d'enfants qui, au début, ne peuvent opérer la succion, uniquement parce qu'ils ont contracté l'habitude de placer la langue au-dessus plutôt qu'au-dessous du mamelon. Il suffit alors de diriger convenablement la langue ou le mamelon, à l'aide du doigt, pour leur faire prendre l'habitude contraire ;

6° Le *coryza*, qui produit l'enchifrènement et l'embarras des fosses nasales, gêne la respiration et force l'enfant à se détacher constamment du sein pour respirer par la bouche. On lui fait alors avaler, avec une petite cuiller, un peu de lait coupé, de l'eau d'orge sucrée ; on le tient chaudement, et, bientôt guéri, il reprend le sein avec avidité ;

7° Le *filet* n'est que le prolongement du frein ou repli

muqueux qui existe au-dessous de la langue, jusqu'à la pointe de cet organe dont il contrarie les mouvements. On en soupçonnera l'existence lorsque l'enfant avale avec facilité ce qu'on lui donne à la cuiller, mais ne peut sucer le mamelon, ni le doigt qu'on lui présente. Il suffit, du reste, pour s'en convaincre, de faire l'inspection du plancher de la bouche.

On fait disparaître les difficultés qui en résultent, par la section à l'aide de ciseaux mousses dont on dirige la pointe en bas, le plus loin possible de la langue, pour éviter les veines ranines qui suivent la direction de cet organe, et qui sont situées immédiatement au-dessus du frein. Afin de faciliter l'opération, l'enfant doit être placé en face du jour, assis et la tête renversée sur sa nourrice qui lui pince le nez pour le forcer à ouvrir la bouche. On engage ensuite le filet dans la rainure de la plaque d'une sonde cannelée, pour l'isoler et le rendre plus apparent.

§ 4. — Régime de la femme qui nourrit.

La nature des substances alimentaires influe considérablement sur les qualités du lait; mais il est, néanmoins, impossible d'énoncer d'une manière absolue, le régime que devra suivre une nourrice, car tel aliment qui nuit à l'une ou à son nourrisson, peut n'avoir sur une autre aucune influence. Il faut donc, à cet égard, consulter un peu les goûts, la constitution, l'habitude et la sensibilité des sujets. En général, une nourriture douce, un mélange bien ordonné de substances tirées à la fois des règnes végétal et animal, suffira à réparer ses

pertes et à fournir les matériaux destinés à la formation
du lait. Cependant, on doit proscrire les mets fortement
épicés, les salaisons diverses et les viandes fumées, le
fromage vieux et surtout les alcooliques qui, passant
dans le lait, sont transmis aux organes de l'enfant et lui
causent des coliques, parfois des convulsions; il en est
de même du vin pur, du café fort, du thé vert, chez les
personnes qui n'en ont pas l'habitude. Généralement
aussi, on défend le vinaigre et les préparations qui en
sont assaisonnées, les fruits acides, les choux, les
navets, les légumes farineux secs, parce qu'on les
accuse de causer au nourrisson des indigestions, des
tranchées et des flatuosités.

Une femme qui nourrit doit prendre chaque jour un
exercice modéré, afin d'entretenir ses forces, d'activer
ses fonctions digestives et favoriser ainsi la bonne élaboration de son lait. Elle évitera avec soin tout ce qui frappe
son système nerveux, car toute excitation trouble la
sécrétion laiteuse. Qu'elle fuie donc tout ce qui peut produire chez elle des passions violentes ou des affections
trop vives, comme les bals, les spectacles, les lectures
tristes, tous les sujets de colère, de haine, de jalousie;
enfin, tout ce qui est de nature à la tenir dans un état de
grande exaltation.

Quant à ses vêtements, qu'ils soient simples et faciles;
qu'elle évite surtout la compression et le refroidissement
des seins.

§ 5. — Du sevrage.

L'époque du sevrage est indéterminée, parce qu'elle
ne peut être la même pour tous les enfants dont l'allai-

tement doit être plus ou moins long, suivant qu'ils sont plus faibles ou plus robustes. En général, on doit cesser de leur donner le sein lorsqu'ils peuvent se passer de lait et digérer des aliments plus solides, ce qui a lieu vers la fin de la première année, après l'éruption des dents temporaires. Il faudrait y préparer l'enfant plus tôt, si l'état de la mère ou de la nourrice faisait prévoir qu'elle ne pourrait allaiter si longtemps. D'ailleurs, rien de plus commun que de voir des nourrissons sevrés en très-bas âge, à cinq ou six mois, continuer à devenir forts et vigoureux ; s'ils étaient, au contraire, faibles et chétifs, on pourrait différer le sevrage jusqu'à ce qu'ils aient acquis assez de développement pour se passer du sein.

A moins de raisons majeures, le sevrage ne doit jamais être brusque. On doit y procéder par degré et d'une manière insensible, en diminuant progressivement la lactation, en même temps qu'on augmente les aliments qui doivent suppléer au défaut de lait, en sorte que l'enfant prenne une nourriture toujours croissante dans la mesure de ses besoins. Il est des enfants qui perdent rapidement l'habitude de téter ; d'autres, au contraire, continuent à rechercher le sein avec avidité. Il faut alors leur en faire éprouver du dégoût en recouvrant le mamelon d'une substance de saveur amère, désagréable, mais inoffensive, tel que l'extrait de gentiane, de rhubarbe, etc.

Quant à la nourrice, elle se livrera à plus d'exercice, observera une diète légère, fera usage d'aliments moins substantiels et favorisera la sécrétion urinaire par des boissons diurétiques légèrement nitrées. Si la sécrétion laiteuse continuait à se faire et apportât de la gêne; si les digestions étaient pénibles et l'appétit diminué, on pourrait, avec avantage, lui administrer de doux laxatifs.

ART. III. — Allaitement artificiel.

L'allaitement artificiel consiste dans l'usage des moyens propres à nourrir l'enfant, lorsqu'il ne prend pas le sein.

On est forcé de recourir à ce genre de lactation :

1° Dans les cas qui s'opposent à l'allaitement maternel, si l'on ne peut trouver de nourrice, ou si les parents ne veulent pas s'en procurer (*voir* page 321);

2° Lorsque les causes qui gênent la succion ne peuvent être détruites (*voir* page 328);

3° Quand l'enfant naît atteint de vice de conformation qui rend la succion impossible, comme le bec-de-lièvre avec perforation du palais;

4° Enfin, lorsque l'enfant, privé de mère, est affecté de maladie contagieuse et qu'on ne peut disposer que de nourrices saines (*voir* page 321, 3°).

C'est le lait d'animaux domestiques qui sert pour l'allaitement artificiel, et surtout celui de chèvre ou de vache, que l'on coupe avec une décoction d'orge, de gruau ou simplement avec de l'eau sucrée, pour le rendre plus analogue à celui de la femme. Les proportions du mélange sont en rapport avec l'âge et les forces digestives de l'enfant. Leur dose est d'abord de deux tiers ou de moitié; on diminue ensuite graduellement jusque vers l'âge de trois mois, époque où l'on peut donner du lait pur. A mesure que le nourrisson grandit et se développe, on lui donne des aliments plus solides.

Pour pratiquer cette alimentation artificielle, on fait usage de plusieurs procédés. Le gobelet et la cuiller peuvent fort bien réussir et sont seuls employés dans les cas où l'enfant ne peut opérer la succion ; mais le biberon est toujours plus commode et plus facile pour celui qui sait téter. Toute bouteille de forme quelconque et dont on garnirait le goulot d'un morceau conique d'éponge fine, pourrait servir de biberon. Celui dont on fait généralement usage consiste en un flacon aplati, à goulot allongé et rétréci auquel on adapte un bouchon percé d'un orifice étroit, ou mieux un mamelon artificiel, en caoutchouc, également percé de cinq ou six petits pertuis pour l'écoulement du liquide. Celui-ci s'introduit par une large ouverture qui se trouve vers le milieu de la longueur du flacon, et par où la colonne d'air extérieur le presse et facilite sa sortie pendant la succion.

Ce biberon et tout instrument analogue doivent être nettoyés chaque jour avec le plus grand soin à l'eau tiède; le lait ou le liquide qu'ils contiennent seront souvent renouvelés et, autant que possible, préparés au moment du besoin, pour qu'ils ne s'altèrent pas; enfin, il est indispensable qu'ils soient légèrement chauffés quand on les présente à l'enfant, afin qu'ils se rapprochent de la température du lait maternel.

—

Quatrième Partie

DES ACCOUCHEMENTS ARTIFICIELS.

—

On désigne sous le nom d'*accouchements artificiels*, ceux dans lesquels l'art est obligé d'intervenir soit pour seconder la nature impuissante, soit pour parer à des accidents dangereux pour la mère ou pour l'enfant.

Les causes qui nécessitent cette intervention sont très-nombreuses, mais elles ne sont pas toutes également importantes. Il ne sera traité ici que des principales et des plus ordinaires. Toutes se rattachent : 1° à la mère, 2° au fœtus; 3° à quelques accidents graves survenus avant, pendant ou après l'expulsion du produit.

———

CHAPITRE Ier.

DES CAUSES PRINCIPALES DUES A LA MÈRE.

ART. I. — Lenteur du travail.

Tant que le col n'est pas tout à fait dilaté et que les eaux ne sont pas écoulées, le travail peut se prolonger longtemps, sans danger pour la mère et pour son fruit; mais celui-ci succombe, au moins une fois sur quatre, lorsque la tête séjourne dans l'excavation plus de sept à huit heures après la dilatation de l'orifice utérin et la rupture des membranes. De son côté, la femme est exposée aux contusions, à la paralysie de la vessie et du rectum, à l'inflammation de ces organes, de la matrice, du vagin et des parties molles voisines.

Cette lenteur peut tenir :

1° A ce que la *femme est faible*, débile, épuisée par des maladies. Dans ce cas, on ne peut que patienter, encourager la parturiante, et administrer des stimulants, tels que du bouillon, du vin, du café noir et, quand le col est dilaté, recourir au seigle ergoté.

Cette cause est loin, cependant, de se confirmer toujours, car la contractilité organique de l'utérus ne dépend pas essentiellement du plus ou moins d'énergie de la femme. Souvent, en effet, nous voyons accoucher avec une extrême facilité les femmes chétives, valétudinaires, les phthisiques ou celles atteintes de fièvres éruptives. C'est que ces différents états viennent anéantir la résistance des muscles de la vie de relation, amoindrir surtout la tonicité du plancher musculo-membraneux du bassin, diminuer la résistance du col utérin qui reçoit aussi des filets du plexus sacré, et tout cela sans porter atteinte à l'énergie des contractions de la matrice.

2° A l'*excessive distension de l'utérus* par une hydropisie de l'amnios ou par une grossesse gémellaire. Cette distension amincit les parois de l'organe et diminue ainsi leur force de contraction. Le seul remède à employer consiste dans la rupture des membranes.

3° A un *état pléthorique* des parois utérines, caractérisé par des douleurs fortes au début, et diminuant peu à peu ; par la souplesse du col et puis aussi par la gêne respiratoire, par la dureté et la plénitude du pouls qui indiquent une pléthore générale. Tous ces phénomènes cessent et les contractions se réveillent ordinairement après une saignée du bras.

Souvent aussi, on a vu des accouchements qui traînaient en longueur se terminer précipitamment après l'immersion du corps dans un bain chaud. Ne serait-ce pas que l'engourdissement dans lequel se trouve l'utérus par suite de l'hyperémie dont cet organe est le siége, se dissiperait sous l'influence de la dérivation générale que le bain provoque vers la peau ?

4° A la *faiblesse propre de la matrice* qui ne se contracte pas, quoique la femme soit, d'ailleurs, bien portante. Le col se dilate avec lenteur, il est souple et semble n'opposer aucune résistance à l'accouchement. Dans ce cas, les frictions à l'hypogastre, la marche, les excitants, le seigle ergoté, suffisent pour ranimer les contractions affaiblies.

5° A la *rupture prématurée de la poche des eaux*, dont la présence facilite singulièrement l'ouverture du col. Dans cette occurrence, il ne reste qu'à attendre que le travail fasse naturellement des progrès. Cependant, on pourrait favoriser l'assoupissement et la dilatation de l'orifice utérin, par les bains prolongés, par les injections vaginales, et par l'application de la belladone au pourtour du col.

6° A l'*irrégularité des contractions*, qui n'agissent que dans une portion de l'organe, tandis que l'autre reste inactive. On reconnaîtra cette anomalie par le palper abdominal, aux bosselures que présentera la matrice. Ces douleurs, ou contractions, ne favorisent en rien l'engagement de la partie qui se présente. Aussi, les femmes sont agitées, elles pleurent et désespèrent de jamais être délivrées.

On combattra cet état par la saignée générale si la femme est pléthorique ; par les bains, les lavements laudanisés et les antispasmodiques si elle est nerveuse ; on pourrait même faire usage du chloroforme en inspiration. Si le col participait au spasme de l'utérus, on y ferait des applications de pommade ou des injections belladonées, dans le but de le relâcher.

7° Le travail peut être ralenti ou arrêté par les *impressions morales vives* : la joie, la frayeur, l'annonce d'une nouvelle inattendue, bonne ou mauvaise, l'arrivée d'un accoucheur autre que celui qu'on désire, etc. L'effet de ces causes n'est ordinairement que momentané, et la première émotion dissipée, les douleurs ne tardent pas à revenir.

Quelquefois, cependant, je les ai vu disparaître pour longtemps. Une dame à qui je donnais mes soins était sur le point d'accoucher ; la tête apparaissait déjà à la vulve lorsqu'elle fut subitement effrayée à la vue de son mari qui tomba vis-à-vis d'elle en syncope. Pendant plus de deux heures, il fut impossible de réveiller les douleurs et lorsqu'elles reparurent elles étaient si peu fortes que j'ai dû terminer avec le forceps. Une autre fois, je suis appelé chez une jeune personne qui, jour pour jour, heure pour heure, était enceinte de neuf mois ; le travail marchait très-vite, le col utérin était effacé, souple et grand d'ouverture comme une petite paume de main ; j'annonce qu'avant minuit elle sera mère : il était neuf heures du soir environ. Cette idée la jette dans une telle perturbation qu'elle ne sait plus où elle en est ; tout travail cesse immédiatement et il n'en est plus question pendant huit jours. Les douleurs reviennent alors et deux heures plus tard tout était terminé.

8° *La distension douloureuse de la vessie.* C'est là une des causes de lenteur du travail que tout accoucheur a observée. Ordinairement, on constate à la région sous-ombilicale une tumeur volumineuse, pyriforme à fluctuation évidente. La pression y détermine de la douleur et fait naître des besoins d'uriner ; d'autres fois, c'est dans le vagin que la vessie proémine ; on sent alors que la paroi antérieure de ce canal est convexe, qu'elle est refoulée en arrière et en bas et qu'elle donne aussi un sentiment de fluctuation manifeste. Le cathétérisme est la seule chose à faire dans ce cas.

9° *Le rhumatisme du ventre et de la matrice.* Les parois abdominales et utérines peuvent présenter des points atteints de rhumatisme, plus ou moins douloureux, points qui persistent pendant l'intervalle des contractions et qui s'exaspèrent tellement, dès leur réapparition, qu'au lieu de se laisser aller à tous ses efforts, la femme se retient autant qu'elle le peut. Aussi, le travail ne fait guère de progrès et il plonge la parturiante dans une anxiété extrême; la peau devient chaude, la soif est vive, les lèvres se dessèchent et les dents se couvrent d'un enduit sec et collant. Les embrocations calmantes sur le ventre, les grands bains, les lavements laudanisés, et la saignée générale s'il se manifeste de la pléthore, viendront ordinairement rétablir le calme.

De l'ergot de seigle.

De tous les moyens propres à ranimer un travail languissant, nul n'est si souvent employé que l'ergot de seigle.

Cette substance paraît être une altération du grain, produite par la présence d'un champignon parasite. Elle se développe surtout en été, après des pluies orageuses, abondantes. L'ergot est violet à l'extérieur, allongé, aminci à ses deux extrémités, dur et cassant; à l'intérieur, il est blanchâtre au centre et d'un rouge brun à sa circonférence. On trouve, à son extrémité libre, la *sphacélie*, matière jaune, molle, d'une odeur âcre, désagréable, qui constitue le champignon. Cette sphacélie se rencontre rarement sur l'ergot du commerce, parce que la récolte, le frottement et le battage des grains l'en ont détachée. Mais en vertu de sa mollesse, ce champignon, fondu par l'humidité, s'étend, se dessèche et y forme une couche légère d'un blanc sale ou jaunâtre, souvent feudillée.

On ignore encore si c'est à son parasite ou à sa substance même que l'ergot doit ses propriétés. Dans le doute, il convient d'employer les grains dans leur entier et d'en faire un choix convenable. Il faut rejeter ceux à

surface lisse, brillante, crevassée, parce qu'ils sont privés
de leur sphacélie par le frottement, ou altérés par les
fortes pluies ou les chaleurs, pour donner la préférence
à ceux dont la surface est violette, comme veloutée et
recouverte de poussière.

Indications.

On emploie l'ergot, *pendant* le travail, pour réveiller
et accélérer les contractions ; *après* l'accouchement, pour
prévenir ou combattre l'inertie utérine.

Ses effets se font sentir dix à quinze minutes après
son administration ; les contractions qu'il détermine sont
énergiques, et l'intervalle qui les sépare n'est pas caractérisé par un calme parfait comme dans les contractions
spontanées. L'utérus est pour ainsi dire dans un état
permanent de retraction avec des paroxysmes marqués.
Au bout d'une heure ou d'une heure et demie, l'action de
l'ergot est épuisée et si le travail n'est pas terminé, une
nouvelle dose est souvent nécessaire.

De tous les médicaments employés en obstétrique, il
n'en est pas dans l'administration duquel l'accoucheur
doive être plus circonspect. Malheureusement, les jeunes
praticiens et les sages-femmes, surtout, ne savent pas toujours se mettre assez en garde contre la tendance naturelle qu'ils éprouvent à accélérer le travail. Et cependant, si le seigle ergoté est susceptible de rendre les
plus grands services, je suis convaincu que l'usage
souvent abusif qu'on en fait, tue plus d'enfants qu'il
n'en fait naître de vivants et que souvent aussi, il
donne lieu à la métrite, à la métro-péritonite et parfois

même, ainsi que j'ai ai vu des exemples, à des ruptures utérines.

L'ergot de seigle, en effet, détermine, comme nous l'avons dit, un resserrement général et non interrompu de la matrice, pendant lequel le fluide artériel qui circule dans les vaisseaux nombreux qui rampent dans l'épaisseur des parois de ce viscère, pour se diriger ensuite dans le placenta, se trouve arrêté ou tout au moins considérablement gêné dans sa marche. Il en résulte donc que si l'expulsion de l'enfant ne suit pas de très-près les contractions utérines, l'hématose fœtale cesse de s'effectuer normalement et le produit succombe asphyxié.

De plus, s'il y a quelque obstacle à la libre parturition, tel qu'un défaut d'ouverture du col utérin, une position vicieuse, un rétrécissement du bassin, etc., la matrice luttera avec énergie contre cet obstacle qu'elle ne peut surmonter, et alors l'irritabilité dont elle est l'objet peut se traduire par une inflammation, ou elle ne cessera que par la rupture de l'organe. J'ai vu mourir à son entrée à la Maternité une malheureuse femme rachitique dont l'enfant, qui se présentait par l'épaule, avait passé dans le ventre à travers une déchirure de l'utérus, survenue après l'administration de quelques paquets de poudre d'ergot.

De tels accidents nous commandent donc une extrême réserve dans l'emploi de cet agent ; aussi n'en faisons-nous qu'un usage très-restreint avant l'accouchement et préférons-nous presque toujours terminer le travail par l'application du petit forceps.

Les conditions indispensables à son administration sont :

1° Un bassin bien conformé;

2° Une présentation céphalique ou pelvienne:

3° Une position reconnue favorable;

4° Un col dilaté ou dilatable;

5° Enfin, il faut que tout fasse prévoir une délivrance *très-prochaine*, car, nous le répétons, sous l'influence de cet agent, les vaisseaux capillaires se resserrent spasmodiquement, les parois utérines se contractent, la circulation utéro-placentaire se ralentit ou se trouve gênée et; si le travail dure, on s'expose à avoir un enfant qui vienne au monde mort ou incomplétement asphyxié.

On l'emploie encore dans les hémorrhagies par inertie de la matrice après la délivrance.

On évitera de donner l'ergot :

1° En cas de rétention du placenta après un accouchement prématuré ou à terme. Alors, en effet, si l'on administre cet agent, on doit redouter de voir le col utérin se refermer et l'arrière-faix être englobé dans la matrice sans pouvoir en sortir. L'accoucheur devra donc patienter et attendre, pendant quelque temps, le décollement spontané du délivre, surtout s'il n'y a pas de perte; s'il y en a, il sera beaucoup plus rationnel et plus expéditif d'introduire immédiatement la main et d'opérer artificiellement la délivrance. On vide ainsi la matrice du placenta, des membranes et des caillots qu'elle renferme, et on excite par là très-puissamment sa rétractilité qui doit mettre un terme à l'hémorrhagie.

On ne ferait usage de l'ergot que si celle-ci persistait après l'extraction de l'arrière-faix.

Il arrive cependant qu'on doive s'écarter de cette règle générale. C'est ainsi qu'il sera très-utile de donner l'ergot de seigle aux femmes multipares dont l'inertie utérine est à craindre; à celles surtout qui, dans leurs couches antérieures, ont éprouvé des hémorrhagies. Administré dix à quinze minutes avant la sortie de l'enfant, il a eu le temps de faire sentir son heureuse influence au moment où la perte se déclarerait encore, si l'inertie de l'organe et toutes ses conséquences n'avaient pas été prévenues par une dose d'ergot;

2° Aux femmes primipares, dans la crainte d'une déchirure du périnée par un accouchement trop rapide;

3° Aux femmes irritables, menacées de convulsions;

4° Quand, déjà, il y a pléthore et congestion du cerveau ;

5° Enfin, aux femmes qui ont souffert antérieurement de métrite ou de péritonite.

Modes d'emploi.

On donne l'ergot en poudre, en infusion, en décoction, en extrait ou en teinture. La poudre est la préparation la plus usitée; il convient, pour être plus sûr de ses effets, qu'elle soit préparée au moment du besoin. Ceci n'est peut-être pas rigoureusement exact, puisque la vieille poudre d'ergot est parfois aussi active que la plus récente : j'ai pu me convaincre, d'ailleurs, que peu de pharmaciens pulvérisent l'ergot au moment de le délivrer ; presque tous le réduisent d'avance en poudre et le conservent entassé dans de petits flacons bien bouchés, sans que pour cela il perde infailliblement ses propriétés. Une de mes clientes fut un jour prise, au moment de l'expulsion de son enfant et du placenta, d'une hémorrhagie des plus graves survenue par inertie de l'utérus. Il y avait eu ampliation exagérée de l'organe par suite d'hydropisie amniotique. Pendant qu'on était couru chercher quelques grammes d'ergot que j'avais prescris, je me souvins que j'en avais dans ma poche, mais il y avait déjà trois mois que je le portais, entouré d'un simple papier, dans mon carnet. Malgré mon peu de confiance, je l'administrai en attendant la dose récente que j'avais fait chercher. Douze minutes étaient à peine écoulées que des contractions énergiques se manifestèrent et mirent fin à la perte. Une poudre, vieille de quinze jours dans ma poche, me donna, dans une autre circonstance, des effets également très-prompts.

On fait prendre habituellement deux ou trois poudres de 5 à 10 décigrammes (10 à 20 grains) chacune, dans un peu d'eau ou de café noir, à dix minutes d'intervalle. On en cesse l'administration dès que les contractions se réveillent. S'il y avait des vomissements, on le donnerait en lavement, en faisant infuser 2 à 4 grammes (un demi-gros à un gros) de poudre pour un verre d'eau.

ART. II. — Promptitude du travail.

Lorsque les contractions utérines sont énergiques et fréquentes, comme il arrive chez certaines femmes fortes, nerveuses, irritables; ou quand les parties molles que le fœtus doit franchir n'offrent aucune résistance, le travail peut se faire avec une rapidité dangereuse pour la mère et pour l'enfant.

A. *Pour la mère.*

1° A cause de l'inertie de l'utérus, conséquence presque inévitable de la déplétion rapide de cet organe ;

2° Par la déchirure du col, du vagin et du périnée.

3° Par le prolapsus de la matrice qui risque d'être entraînée avec le fœtus, quand le col n'est pas assez dilaté;

4° Par la syncope grave qui peut survenir et qui est due à ce que les vaisseaux abdominaux, cessant brusquement d'être soumis à la compression qu'exerce l'utérus, le sang y afflue et ne se porte plus qu'en petite quantité au cerveau qui cesse d'agir sur le cœur.

B. *Pour l'enfant.*

1° Parce que le cordon est exposé à une compression nuisible pendant les fortes douleurs ;

2° Parce qu'il peut être violemment expulsé et blessé sur le parquet si la femme est debout;

3° Parce que, sous l'influence de contractions violentes, il survient quelquefois un décollement prématuré du placenta et la mort du fœtus par asphyxie.

Indications. — Lorsque l'on craint un accouchement trop prompt, à cause de l'énergie des contractions, de la petitesse du fœtus ou d'un bassin très-large, il faut retenir la femme au lit, l'engager à ne pas faire valoir ses douleurs, soutenir avec soin le périnée, appliquer un bandage en *T* avec une ouverture au niveau de la vulve, administrer même des lavements laudanisés pour calmer l'irritabilité de la matrice ; enfin, rompre prématurément les membranes, pour retarder la dilatation du col utérin.

ART. III. — Vices de conformation du bassin.

Un bassin est *vicié* chaque fois qu'il s'écarte de ses dimensions normales, que ce soit par excès ou par défaut d'amplitude dans ses diamètres; par excès ou par manque de profondeur de son excavation.

Anatomiquement parlant, cette définition est exacte, mais, dans la pratique obstétricale, on ne doit guère tenir compte de quelques millimètres de plus ou quelques millimètres de moins que l'état ordinaire, les conséquences des viciations pelviennes, ne se faisant sentir que quand celles-ci établissent une trop grande disproportion entre le fœtus et le canal qu'il doit parcourir.

§ 1. — BASSINS VICIÉS PAR TROP D'AMPLITUDE.

Ce genre de viciation consiste en ce que le bassin régulièrement conformé du reste, est d'une capacité plus grande qu'à l'ordinaire.

On aurait tort de considérer comme privilégiées les femmes qui ont un bassin trop large. En effet, pendant l'état de vacuité, elles sont, plus que les autres, exposées au prolapsus de l'utérus, aux déviations de cet organe et à toutes leurs conséquences, voire même à la stérilité; il est vrai que dans ce cas, l'intervention de l'homme de l'art, comme accoucheur, est nulle. Pendant la grossesse, la matrice séjourne plus longtemps dans l'excavation, elle peut s'abaisser au point de reposer sur le plancher du bassin et le col apparaître même à la vulve ; de là tiraillement dans les aînes et dans les lombes, ténesme vésical et rectal, difficulté dans la marche. Si l'utérus n'est pas primitivement dévié, il peut alors le devenir et si, plus tard, il éprouve des difficultés à s'élever dans le grand bassin, l'avortement peut s'en suivre : c'est ce qui arrive souvent en cas de rétroversion.

Vers le terme de la grossesse, la partie fœtale descend prématurément dans l'excavation, la compression de la vessie et du rectum réapparaît plus forte et plus douloureuse qu'au début de la gestation, et la circulation dans les vaisseaux pelviens se trouve gênée ; aussi survient-il de l'œdème aux extrémités inférieures, des varices aux jambes, dans le vagin et aux grandes lèvres, ce qui prédispose toujours au trombus vulvaire.

Enfin, il est rare que dans ces conditions, l'accouchement se fasse avec cette régularité, cette lenteur qui en assurent l'heureuse issue, l'excès d'amplitude exposant à un travail trop rapide et à tous les dangers qui en résultent, tels que l'inertie de la matrice, la rupture utérine lorsque les contractions sont très-fortes, et que le fœtus, ne subissant pas un temps d'arrêt au détroit supérieur, est brusquement expulsé à travers un col imparfaitement ouvert ; la déchirure du cordon ombilical, ou, si celui-ci résiste et que la femme est debout, le tiraillement et le décollement prématuré du placenta, ou bien encore le renversement plus ou moins complet de la matrice.

Enfin, après l'accouchement, l'utérus se dévie avec une extrême facilité ou il acquiert un degré de prolapsus qui devient ordinairement permanent et très-incommode.

Indications. — Elles consistent, si, dès le début de la

grossesse, il y a abaissement de l'utérus, à prescrire à la femme une position horizontale jusque vers le cinquième mois, époque où le fond de l'organe s'élève au-delà du détroit supérieur; il faut aussi lui faire la recommandation d'éviter en tout temps les fatigues corporelles. Dans un cas de rétroversion des plus prononcée j'ai pu réduire la matrice à sa situation normale; pour y parvenir j'inclinai la patiente sur le côté droit, lui fis soulever le siége, et tandis que les deux premiers doigts de la main droite étaient profondément introduits dans le rectum pour agir d'arrière en avant et de bas en haut, sur le corps de l'utérus, mon index gauche attirait le col en sens inverse.

Pendant le travail, la femme ne peut jamais se promener, ni se tenir debout, ni faire valoir ses douleurs par des efforts d'expulsion; si les contractions étaient très-vives, il pourrait arriver, lorsque le col n'est pas encore dilaté, que la matrice fût entraînée vers le bas avec la tête fœtale; il faudrait alors s'attacher à retenir celle-ci avec les doigts, et administrer des lavements laudanisés pour modérer l'énergie des douleurs. Enfin, au moment où le périnée bombe, il faut le soutenir avec le plus grand soin dans la crainte qu'une expulsion trop précipitée n'y occasionne une vaste déchirure.

Immédiatement après la délivrance et pendant les quelques jours qui suivent, l'accoucheur devra s'assurer que l'utérus reprend sa direction normale, afin de l'y ramener au plus tôt s'il en déviait; quant à l'accouchée elle sera condamnée à un long repos, dans le décubitus dorsal, en vue de prévenir la descente ultérieure de l'organe utérin.

§ 2. — BASSINS VICIÉS PAR ÉTROITESSE ABSOLUE.

Ce sont des bassins qui, en conservant une forme très-régulière, ont tous leurs diamètres uniformément rétrécis. Pour ce qui est de la configuration, de l'aspect, de la solidité et de la texture des os, il n'y a aucune différence d'avec l'état normal.

Ces vices du bassin paraissent dus à un manque d'évolution qui aurait régulièrement affecté chacun des os qui le constituent. On le rencontre chez des sujets parfaitement conformés d'ailleurs et qui ne présentent aucune trace de maladie ancienne ou actuelle, telle que le rachitisme, l'ostéomalaxie, la scrofule, le scorbut, etc. Quelquefois cependant le rachitisme, en arrêtant chez l'enfant le développement des os; l'ostéomalaxie en les ramollissant chez l'adulte, peuvent donner lieu à une étroitesse générale du bassin; mais celui-ci, dans ces cas, ne conservera jamais autant de régularité dans sa forme, ni les os autant de netteté dans leurs caractères anatomiques que quand cette viciation a lieu en dehors de ces causes pathologiques.

Les indications ne diffèrent guère de celles qui existent pour les bassins viciés par étroitesse relative; je dois dire cependant que ce genre de viciation est plus grave que l'étroitesse partielle (*voir* ci-après).

§ 3. — BASSINS VICIÉS PAR ÉTROITESSE RELATIVE.

Les bassins qui rentrent dans cette catégorie ont subi une altération dans leur forme, et le rétrécissement porte sur un seul ou sur plusieurs de leurs diamètres, les autres conservant à peu près leurs dimensions normales, les dépassant même quelquefois.

Il n'est pas un point du pelvis qui ne puisse être le siége de viciation. De là une foule de variétés de rétrécissements; la description en serait longue et sans utilité aucune; aussi nous bornerons-nous, à l'exemple de M. P. Dubois, à les comprendre tous dans les trois types suivants :

A. L'aplatissement d'avant en arrière ;

B. L'enfoncement des parois antéro-latérales ;

C. La compression d'un côté à l'autre.

Chacune de ces variétés peut exister isolément au détroit supérieur, dans l'excavation et au détroit supérieur ; souvent elles se combinent deux à deux.

A. L'*aplatissement d'avant en arrière* diminue naturellement les diamètres antéro-postérieurs. Il offre plusieurs variétés : 1° Le sacrum peut avoir conservé sa courbure normale et sa base seule être portée en avant; 2° sa face antérieure peut être plane et même convexe et l'os porté en totalité en avant; 3° le sacrum peut avoir basculé en avant par sa base et en arrière par son sommet; 4° la base et le sommet peuvent être, à la fois, portés en avant et la courbure être augmentée.

Dans tous ces cas, le diamètre sacro-pubien sera rétréci, mais avec la différence pour chacun de ces bassins que, dans le premier, la capacité de l'excavation et le détroit inférieur n'ont pas changé ; dans le second, que cette capacité est rétrécie ; dans le troisième, que le diamètre coccy-pubien et l'excavation sont agrandis ; dans le quatrième, enfin, que les diamètres antéro-posté-

rieurs des deux détroits sont rétrécis, avec augmentation du diamètre correspondant de l'excavation.

Il est à remarquer qu'en même temps que le sacrum
est déjeté en avant, le pubis peut être aplati et même
enfoncé en arrière. Cette dernière disposition constitue
les bassins en huit de chiffre.

On appelle *barrure*, le vice de conformation qui consiste en ce que la symphyse pubienne a une plus grande
hauteur qu'à l'état normal. Enfin, ce même pubis peut
affecter une direction oblique d'avant en arrière, ou le
coccyx se rapprocher de l'horizontale, toutes circonstances qui entraînent une diminution dans le diamètre
pubio-coccygien.

Ces vices de conformation, dont nous possédons de
beaux spécimens dans notre collection, sont de tous les
plus fréquents.

B. L'*enfoncement des parois antéro-latérales* s'effectue
d'ordinaire au point correspondant à la paroi cotyloïdienne, que ce soit d'un seul côté ou des deux côtés à
la fois. Dans le premier cas, il y aura rétrécissement du
diamètre oblique qui répond au côté déprimé; dans le
second, les deux diamètres obliques seront rétrécis, et
si la dépression est égale à droite et à gauche, le bassin
conservera encore sa symétrie, et il prendra tantôt la
forme trilobée, comme la feuille de trèfle, d'autres fois
le détroit supérieur rappellera, par sa configuration, le
cœur de carte à jouer. J'ai dû pratiquer l'opération
césarienne sur une femme dont le bassin présentait au
plus haut degré cette disposition. Le rapprochement des
parois antéro-latérales était tel des deux côtés et dans

toute la hauteur de l'excavation, que, même sur le bassin sec, la pointe du coccyx et des deux ischions limitent un espace dans lequel deux doigts peuvent à peine pénétrer, et qu'à partir des ischions jusqu'au ligament sous-pubien, l'index, placé de champ, glisse, en les touchant, entre les deux branches de l'arcade pubienne comme dans une rainure. Au niveau du détroit supérieur, les branches horizontales du pubis sont également rapprochées au point d'être dirigées directement d'avant en arrière, et l'espace qui les sépare ne permet pas non plus l'interposition du doigt.

Notre cabinet renferme aussi plusieurs bassins où l'altération est plus prononcée d'un côté que de l'autre; nous en avons où l'une des branches horizontales du pubis est seule enfoncée dans le bassin, où elle forme une sorte de brisure saillante qui se dirige vers le promontoire dont elle n'est distante, dans certains, que de quelques centimètres et dans d'autres à peine de quelques millimètres.

Dans tous ces cas, la distance qui s'étend du pubis à la saillie sacro-vertébrale peut bien avoir et même dépasser la longueur normale. Mais comme la gouttière qui sépare les os pubiens ne peut en aucune façon servir à l'engagement du fœtus, on ne doit à la rigueur tenir compte, dans l'évaluation du diamètre antéro-postérieur, que de l'espace qui sépare le promontoire du point le plus saillant de la gouttière pubienne.

C'est à ce genre de viciation, mais exclusivement bornée à un côté, que se rattache le bassin oblique ovalaire de Nœgele. Voici quels en sont les caractères principaux : ankylose, mais non constante, d'une articulation sacro-iliaque ; de ce côté, arrêt de développement de la moitié latérale du sacrum et de la portion correspondante de l'os coxal ; face antérieure du sacrum dirigée du côté de la synostose ; de ce même côté, la ligne innominée est à peu près droite ; quant à la symphyse pubienne, elle est déjetée du côté sain et en dehors du diamètre antéro-postérieur ; la ligne innominée du côté sain est plus incurvée en avant et un peu plus aplatie en arrière qu'à l'état normal. Enfin, le diamètre oblique qui s'étend de l'ankylose au côté sain est normal et parfois même plus étendu qu'à l'ordinaire, tandis que l'autre est toujours plus court. De ces dispositions, il résulte que le détroit supérieur, vu de face, a la forme d'un ovale un peu oblique, et qu'un tel bassin gagne d'un côté ce qu'il perd de l'autre, ce qui fait que ce vice de conformation n'est pas toujours un obstacle à l'accouchement.

Une exploration attentive à l'aide du toucher fera connaître un semblable bassin, à la direction respective du sacrum et de la symphyse pubienne et à ce qu'on pourra constater que le détroit abdominal est beaucoup plus évasé dans un sens que dans l'autre.

Mais il pourrait se faire qu'un ou plusieurs de ces points, notamment le sacrum, ne fussent pas accessibles aux doigts, même en touchant par derrière. On aurait alors recours à l'expédient conseillé par M. Nœgele.

Si l'on place une femme, dont le bassin est bien fait, debout contre un mur, les épaules et les fesses en contact avec le plan vertical, et qu'on laisse tomber deux fils à plomb, l'un du point qui correspond à l'apophyse épineuse de la première vertèbre sacrée, ou de la dernière lombaire, l'autre du bord inférieur de la symphyse des pubis, ce dernier fil couvrira le premier, c'est-à-dire qu'un ligne perpendiculaire au mur et partant du premier fil, rencontrera le second. Si le bassin est oblique, au contraire, c'est-à-dire si le sacrum et la symphyse pubienne sont dirigés en sens opposés, et qu'on laisse tomber les fils à plomb des points désignés, ils ne se couvriront plus, car le postérieur déviera du côté de l'ankylose et d'autant plus que le bassin sera plus mal conformé.

C. *La compression des parois latérales* réduit les diamètres transverses en agrandissant l'antéro-postérieur par le rejet du sacrum en arrière et du pubis en avant; si la pression ne s'exerce qu'au détroit abdominal, celui-ci s'arrondit, si l'effet est peu marqué; il devient directement ou obliquement ovale quand, étant plus prononcée, la pression s'effectue avec la même intensité de chaque côté, ou si elle porte plus d'un côté que de l'autre.

§ 4. — Bassins viciés par excès ou par défaut de hauteur
de l'excavation.

Le bassin peut présenter dans tout son contour ses dispositions normales, l'excavation étant seule, ou trop haute ou trop basse. Les inconvénients qui en résultent ont déjà été signalés (*voir* page 250); inutile par conséquent d'y revenir ici.

Il est rare que les trois viciations que nous avons prises comme types existent isolément; presque toujours elles coïncident avec d'autres variétés. Ainsi, s'il y a enfoncement de l'os coxal, le sacrum peut aussi se porter en avant ou sur les côtés, ce qui rétrécirait en même temps le diamètre oblique correspondant et l'antéro-postérieur.

§ 5. — Influence des rétrécissements pelviens.

Les rétrécissements pelviens viennent rarement troubler d'une manière sérieuse la marche de la grossesse. Lorsque le détroit supérieur est notablement diminué dans ses dimensions, tandis que le petit bassin a conservé les siennes, il arrive bien quelquefois que l'utérus séjourne trop longtemps dans cette cavité ; dès lors, ne pouvant pas, quand le moment en est venu, s'élever au-dessus du promontoire, l'avortement peut être la conséquence d'une sorte de lutte qui s'établit entre la force d'expansion de l'organe et les résistances qu'il rencontre. Ceci, cependant, n'est que la très-rare exception ; le plus souvent, la matrice gagne sans encombre le grand bassin, mais arrivée à cet endroit, elle se déplace avec une extrême facilité. Aussi, est-ce dans les cas d'angustie pelvienne que nous voyons se produire les obliquités utérines, et surtout l'antéversion.

Ce défaut de conformation favorise encore les présentations vicieuses de l'enfant, son arrêt prolongé au niveau du point rétréci, la compression des parties ambiantes avec toutes ses conséquences, la chute du cordon ombilical ; enfin, il nécessite souvent l'intervention de l'art, qu'il rend plus ou moins difficile pour l'opérateur, et surtout dangereuse pour la mère et pour l'enfant.

Les rétrécissements constituent donc toujours des cas de dystocie très-graves et d'autant plus que la viciation est plus grande. Cependant, le genre de viciation, la position du fœtus, le volume de sa tête, son plus ou moins de réductibilité, la nature des contractions, le relâchement plus ou moins marqué des symphyses articulaires, influent sur le résultat, et telle femme, à bassin rétréci, qui est accouchée spontanément une première fois, peut exiger les secours de l'art à une seconde parturition et *vice versâ*.

Nous avons vu que le bassin peut être atteint d'étroitesse absolue. Cette anomalie est beaucoup plus rare que l'étroitesse partielle et heureusement car elle compromet bien davantage et la mère et l'enfant. En effet, lorsque le rétrécissement ne porte que sur un point du bassin, celui-ci a souvent conservé dans les autres points ses dimensions normales ; quelquefois même, elles ont augmenté. Il en résulte que la compression ne s'exerce qu'à l'endroit vicié, que la tête s'allonge dans les autres sens et, qu'une fois l'obstacle vaincu, l'accouchement se termine comme dans les cas ordinaires.

Cependant, pour peu que la viciation dans un sens soit prononcée, il est bien difficile qu'elle ne le soit pas aussi dans d'autres et si, dans ce cas, certain diamètre est allongé, il ne peut néanmoins servir en rien à l'engagement du produit. C'est ainsi que si la ligne sacro-pubienne du détroit abdominal est réduite, par aplatissement du bassin, à 54 millimètres (2 pouces), par exemple, les sacro-cotyloïdiennes le seront dans une égale proportion, et la transversale, tout en ayant son étendue normale ou même davantage, ne diminuera aucunement l'influence des autres sur la marche du travail.

Dans l'étroitesse absolue, l'obstacle existe partout; la pression s'exerce dans toute la circonférence et dans toute la hauteur du canal pelvien ; il faudra donc des efforts infiniment plus longs et plus vigoureux pour amener la tête à l'extérieur, et pour peu que la viciation soit marquée, elle n'y arrivera pas. Elle s'enclave alors et comprime circulairement les parties molles qui plus tard s'enflamment, suppurent, tombent en gangrène ou amènent des fistules de toutes espèces. Quant à la contractilité utérine, elle ne tarde ordinairement pas à s'épuiser ; si elle persiste, c'est le plus souvent en pure perte ou pour donner lieu à une rupture de l'organe.

Le fœtus ne résiste ordinairement pas non plus à un travail aussi laborieux ; s'il ne meurt pas dans le sein de sa mère, il succombe presque toujours peu après sa naissance, à la suite de congestion ou d'épanchements intra-crâniens, que la résistance des parois pelviennes y a déterminés.

§ 6. — Causes et mécanisme des rétrécissements partiels.

Toutes les affections qui portent atteinte à la solidité du tissu osseux peuvent, par le fait même de leur existence, mais aidées surtout des agents physiques extérieurs, apporter du trouble dans l'évolution des os pelviens ou en altérer la configuration lorsque l'état morbide ne se déclare qu'après leur entier développement. Le rachitisme et l'ostéomalacie sont dans ce cas.

Dans son remarquable mémoire sur la première de ces maladies, M. Jules Guérin établit qu'elle est exclusivement propre à l'enfance, qu'elle apparaît le plus fréquemment vers l'âge de dix-huit à vingt mois, rarement après treize à quatorze ans; qu'elle se caractérise par le ramollissement du tissu osseux qui procède invariablement de bas en haut; enfin, et surtout, que les os rachitiques sont frappés d'un arrêt de développement par rapport à leurs différentes dimensions, et cela dans l'ordre de succession des phénomènes morbides, c'est-à-dire que les os des jambes sont les premiers à être atteints, les fémurs ensuite, les os coxaux après, et puis les membres thoraciques. La colonne vertébrale et le sacrum, qui en est une dépendance, ne s'altèrent qu'en dernier lieu.

Dans cet état de choses, on comprend que l'ampleur du bassin sera nécessairement amoindrie, et elle le sera bien davantage encore, lorsque des causes extérieures venant à s'y exercer, en modifieront la forme.

Ainsi le poids du corps, transmis par le rachis au sacrum, et la pression des fémurs contre les parois cotyloïdiennes, tendent inévitablement à pousser la base sacrée en avant et le ceintre antérieur du bassin en arrière. Cette viciation est de toutes la plus commune et il en doit être ainsi dans le rachitisme, car, comme le fait remarquer M. Hubert, le diamètre sacro-pubien est naturellement déjà le plus court; son ampliation, comme diamètre antéro-postérieur, dépend exclusivement de l'évolution des os coxaux qui se trouve arrêtée; enfin il est plus spécialement placé dans la direction des forces comprimantes.

Quant au diamètre transverse, il diminue rarement, puisque le sacrum reste presque toujours intact et que son développement bi-latéral tend à conserver son étendue à ce diamètre.

Lorsque l'enfant, atteint de rachitisme, ne l'est pas au point de ne pas continuer à marcher, le détroit périnéal ne se ressent guère de la pression qui s'exerce au niveau du détroit supérieur ; souvent même les parois de l'excavation semblent avoir subi, à leur partie inférieure, un mouvement de bascule en dehors qui éloigne les tubérosités ischiatiques, ce qui augmente par conséquent le diamètre correspondant ainsi que les obliques. Mais si le petit malade garde habituellement une position assise, le sacrum s'affaisse, sa courbure augmente et le coccyx se place horizontalement. Enfin, le décubitus latéral prolongé, l'habitude de porter les enfants constamment sur le même côté, produiront un enfoncement des parois cotyloïdiennes ou latérales, en rapport avec la pression que ces parties supportent.

Nous avons déjà dit que quelque grande que soit la viciation du bassin, celui-ci peut conserver une symétrie parfaite ; c'est ce qui arrivera lorsque l'altération osseuse est partout uniforme et que les forces comprimantes sont uniformément reparties. Mais, et c'est le cas le plus fréquent, si celles-ci agissent plus dans un sens que dans un autre, si les os coxaux, inégalement ramollis, se développent aussi inégalement, on aura des bassins dont la configuration peut varier à l'infini.

Ces variétés se rencontrent surtout dans l'ostéomalacie qui, à la différence du rachitisme, n'atteint que les adultes à un âge où le bassin est arrivé à sa conformation normale. Cette maladie, lorsqu'elle est prononcée, ramollit les os au point qu'ils prennent toutes les formes imaginables, et que ceux du bassin notamment, se tassent les uns sur les autres au point d'effacer, ainsi que nous en avons des exemples dans notre collection, la cavité pelvienne.

Ces causes ne sont pas les seules qui altèrent la forme du bassin. On accuse encore, comme y donnant lieu, les inflexions de la colonne vertébrale, la claudication et les luxations coxo-fémorales.

Les *inflexions de la colonne vertébrale* n'ont pas toujours l'influence fâcheuse qu'on leur prête généralement. Il résulte, en effet, des recherches de M. Jules Guérin, que si elles existent à l'exclusion de toute trace de rachitisme; quand elles sont, par exemple, la conséquence du mal de Pott, ou, ce qui est plus commun, l'effet de la rétraction différemment distribuée dans les muscles de l'épine et du dos, ou d'un maintien habituellement vicieux, elles peuvent bien modifier légèrement la configuration du bassin, rétrécir quelque peu certains diamètres, et en allonger d'autres, parce que la direction qu'affecte le poids du corps, dans sa transmission, est aussi modifiée ; mais comme elles ne sont pas, par elles-mêmes, de nature à contrarier l'évolution des os pelviens, le bassin conserve presque toujours assez d'ampleur pour permettre l'accouchement naturel.

La facilité avec laquelle nous voyons presque toujours accoucher les femmes bossues, dont les membres inférieurs sont conformés et développés normalement, prouve que M. Guérin a raison quand il dit que toute déformation isolée d'une des portions supérieures du squelette, de la colonne, par exemple, sans déformation des parties situées au-dessous, n'est point due au rachitisme; car, établit-il, la déformation rachitique d'une portion du squelette implique toujours celle des autres portions qui lui sont inférieures. Nous possédons un squelette de femme où la colonne vertébrale présente une série d'incurvations aussi prononcées qu'il est possible d'en voir et, cependant, le bassin est très-large et régulièrement conformé. Voici ses dimensions :

Diamètre antéro-postérieur. . .	11 centim. (4 p. 1 lig.)
— transverse	14 1/2 cent. (5 p. 4 lig.)
— oblique	13 c. 8 mil. (5 p. 1 lig.)
— sacro-cotyloïdien . .	10 1/2 cent. (3 p. 10 l.)

J'ajouterai que les jambes sont droites et ne portent aucune trace d'affection osseuse.

L'accoucheur ne doit donc pas attacher aux déviations rachidiennes une importance qu'elles n'ont point. Cependant, nous le répétons, avant de porter un pronostic favorable, il faut bien s'assurer qu'elles ne sont pas sous la dépendance des vices rachitique ou ostéomalacique prononcés, circonstances dans lesquelles elles coïncident toujours avec un rétrécissement pelvien.

En dehors de ces affections, le développement du bassin ne se ressent donc pas ou très-peu des inflexions vertébrales. Néanmoins, nous en possédons deux qui, bien qu'ayant des dimensions convenables, n'ont pu donner issue à l'enfant, parce que la tige rachidienne était tellement dirigée en avant, qu'elle repoussait l'utérus de la marge du bassin et l'empêchait ainsi de se mettre en rapport avec l'axe du détroit supérieur. L'un de ces bassins n'a point de saillie prévertébrale; celle-ci est remplacée par un angle rentrant en avant. Le promontoire a complétement disparu par une carie qui a détruit la base du sacrum et la dernière vertèbre lombaire.

La *claudication* pure et simple, sans altération primitive ou concomittante des os pelviens; l'inégalité de longueur des membres inférieurs, surtout quand ces accidents arrivent à l'âge de la puberté, se bornent aussi la plupart du temps à changer la configuration du bassin, surtout à raccourcir l'espace sacro-cotyloïdien du côté sain, puisque celui-ci supporte la plus grande pression; mais, en général, ce raccourcissement ne va pas jusqu'à mettre un obstacle invincible à l'accouchement spontané.

Enfin, les *luxations coxo-fémorales*, celles au moins, et ce sont les plus fréquentes, qui se font en haut et en arrière (car il en serait autrement de celles qui se feraient en un point quelconque de la paroi antérieure de l'excavation), ne compromettent pas davantage la parturition. En effet, il n'existe dans la science aucun fait où l'on ait vu une luxation du fémur, sans rachitisme et sans productions ostéiformes, vicier le bassin au point de rendre l'accouchement impossible sans opération sanglante sur la mère ou sur l'enfant.

Ce n'est pas pourtant que le déplacement des fémurs laisse intacte la configuration du pelvis. En effet, en se déplaçant en haut et en arrière, ils tendent bien à redresser les hanches, ce qui est sans importance, et à diminuer aussi le diamètre transverse; mais comme celui-ci est le plus long, il peut subir une légère réduction sans inconvénient, d'autant plus que cette réduction ne peut s'effectuer sans allonger d'autant le sacro-pubien.

Quant au détroit inférieur, il se trouve notablement

agrandi, suivant ses diamètres bi-sciatique et obliques, puisque les ischions sont entraînés en dehors et en haut par les muscles carrés, jumeaux et obturateurs internes et externes qui sont fortement tendus et allongés. Par contre, les muscles pyramidaux et les ligaments grands et petits sciatiques, également tendus par le déplacement des fémurs et des ischions, augmentent la concavité du sacrum et attirent en avant le sommet de cet os, ainsi que le coccyx; cette dernière disposition raccourcit sans doute le diamètre sous-pubio-coccygien, mais la perte qui en résulte dans ce sens disparaît au moment de l'accouchement par la rétrocession du coccyx.

La luxation double conserve au bassin sa symétrie, à la condition, toutefois, que les deux têtes fémorales occupent le même point d'appui sur chacun des os coxaux; mais lorsqu'elle est unique, la viciation l'est également et le sommet du sacrum, au lieu de rester sur la ligne médiane, est nécessairement entraîné vers le côté luxé. Cependant, comme le malade est instinctivement porté à se reposer sur le membre sain, le poids du corps sollicite la base sacrée vers l'éminence iléo-pectinée de ce même côté et le diamètre sacro-coty-loïdien s'en trouvera amoindri, jamais assez cependant, s'il n'y a pas ramollissement des os, pour mettre obstacle à l'accouchement.

§ 7. — DIAGNOSTIC DES RÉTRÉCISSEMENTS PELVIENS.

On soupçonne les rétrécissements du bassin par les renseignements commémoratifs et par l'examen extérieur; on en fait le diagnostic, par le toucher vaginal et on les évalue par la mensuration pelvienne.

A. — *Commémoratifs et examen extérieur.*

On s'enquerra d'abord de la manière dont les premières années de la vie se sont passées, sous le rapport de la santé; de l'âge où la femme a commencé à marcher et s'il n'y a jamais eu d'interruption. Si la déambulation est difficile, chancelante; s'il y a claudication, on recherchera quelles peuvent en être les causes, afin de s'assurer, surtout, si le rachitis qui est propre à l'enfance, ou l'ostéomalacie qui n'atteint que les personnes adultes ou au moins celles qui ont dépassé la première jeunesse, n'ont pas exercé leur influence sur le développement et la configuration des os. Éclairé sur ce point, on procédera à l'examen du tronc et des membres; et, des courbures, des inflexions, des inégalités de ces parties, on tirera des probabilités qui devront être confirmées par les signes sensibles tirés de l'exploration interne.

B. — *Toucher et mensuration.*

Les signes sensibles sont fournis par le *toucher* et par la *mensuration* du canal pelvien.

Le toucher fait connaître s'il y a vice du bassin, l'endroit de cette cavité où il se trouve et de quelle nature il est. Le doigt contitue l'instrument de *tact par excellence*; mais, s'il est propre à découvrir la viciation, il ne convient nullement à en mesurer le degré, surtout au détroit supérieur. De là, le besoin de pelvimètres, que le doigt seul peut guider à l'intérieur du vagin et conduire avec certitude sur les points convenables.

On entend par *pelvimétrie*, l'art de mesurer la capacité pelvienne, et par *pelvimètres*, les instruments propres à donner cette appréciation. On les a divisés en *externes* et en *internes*.

Pelvimètres externes.

Le compas d'épaisseur de Baudelocque est le type des pelvimètres de cette catégorie. Il est formé de deux tiges métalliques, courbées en demi-cercle et se terminant chacune en bas par une portion droite qui s'articule à sa congénère, comme le compas ordinaire. Une règle graduée qui se replie dans une rainure de l'une de ces portions et qui se fixe à l'autre, à travers laquelle elle passe, au moyen d'une vis à pression, sert à faire connaître la distance des sommets.

L'instrument de Davis est plus portatif. C'est également un compas dont les branches très-longues présentent cinq ou six pièces articulées ; repliées les unes sur les autres, ces pièces se cachent dans une sorte de boîte avec laquelle les deux premières s'articulent.

Le mécomètre de Chaussier est une tige droite, en bois, graduée, longue de 70 à 80 centimètres environ (26 à 29 ¹/₂ pouces), ayant deux curseurs, en forme de branche de compas d'épaisseur. L'un se fixe à l'extrémité de l'instrument, l'autre est mobile et peut être fixé à diverses hauteurs suivant l'épaisseur de la partie à mesurer. On peut aussi avec cet instrument prendre exactement la grandeur de l'enfant à sa naissance.

Ces pelvimètres s'appliquent tous, d'une part, sur l'apophyse épineuse de la cinquième vertèbre lombaire, de l'autre, sur la face antérieure du pubis. On déduit ensuite, de la mesure trouvée, 8 centimètres (3 pouces) pour l'épaisseur du sacrum et de la symphyse pubienne : le résultat représente l'étendue *approximative* du diamètre sacro-pubien.

L'avantage de ces instruments consiste dans leur facilité d'application ; la présence de l'hymen, les brides et cloisons vulvaires et vaginales, le resserrement extrême de l'arcade pubienne, la pression des fesses de l'enfant sur le plancher du bassin, sont même autant de circonstances qui les rendent seuls applicables.

Leurs inconvénients se trouvent dans le peu de certitude qu'ils donnent de l'étendue intérieure du bassin, d'abord, à cause de la soustraction invariable que l'on fait, alors que l'épaisseur des parties à déduire varie à l'infini ; ensuite, parce qu'on n'est pas certain de placer le compas dans le plan du détroit supérieur, attendu que l'apophyse épineuse de la dernière vertèbre lombaire n'est pas toujours elle-même dans la direction de ce plan et que, d'ailleurs, chez les femmes très-grasses, il est souvent difficile de la découvrir ; enfin, parce qu'une mensuration externe ne tient nul compte des déviations et de la saillie plus ou moins forte du promontoire, du ligament inter-pubien, ni des tumeurs osseuses et autres qui peuvent exister à l'intérieur.

L'erreur sera beaucoup plus grande encore si l'on veut appliquer les pelvimètres externes à l'estimation des diamètres transverses et diagonaux.

Quant aux mesures des diamètres du détroit périnéal, il n'y a pas de mécompte à redouter, puisqu'on peut les apprécier directement, et sans déduction, à l'aide d'une règle graduée et du compas boutonné dont les sommets seront successivement appliqués sur les endroits voulus.

Pelvimètres internes.

Ceux-ci s'appliquent à l'intérieur du canal pelvien. Nous les diviserons, avec M. Vanheuvel, en trois classes.

La première classe comprend ceux qui s'étendent du bord inférieur de la symphyse pubienne jusqu'à l'angle sacro-vertébral, en passant par le vagin. *La seconde classe* renferme ceux qui, par deux tiges différentes, introduites à la fois dans le vagin, distendent ce canal en sens contraire ; dans *la troisième classe* se rangent tous les pelvimètres qui n'ont qu'une seule tige dans le vagin, l'autre étant en dehors de ce conduit.

Pelvimètres internes de la première classe.

Le plus simple et le plus généralement employé, c'est le doigt index. On le porte en ligne droite dans le vagin, le sommet contre le promontoire et le bord radial sous l'arcade pubienne. On marque avec l'ongle de l'autre index le point de rencontre du premier avec la partie inférieure et antérieure de la symphyse ; puis, pour corriger ce que l'obliquité de la ligne parcourue par le doigt donne en trop, on en soustrait 13 millimètres (6 lignes) d'après la plupart des auteurs, ou 20 millimètres (9 lignes) comme le propose Maygrier, le reste devant représenter l'étendue du diamètre sacro-pubien.

Cette méthode est d'une application facile, mais elle est inexacte comme toutes celles qui rentrent dans cette catégorie, précisément à cause de l'obliquité de la ligne que le doigt parcourt, relativement au diamètre antéro-postérieur qu'il s'agit de mesurer. Il est vrai que, pour corriger cet excès de longueur, on est convenu d'en soustraire une certaine quantité; mais cette soustraction, presque toujours la même et dans tous les cas arbitraire, ne peut donner que de faux calculs, si l'on se rappelle que la ligne sous-pubio-vertébrale est susceptible de plus ou moins d'obliquité, et par conséquent de plus ou moins de longueur, selon que le pubis est lui-même plus long ou plus court, ou que le sommet de l'arcade présente plus ou moins d'inclinaison en avant ou en arrière. De plus, le bord supérieur de la symphyse pubienne peut être porté en dedans ou en dehors du bassin, sans déviation contraire du bord inférieur ; la face interne de cette même symphyse peut être convexe et saillante, les parties fibreuses qui la recouvrent et le col de la vessie avoir une épaisseur insolite, sans que la mesure oblique tienne compte de toutes ces circonstances.

Le doigt, pouvant pêcher par défaut de longueur, Asdrubali conseille de le coiffer d'un doigtier, espèce de *dé* en cône, avec prolongement postérieur pour les divisions du pied.

Stein, ainé, Aitken, Weidmann et Salomon le remplacent par une sonde graduée, avec ou sans curseur mobile. Ces instruments sont appliqués contre l'angle du sacrum par leur sommet et relevés par leur tige contre l'arcade du pubis, tandis que le curseur est glissé contre le mont de Vénus. Mais, en perdant sur

le doigt l'avantage du tact, ils en offrent tous les inconvénients, plus celui de ne pouvoir être applicables
quand le fœtus occupe déjà le haut de l'excavation ou
quand il y a un fort resserrement de l'arcade pubienne;
car alors, si leur extrémité atteint le sacrum, la tige ne
peut être relevée vers le pubis.

Crève a essayé de parer à cet inconvénient. Pour cela,
il prend une tige droite, graduée, par le sommet de
laquelle passe un cordon. Le sommet se place sur le
promontoire, la tige contre la commissure postérieure
de la vulve et le fil est tendu sous l'arcade du pubis. On
couche ensuite le fil sur la tige graduée pour connaître
la mesure. Aux imperfections des pelvimètres précédents, il joint l'erreur produite par la déviation du fil
qui doit décrire une courbe à sa rencontre avec le col
utérin ou la partie fœtale quand ils proéminent dans
l'excavation.

Pelvimètres internes de la seconde classe.

La *seconde classe* de pelvimètres renferme ceux qui
s'appliquent par deux tiges différentes dans le vagin, lesquelles distendent ce canal en sens contraire. Ils ont été
imaginés pour éviter les déductions toujours incertaines
que nous avons signalées.

A cet effet, Barovero propose d'introduire simultanément dans le vagin l'index et le médius, de les
écarter ensuite jusqu'à ce qu'ils atteignent par leur
sommet les parois diamétralement opposées du bassin
et d'en assurer la position en interposant à leurs racines
un petit coin en bois.

Ramsbotham, Velpeau et Scanzoni procèdent à peu près de la même manière. Après avoir porté la main entière dans le vagin, ces auteurs placent l'index et le médius sur différents points du bassin et puis, les retirant dans la même position en mettant au besoin deux doigts de l'autre main entre leurs racines, ils en mesurent l'écartement à l'aide d'une échelle graduée. Mais en écartant les doigts, pourra-t-on toujours les porter assez haut ? En les retirant, conserveront-ils jamais leur distance à leur passage à travers l'anneau vulvaire ? La réponse à ces questions n'est pas douteuse.

Mayer traverse l'ongle du médius et du pouce par un long fil ; il les introduit réunis dans le vagin pour les écarter alors et les appliquer contre deux points opposés du bassin. La distance de ceux-ci serait connue par la tension du fil.

Pour mesurer le bassin, Starck se servait d'une rondelle en liége ou en ivoire, percée à chacun de ses bouts d'un trou par lequel passait les extrémités d'un cordon pour former une anse. Le médius et le pouce introduits dans celle-ci, pénétraient rapprochés dans le vagin pour s'appliquer le médius avec l'anse qui le coiffe sur le promontoire, et le pouce, garni de la rondelle, derrière le pubis. L'éloignement de ces deux points, ou de deux points quelconques du pelvis, est estimé, après l'extraction de l'appareil, par la situation du disque sur le cordon.

Le pelvimètre de Kurzwich ne diffère guère du précédent. Il consiste en un anneau qui entoure le médius en donnant attache au fil, et pour le pouce en un *dé* avec un œillet pour en recevoir les deux bouts.

Le pelvimètre de Koëppe est formé d'un bracelet en cuir qu'on fixe sur l'avant-bras ; une échelle graduée, avec curseur mobile, y est attachée. Ce curseur est mû par un fil traversant un anneau pour le médius et venant se fixer à un autre anneau pour le pouce. En s'éloignant l'un de l'autre, les doigts font marcher le curseur qui marque sur l'échelle leur degré d'écartement.

Ces quatre dernières méthodes pelvimétriques sont des modifications les unes des autres et qui ne sont guère heureuses. Elles ont l'immense défaut d'exiger l'introduction quasi complète de la main, ce qui est toujours très-douloureux, et même impossible, quand les organes n'y sont pas préparés par le travail ; ils sont incertains parce que, dans tous, le fil peut se déranger avec une extrême facilité et décrire une courbe lorsqu'une partie du fœtus se trouve plus bas que le plan sacro-pubien.

Wigand a imaginé une boîte circulaire et plate, au centre de laquelle se meuvent deux branches terminées par des anneaux pour l'index et pour le pouce. Leur degré d'ouverture est indiqué par des divisions tracées sur le pourtour de la boîte.

Le pelvimètre de Siméon est formé d'une tige recourbée presque à angle droit à son sommet. Cette extrémité offre un canal à travers lequel passe un fil qui sort vers sa convexité et qui s'attache d'une part à un anneau, de l'autre à un curseur glissant le long de la tige graduée. Sa portion recourbée est appliquée derrière le pubis, et y est maintenue par la main droite qui tient le manche, tandis que l'index gauche, passé dans l'anneau, dirige celui-ci vers la saillie sacrée, dont l'éloignement est indiqué par la marche du curseur

Ici encore, le col de la matrice ou quelque partie du fœtus peuvent faire dévier le fil.

Un des plus anciens intro-pelvimètres c'est celui de Coutouly. Il est composé de deux branches droites, glissant l'une dans l'autre comme la mesure des cordonniers ; comme elle aussi, ces branches portent chacune à leur extrémité interne une équerre en bec de canne, et la supérieure est numérotée ; celle-ci présente un crochet destiné à maintenir l'instrument et surtout à le faire mouvoir sur la première.

Ce pelvimètre est introduit fermé ; il s'applique par l'équerre postérieure contre le promontoire, tandis qu'on attire l'antérieure vers le pubis, en ayant soin de relever le corps des deux tiges contre l'arcade ; les numéros mis à découvert indiquent l'écartement des équerres.

Outre les inconvénients que nous allons signaler dans un instant, et qu'il partage avec les autres pelvimètres du même genre, on reproche à celui-ci sa difficulté d'application, et la facilité avec laquelle il abandonne la rotondité du promontoire. J'ajouterai, qu'alors même qu'il est applicable, il est encore très-sujet à erreur. C'est ce qui arrivera toutes les fois que la partie inférieure de la symphyse pubienne sera dirigée en arrière. Dans ce cas, le bec de canne sera prématurément arrêté par sa base, et l'équerre ne pourra s'appliquer contre la paroi postérieure de la symphyse, ce qui tiendra nécessairement son extrémité libre écartée du niveau supérieur des pubis.

Il est encore une foule d'autres mensurateurs qui se rattachent à cette seconde classe. Nous citerons : la grande pince droite d'Aitken, avec rapporteur aux anneaux extérieurs ; le compas à jambes recourbées en dehors avec cercle gradué d'Osiander ; le pelvimètre de Jumelin, composé de trois tiges droites, deux pour l'intérieur du vagin et l'autre articulée en bas, avec l'une des premières, pour servir de rapporteur ; enfin, les grandes pinces à branches alternativement concaves et convexes, soit avec les extrémités boutonnées, comme dans celle de Stein, aîné, soit avec des anneaux internes pour le pouce et l'index, comme dans celle de Stein, jeune, l'une et l'autre munies extérieurement d'un rapporteur gradué qui donne l'écartement des extrémités vaginales.

S'ils étaient d'une application toujours facile et possible, tous ces pelvimètres seraient d'une fidélité irréprochable ; tous, en effet, sont basés sur le principe de la plus rigoureuse exactitude, puisqu'ils tendent à donner l'étendue directe et immédiate, sans déduction aucune, de l'espace à mesurer. Malheureusement, la plupart ont des défauts particuliers que nous avons successivement fait connaître et tous ont des défauts communs qu'il nous reste à signaler.

C'est ainsi qu'il ne faut pas y songer chez les femmes qui, avant d'être enceintes ou pendant leur grossesse, voudraient être renseignées sur la capacité de leur bassin ; dans ces cas, en effet, leur application est *insupportable* par la douleur extrême que cause le tiraillement du vagin, non encore préparé à une semblable distension ; pendant le travail elle est *impossible*, car presque toujours le col de la matrice, la tête ou une région quelconque de l'enfant, dépasse quelque peu le plan sacro-pubien, ce qui vient mettre un obstacle invincible au déploîment régulier, en sens contraire, des deux branches de l'instrument. On ne pourrait tout au plus en faire usage, mais à la condition expresse que le détroit supérieur fût parfaitement libre, que dans les rétrécissements très-forts où le bassin n'offre guère que 45 à 55 millimètres (20 à 24 lignes), dans son diamètre antéro-postérieur. Nous disons dans le sens antéro-postérieur, parce que, suivant les diamètres obliques et transverse, la distension vaginale serait bien plus douloureuse encore, et que d'ailleurs aucun d'eux n'est applicable dans ces directions, attendu que leur forme s'y oppose et qu'on ne pourra jamais maintenir les doigts ou les branches internes aux endroits voulus. Enfin, nous trouvons une dernière cause de leur inapplicabilité dans la conformation de certains bassins que nous possédons où l'angle sous-pubien est si resserré que la tige du pelvimètre de Coutouly ne pourrait y passer, pour venir s'appliquer au sommet de cet angle.

Toutes ces causes d'erreur, ces imperfections, et surtout la souffrance occasionnée par la distension du conduit vaginal, ont vivement occupé l'attention des praticiens.

Pelvimètres internes de la troisième classe.

Dans la *troisième classe* des pelvimètres internes, nous rangeons tous ceux qui, imaginés en vue d'obvier aux inconvénients signalés plus haut, s'appliquent par une seule tige dans le vagin, tandis qu'une autre se place en dehors de ce canal.

Tel est celui de Ritgen. Il consiste en une tige droite graduée, munie d'une languette mobile à son sommet pour s'adapter au promontoire; une branche externe, espèce de bras recourbé, glisse sur la première et s'applique, par son extrémité, contre le mont de Vénus. Le point où s'arrête le coulant marque la distance des sommets dont on déduit 13 millimètres (6 lignes) pour l'épaisseur du pubis.

Ce procédé de mensuration serait exact si l'épaisseur du pubis était toujours la même; mais elle varie d'un individu à l'autre suivant l'abondance du tissu cellulaire du pénil, le volume de la symphyse et la saillie plus ou moins forte qu'elle fait à l'intérieur du bassin. Je déclare ne l'avoir jamais vu restreinte à 13 millimètres (6 lignes) : le plus souvent, elle offre 2, 3 et même 4 centimètres (9, 13 et 18 lignes) d'épaisseur.

Voulant éviter l'inconvénient d'une soustraction faite au hasard, M. Van Huevel a modifié l'instrument de Ritgen. Il a retranché la plaque mobile et il a fortement recourbé la branche vaginale pour l'adapter à la face postérieure du pubis. Pour l'employer, on place et l'on maintient, à l'aide des doigts index et médius de la main gauche, le sommet de la branche interne contre l'angle du sacrum et l'on fait glisser sur elle la tige externe jusqu'à sa rencontre avec le bord supérieur du pubis. On serre une vis qui se trouve au talon, après quoi le pelvimètre est retiré pour voir la distance prépubio-sacrée. Dans une seconde application, on prend l'épaisseur du pubis en conduisant sur l'index gauche le bec de la branche vaginale derrière la symphyse, puis la branche externe au même point qu'à la première application. On note cette épaisseur, on la soustrait de l'autre, le reste donne l'étendue cherchée.

Cet instrument est très-prècis, mais il ne s'applique qu'à un seul diamètre; c'est pour ce motif que l'auteur a cessé d'en faire usage.

L'intro-pelvimètre de Mme Boivin est également formé de deux tiges, l'une très-longue, courbée à son extrémité interne, droite et graduée dans le reste de son étendue; l'autre plus courte, recourbée en sens contraire de la première, présente une entaille latérale pour leur jonction, et une vis à pression pour les fixer ensemble. Elles s'introduisent isolément, la première dans le rectum jusque contre le promontoire, la seconde dans le vagin derrière le pubis. Lorsqu'elles sont articulées et assujetties dans leur position respective, les divisions laissées à découvert donnent la distance des sommets. Par l'adjonction d'une troisième branche applicable à l'extérieur, on transforme ce pelvimètre en un véritable compas d'épaisseur.

Mme Boivin a le mérite d'avoir évité le principal obstacle à la mensuration directe du bassin, c'est-à-dire les tiraillements douloureux du vagin par l'introduction simultanée et l'écartement des deux tiges dans ce canal. Malheureusement, malgré l'exactitude apparente de son pelvimètre, on peut encore lui reprocher que les replis de la muqueuse intestinale en gênent la progression; qu'en raison de la situation de l'intestin, il sera difficile, puisqu'elle est insinuée sans guide, d'y introduire la branche rectale jusque contre la base sacrée sans qu'elle dévie à gauche; qu'elle dépasse cette saillie ou lui reste inférieure; qu'étant fixée dans sa position en haut par le sacrum et la tête fœtale, en bas par le resserrement de l'anus, il se pourrait que la seconde branche, qui glisse le long de la première, n'atteignît pas le bord supérieur du pubis; qu'en tous cas, son application se borne au diamètre antéro-postérieur; que la plupart des femmes s'arrêteront devant la répugnance que leur inspire l'introduction d'un corps étranger dans le rectum; enfin, qu'il est inapplicable, s'il y a rétrécissement, compression ou déviation de l'intestin.

Wellenbergh, accoucheur hollandais, a imaginé deux pelvimètres. L'un est un véritable compas d'épaisseur formé de trois branches d'inégale longueur. Les branches antérieure et postérieure s'appliquent respectivement sur le pubis et sur l'apophyse épineuse de la dernière vertèbre lombaire, tandis que la médiane, qu'on peut remplacer par une plus longue ou par une plus petite, suivant le besoin, est successivement portée sur le promontoire et derrière la symphyse pubienne, afin d'apprécier l'épaisseur des parois postérieure et antérieure du bassin.

Comme il est inutile de connaître la mesure de la

base sacrée, Wellenbergh a retranché la branche postérieure pour ne plus laisser à son pelvimètre que deux tiges : une interne presque droite, fourchue à son extrémité supérieure, s'introduit dans le vagin, guidée par l'index, jusque sur le promontoire, le manche de l'instrument étant tenu par l'autre main ; la tige externe est courbée en demi-cercle et surmontée d'une boîte quadrilatère, dans laquelle glisse une règle graduée qui doit s'appliquer au niveau du bord supérieur du pubis. Un aide pousse la règle contre le mont de Vénus et la fixe par un tour de vis. L'instrument étant retiré des parties de la femme, on note la mesure obtenue ; on change ensuite la branche interne contre une autre plus courbe que la première et qu'on reporte dans le vagin derrière le ligament inter-pubien ; le bouton de la règle est remis en contact avec le pénil dont on prend l'épaisseur et qu'on déduit du premier chiffre : le restant donnera l'étendue du diamètre sacro-pubien.

Les principes sur lesquels repose ce pelvimètre semblent être une garantie de son exactitude. Cependant, nous croyons que les cas où les résultats qu'il donne seront conformes à la vérité, ne sont pas les plus communs. En effet, M. Van Huevel fait remarquer avec raison que la branche externe est *immobile,* ce qui peut faire tomber la règle graduée au-dessus ou au-dessous du bord supérieur du pubis : dans le premier cas, pourra-t-on, chez les primipares, déprimer assez fortement le périnée avec la branche interne pour abaisser suffisamment l'externe, surtout quand l'inclinaison du détroit abdominal est considérable? Dans le second, si la tête ou une région quelconque du fœtus commence à s'engager dans l'ouverture du bassin et que l'inclinaison du détroit est peu marquée, pourra-t-on appliquer la première branche à cause de sa forme et la soulever assez pour que la règle graduée atteigne le rebord du pubis? Enfin, ce pelvimètre réclame le secours d'un aide, un échange de branche interne à chaque mensuration, et ne s'applique point aux diamètres diagonaux qui sont si souvent viciés.

M. le docteur Lauwers, de Courtrai, a imaginé et publié, en 1856, un procédé aussi simple qu'ingénieux, et qui rentre aussi dans la troisième catégorie des pelvimètres internes. Une sonde de Mayor et un morceau de carton coupé carrément, voilà, dit-il, tout l'appareil qui lui est nécessaire pour son procédé. S'il désire connaître le diamètre sacro-pubien (celui qui est le plus souvent rétréci), il porte : 1° le bec de la sonde contre l'angle sacro-vertébral, et un coin du carton sur un point noir, marqué sur le mont de Vénus, vis-à-vis du bord supérieur du pubis. Il applique l'extrémité saillante de la sonde contre le limbe du carton, sur lequel il dessine la direction de l'instrument, marquant avec attention le point où tombe son pavillon. La sonde étant retirée et replacée exactement sur le carton, rien de plus facile que de mesurer la distance qui en sépare le bec du coin susnommé : c'est la distance sacro-prépubienne.

Il porte, 2° le bec de la sonde dans le vagin contre le bord supérieur du pubis, ou si, pour un motif quelconque, cette voie ne lui permet pas d'atteindre ce bord, il passe la sonde dans le canal de l'urètre. Le

coin du carton est remis contre le point noir, la direction et l'extrémité de la sonde sont dessinées sur le
carton, puis, le tout étant retiré de nouveau, la sonde
est replacée sur les traces qu'elle a laissées sur le papier
rigide et la distance du bec au coin donne l'épaisseur
du pubis, laquelle, étant défalquée de la première
mesure, apprend quelle est la longueur cherchée.

Ce procédé doit donner des résultats exacts; seulement, il sera impossible de l'appliquer aux diamètres
obliques et transverse surtout; ensuite, il exige l'intervention d'un aide qui comprenne lui-même les détails
de l'opération. En effet, l'extrémité interne de la sonde
ne peut jamais être abandonnée à elle-même, car elle
glisserait sur la saillie sacro-vertébrale, et il est impossible que l'opérateur maintienne à la fois les différentes
pièces de son appareil et qu'il dessine en même temps
le trajet de la sonde.

L'analyse que nous venons de faire des différentes
méthodes pelvimétriques met en évidence leur peu de
justesse, leur difficulté d'application et leur insuffisance
à l'appréciation de tous les diamètres du bassin. Aussi,
sont-elles aujourd'hui généralement abandonnées ou peu
employées, surtout depuis que M. Van Huevel, après
plusieurs années de travail et après avoir imaginé une
douzaine de pelvimètres, a enfin doté la science obstétricale d'un nouveau mensurateur d'une précision
mathématique, d'une simplicité extrême et dont l'application à tous les diamètres lui a fait donner, par son
illustre auteur, le nom de *pelvimètre universel*. En voici
la description et le mode d'emploi.

Pelvimètre universel de M. Van Huevel.

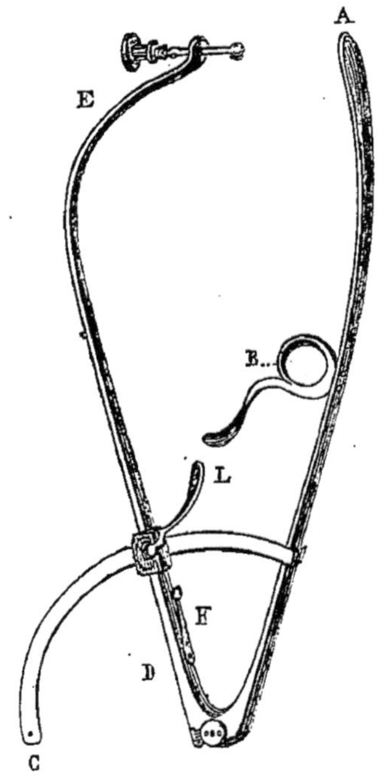

Fig. 7.

C'est simplement un compas d'épaisseur, composé de deux branches, l'une fixe, l'autre mobile. La première (*A*) est longue de 28 ½ centimètres (10 ½ pouces), peu courbée et aplatie à son sommet; elle pénètre dans le vagin pour la mensuration interne, porte un anneau–crochet (*B*) vers le milieu de sa longueur; plus loin, un arc de cercle non gradué (*C*), et s'articule en bas, comme un compas ordinaire, avec le prolongement d'une gaîne (*D*) qui loge l'extrémité inférieure de l'autre tige.

La seconde branche, ou tige externe (*E*) peut s'allonger ou se raccourcir à volonté. Elle porte, à son extrémité supérieure, une longue vis horizontale pour faciliter le dégagement du compas après son application à l'intérieur; de là, elle se courbe en dehors, puis en descendant devient droite et quadrangulaire, et pénètre dans la gaîne indiquée ci-dessus. Celle-ci, ouverte à ses deux bouts, présente dans sa paroi externe une rainure pour recevoir une arête de la tige, qui l'empêche de s'échapper de la boîte; sur sa paroi interne, se trouve un ressort recourbé (*F*), traversant cette paroi par son sommet et se logeant dans une entaille de la branche, de manière à la fixer et à tenir les deux bouts du compas de niveau. Quand on remonte ou abaisse la tige externe, le ressort abandonne l'entaille, et, par sa pression, maintient cette branche à toute hauteur.

L'arc de cercle, attaché à la branche vaginale, s'applique contre le côté droit de la tige externe. Un curseur à claire-voie est traversé à angle droit par cette dernière et par l'arc de cercle lui-même. Du côté opposé passe une vis de pression à bras de levier (*L*) qui, en serrant ces deux pièces l'une contre l'autre, arrête tout mouvement. Enfin, une règle graduée sert à mesurer la distance des sommets, dans chaque position donnée.

Manière de s'en servir.

Avant de faire l'application du pelvimètre universel, il faut bien arrêter les points sur lesquels l'instrument doit porter. Que l'on commence donc par marquer sur la peau, l'endroit qui correspond *en arrière* à la base du sacrum, *latéralement* aux extrémités du diamètre transverse du détroit abdominal, *en avant* au bord supérieur du pubis et à celui des éminences ilio-pectinées, du côté externe de l'artère crurale. Pour y parvenir sans difficulté, on cherche d'abord le tubercule de l'apophyse épineuse de la dernière vertèbre lombaire. Si on ne le rencontre pas, que l'on tende, en travers de cette région, une ficelle appuyée sur la partie supérieure et moyenne de l'une et l'autre crête iliaque; puis à 4 centimètres (18 lignes) au-dessous de cette ligne, sur le milieu du sacrum, qu'on fasse une marque d'où l'on conduira le cordon obliquement en avant et en bas, vers le haut des parois cotyloïdiennes et le mont de Vénus. Les doigts, portés en dedans et en dehors du bassin, rectifieront, au besoin, la position de la ficelle qui doit suivre la direction inclinée du détroit supérieur. Alors, avec une plume d'oie non taillée et trempée dans l'encre, on indique le long du cordon les points à conserver. Aux éminences pectinées et au pubis, on fera les marques à 4 ou 6 millimètres (2 à 3 lignes) plus bas que le contour décrit, afin de mieux rencontrer le resserrement de ce détroit (1).

A l'intérieur, on aura soin de placer les doigts sur les extrémités des diamètres qu'on veut mesurer ; l'habitude du toucher mettra sous ce rapport à l'abri de toute méprise.

Mensuration externe.

La vis de pression du curseur est desserrée, et la pointe du ressort, engagée dans la petite entaille de la tige externe, tient de niveau les sommets de l'instrument pour former compas d'épaisseur. On en applique les extrémités soit sur les épines supérieures et antérieures des os iliaques, soit sur la crête de ce nom et sur la

---

(1) En admettant que l'on se soit trompé de 9 à 15 millimètres (4 à 6 lignes), si l'on veut même de 27 millimètres (1 pouce), dans la fixation du tubercule épineux de la dernière vertèbre lombaire, on ne se trouverait qu'à 4, 6 ou 15 millimètres (2, 3 ou 6 lignes) au-dessus ou au-dessous du plan du diamètre transversal, et dans le dernier cas supposé l'on n'aurait encore, par cette obliquité, qu'un millimètre (une demi ligne) d'erreur au delà de la mesure réelle du bassin.

tubérosité sciatique du même côté, soit le bouton de la vis horizontale sur l'apophyse épineuse de la dernière vertèbre lombaire et le bout de la tige vaginale contre le mont de Vénus, en passant entre les jambes de la femme, soit encore, l'un sur le bord supérieur du pubis et l'autre sur le bord inférieur ; soit, enfin, sur chaque tubérosité sciatique, ou bien sur le coccyx et sous l'arcade pubienne. On obtiendra, ainsi, l'étendue du diamètre transversal du grand bassin, la hauteur de toute la cavité, la distance des lombes au pubis, la longueur de cette symphyse, le diamètre transverse et l'antéro-postérieur du détroit périnéal, dont la règle graduée indiquera chaque mesure.

Mensuration interne.

Pour prendre la mesure interne du bassin, on fait coucher la femme sur le dos, en travers de son lit ou sur le lit de travail, de manière que le siége s'avance jusqu'au bord du matelas. Avec un cordon et une plume d'oie, comme il est dit plus haut, on a marqué en dehors les extrémités des diamètres du détroit supérieur. Puis, on porte un ou deux doigts de la main gauche dans le vagin, jusque sur le promontoire. De la main droite on tient le compas desserré, ouvert dans toute sa largeur et la branche externe abaissée dans sa gaîne. Le sommet de la tige vaginale est glissé ensuite dans les organes génitaux, le long des doigts introduits qui le pressent contre l'angle sacro-vertébral, pendant que la base du pouce gauche s'engage dans le crochet. L'instrument est maintenu immobile dans sa position par une seule main.

Alors, le pouce, l'index et le médius de la main droite saisissent la branche externe au-dessus de l'arc de cercle, l'abaissent ou l'élèvent dans la gaîne, jusqu'à ce que le bouton de la vis horizontale réponde à la tache faite au mont de Vénus. Dès qu'il y est parvenu, *effleurant seulement la peau*, on pousse avec l'annulaire le levier de la vis de pression en avant, pour fixer l'instrument sur place. On le retire, enfin, des parties de la femme, et l'on tient note de la distance des deux sommets, prise avec la règle graduée.

Ce premier temps de l'opération terminé, on desserre la vis de pression, et l'on met de niveau les deux extrémités supérieures du compas. On reporte dans le vagin l'index gauche pour l'appliquer, cette fois, derrière le pubis. Le sommet de la tige vaginale, concavité en avant, y est conduit à son tour, à l'aide de la main droite. Du moment qu'il a atteint le bord supérieur de la symphyse, on empoigne cette branche à pleine main gauche, le petit doigt placé dans l'anneau du crochet. On saisit ensuite, avec les trois premiers doigts de la main droite, la tige externe au-dessus de l'arc de cercle, et l'annulaire pousse en avant le levier de la vis de pression, quand le bouton de la vis horizontale correspond à la tache du mont de Vénus. Cette seconde application doit se faire avec autant de légèreté que la première, *en effleurant la peau*. Si l'on éprouve de la difficulté à retirer le pelvimètre, on détourne et recule la vis horizontale, à condition de la remettre en place après l'extraction. La règle mesure cette nouvelle distance des sommets, qu'on doit déduire du premier chiffre, pour avoir l'étendue du diamètre sacro-pubien.

La seule erreur possible, par ce procédé, viendrait de la pression inégale contre la peau dans les deux applications, ou bien de la situation irrégulière de la tige sur le promontoire ou derrière le pubis, plus haut ou plus bas que la ligne sacro-pubienne. Il suffira d'un peu d'attention pour éviter ces légères causes d'inexactitude.

On agira absolument de la même manière pour les diamètres diagonaux ou sacro-cotyloïdiens. D'abord, le pelvimètre est desserré, ouvert largement, et la branche externe abaissée dans sa gaîne. S'agit-il de l'espace sacro-pectiné gauche, on prend encore l'instrument de la main droite ; l'index et le médius de l'autre main sont introduits dans les organes génitaux et placés à gauche de la saillie prévertébrale ; puis, on y glisse le sommet de la tige vaginale, qu'on maintient à place avec ces doigts et avec le pouce passé dans le crochet. Au moyen des premiers doigts de la main droite, on porte le bouton de la branche externe sur la tache de l'éminence ilio-pectinée gauche, et, par l'annulaire, on serre la vis de pression. L'instrument, en position diagonale, est retiré des parties de la femme. Par la règle graduée, on connaîtra la distance des deux sommets.

Après en avoir pris note, on desserre la vis de pression et l'on met les extrémités du compas de niveau. Alors, l'index et le médius de la main gauche sont reportés dans le vagin, derrière l'éminence ilio-pectinée gauche, ainsi que le sommet de la tige vaginale, concavité en avant, qu'on saisit ensuite à pleine main gauche, en engageant le petit doigt dans l'anneau du crochet. Le pouce, l'index et le médius droits replacent le bouton de la branche externe sur la tache de l'éminence iliopectinée gauche, et l'annulaire pousse le levier de la vis de pression. Même précaution que la première fois de détourner, au besoin, la vis horizontale pour retirer l'instrument, et de la remettre en place pour mesurer la nouvelle distance des sommets. Cette quantité étant déduite de l'autre, le restant donne l'étendue cherchée.

L'espace sacro-pectiné droit s'apprécie de même, sauf que ce sont les doigts de la main droite que l'on introduit dans le vagin, et que la main gauche tient l'instrument.

Enfin, pour mesurer le diamètre transversal, le procédé ne varie guère. Le compas étant disposé comme d'habitude et tenu de la main droite, on porte deux doigts de la main gauche, tournée fortement en pronation, le pouce en bas, sur le côté droit du bassin. La convexité de la tige vaginale est dirigée sur ce point, maintenue par la pression des doigts introduits, et par le pouce gauche engagé dans le crochet. La main libre conduit la branche externe sous la cuisse gauche relevée, sur la tache faite à la hanche correspondante. L'annulaire droit, par sa pression sur le levier de la vis, fixe l'instrument en position transversale, et la règle graduée, après l'extraction, mesure la distance des deux sommets.

Pour faire la seconde application, on desserre la vis de pression, et l'on allonge la branche externe au-delà du sommet de la vaginale ; puis on reporte l'index et le médius gauches dans les organes génitaux, sur le côté gauche du bassin. Le sommet de la tige vaginale y est conduit de la main droite et maintenu par la main gauche, le petit doigt dans l'anneau du crochet. La branche externe, allongée, est dirigée par la main libre sous la cuisse gauche, sur la hanche de ce côté et fixée comme d'habitude. On détourne ensuite la vis horizontale pour retirer le pelvimètre. Après sa restitution, on mesure de nouveau la distance des sommets, qu'on déduit du premier chiffre, et le restant représente la valeur du diamètre transversal.

Les diamètres de l'excavation se prennent de la même manière. Il faut seulement avoir la précaution de marquer les taches, entre les limites du détroit supérieur et du détroit inférieur.

Ainsi qu'on le voit, ce pelvimètre donne, avec une égale facilité, toutes les mesures du bassin, ce qui justifie pleinement son titre d'*universel*. Nous le répétons, si des erreurs se commettent encore, elles ne peuvent jamais tenir qu'à l'opérateur, qui n'aurait pas le tact assez habitué ou assez perfectionné, pour toujours placer la branche interne sur les points convenables, et nullement au mensurateur lui-même, attendu que le principe sur lequel il est basé est mathématiquement juste.

§ 8. — Supériorité de la pelvimétrie instrumentale.

De toutes les questions se rattachant à l'art obstétrical, il n'en est guère qui ait été plus débattue que celle de la mensuration pelvienne, et, d'après ce que nous venons de voir, il n'en est point pour la solution de laquelle tant de moyens divers aient été proposés.

Cette constance dans la recherche d'un mensurateur exact, cette multiplicité de méthodes pelvimétriques, témoignent de l'importance du sujet, en même temps qu'elles font honneur aux hommes spéciaux de toutes les époques et de tous les pays, qui se sont évertués à atteindre le même but par des moyens différents.

Les progrès qu'a faits cette question sont immenses, et ceux surtout qu'elle a réalisés dans ces derniers temps, grâce aux travaux d'un célèbre accoucheur belge, me paraissaient de nature à la vider sans retour. J'avais la persuasion que, par son *pelvimètre universel*, M. Van Huevel avait réduit à néant toutes les objections qui s'élevaient contre la pelvimétrie instrumentale, objections qui, jusque-là, semblaient s'être jouées des efforts des praticiens les plus compétents et les plus opiniâtres dans leurs recherches.

Telle était ma confiance dans notre nouveau mensurateur, que je ne considérais plus ses devanciers que comme souvenirs authentiques des nombreux essais tentés à une autre époque; je croyais, enfin, pouvoir revendiquer pour mon ancien professeur et bienveillant ami, l'honneur d'avoir atteint la perfection, si tant est que puisse jamais être parfaite une œuvre qui ne sort pas des mains de la nature.

Cependant, cette confiance n'est pas encoré unanimement partagée, puisque nous voyons des accoucheurs modernes, peu familiarisés sans doute avec l'instrument de M. Van Huevel, jeter le discrédit sur la pelvimétrie instrumentale parce que, dans leur opinion, elle est incertaine, douloureuse, souvent impossible et même quelquefois dangereuse, tandis qu'ils prétendent, d'autre part, que le doigt ou la main est le meilleur et le plus sûr de tous les mensurateurs (Cazeaux, Chailly, Scanzoni).   —

Mais un instrument est-il incertain lorsqu'il donne des résultats toujours identiques, alors même que la mensuration est pratiquée et renouvelée à de longs intervalles, après des mois, des années et par différents accoucheurs habitués à son emploi? On parle de la douleur que cause l'instrument. J'ai vu si souvent appliquer et j'applique moi-même chaque fois qu'il y a lieu le pelvimètre universel, dans l'état de vacuité de l'utérus, pendant la gestation à toute époque et durant le travail, et *jamais* je n'ai vu les femmes accuser des sensations douloureuses.

Son application, dit-on encore, est même impossible. Oui, si une partie volumineuse du fœtus, les fesses, par exemple, occupent l'excavation et seulement alors. Encore, dans ce cas, pourra-t-on, la plupart du temps, insinuer la branche interne entre cette partie et la paroi pelvienne, tandis que le doigt ne sera plus alors d'aucun secours, les résultats qu'il donnera étant plus erronés que jamais, car, en passant en dessous de la région fœtale, il devra décrire une courbe qui ne lui permettra pas d'atteindre le promontoire, ou qui augmentera certainement l'oblique qu'il mesure.

Quant à l'obstacle que présenterait le cul-de-sac du vagin, en opposant une trop grande résistance, je dois avouer ne l'avoir jamais rencontré. Le vagin, surtout à sa partie supérieure, ne constitue pas un canal si stable dans sa position, si peu mobile et si peu élastique, qu'il ne puisse être porté en différentes directions, dès l'instant où il n'est pas tiraillé en deux sens opposés à la fois. Quoi de plus facile, par exemple, chacun peut répéter l'expérience, que de circonscrire avec le doigt tout le pourtour du détroit supérieur, et cela chez toute femme et à toute époque, *lorsque le bassin est suffisamment rétréci,* seule circonstance, en définitive, qui permette d'en apprécier les dimensions? C'est même grâce à cette extensibilité et cette mobilité du vagin, propriétés évidentes surtout pendant la gestation, que le pelvimètre de M. Van Huevel est susceptible d'une application *universelle.* S'il en est ainsi, le cul-de-sac vaginal peut toujours être refoulé en arrière contre le sacrum, dont il est d'ailleurs d'autant plus rapproché que l'angustie est plus considérable, sans courir le risque de le perforer.

Je sais fort bien que chez les femmes normalement conformées, le vagin est assez distant de la base du sacrum, et si l'on s'obstine à vouloir atteindre cette saillie, on occasionnera sans nul doute une distension douloureuse, voire même une rupture du cul-de-sac. Mais à quoi bon s'obstiner, puisque la difficulté qu'on éprouve à atteindre le promontoire, la douleur qu'on provoque par la tension du vagin, sont des indices *probables* qu'il n'y a pas ou peu d'étroitesse? Je ne dis pas *certains,* car, une grande inclinaison du bassin, une hauteur exagérée de la symphyse pubienne, son plus ou moins d'obliquité en dedans ou en dehors, un rapprochement considérable des branches de l'arcade, etc., peuvent s'opposer à ce qu'on arrive à l'angle sacré.

Cependant, quelles que soient l'innocuité du pelvimètre belge et sa facilité d'application, je n'hésiterais pas un instant à lui préférer le doigt, si cent expériences n'étaient venues me démontrer les erreurs énormes de son emploi.

Qu'il suffise toujours comme *moyen d'exploration*; qu'il soit éminemment et le *seul* propre à faire reconnaître et le siége et la nature des obstacles à l'accouchement, la forme et les défectuosités du bassin, nul ne peut le contester; car rien n'échappe à cet instrument de tact *par excellence*. Mais dès l'instant où il s'agit d'apprécier la distance d'un point du pelvis à un autre, son rôle finit et il cède sa supériorité au pelvimètre universel, dont il ne peut jamais égaler la *précision*. En effet, je l'ai déjà dit, une infinité de circonstances font varier l'épaisseur des pubis ainsi que la longueur de la ligne sous-pubio-vertébrale, tandis qu'on soustrait, pour compenser l'obliquité, une quantité presque toujours la même et dans tous les cas arbitraire, puisqu'elle ne repose sur aucune base fixe : d'où erreur de calculs. Dans notre cabinet de pièces anatomiques, nous possédons des bassins où l'on trouve, pour le diamètre sacro-pubien mesuré, d'abord avec l'index, après soustraction ordinaire, et puis directement, une différence de 11, 18, 25 millimètres (5, 8 et 11 lignes) et même davantage. Récemment encore, j'ai heureusement délivré à l'aide du forceps-scie une femme dont le bassin, vicié dans toutes les directions, n'avait que 54 millimètres (2 pouces) dans son diamètre antéro-postérieur, mesuré avec le pelvimètre universel, tandis que le doigt et la règle graduée, après déduction d'usage, lui attribuaient 84 millimètres (3 pouces 1 ligne), c'est-à-dire une différence en plus de 29 millimètres (13 lignes). Certes, des résultats aussi contraires à la vérité, pour le diamètre le plus facile à apprécier et le plus fréquemment vicié, conduisent à des conséquences graves et sont bien de nature à faire rejeter le doigt comme mensurateur.

Les adversaires de la pelvimétrie instrumentale conseillent, pour obtenir une appréciation plus exacte, d'introduire la main dans le vagin et d'écarter les doigts pour appliquer, sur les points convenables, l'extrémité de l'index et du médius et même de l'auriculaire (Scanzoni).

J'ai déjà dit que cette pratique est très-douloureuse, souvent même impossible chez la femme qui n'est pas en travail, ou quand le détroit abdominal est occupé par la partie du fœtus qui s'engage. D'ailleurs, comment conserver aux doigts une position fixe, condition essentielle pour en connaître le degré d'écartement?

Le doigt et la main, comme instruments de mensuration, ne pourront donc jamais donner que des résultats souvent très-éloignés de la réalité. Avec des *à peu près* pour base, l'homme de l'art osera-t-il porter un jugement avec assurance quand, pendant le cours d'une grossesse, il aura à se prononcer sur la capacité pelvienne d'une femme qui, suivant les circonstances, devra être soumise à l'avortement médical ou à l'accouchement prématuré? Car, ce n'est pas seulement au début et pendant le cours de la parturition que le pelvimètre de

M. Van Huevel doit rendre et rend tous les jours des services réels, mais encore et surtout *pendant la gestation*, pour déterminer l'époque où l'on doit enrayer l'œuvre de la nature, lorsqu'il est démontré que l'accouchement ne peut se faire naturellement à terme ou par des moyens qui ne compromettent pas directement ni la mère ni l'enfant. Que fut-il advenu, par exemple, de cette pauvre femme que je disais tantôt avoir sauvée par le forceps-scie, si, confiant dans mes doigts qui me donnaient 84 millimètres (3 pouces 1 ligne) pour le diamètre sacro-pubien, alors qu'il n'avait en réalité que 27 millimètres (2 pouces), je m'étais livré sur elle à des essais de délivrance avec le forceps ou avec le levier ? Ce que la théorie et une sage pratique m'eussent ordonné de faire en cette occasion, eût vraisemblablement emporté dans la tombe une malheureuse qu'un procédé de mensuration plus exact est venu rendre à la vie. Je pourrais citer bien des exemples semblables.

§ 9. — INDICATIONS DANS LES CAS D'ANGUSTIE PELVIENNE.

Les indications que présentent les rétrécissements du bassin, au point de vue de l'accouchement, varient selon le degré de viciation qu'il importe donc d'apprécier avec toute la rigueur possible, pour ne pas avoir à regretter, par la suite, une décision qui ne serait pas légitime.

On peut admettre quatre catégories de bassins :

1° Ceux qui présentent, dans leur plus petit diamètre, au moins 9 centimètres et demi (3 $\frac{1}{2}$ pouces) ;

2° Ceux qui sont compris entre 9 centimètres et demi et 6 centimètres et demi (3 $^1/_2$ à 2 $^1/_2$ pouces);

3° Ceux qui ont de 5 centimètres et demi à 4 centimètres (2 à 1 $^1/_2$ pouces);

4° Enfin, ceux qui sont en dessous de 4 centimètres (1 $^1/_2$ pouce).

Première catégorie. — L'accouchement spontané est encore possible lorsque le bassin présente au moins 9 centimètres et demi (3 $^1/_2$ pouces), dans son plus petit diamètre. Si la nature se montre impuissante, que les contractions s'affaiblissent et qu'il s'est déjà écoulé six, sept ou huit heures depuis la perte des eaux, il faut appliquer le forceps ou le levier. Cette application devrait être faite sans retard, au moment d'accidents, s'il en survenait, tels que hémorrhagie, convulsions.

Si l'on avait affaire à une présentation de la face, il ne faudrait pas, comme quand le bassin est bien conformé, ou comme si le sommet se présentait, attendre une expulsion spontanée qui ne se ferait probablement pas, car la rotation du menton en avant (on sait qu'il est presque toujours primitivement dirigé en arrière) serait plus laborieuse, peut-être même impossible. Aussi, malgré le peu de chance qu'on ait de réussir, faut-il se hâter, quand le moment est opportun, c'est-à-dire le col suffisamment dilaté, de transformer la présentation de la face en présentation du sommet et, si l'on y est parvenu, de terminer immédiatement par le forceps ou de préférence par le levier puisqu'il exerce son action compressive sur le crâne dans le sens de la viciation la plus fréquente, c'est-à-dire, d'avant en arrière. Nous pensons même qu'il serait plus rationnel, si la tête n'est pas trop mobile, d'appliquer d'emblée cet instrument dont le premier effet serait de transformer la présentation, et le second, d'engager la tête dans le petit bassin. En n'agissant pas de cette manière, il y aurait à craindre que la tête ne reprît immédiatement sa situation primitive. Enfin, si la version céphalique était impossible ou le forceps et le levier infructueux, il faudrait, lorsqu'il en est temps encore, c'est-à-dire lorsqu'il n'y a pas enclavement, recourir à la version podalique, à la condition toutefois que le rétrécissement ne s'y opposât pas.

L'embryotomie ne serait pratiquée que si la tête, en présentation de la face, était enclavée au point de rendre l'accouchement impossible par un autre procédé.

Dans la présentation du siége, on aura soin, plus que jamais, s'il est nécessaire d'exercer quelques tractions, de n'y procéder que pendant les efforts utérins, dans la crainte d'occasionner le redressement de la tête. On facilitera la sortie de celle-ci par les moyens usités dans la version, et au besoin par l'emploi du forceps ou du levier.

Enfin, si, dans cette occurrence, l'enfant se présentait par le tronc, on devrait tenter la version céphalique ; en cas d'insuccès ou de contre-indication, on serait obligé d'aller à la recherche des pieds, et d'opérer le dégagement de la tête avec le levier ou le forceps s'il était impossible autrement, ou s'il tardait à se faire.

En cas de mort du fœtus, on devrait toujours donner la préférence à la version podalique et puis sectionner la tête. On appliquerait également le forceps-scie d'emblée, dans les présentations du sommet et de la face, lorsqu'on a la certitude que l'enfant a cessé de vivre, et que des tentatives d'extraction ont déjà été pratiquées. La délivrance serait ainsi plus prompte et moins violente pour la mère.

Deuxième catégorie. — Si le bassin présente une ouverture de 9 centimètres et demi à 8 centimètres (3 ½ à 3 pouces), il faut encore, après avoir attendu tout ce que peuvent produire les contractions utérines, appliquer le forceps ou le levier. Mais, si les tractions sont infructueuses et que le travail traîne déjà depuis longtemps, l'enfant, s'il n'est pas mort, peut être considéré comme n'étant plus viable, et, dès lors, il faut pratiquer l'embryotomie, plutôt que de soumettre la mère à des tractions plus énergiques, souvent inutiles et dangereuses.

Lorsque le bassin ne laisse qu'une ouverture de 8 centimètres à 67 millimètres (3 à 2 ½ pouces) on pourrait encore, à la rigueur, essayer le forceps ou le levier et, en cas d'insuccès, recourir à l'embryotomie ; à moins que, n'ayant aucun doute sur la vie et la viabilité de l'enfant, la femme ne préfère à cette opération les chances de la section césarienne ou celle des pubis.

Si la grossesse n'était pas à terme, ce serait le cas de pratiquer l'accouchement prématuré artificiel.

En disant tantôt qu'on peut patienter pendant six à huit heures après l'écoulement du liquide amniotique, notre intention n'était pas de fixer, d'une manière absolue, le moment de l'intervention de l'art. Nous croyons, au contraire, qu'il est impossible de formuler une règle à cet égard. C'est au tact et à l'expérience de l'accoucheur qu'il appartient de juger quand l'intervention est nécessaire, en ayant égard surtout à l'état général de la femme, à la nature des douleurs, et aux résultats fournis par l'auscultation du cœur fœtal. En général, il ne faut pas attendre, pour agir, que les bruits cardiaques aient sensiblement diminué, car, si l'enfant est encore vivant tant qu'il conserve ses rapports vasculaires avec la mère, il peut, néanmoins, n'être plus viable à sa naissance, et, dès que ces rapports sont rompus, sa vie s'éteint définitivement. C'est ce que j'ai vu se confirmer à la Maternité, où j'avais été appelé à 4 heures du matin, pour une femme qui se trouvait dans les conditions suivantes : rétrécissement pelvien par aplatissement d'avant en arrière; diamètre sacro-pubien 79 millimètres (2 pouces 11 lignes); écoulement des eaux depuis minuit, col dilaté, enfant vivant en position occipito-iliaque gauche transversale, tête mobile au-dessus du détroit supérieur. Trop confiant dans la nature, je différai mon intervention. A 9 heures du matin, le détroit supérieur est occupé par le vertex qui s'aplatit et s'allonge dans le haut de l'excavation, mais les bruits du cœur ont sensiblement diminué. J'applique le forceps et j'extrais sans trop de difficulté un enfant de volume moyen, dont le cœur battait encore mais qu'il fut impossible de rappeler à la vie. Le frontal gauche était enfoncé par sa pression contre le promontoire. Je ne doute nullement que si j'étais intervenu plus tôt, à ma première visite, par exemple, j'aurais obtenu un succès complet, c'est-à-dire, un enfant vivant, tandis que je n'ai conservé que la mère.

Troisième catégorie. — Dans les limites de 55 à 40 mil-

limètres (2 à 1 ¹/₂ pouces) et même déjà souvent à
67 millimètres (2 ¹/₂ pouces), l'accouchement naturel est
physiquement impossible. Si l'enfant est mort, il faut
en faire la mutilation ; s'il est vivant, il ne reste que
le choix entre l'opération césarienne et l'embryotomie.

Quatrième catégorie. — Enfin, en dessous de 4 centimètres (18 lignes), la mutilation du fœtus n'est plus
praticable ; car, après la section de la tête, il serait
impossible, à moins de violences extraordinaires et
quasi-mortelles pour la femme, d'extraire les segments et
le tronc. L'opération césarienne est donc ici seule admis-
sible, que l'enfant, à terme, soit vivant ou mort ; cependant, un bassin oblique ovalaire pourrait faire exception.

Si la femme atteinte d'angustie pelvienne en dessous
de 67 millimètres (2 ¹/₂ pouces), se présentait en temps
opportun, on pourrait, à sa demande ou avec son consentement, lui épargner les dangers d'opérations ultérieures inévitables, en provoquant l'avortement médical.

Lorsque, dans ces diverses circonstances, le tronc est
sorti et que la tête reste seule dans l'excavation, nul
doute qu'il faille tenter le forceps si l'enfant est vivant,
et pratiquer la section crânienne s'il est mort ou si, à
cause de la longueur et de la violence du travail, on
peut le considérer comme non viable.

Toutes ces indications, quand elles sont appuyées par
une mensuration attentive et exacte, sont précises et
invariables. Nous avons cependant vu un accouchement, où la tête d'un fœtus à terme et volumineux, a
pu passer spontanément à travers une ouverture de
45 millimètres (20 lignes) ; mais ce cas remarquable,

tout à fait exceptionnel, unique peut-être, ne les infirme
en rien ; car la putréfaction était telle, que les os de la
voûte et de la base du crâne, complétement dissociés,
vascillaient sous le cuir chevelu. La femme étant venue
à mourir des suites de résorption purulente, on a pu
vérifier l'exactitude de la mensuration.

Nous avons également vu, dans deux autres circonstances, un fœtus de volume ordinaire passer à travers
un bassin dont le diamètre sacro-pubien ne mesurait
que 54 millimètres (2 pouces). Mais, encore une fois,
dans ces cas, la décomposition était très-avancée, les os
du crâne, y compris ceux de la base, tout à fait détachés
sous le cuir chevelu qui offrait une tumeur emphysé-
mateuse très-développée. Les épaules seules durent
être extraites artificiellement. Ces deux femmes suc-
combèrent aussi le second jour de leur délivrance.

ART. IV. — Rétrécissement dû à des tumeurs occupant le canal pelvien.

La capacité pelvienne est parfois amoindrie par des
tumeurs diverses qu'on y rencontre. Ces tumeurs ont
pour point de départ les parois osseuses de l'excavation ;
les parties molles qui la garnissent ou les organes
qu'elle contient.

§ 1ᵉʳ. — TUMEURS ADHÉRENTES AU BASSIN.

Les tumeurs adhérentes au bassin sont heureusement
très-rares ; quand il s'en présente, elles se rattachent
ordinairement à des *exostoses*, à des *ostéosarcomes* ou

bien à des *cals irréguliers*, résultat de fractures pelviennes vicieusement consolidées.

A. L'*exostose* proprement dite consiste en une tumeur entièrement osseuse qui fait partie intégrante de l'os sur lequel elle s'est implantée. Elle peut occuper un point quelconque du bassin et y acquérir un volume plus ou moins considérable ; elle se borne quelquefois à une ou plusieurs petites rugosités qui restent inaperçues, rarement elle dépasse la grosseur d'une amande; on en a vu cependant obstruer presque complétement le petit bassin. Leur forme varie autant que leur volume; les unes tiennent à l'os par un pédicule étroit, les autres par une base très-large. Nous possédons un bassin qui, un peu en avant des extrémités du diamètre transverse, en présente une de chaque côté, de forme triangulaire et à sommet très-pointu. M. le Dr Marchant, de Bentz, a pratiqué avec succès pour la mère et l'enfant, l'opération césarienne dans un rétrécissement pelvien dû à une exostose hémisphérique, remplissant le creux de la main, et tirant son origine de la moitié supérieure du sacrum.

En raison de sa nature, l'exostose est une tumeur immobile, d'une dureté pierreuse, à surface tantôt lisse, tantôt acuminée, tantôt raboteuse et offrant parfois de petites fissures. Dans tous les cas, elle proémine dans le vagin, dont elle repousse la paroi antérieure ou postérieure, suivant le siége qu'elle occupe. Si elle prend naissance de la face antérieure du sacrum, le toucher rectal en précisera exactement la nature et le siége.

Appelé le 12 mars 1866, par mes honorables con-

.frères les docteurs Rottenburg et Léopold Buys, pour
terminer un accouchement laborieux, j'ai reconnu que
la cause dystocique résidait dans l'existence d'une
exostose allongée, à base légèrement élargie, implantée
sur le promontoire au niveau de l'articulation sacro-
lombaire. Ainsi que j'en fis la remarque, il était facile
de la saisir entre le médius et l'index, et de la limiter
du côté de l'os auquel elle adhérait. Cette tumeur rédui-
sait le diamètre sacro-pubien à 65 millimètres (2 pouces
5 lignes), tandis que la conformation et les autres
dimensions du bassin n'offraient rien d'anormal. M. Buys
a publié (1) l'observation de ce fait d'autant plus intéressant que la dame qui en est l'objet était à son troisième accouchement et que chaque fois les difficultés
étaient plus grandes, parce que l'exostose augmentait
sans doute de volume.

On prend souvent pour une véritable exostose une
saillie anormale du promontoire, produite par le rachitisme. Il y a cependant cette différence que la véritable exostose n'occupe presque jamais toute l'étendue
de la protubérance prévertébrale, que son volume
dépasse rarement celui d'une petite noix et, surtout, que
l'excès de saillie d'un promontoire rachitique coïncide
ordinairement avec des altérations analogues dans le
reste du squelette, principalement aux extrémités inférieures. Disons pourtant que le diagnostic différentiel est
parfois obscur, souvent même impossible; mais cette distinction, plutôt propre à satisfaire l'esprit de l'anatomo-

(1) Dr L. BUYS, *Cas de dystocie progressive par cause traumatique*;
Journal des sciences médicales et naturelles, de Bruxelles, avril 1866.

pathologiste, n'a aucune importance pratique aux yeux de l'accoucheur, puisque le pronostic et les indications sont entièrement subordonnés au volume de la tumeur, à son siége, en un mot au degré de rétrécissement dont son existence est la cause.

B. *L'ostéosarcome* n'est autre que le cancer des os. Il consiste en une tumeur dans laquelle il y a diminution ou disparition de la substance osseuse, laquelle est remplacée par une substance fibreuse à nombreuses alvéoles qui contiennent soit du sérum, soit une sorte de gélatine.Cette affection procède du périoste, ou de la trame de l'os, ou bien encore du canal médullaire.

Toutes les parties du squelette peuvent en être atteintes; mais il paraît que les os iliaques en sont le siége de prédilection.

Le développement ordinairement plus grand de la tumeur ostéosarcomateuse, ses bosselures, sa mollesse et sa dépressibilité en certains points, sa dureté et sa résistance en d'autres, la crépitation qu'on y perçoit parfois, et surtout la douleur que la pression y provoque, serviront à la distinguer de l'exostose. Au premier abord, on pourrait aussi la confondre avec des tumeurs molles du petit bassin. Mais toute confusion est impossible quand elle naît d'un des points de la moitié postérieure de l'excavation, puisqu'alors le toucher rectal en fait reconnaître le siége derrière le rectum.

A volume égal, elle est naturellement moins grave, au point de vue de la parturition, que l'exostose, puisqu'en raison de sa compressibilité elle peut diminuer et s'aplatir sous la pression de la tête de l'enfant ; cependant l'expectation doit ici avoir des limites assez restreintes, car toute la sollicitude de l'accoucheur doit se reporter sur le produit dont le procédé d'extraction sera dicté par le degré d'ouverture-laissée au canal pelvien par la tumeur. Suivant le cas, on aura donc recours au forceps, ou à la version si l'on a espoir d'obtenir par ces moyens un enfant vivant. La tumeur est-elle trop volumineuse, mais molle et fluctuante, on n'hésitera pas à en faire la ponction. Enfin, on pratiquera l'opération césarienne dans l'unique but d'assurer l'existence du fœtus, s'il est démontré qu'il ne peut être extrait vivant par les voies naturelles. Nous préférons cette manière d'agir, parce que la mère est atteinte d'un mal qui, par sa nature et par sa situation, est au-dessus des ressources de nos agents médicamenteux et chirurgicaux et dont l'issue sera certainement funeste dans un délai probablement assez rapproché.

Quant à l'embryotomie, nous n'y aurions recours que dans le seul cas de mort de l'enfant.

C. Les *fractures du bassin* sont assez rares et quand elles ont lieu le déplacement des os est en général assez peu marqué. Cependant, celui-ci peut l'être suffisamment pour faire saillir un des fragments dans l'excavation pelvienne et comme la réduction est toujours difficile et que nos moyens de contention sont d'ailleurs complétement nuls, le volume et l'irrégularité du cal peuvent rétrécir le bassin au point de rendre l'accouchement difficile ou impossible.

Dans ce cas, la conduite de l'homme de l'art ne diffère

pas de ce qu'elle doit être dans les rétrécissements ordinaires.

§ 2. — TUMEURS PROVENANT DES PARTIES MOLLES QUI GARNISSENT L'EXCAVATION, OU DES ORGANES CONTENUS DANS LE BASSIN.

Indépendamment des causes d'obstacle ou de gêne à la parturition que nous venons de signaler, il peut encore s'en trouver dans l'excavation de nature et d'origine différentes. C'est ainsi qu'on y a observé des tumeurs *graisseuses, fibreuses, cartilagineuses* et même *osseuses;* le plus souvent ces tumeurs se développent dans le tissu cellulaire du petit bassin, et dans la cloison recto-vaginale. On en a vu naître de la face interne des ligaments sacro-sciatiques, du pourtour du trou obturateur, et des parties ligamenteuses des symphyses.

Rien n'est plus difficile que d'en établir le diagnostic; aussi devra-t-on prêter une grande attention à leur consistance, à leur plus ou moins de fixité et aux résultats fournis par le toucher pratiqué successivement par le vagin et par le rectum.

Patienter est encore ici la première chose à faire, surtout si la tumeur est peu volumineuse, dépressible, et que, pour ces motifs, on est en droit d'espérer qu'elle s'aplatira suffisamment pour laisser passer la tête du fœtus. Dans le cas contraire, il serait indiqué d'y faire une ponction exploratrice et, suivant le résultat obtenu, ponctionner ensuite avec un trocart qui pût en évacuer le liquide, ou l'ouvrir par une large incision si la matière y contenue est consistante. L'extirpation n'est applicable qu'aux tumeurs solides qui n'auraient pas d'adhérence avec les parois osseuses ni avec les parties ligamenteuses du bassin. On y procéderait par le vagin ou à travers le périnée, suivant le point qui offre le plus facile accès à la tumeur. Il va sans dire qu'avant d'en arriver à cette opération, il faut que la nature ait témoigné de son insuffisance et qu'il soit démontré que ce qui reste d'ouverture à la filière pelvienne ne suffit pas à l'extraction du fœtus à l'aide du forceps. L'embryotomie et l'opération césarienne ne seraient pratiquées que si l'accouchement était impossible par tous autres moyens.

La *vessie* est parfois aussi le siége de causes dystociques. Son excessive distension par le liquide urinaire qui ne peut être évacué parce que la tête fœtale presse et obstrue le canal de l'urètre, occasionne souvent des fausses douleurs et de la lenteur dans le travail. Ainsi distendu, l'organe a conservé sa situation, ou bien il est dévié latéralement. Dans l'un et l'autre cas, il se présente sous la forme d'une tumeur plus ou moins saillante, rénittente, assez douloureuse à la pression et présentant une ligne de démarcation bien tranchée avec l'utérus. D'autres fois, le bas-fond de la vessie est entraîné au devant de la tête, et dans ce cas la femme éprouve un tiraillement incommode à l'ombilic, et l'accoucheur constate à la partie antérieure du vagin et y faisant saillie une tumeur fluctuante, tendue à chaque douleur et simulant la poche des eaux. L'erreur disparaîtra bien vite, car le doigt, en passant en arrière et au-dessus d'elle, reconnaîtra sans peine le col utérin. D'ailleurs, le cathétérisme, qu'il ne faut jamais négliger,

viendra lever le doute s'il en existait encore. Seulement,
on doit se rappeler que cette petite opération est parfois
difficile. Si la tête presse fortement le canal urétral, il
arrive que la sonde ne peut y passer, alors même que
l'organe est resté sur la ligne médiane. Dans ce cas, il
faut tâcher de refouler la tête, incliner la femme de côté,
ou se servir, ainsi que nous le faisons, d'une sonde
plate: encore faut-il quelquefois, le bec ne pénétrant
pas suffisamment haut, presser de la main le réservoir
urinaire pour refouler le liquide vers le bas. Nous avons
dit que la vessie peut se déplacer latéralement, ou s'enfoncer dans le vagin : la sonde dévie spontanément de
côté dans le premier cas ; après sa pénétration il faut
en reporter la concavité en bas et en arrière dans le
second.

La ponction de la vessie est une ressource extrême
à laquelle on ne recourra qu'en cas d'absolue nécessité
et, suivant la recommandation très-sage des auteurs, on
ne la pratiquera jamais qu'avec un trocart très-mince,
dans le genre de celui à exploration.

Les *calculs vésicaux* ne sont pas communs chez les
femmes. Lorsqu'il en existe et qu'ils se maintiennent
au-dessus de la partie fœtale qui s'engage, ils ne gênent
en rien la parturition. Il en sera tout autrement s'ils sont
situés en dessous de cette partie ou bien retenus entre
elle et la symphyse pubienne. Dès lors les difficultés
seront en rapport avec le volume du calcul. Celui-ci sera
reconnu par sa dureté, par son existence en dehors et au
devant du vagin, par sa mobilité, et surtout par le cathétérisme.

Refouler le calcul au-dessus du détroit supérieur, lorsqu'on le peut ; essayer d'en faire l'extraction par le canal de l'urètre s'il n'est pas trop volumineux ; appliquer le forceps ou faire la version pelvienne quand aucun de ces moyens n'est praticable ; enfin , opérer directement sur lui la taille vaginale s'il est volumineux au point de ne pouvoir franchir le canal de l'urètre et de rendre l'accouchement impossible, telles sont les indications que présentent ces cas.

Notons aussi, comme pouvant être cause de dystocie, les *dégénérescences cancéreuse* ou *squirrheuse* de la vessie et du rectum. Si les tumeurs qui résultent de ces affections sont peu développées, les seuls efforts de la matrice, et au besoin une simple application du forceps ou du levier pourront les surmonter. Dans le cas contraire, les indications varieront avec le volume des tumeurs ; mais nous pensons, eu égard à la nature du mal qui les engendre, que la détermination de l'accoucheur doit toujours être à l'avantage de l'enfant.

Nous avons déjà dit que les *matières fécales* accumulées et durcies dans la partie inférieure du rectum, contrarient le mouvement de rotation lorsque la tête se présente en seconde position ; nous ajouterons que cette circonstance peut même constituer un obstacle insurmontable à la parturition.

Les lavements laxatifs, l'extraction des matières avec une curette en cas d'inefficacité des lavements, tels sont les moyens à mettre en usage. Dans le seul cas que j'aie rencontré dans ma pratique, je sentais le long et à la partie postérieure du vagin comme une énorme câble noueuse, au-dessus de laquelle la tête était arrêtée depuis plusieurs heures. C'était le rectum, que je suis parvenu à désemplir en y exerçant à l'aide de deux doigts introduits dans le vagin une pression d'abord directe pour diviser les matières, et ensuite dirigée d'arrière en avant pour les exprimer ainsi de l'intestin.

Enfin, la matrice et les ovaires peuvent aussi présenter certaines tumeurs qui compromettent plus ou moins la grossesse et surtout la parturition.

A. — *Tumeurs utérines*.

Parmi les tumeurs utérines, de nature d'ailleurs différente, les unes siègent sur ou dans le col, d'autres sont interstitielles aux parois de l'organe, d'autres encore en occupent la cavité. Nous mentionnerons comme les plus fréquentes :

1° Les *tumeurs fongueuses*, désignées aussi sous le nom de *cancroïdes* ou de *choux-fleurs* de l'orifice utérin. Elles consistent en une excroissance irrégulière, tantôt molle, tantôt plus dure, d'un volume qui peut varier depuis celui d'une fraise jusqu'à celui d'une tête de fœtus à terme, d'une surface toujours inégale et offrant souvent quelques fongosités plus saillantes les unes que les autres, espèces de digitations qu'un examen superficiel a parfois fait prendre pour les doigts du fœtus.

L'aspect fongueux de ces tumeurs peut faire croire aussi à l'insertion du placenta sur le col, d'autant plus que les capillaires y forment un réseau vasculaire très-développé, ce qui donne lieu à une abondante sécrétion aqueuse, et à des hémorrhagies fréquentes qui causent souvent la mort des malades.

On arrivera à établir le diagnostic différentiel en se rappelant que les hémorrhagies dues aux choux-fleurs ont lieu à toute époque, tandis que celles qui se rattachent à l'insertion anormale du placenta n'arrivent guère que dans les trois derniers mois de la grossesse; que, dans ce dernier cas, on reconnaît et on limite parfaitement bien le col utérin, et qu'on ne peut atteindre l'arrière-faix qu'en pénétrant dans sa cavité, toutes particularités qui ne s'observent pas lorsque le museau de tanche est envahi par la dégénérescence fongueuse.

Quand celle-ci est peu étendue et d'un volume médiocre, la parturition n'en souffre ordinairement pas; est-elle plus considérable, mais de consistance molle et dépressible, le fœtus peut encore, en l'aplatissant contre les parois pelviennes, franchir spontanément l'obstacle ou à l'aide du forceps; il ne le pourra plus, si elle est dure et comme lardacée. Dans ce cas, il n'y a de ressource que dans l'extirpation de la tumeur, dans l'embryotomie ou dans la section césarienne. Si la première de ces opérations est facilement praticable et qu'après elle on puisse espérer extraire le fœtus vivant, nul doute qu'il faille y recourir; dans le cas contraire, il faudrait préférer l'hystéromie à l'embryotomie, car alors l'intérêt de l'enfant doit primer celui de la mère, qui est vouée à une mort prochaine. Cependant, si les eaux sont écoulées depuis longtemps, si les contractions se sont exercées inutilement avec énergie; si, en un mot, la viabilité du fœtus est compromise au point qu'il reste fort peu de chances de le sauver par l'opération césarienne, il vaudra mieux en finir par l'embryotomie, si toutefois le rétrécissement pelvien ne s'y oppose pas.

Quant aux pertes sanguines qui proviennent des fongosités, elles seront combattues par des injections astringentes, par l'application de la glace dans le vagin si la femme n'est pas trop épuisée, ou mieux par des attouchements directs avec du perchlorure de fer pur ou étendu d'eau, ou par un tampon bien appliqué au point de départ de l'hémorrhagie.

2° *Les tumeurs fibreuses* se développent fréquemment dans le parenchyme de la matrice dont on les sépare facilement grâce à une enveloppe de tissu cellulaire peu adhérente qui les entoure. Il n'y a généralement qu'un seul corps fibreux ; cependant il peut en exister plusieurs. M. Scanzoni rapporte avoir vu une préparation où les parois de l'utérus contenaient vingt-sept tumeurs pareilles, d'un volume qui variait de celui d'une noix à un œuf de poule. On en rencontre dont les dimensions dépassent celles d'une tête d'adulte. Elles sont ordinairement de forme globuleuse, mais quelquefois aussi mamelonnée ; leur consistance est le plus souvent considérable. Elles peuvent même subir les transformations cartilagineuse et osseuse ; il en est qui contiennent des dépôts calcaires. A leur état primitif, elles ne renferment aucun liquide, si ce n'est cependant un sérum transparent qui en suinte par la pression et qui quelquefois s'accumule dans leur intérieur pour y former des kystes secondaires.

Les fibroïdes utérins occupent d'ordinaire la partie supérieure de l'organe, rarement le segment inférieur et plus rarement encore le col.

La stérilité est la conséquence habituelle de ces néoplasmes. Si la conception a lieu, il est bien rare que l'embryon ne soit pas entraîné par les hémorrhagies qui surviennent si fréquemment dans ces cas, et lorsque, par exception, la grossesse arrive à terme, le développement de la matrice est nécessairement irrégulier, puisqu'il ne peut s'opérer qu'aux dépens des parties restées saines ; les contractions sont par cela même irrégulières aussi et peu efficaces ; il s'ensuit donc que le travail languit, que le col se dilate difficilement et que l'utérus, fatigué de lutter contre un obstacle insurmontable, tombe dans l'inertie ; ou bien il continue à se contracter violemment, et, comme la résistance qu'oppose la partie altérée est toute passive, il est à craindre que, vaincue par la puissance active, incommensurable des contractions de tout le reste de l'utérus, elle ne se déchire à l'endroit malade. C'est la force d'inertie cédant à une force active (Duparcque).

Nous avons dit que, dans la majorité des cas, les corps fibreux occupent la partie supérieure de la matrice ; il en résulte, si toutefois il n'y a pas excès de volume, qu'ils n'opposent pas nécessairement un obstacle mécanique à l'engagement et à l'expulsion du fœtus. L'accoucheur devra donc patienter et attendre de la nature tout ce qu'elle peut lui donner ; sa conduite serait encore la même si la portion inférieure de l'utérus était atteinte. Ce ne serait qu'en cas d'insuffisance bien constatée des efforts utérins qu'il en viendrait à l'extraction artificielle de l'enfant, en ayant toujours en vue, dans le choix de ses procédés, la conservation de la mère, puisque ces tumeurs, quoique très-graves par les troubles fonctionnels qu'elles occasionnent et par les hémorrha-

gies qui les accompagnent, sont réputées de nature
bénigne, et qu'elles n'altèrent pas l'organisme au point
de mettre immédiatement en danger la vie de la malade.

Le corps de la matrice peut être parfaitement sain,
conserver par conséquent toute sa contractilité, et le col
être seul affecté. Dans ce cas, celui-ci est dur, rigide,
et les modifications que le travail doit lui faire subir
sont lentes à se produire. Il ne faut pas cependant, s'en
laissant imposer par un obstacle en apparence insurmontable, se livrer trop précipitamment à une intervention qu'on pourrait regretter. Le corps utérin conserve,
en effet, dans ce cas, toute sa contractilité, et si le
fibroïde n'envahit pas toute l'étendue du col, si une
seule lèvre, par exemple, est affectée, la dilatation,
quoique plus lente, peut s'opérer suffisamment aux
dépens de la portion restée saine.

Cependant l'expectation ne doit pas être poussée trop
loin, car ici encore la déchirure du col est à craindre,
et comme elle peut être suivie d'une hémorrhagie grave,
s'étendre jusqu'au péritoine, et donner lieu à la mort
presque immédiate de la femme, il vaut mieux prévenir
ces accidents par des débridements multiples autour de
l'orifice utérin. Ces petites incisions seront pratiquées
avec un bistouri boutonné conduit sur le doigt, ou plutôt
avec de longs ciseaux mousses bien affilés. On conseille
avec raison de n'opérer les débridements que sur les
côtés et jamais en avant ni en arrière, car, s'ils s'éten-
daient au loin dans ces sens, la vessie et le péritoine
seraient en danger d'être intéressés. M. Chailly fait
mention d'une femme qui, après une incision prati-

quée en avant, fut atteinte, par suite de son extension, d'une fistule vésico-vaginale assez grande pour admettre l'introduction du petit doigt.

La saignée, les bains, la belladone en application sur le col ou en injections dans le vagin, si avantageux dans la rigidité congestive et spasmodique du col, seraient ici sans utilité aucune. On pourra donc négliger ces moyens, pour terminer par le forceps, si, malgré les incisions du col, l'expulsion du fœtus ne pouvait s'effectuer spontanément. Lorsque la tumeur est assez volumineuse et assez résistante pour empêcher l'accouchement, il faut en inciser les enveloppes et l'énucléer si elle est accessible ; pratiquer l'embryotomie ou l'opération césarienne si elle ne l'est point. Malgré toute la gravité de cette dernière opération, nous n'hésiterions pas, nous l'avons déjà dit, à lui donner la préférence si l'obstacle à l'accouchement tenait à un état cancéreux du col et si, bien entendu, l'enfant était vivant.

3° Les *polypes* ou *fibroïdes pédiculés* de l'utérus sont des tumeurs de même nature que les précédentes ; elles n'en diffèrent que parce qu'elles sont appendues et libres dans la cavité de l'organe ou dans celle du col, auxquelles elles adhérent par un pédicule plus ou moins long et ordinairement très-mince. Aussi longtemps qu'ils sont contenus dans la matrice, il est impossible de les diagnostiquer pendant la grossesse et même pendant le travail. On ne peut les reconnaître que quand ils ont franchi l'orifice du col ou immédiatement après la sortie de l'enfant, en introduisant la main dans l'utérus.

La congestion utérine que ces tumeurs entretiennent,

les hémorrhagies fréquentes qui en sont les suites, la pression qu'elles exercent sur l'embryon, lorsqu'elles sont encore renfermées dans la matrice, sont autant de causes qui viennent contrarier le développement du produit et provoquer souvent son expulsion prématurée.

On voit cependant la grossesse continuer quand même jusqu'à terme et alors leur influence sur le travail parturitif varie suivant les cas.

Lorsque le polype est peu développé, ou si, quoique volumineux, il est implanté au haut de l'utérus par un pédicule très-court; lorsque, en un mot, il reste au-dessus de la partie du fœtus qui tend à s'engager, le travail n'en éprouvera que peu ou point de retard.

Dans les cas même où il est situé en deçà de la tête, on a vu celle-ci l'aplatir contre les parois pelviennes, ou les refouler dans la courbure sacrée, et si le bassin est d'ailleurs bien conformé et le fœtus pas trop gros, la parturition peut encore s'opérer spontanément. D'autres fois, le polype est chassé vers le bas et alors son pédicule se déchire ou il s'allonge notablement : dans le premier cas la tumeur tombe et la cause dystocique disparaît; dans le second elle se montre à l'extérieur et l'on peut, après en avoir lié la racine, en vue de prévenir une hémorrhagie que le surcroît de vascularité que la grossesse imprime à ces tumeurs rend probable, en pratiquer l'excision.

Cependant le siége du polype et ses rapports avec le fœtus sont parfois tels qu'il est impossible de lier et d'exciser son pédoncule. Si sa présence constitue un obstacle invincible à la sortie de l'enfant, même avec le forceps ou le levier, il ne reste que la ressource de tâcher de s'en débarrasser par la torsion, quand elle est praticable, ou d'y faire de larges incisions pour en diminuer le volume.

La conduite à tenir est à peu près la même quand on a affaire à des tumeurs enkystées du col utérin. Seulement celles-ci compromettent peu la parturition lorsqu'elles ne contiennent que du liquide, parce que, sous l'influence de la pression à laquelle elles sont soumises, elles se rompent presque toujours. Si cela n'avait pas lieu et qu'elles empêchassent l'accouchement, il faudrait, après s'être bien assuré qu'elles sont originaires de l'utérus ou de son orifice, en faire la ponction. S'il ne s'écoule aucun liquide, c'est qu'elles renferment une matière plus solide qu'on ne peut extraire que par une incision.

B. — *Tumeurs des ovaires et des trompes.*

Toutes les affections des ovaires et des trompes qui augmentent le volume de ces organes, peuvent aussi troubler la marche de la gestation, gêner le développement régulier de la matrice, donner lieu à des déplacements de cet organe, et par suite produire l'avortement, l'accouchement prématuré et rendre le part laborieux, ou spontanément impossible, si la grossesse arrive à terme.

Une dame à qui je donnais mes soins était atteinte d'un kyste de l'ovaire droit, du volume d'une tête de fœtus à terme ; devenue enceinte, elle éprouva, dans le courant du sixième mois, sans que rien dans ses habitudes ait pu les provoquer, des douleurs qui me firent présager un avortement. Je parvins à les arrêter ; mais quinze jours plus tard, elles reparaissent au milieu de la nuit, et sont bientôt suivies de l'expulsion du fœtus.

Les tumeurs ovariques, quelle qu'en soit la nature, occupent ordinairement, pendant la grossesse, la fosse iliaque qui leur correspond et, comme nous le disions, elle font alors dévier l'utérus du côté opposé; ou bien, elles descendent dans l'excavation et viennent se placer dans le cul-de-sac vagino-rectal où la double exploration par le vagin et par le rectum les fera reconnaître. Dans le premier cas, elles n'empêcheront guère l'engagement et la sortie du fœtus; dans le second, elles constitueront une cause dystocique, dont la gravité, toujours très-grande, est néanmoins en rapport avec le volume et la nature de la tumeur.

Les unes sont à peine grosses comme un œuf de poule, tandis que d'autres dépassent le volume d'une tête d'adulte. Celles-ci ne sont pas toujours les plus graves, car, pourvu qu'il n'y ait point d'adhérence qui les retiennent en bas, elles s'élèvent le plus souvent avec l'utérus, et comme elles sont trop volumineuses pour pénétrer dans l'excavation, elles restent de côté.

La forme arrondie de la tumeur, la régularité de sa surface, sa mollesse fluctuante dans l'intervalle des douleurs, sa tension et sa résistance quand la matrice, en se contractant, la comprime, indiqueront un kyste à contenu liquide; tandis que sa dureté et son aspect mamelonné caractériseront une dégénérescence fibreuse ou cancéreuse.

Que la tumeur provienne d'un ovaire ou d'une trompe; qu'elle soit même tombée dans le petit bassin, elle laissera encore passer le fœtus si elle est molle et qu'elle ne donne pas lieu à un fort rétrécissement. Cependant, lorsqu'elle est mobile et que d'ailleurs la partie fœtale qui se présente ne s'y oppose pas, il faut essayer de la reporter au-dessus du détroit supérieur et ne pas retirer la main avant de s'être assuré que l'enfant, obéissant à une contraction utérine, vient mettre obstacle à sa descente ultérieure. On romprait même les membranes, s'il le fallait, pour fixer davantage le fœtus et, au besoin, on terminerait par la version ou par le forceps.

Mais si l'enfant a déjà pénétré dans l'excavation et que la tumeur est glissée au-dessous de lui, il l'y enfonce de plus en plus, la comprime et la rend irréductible. Dans ce cas, il faut y faire une ponction exploratrice et y plonger ensuite une trocart si elle contient du liquide; y pratiquer une incision si son contenu est trop consistant pour être évacué par la ponction. Est-elle solide, au contraire, et sans adhérences apparentes, il faut en tenter l'extirpation en opérant sur le point du vagin où elle fait la plus forte saillie.

Quant à l'opération césarienne, je la considère comme une ressource extrême à laquelle je n'aurais recours que si la tumeur, ne pouvant être ni refoulée ni extirpée, occupait une si grande étendue du bassin qu'elle n'y laissât plus assez de place pour permettre l'extraction de l'enfant par l'embryotomie. Je ne ferais d'exception que si elle était de nature cancéreuse et l'enfant vivant, parce que, dans ce cas, la mère étant inévitablement vouée à une mort prochaine, l'art doit tout faire pour assurer la vie du fœtus.

ART. V. — Dystocie due à quelques états particuliers des organes génitaux externes et internes.

A. — Obstacles dus aux organes génitaux externes.

Parmi ces obstacles, propres à troubler plus ou moins l'acte de la parturition, nous mentionnerons par ordre de fréquence les principaux seulement.

§ 1er. — RÉSISTANCE DU PÉRINÉE ET DE L'ORIFICE VULVAIRE.

Chez les femmes primipares, fortes et pléthoriques, chez celles qui sont très-grasses surtout, les parties externes offrent ordinairement une résistance plus grande que chez les autres qui ne se trouvent point dans ce cas. Ces dispositions n'entravent nullement la marche du travail dans les premiers temps ; ce n'est que quand le fœtus arrive sur le plancher du bassin qu'il y rencontre un obstacle qui n'est pas toujours nécessairement insurmontable, mais contre lequel viennent quelquefois s'épuiser les contractions utérines les plus énergiques. Il faut alors les réveiller par la marche, par les frictions hypogastriques, le café noir, l'ergot, puis enfin appliquer le forceps, si ces moyens échouaient ou n'agissaient qu'avec une lenteur qui compromît l'existence de l'enfant.

Si, au contraire, les contractions, au lieu de s'affaiblir, continuaient à être fortes et comme tétaniques, sans pouvoir vaincre pourtant la résistance périnéale, la saignée, les bains et par-dessus tout le forceps seraient les

seules ressources. Solliciter davantage les efforts utérins ;
administrer, par exemple, le seigle ergoté, ce serait au
moins en pure perte, puisque l'utérus agit autant qu'il le
peut, et ce serait évidemment exposer la femme à des
déchirures de matrice, de vagin, et l'enfant à une mort
presque certaine.

Un accident qui, en pareille circonstance, est plus
commun que ceux-là, c'est la rupture du périnée et de
l'anus. L'anneau vulvaire offre quelquefois une résistance plus grande que le périnée et alors celui-ci, distendu outre mesure, finit par se déchirer. J'ai été
témoin d'un fait semblable où je le sentais s'érailler sous
ma main, qui le soutenait, tandis que la commissure
postérieure de la vulve restait intacte. Je voyais le
moment où la tête tout entière allait passer à travers
la crevasse, et Dieu sait avec quels dégâts consécutifs,
lorsque, saisissant les ciseaux préparés pour la section
du cordon ombilical, je pratiquai une incision transversale à la partie inférieure de la vulve, ce qui permit à la
tête, que je refoulais d'ailleurs vers cet orifice, de sortir
par la voie naturelle. Une autre fois, tandis qu'un élève
soutenait de son mieux le périnée, la tête s'échappa brusquement derrière sa main, à travers une rupture qui
avait entamé le sphincter de l'anus. Chose extraordinaire, ces deux femmes guérirent parfaitement bien sans
le secours de l'art.

Il n'en reste pas moins vrai que ces accidents sont si
graves que M. P. Dubois n'hésite pas, lorsque les parties
externes présentent une rigidité trop prononcée, à pratiquer obliquement, à l'aide de ciseaux, comme nous

l'avons fait, sur un des côtés inférieurs de la vulve distendue, un débridement de 1 à 2 centimètres (4 à 9 lignes)
de profondeur. Si ce moyen ne suffit pas, il a recours
au forceps. La plaie peut sans doute s'agrandir au
moment du passage de la tête; mais elle n'intéressera
certainement pas ni l'anus ni le rectum, et la cicatrisation sera beaucoup plus sûre et plus prompte, puisque
étant de côté, elle ne sera pas baignée par les lochies.

§ 2. — OEdème des grandes lèvres.

Il n'occasionne du retard à la sortie de l'enfant que
s'il est très-prononcé. Encore, dans ce cas, l'accouchement se fait-il presque toujours spontanément.
Néanmoins il est utile, lorsque l'infiltration est considérable, d'y pratiquer quelques mouchetures pour
évacuer la sérosité; afin de prévenir la déchirure
et la grangrène des parties.

§ 3. — Varices vulvaires et vaginales.

Les *masses variqueuses* qui occupent chez certaines
femmes les organes génitaux externes et le vagin,
n'ont de gravité qu'en ce qu'elles peuvent se rompre
et donner lieu à un épanchement sanguin interstitiel,
ou à une hémorrhagie externe, suivant le siége de
la rupture vasculaire.

Éviter la fatigue, recommander la position horizontale pendant tout le travail, ne pas laisser le fœtus
séjourner longtemps dans l'excavation, mettre infiniment
de prudence et de douceur dans les manœuvres et
les opérations, dans la crainte de meurtrir les varices,

tels sont les points auxquels l'accoucheur doit faire attention.

§ 4. — Trombus vulvaire.

Le *trombus vulvaire* est une tumeur formée par un épanchement de sang dans le tissu cellulaire environnant.

Cette affection n'est pas spéciale à la femme enceinte : une chute violente sur le siége, une forte contusion de la vulve peuvent la produire en toutes circonstances. Cependant, elle est bien plus commune pendant la grossesse, dans l es derniers temps surtout et principalement pendant le travail de l'enfantement ou immédiatement après. C'est qu'alors, en effet, la circulation dans les vaisseaux pelviens est souvent ralentie par la pression de l'utérus et de l'enfant ; qu'il s'y forme des masses variqueuses dont les parois distendues et affaiblies se rompent facilement sous l'influence d'un effort de la femme, des manœuvres de l'accoucheur, de l'emploi du forceps, etc. Il peut même se faire qu'en dehors de tout engorgement des parties, la tête occasionne, lors de son passage, une distension exagérée du vagin ou de la vulve et qu'une éraillure vasculaire s'y produise. Dans ce cas, l'épanchement ou l'infiltration dans le tissu cellulaire ne sera manifeste qu'après la sortie de l'enfant, parce que, aussi longtemps que celui-ci occupe le point lésé du canal vulvaire, il fait l'office de tampon et empêche la formation de la tumeur. Celle-ci ne siége ordinairement que d'un seul côté ; cependant, elle pourrait occuper simultanément les deux grandes lèvres s'il y avait une double solution de continuité dans le réseau vasculaire.

Symptômes. — Les femmes chez lesquelles il se forme un trombus, éprouvent une douleur très-vive au moment de l'éraillure. Les parties se tuméfient ensuite et elles atteignent instantanément ou peu à peu un volume plus ou moins considérable. Lorsque l'épanchement est abondant, la tumeur ne se borne pas à la grande lèvre, mais elle peut s'étendre jusque près de l'anus et remonter profondément dans le bassin jusqu'au détroit supérieur. Dans ces cas, la tension des téguments est extrême et la douleur, due sans doute à la compression des nerfs du voisinage et des papilles nerveuses de la peau, est intolérable.

L'affection se montre sous la forme d'une tumeur plus ou moins saillante, allongée suivant la longueur de la grande lèvre qu'elle occupe, d'un aspect violacé, livide du côté de la muqueuse, dure et tendue lorsque le sang est infiltré dans les mailles du tissu cellulaire ; fluctuante, au contraire, lorsqu'il est extravasé dans une large poche.

Diagnostic. — Le trombus vulvaire ne peut guère être confondu avec aucune autre tumeur de la même région, les abcès, les varices, l'œdème, une hernie épiploïque ou intestinale, par exemple. L'instantanéité de son apparition, la vive douleur qu'il provoque, la coloration bleuâtre de la peau, les phénomènes généraux propres à l'hémorrhagie interne auxquels il donne lieu quand il est considérable, le caractérisent suffisamment.

Pronostic. — On doit dire de cet accident qu'il est grave, car il laisse toujours entrevoir en perspective des complications qui, si elles surviennent, compromettent sérieusement l'existence de la femme : telles sont l'hémorrhagie externe ou interne à laquelle il peut donner lieu ; l'abondante suppuration et la gangrène qui s'emparent souvent des tissus au milieu desquels le sang s'est épanché ; enfin, l'inflammation du péritoine ou des organes voisins, avec ses conséquences ordinairement fatales.

Traitement. — Le traitement varie suivant les cas. Ainsi, si le trombus survient pendant la grossesse, en dehors du travail, ou après l'accouchement, si surtout la tumeur est peu volumineuse, qu'elle est arrêtée dans son développement, et que les téguments qui la recouvrent ne paraissent nullement altérés, il faut en tenter la résolution par des lotions appropriées, telles qu'avec l'eau fraîche, additionnée de laudanum pour calmer la douleur, l'infusion d'arnica ou l'eau de Goulard, par le repos dans la position horizontale et même, chez les sujets dont l'état général ne s'y oppose pas, par la saignée du bras.

Lorsque l'excès du sang épanché ne laisse aucun espoir d'en obtenir la résorption ; lorsque surtout les tissus sont amincis et comme mortifiés, il faut que l'accoucheur s'attache à prévenir la décomposition des parties et la formation de collections purulentes. Il devra donc, après une attente d'un jour ou deux, pour être bien sûr qu'un caillot obturateur s'est formé, ouvrir le foyer et évacuer les caillots, en ayant soin de laisser en place ceux qui sont adhérents, dans la crainte de renouveler la perte. Si, contre toute probabilité, celle-ci réapparaissait ; ou si, à cause de l'accroissement progressif de la tumeur, on était obligé de l'ouvrir pour prévenir une hémorrhagie interne grave, il faudrait immédiatement pratiquer dans le foyer des injections styptiques, avec l'alun, le sulfate ou le perchlorure de fer, et assurer ce traitement par l'application, dans le vagin, d'un tampon qui rapproche et comprime les parois du foyer sanguin et, au besoin, en tamponnant celui-ci lui-même.

Quand le travail parturitif est déclaré et que la tumeur sanguine est de petite dimension, il ne s'en trouve contrarié en rien. Mais si elle est de volume considérable, elle mettra obstacle à la sortie de l'enfant à moins qu'elle ne vienne à se rompre sous l'influence de la pression qu'elle a à supporter. Pour ce qui est alors du traitement, il y a encore ici une distinction à établir : ou bien le col est largement ouvert, ou bien il ne l'est pas. S'il n'est pas ouvert, et que la tumeur est rompue sans donner lieu à une hémorrhagie, il faut attendre et ne rien faire ; s'il y a, au contraire, hémorrhagie, ou si la tumeur, n'étant pas déchirée, augmente sensiblement de volume, il ne faut pas hésiter à l'ouvrir et à tamponner ensuite le vagin. Si le col est dilaté ou dilatable, et que la tumeur empêche la descente ultérieure de la partie de l'enfant qui se présente, il faut l'inciser et puis attendre que le fœtus vienne alors faire l'office de tampon et mettre ainsi un terme à la perte ; s'il tarde à descendre, il faut l'extraire aussitôt par la méthode la plus expéditive.

Après la délivrance, on se comporterait comme nous l'avons dit tantôt, c'est-à-dire qu'on aurait recours aux

injections hémostatiques et au tamponnement. S'il survenait de l'inflammation, des abcès, de la gangrène, ces
accidents seraient traités par les moyens ordinaires.

§ 5. — UNION DES GRANDES ET DES PETITES LÈVRES ET PERSISTANCE DE L'HYMEN.

Lorsque cette union est complète ou l'hymen imper-
foré, la conception est impossible et partant le praticien,
en temps qu'accoucheur, n'a rien à y voir. Mais s'il y
existe un pertuis, si petit qu'il soit, il suffit pour laisser
filtrer le liquide fécondant. Si la fécondation s'opére dans
ces conditions, la grossesse n'en souffrira point ; l'accouchement seul éprouvera quelque retard ou une impossibilité absolue sans le secours de l'art. Toutefois, il ne
faut nullement se hâter d'intervenir, car trop de faits
prouvent que, sous l'influence du travail, la membrane
obturatrice se rompt presque toujours, ou son orifice se
dilate suffisamment pour permettre la sortie du fœtus.
Si les choses ne se passaient pas ainsi, on devrait procéder au débridement avec des ciseaux ou avec le bistouri.

B. — Obstacles dus aux organes génitaux internes.

Nous avons indiqué précédemment (p. 406) l'influence
que peuvent avoir sur la grossesse et sur l'accouchement, diverses tumeurs des organes génitaux internes.
Il nous reste à mentionner ici les troubles apportés à la
parturition par certaines dispositions de ces organes, lesquelles ne rentrent pas dans cette catégorie de causes
dystociques.

§ 1. — INVERSION DU VAGIN.

On désigne sous ce nom une tumeur plus ou moins volumineuse, constituée par la muqueuse vaginale, et faisant saillie à la vulve. Elle est molle, dépressible, à surface unie quand elle est considérable et sillonnée de plis transversaux quand elle est peu développée; lorsqu'elle est de date récente, la muqueuse a conservé tous ses caractères; elle est au contraire épaissie et rugueuse lorsqu'elle est ancienne. Au moment du travail, elle prend un aspect bleuâtre.

Le relâchement apporté dans le vagin par la grossesse actuelle ou par les grossesses antérieures, les flueurs blanches y prédisposent. Les efforts pendant l'accouchement, l'arrêt du fœtus dans le haut de l'excavation, les manœuvres obstétricales, etc., la déterminent.

Si l'existence de cette tumeur est constatée avant l'engagement de la partie fœtale qui se présente, il faut la réduire et ne retirer les doigts que quand les fesses ou la tête ont pénétré dans le petit bassin.

Lorsque la tumeur est irréductible et que la pression qu'elle éprouve en fait craindre la gangrène, il faut prévenir ce grave accident par la délivrance artificielle.

§ 2. — CLOISONS, BRIDES ET RÉTRÉCISSEMENT DU VAGIN.

Ces divers états sont d'origine congénitale ou accidentelle. Dans ce dernier cas, ce sont ordinairement les plaies et les déchirures du vagin, sa gangrène à la suite d'un accouchement laborieux qui, en donnant lieu à une cicatrisation vicieuse, produisent des brides ou des adhérences plus ou moins étendues et résistantes.

Ces brides sont tantôt transversales, tantôt longitudinales et lorsque celles-ci occupent congénitalement toute l'étendue du vagin, on les voit avancer quelquefois jusque dans l'utérus qu'elles partagent ainsi en deux cavités.

Quant au rétrécissement du vagin, il a également ses degrés : dans certains cas, il est modéré et n'occupe qu'une courte portion du canal ; dans d'autres il permet à peine l'intromission d'une sonde ordinaire et cela dans toute sa longueur.

Aucune de ces anomalies n'est un obstacle absolu à la fécondation, pourvu toutefois qu'il y existe un pertuis perméable au fluide fécondant. Elles n'entravent ordinairement pas non plus la marche de la grossesse, si ce n'est peut-être lorsqu'il y a bifidité de l'utérus. Dans ce cas, en effet, l'organe se dilate irrégulièrement et la gêne qu'il éprouve dans son ampliation détermine assez souvent l'expulsion prématurée du produit. Au moment du travail, le col d'un utérus biloculaire se dilate aussi moins vite, et la puissance expulsive, étant inégalement répartie, est beaucoup moins efficace.

Le diagnostic de ces défectuosités est ordinairement des plus faciles : la simple exploration à l'aide du toucher et de la vue les feront aisément reconnaître. Au besoin, on aurait recours à une et même à deux sondes métalliques qu'on introduirait dans chacune des divisions du vagin ou de l'utérus, afin de juger de la profondeur de la séparation.

Les difficultés obstétricales qui résultent des brides et des cloisons du vagin, ne sont pas ordinairement si redoutables qu'elles le paraissent au premier abord; la nature en triomphe presque toujours, soit en forçant ces brides, soit en dilatant leur orifice. Il n'est même pas jusqu'aux rétrécissements les plus prononcés du conduit vaginal qu'on n'ait vu s'élargir peu à peu, ou dont on ne puisse obtenir la dilatation par des cônes d'éponge préparée ou par des cylindres de laminaria digitata. Malheureusement, il n'en est pas toujours ainsi et la coarctation du vagin persiste quelquefois, quoi que l'on fasse, surtout quand elle est formée par du tissu cicatriciel, à la suite, par exemple, d'une grangrène vaginale, survenue après un précédent accouchement laborieux. Dans un cas semblable, M. le docteur Mercier, de Braine-l'Alleud, s'est vu obligé, après une attente de trois jours, et après avoir mis en œuvre tous les moyens dilatants et relâchants, de pratiquer l'opération césarienne.

Quant aux brides et cloisons vaginales simples, elles donnent invariablement lieu, alors même qu'elles cèdent, à une lenteur marquée dans la parturition; parfois aussi les efforts utérins rencontrent en elles un obstacle insurmontable qu'on ne peut faire disparaître qu'en incisant avec précaution.

A l'appui de ce qui précède, rapportons les faits suivants, qui nous sont d'observation personnelle.

Le premier se présenta au mois de janvier, il y a cinq ans. A cette époque, un médecin de la banlieue de Bruxelles m'envoya à la Maternité une jeune femme de 24 ans, robuste, à terme de sa première grossesse, et en proie à des douleurs d'enfantement depuis trois jours. Les contractions utérines étaient franchement expulsives et des plus accentuées. La maîtresse sage-femme, qui la visita à son entrée, reconnut la présence de la tête dans l'excavation, sans cependant la toucher immédiatement et sans pouvoir distinguer les espaces membraneux qui devaient la conduire au diagnostic de la position. Sur cette tumeur sphéroïdale, qui occupe le petit bassin, elle cherche l'orifice du col utérin et ne le trouve pas. Croyant avoir affaire à une obliquité prononcée de cette portion de l'organe gestateur, elle veut porter le doigt en arrière et en haut, là où on le trouve le plus souvent dans ce cas : nouvelle déception, de col point d'apparence. Bien plus, c'est que son index ne peut parcourir qu'une longueur fort restreinte, tandis qu'il circonscrit une large surface de l'extrémité céphalique du fœtus.

Appelé à l'hospice, je constate à mon tour tout ce que je viens de relater et, précisant mieux les choses, je reconnais que mon doigt est arrêté à peu près à mi-hauteur du vagin. Dans l'infundibulum auquel j'arrive, je ne constate aucune irrégularité, aucune fronçure, aucune saillie : partout lissidité parfaite. Dans l'intervalle des douleurs, le fond de ce cul-de-sac est lâche, approximativement épais lorsqu'on le repousse contre la tête pour en juger, d'un demi-centimètre environ, et sa surface est plane ou à peu près. Pendant la contraction, au contraire, ce fond se tend, devient convexe dans le vagin, et la pression y laisse percevoir un sentiment de fluctuation semblable à celui que donne la poche amniotique quand elle proémine et, cependant, ce n'est pas elle. Du reste, l'erreur sur ce point est impossible ; ayant à mes côtés des élèves, je leur rappelle que la poche des eaux est ordinairement mince et, si étendue qu'elle soit, qu'elle est toujours, dans la présentation du sommet surtout, circulairement limitée par les bords du col ; enfin, que rien ne s'oppose jamais à l'interposition des doigts entre elle et un point quelconque du pourtour de l'orifice utérin. Mais ne serait-ce pas, me demande un des assistants, une imperforation du col ? Pas davantage, car dans ce dernier cas, lui répondis-je, on trouve bien ordinairement quelque part une petite saillie, un rudiment de bourrelet qui accuse la présence du col. Au surplus, n'est-ce pas surtout dans ce cas, comme aussi dans l'agglutination simple de l'orifice externe du col, et même comme dans l'obliquité postérieure portée au plus haut degré, que nous voyons la tête descendre et pousser au-devant d'elle le segment inférieur de l'utérus ? Ne voyons-nous pas alors celui-ci s'amincir au point qu'on a vu des accoucheurs, croyant à une dilatation complète de l'orifice, n'attribuer le retard à l'expulsion du produit qu'à trop de résistance de la part de ses membranes d'enveloppe, et agir en conséquence ? Enfin et surtout dans chacun de ces vices de conformation ou de direction de l'organe gestateur, le vagin ne conserve-t-il pas invariablement sa longueur normale ? Nous ne nions pas que, par suite de son affaissement dû à la descente de la tête, il puisse affecter des apparences contraires ;

mais on pourra toujours insinuer profondément le doigt sur les côtés ou derrière l'extrémité céphalique, et juger ainsi des dimensions réelles du conduit vaginal.

Ainsi que nous l'avons dit, rien de semblable n'a lieu dans le fait qui nous occupe, lequel ne peut se rattacher qu'à une cloison transversale divisant le vagin en deux parties superposées. Une remarque importante que je dois ajouter aux autres, c'est qu'aucune mucosité ne venait lubrifier les organes génitaux. Quant au fœtus, il était vivant, mais les bruits du cœur extrêmement affaiblis.

L'exploration à l'aide d'un large spéculum me permit de voir que cette cloison se continuait avec les parois du vagin sans ligne de démarcation, présentant d'ailleurs la même coloration et probablement la même texture. Un peu en dehors du centre de cette cloison, vers le haut, il y avait un point noir tout au plus grand comme une tête d'épingle ordinaire; un fin stylet de trousse était encore trop gros pour y pénétrer. Je crus néanmoins à l'existence, en cet endroit, d'un pertuis, m'expliquant son aspect noirâtre par la présence, derrière lui, de la poche amniotique; la suite m'a prouvé que j'étais dans le vrai.

Pour compléter mon examen, il me restait à introduire le doigt dans le rectum. C'est par cette dernière voie surtout qu'on sentait bien la tête de l'enfant : sutures, fontanelles, tout était distinctement reconnaissable; la cloison recto-vaginale tendue et déprimée, était amincie comme une feuille de papier et un instant, au moment d'une douleur, croyant qu'elle allait céder, j'ai craint de voir le fœtus y passer et sortir par l'anus.

La parturiante était aux abois ; trois longs jours de douleurs incessantes l'avaient exténuée ; parfois son agitation était extrême ; la peau était chaude et sèche, le pouls vif et accéléré, le front brûlant, la soif ardente, la langue rapeuse, l'haleine mauvaise, les dents et les lèvres recouvertes d'un enduit sec et noirâtre.

Que faire de plus utile, pour cette malheureuse, que de l'accoucher au plus vite ? Dans cette idée, on devine aisément ce que j'ai fait. Après m'être assuré de la vacuité de la vessie et du rectum, j'ai réappliqué le spéculum. Je pris ensuite un bistouri pointu dont j'avais allongé le manche en le fixant solidement sur une tige en bois et j'incisai avec précaution, couche par couche, toute l'épaisseur de ce diaphragme, à l'endroit même où je voyais le petit point noir, et cela dans l'étendue d'un centimètre et demi environ. Je retirai ensuite le spéculum pour pénétrer avec le doigt dans cette ouverture, croyant pouvoir ainsi en compléter la dilatation. Vains efforts, la bride était trop épaisse et trop résistante. Sans désemparer, j'insinuai le long de mon index gauche, un bistouri boutonné garni d'un linge jusque près de son extrémité, et je pratiquai une incision cruciale.

Avant de sortir le doigt, je m'assurai que cette cloison était plus épaisse à sa circonférence qu'à son centre ; en arrivant ensuite dans l'arrière-cavité, je pus constater que le col utérin était souple et large comme la paume de la main ; les bords en étaient parfaitement libres et détachés du fond du vagin dont le cul-de-sac était plus haut. Les membranes étant restées entières, je les rompis ;

il s'en écoula des eaux boueuses et verdâtres. Comme les contractions étaient fortes, l'accouchement se fit sans tarder. L'enfant naquit vivant, mais dans un grand état de faiblesse d'où on ne put le faire sortir.

Dix jours plus tard, cette femme quittait la Maternité parfaitement rétablie, le vagin n'ayant conservé comme traces de son vice de conformation que de petites éminences mobiles qui se perdaient dans les replis du canal.

Pendant son séjour à l'hospice, notre accouchée nous a dit avoir toujours joui d'une excellente santé et n'avoir jamais été atteinte d'aucune affection du canal vulvo-utérin. Quant à ses menstrues, elles ont été, depuis leur apparition à un âge qu'elle ne peut pas préciser, aussi régulières dans leur quantité et leur durée que dans leur retour périodique ; seulement elle en souffrait quelque-fois.

A une année de là, au mois de février 1862, un mari éploré accourut le soir, de la part de son accoucheur, me prier de le suivre immédiatement pour aller délivrer sa femme qui souffrait, disait-il, d'atroces et impuissantes douleurs.

Les eaux étaient écoulées depuis cinq ou six heures ; il y en avait trois que la tête reposait sur le plancher du bassin, faisant déjà bomber le périnée. Elle s'y trouvait arrêtée par une bride verticale, s'étendant suivant l'axe de la vulve, de la colonne antérieure du vagin à la colonne postérieure, en arrière de la fourchette ; arrondie et du volume d'un doigt environ, en son milieu, elle s'épanouissait dans le sens longitudinal, à chacune de ses extrémités. Les efforts utérins venaient se briser contre cette bride aux deux côtés de laquelle on voyait apparaître la tête à chaque contraction, sans qu'il fut possible, en reportant la cloison à droite ou à gauche, d'obtenir un orifice assez large pour la voir sortir; d'une résistance d'ailleurs trop grande pour se déchirer spontanément, je fus obligé de l'inciser à sa partie médiane. Quinze minutes après l'opération, l'accouchement se terminait par la naissance d'un enfant vivant. Quant à la section de la bride, elle ne donna lieu qu'à une perte de sang insignifiante.

Autre fait :

Colette S... est une jeune femme de 23 ans, d'une solide complexion. A terme de sa première grossesse et ressentant quelques maux préparateurs, elle arrive à la Maternité : c'était le 25 janvier 1865, à trois heures du soir. Je ne la vis que le lendemain, 26.

Les douleurs sont faibles, éloignées; le ventre est volumineux, largement développé en travers; de chaque côté, il présente une saillie considérable qui commence vers la région épigastrique pour finir, en allant en diminuant, vers le ligament de Poupart. Entre ces deux tumeurs ovoïdes existe un enfoncement, une véritable gouttière, tout le long de la ligne blanche; la différence de niveau entre ces tumeurs et le sillon médian est de deux centimètres et demi. Lorsque j'embrasse l'utérus avec les mains, que j'en circonscris le fond et que je passe en arrière, en déprimant les parois abdominales, je constate que cette rainure siége sur la face antérieure de l'organe, qu'elle en occupe aussi la base et qu'elle se continue à la région postérieure. Les mouvements fœtaux ont toujours été sentis en deux endroits éloignés. Par l'auscultation j'entends, dans la fosse iliaque gauche (première position), les bruits cardiaques d'un fœtus; à droite, absence complète de ces bruits, bien que le palper et la vue me fassent croire à la présence aussi d'un enfant de ce côté. Le col est long et légèrement entr'ouvert, non dilatable ; son orifice est divisé, à partir du museau de tanche, par un septum membraneux, dirigé d'avant en arrière et d'une lèvre à l'autre.

La concordance des renseignements obtenus par la vue, par le palper abdominal et par le toucher vaginal m'ont porté à diagnostiquer une grossesse gémellaire, à fœtus séparés par une cloison longitudinale complète. La proéminence marquée des deux régions latérales de la matrice, et la profondeur du sillon médian qui les séparait, me firent supposer de plus que cette cloison était fort résistante, moins extensible que le tissu utérin et qu'elle tenait forcément rapprochées les parois antérieure et postérieure de l'organe, rapprochement dont la gouttière n'était que la conséquence.

Le travail continua à se faire lentement et sans rien offrir de particulier. Ce n'est que le 28 que le col est assez dilaté pour admettre deux doigts ; ceux-ci sont introduits simultanément dans la cavité utérine, l'un à droite, l'autre à gauche du septum, sans pouvoir se rencontrer. A droite, on sent maintenant l'enfant en quatrième position du sommet (occipito-iliaque droite postérieure) ; c'est sans doute à ce que le dos est tourné en arrière qu'il faut attribuer l'absence des bruits cardiaques de ce fœtus ; la poche amniotique bombe fortement ;

à gauche la poche est moins tendue ; la tête est plus
élevée et la position reste inconnue.

Sans entrer maintenant dans tous les détails de ce qui
s'est passé jusqu'au lendemain, 29, je dirai seulement
qu'au moment où rien ne les faisait prévoir, vingt-deux
accès d'éclampsie, dont dix avant l'accouchement et
douze après, se sont rapidement succédés. Après avoir
rompu chacune des poches amniotiques, les enfants ont
été successivement extraits avec le petit forceps, celui
du côté droit d'abord en quatrième position, celui du
côté gauche ensuite en première. Tous deux du sexe
féminin avaient cessé de vivre. Ils étaient de même
volume à peu près ; on conçoit que dans ce cas ils
auraient pu être d'âge inégal, le plus jeune étant alors le
produit d'une superfétation. Les deux placenta, garnis
chacun de leurs membranes, ont été expulsés séparément. La mère est morte le 30, à trois heures du matin.

L'autopsie a démontré que la matrice était cloisonnée
depuis son col jusqu'à son fond, et que le plan de séparation avait la forme d'un coin, plus mince vers l'orifice
et très-épais à la base de l'utérus. Le sillon extérieur
persiste, mais moins prononcé ; les deux portions latérales de l'organe sont également développées, ce qui lui
donne la forme d'un cœur de carte à jouer.

§ 3. — Agglutination simple et oblitération complète du col
utérin.

Ce sont là deux vices de la matrice arrivés à des degrés
différents, mais d'origine probablement commune, c'est-
à-dire résultant d'une inflammation localisée à cette por-

tion de l'organe. La première dépend de ce que la phlegmasie se borne à la sécrétion d'un tissu pseudo-membraneux qui réunit d'une manière plus ou moins lâche les deux lèvres du col ; le toucher et la vue au spéculum y font découvrir un petit enfoncement, une dépression dont le fond est occupé par une pellicule celluleuse. Dans la seconde, l'union est si intime qu'il y a fusion entre les bords du museau de tanche et qu'il est impossible d'y sentir ou d'y voir la moindre trace d'ouverture. M. Mattei admet aussi cette étiologie, mais il pense cependant que dans la plupart des cas (19 sur 31 notés) l'oblitération complète résulte de l'organisation du bouchon plastique qui se trouve dans le col pendant la gestation.

Indépendamment des signes que nous venons de signaler comme caractérisant chacun de ces états, on constate, au moment du travail, que, dans l'un et l'autre, le segment inférieur de l'utérus est profondément poussé dans l'excavation , et si aminci parfois , qu'on croirait au premier abord toucher immédiatement la poche amniotique. C'est ainsi que j'ai vu un accoucheur inattentif, pensant avoir affaire à une dilatation totale du col, appliquer mal à propos le forceps.

Si grande et si trompeuse que soit la ressemblance, l'erreur est impossible si l'on se rappelle que dans ces vices de l'utérus, l'introduction du doigt est invariablement limitée au cul-de-sac du vagin, tandis que rien ne l'arrête dans sa pénétration quand le col, dont il peut d'ailleurs sentir les bords, dût-on même insinuer toute la main, est entièrement dilaté.

Il importe aussi de ne pas confondre ces états avec

des dispositions analogues que prend l'utérus dans l'obliquité prononcée du col. L'examen minutieux de la femme, en l'inclinant au besoin sur les côtés ou en la touchant par derrière, permettra presque toujours d'établir le diagnostic différentiel.

L'agglutination simple de l'orifice utérin ne résiste ordinairement pas à la pression qu'y exerce le fœtus; l'obstacle cède, en effet, le plus souvent, et la dilatation de l'ouverture se fait alors avec rapidité. Si les choses ne se passent pas ainsi, le travail traîne naturellement en longueur et l'on voit le segment inférieur de l'utérus descendre et s'amincir de plus en plus. Il faut alors s'empresser de prévenir les dangers imminents d'une rupture utérine, en détruisant les adhérences : l'ongle de l'indicateur, une sonde de femme, un stylet mousse portés à travers la trame celluleuse, suffisent pour cela. Dans le seul cas que j'ai vu, j'ai eu recours à un long et fort mandrin conduit à travers un spéculum. L'accouchement, impossible jusque-là, s'est fait ensuite très-promptement.

Si l'obstacle est reconnu dès le début du travail, on doit immédiatement le perforer pour éviter à la femme les fatigues d'efforts prolongés et les accidents auxquels elle est exposée.

L'oblitération complète du col est infiniment plus grave, puisqu'elle oppose souvent une résistance invincible à la parturition. Aussi ne faut-il pas tarder, en cas d'insuffisance des moyens ordinaires (ongle, sonde, stylet) à inciser au bistouri la partie de l'utérus qui proémine dans le vagin, en prenant bien soin d'agir sur le point le plus saillant et avec beaucoup de précaution pour ne pas blesser l'enfant.

Craignant qu'une incision dans des tissus éminemment vasculaires ne donne lieu à une hémorrhagie ou ne se propage au loin ; craignant surtout que le bistouri n'atteigne le fœtus qui repose sur les parties à diviser, M. Mattei se sert du bec de la sonde cannelée qu'il appuie, dit-il, avec force, pendant la contraction utérine, sur le point le plus déclive de la tumeur, et, lorsqu'il est reconnaissable, sur le point qu'occupe le col. Nous pensons que les craintes de M. Mattei sont un peu exagérées, principalement à l'endroit des prétendues blessures de l'enfant. Le bistouri, en effet, n'agit que guidé avec précaution, couche par couche, laissant même au doigt le soin de détruire les fibres les plus profondes. La sonde, au contraire, *poussée avec force*, peut subitement outrepasser la paroi utérine et son extrémité venir s'enfoncer dans la partie fœtale qui se présente.

§ 4. — Spasme et rigidité du col.

Il arrive que l'orifice utérin, après s'être dilaté régulièrement de manière à faire prévoir une terminaison prochaine, se resserre tout à coup spasmodiquement, empêche ainsi la descente ultérieure de la tête, ou se laisse franchir par elle pour se contracter ensuite sur le cou de l'enfant et s'opposer au dégagement des épaules. Ce spasme du col peut tout aussi bien s'exercer sur toute autre partie du fœtus, mais quelle qu'elle soit, celle qui est en dessous de la constriction aura beaucoup plus de mobilité que celle qui est au-delà, au niveau de laquelle on pourra quelquefois sentir les bords tendus et rigides du col.

D'autres fois le col est primordialement dur, résistant et, alors, d'une dilatation toujours très-lente. Si on le touche, on sent qu'il ne cède pas sous le doigt, qu'il conserve une certaine épaisseur et que sa sensibilité est assez obtuse. Le travail languit, dès le début, la femme s'épuise et elle appréhende le retour des contractions parce qu'elles sont ordinairement accompagnées de douleurs de reins très-vives.

Ces deux nuances de la résistance du col se distinguent en ce que, dans le premier cas, le bord en est plus aminci, qu'il présente plus de chaleur, plus de sécheresse et surtout plus de sensibilité.

Quant aux causes qui les produisent, on les trouve dans une grande excitabilité nerveuse, dans la primiparité survenant surtout à un âge avancé, dans l'accouchement prématuré, spontané ou artificiel, parce qu'alors le col n'a pas eu le temps de subir toutes ses modifications ; enfin, dans un état de pléthore générale et locale.

On surmontera les obstacles dus au spasme et à la rigidité du col par les bains, les injections et fumigations émollientes, par l'usage de la belladone, des lavements laudanisés à haute dose, et enfin, par la saignée s'il y a surcharge du système vasculaire. Pour ce qui est des applications de belladone, les uns les font sous forme de pommade dont ils enduisent un tampon de ouate, porté ensuite au fond du vagin jusque contre le col ; d'autres préfèrent prendre gros comme un pois d'extrait sec, le fixer sur l'ongle et le porter au pourtour de l'orifice où

il ne tarde pas à se ramollir. Nous sommes dans l'habitude
de nous en servir sous forme d'injection continue, pendant
une demie heure, à l'aide d'un clysopompe, en délayant
six à huit grammes d'extrait mou dans un litre d'eau tiède.

Lorsque, malgré l'emploi de tous ces moyens, le col
résiste invinciblement et qu'il y a péril en la demeure,
soit pour la mère soit pour l'enfant, il ne reste plus
qu'une seule ressource, celle des incisions multiples sur
les parties latérales du col, si celui-ci est accessible ;
l'accouchement artificiel par le forceps ou par la main,
suivant les cas, s'il ne l'est pas.

Nous avons déjà dit (page 414), quelles sont les précautions avec lesquelles on doit pratiquer cette opération. Nous ajouterons ici que quel que soit le motif qui
nécessite le débridement de l'orifice utérin, on ne doit,
autant que possible, recourir à ce moyen dilatatoire que
lorsque le col est raccourci, parce qu'alors c'est la portion sous-vaginale et principalement l'orifice externe qui
résiste; il suffira donc de l'inciser pour lever l'obstacle.
S'il est encore long, au contraire, on ne gagnera absolument rien au débridement, puisqu'on ne peut agir que
sur l'orifice externe, tandis que c'est l'interne qui oppose
la première résistance et, certes, nul accoucheur n'aura
assez de témérité pour y porter un instrument tranchant,
sachant bien qu'il lui est impossible de mesurer et de
prévoir la profondeur de son incision qui peut, à son
insu, entamer toute l'épaisseur de l'organe.

M. P. Dubois recommande expressément de n'inciser
le col que lorsqu'il est mince, tranchant, dans la crainte,
s'il est encore long et épais, de donner lieu à une hémor-

ragie grave. En effet, la vascularité du col est d'autant plus grande qu'on se rapproche davantage du corps de l'utérus. Il s'ensuit donc que si le col est long et épais, les incisions porteront sur de nombreux vaisseaux qui donneront lieu à une perte; s'il est effacé, au contraire, sa cavité s'est confondue avec celle de la matrice et ses points les plus vasculaires se sont ainsi éloignés de l'action de l'instrument pour ne plus laisser en évidence et accessible au bistouri ou aux ciseaux que l'orifice externe où les vaisseaux sont peu développés, et la perte sanguine par conséquent peu probable.

§ 5. — DIRECTION VICIEUSE DE L'ORIFICE UTÉRIN.

Au lieu d'occuper le centre du bassin, le col peut dévier tantôt d'un côté, tantôt de l'autre; mais l'obliquité postérieure est la plus fréquente. Que le corps de l'organe utérin ait subi une inclinaison contraire, ou qu'il soit resté tout à fait étranger à cette déviation, les symptômes qu'elle présente et la gêne qu'elle apporte dans la parturition sont les mêmes.

A un examen superficiel on ne trouve pas plus de col que s'il n'y en avait pas; il faut aller le chercher très-haut et en arrière. Quel que soit son degré de dilatation, son plan d'ouverture est alors parallèle à la face antérieure du sacrum, de sorte que sa lèvre antérieure est devenue inférieure et la postérieure est devenue supérieure. Il en résulte que les efforts expulsifs, venant faire heurter la région fœtale qui se présente contre la partie antérieure du col, en rendent la dilatation fort lente, fort laborieuse et que le segment antéro-inférieur de l'utérus est entraîné dans l'excavation où on le sent parfois si aminci que la rupture en est imminente.

Le temps corrige ordinairement cette obliquité du col, surtout si l'on a soin, dès le début du travail, de faire coucher la femme horizontalement sur le dos. Si cela ne suffisait pas, il faudrait, pendant l'intervalle des douleurs, aller accrocher avec l'index la lèvre antérieure, l'amener doucement au centré du bassin, et l'y maintenir jusqu'à ce qu'une contraction venant fixer définitivement la tête dans son ouverture, s'oppose à son retour en arrière.

§ 6. — TUMÉFACTION DU COL.

Lorsque la tête du fœtus descend prématurément dans l'excavation pelvienne, le col y est poussé au devant d'elle. La pression qu'elle exerce alors sur la lèvre antérieure, tuméfie celle-ci au point de lui donner un volume qui la fait apparaître à la vulve et qui s'oppose à la sortie de la tête. Pour faire disparaître cette cause de retard à l'accouchement, il suffit le plus souvent de saisir, entre deux douleurs, cette lèvre avec les doigts et de la refouler au-dessus de l'occiput et de contourner la tête en pressant sur les bords du col pour lui faire franchir aussi les bosses pariétales si celles-ci ne l'ont pas encore dépassé. On ne retirerait les doigts qu'au moment où une contraction viendrait engager l'occiput sous l'arcade pubienne.

Si cette petite manœuvre était rendue impossible par une trop forte compression de la lèvre antérieure contre la symphyse, et que d'ailleurs l'engorgement de cette lèvre fut si développé qu'il s'opposât à la parturition, il faudrait y pratiquer quelques mouchetures.

Ces indications sont d'autant plus pressantes que faute d'y satisfaire on court le risque de voir l'inflammation et la gangrène s'emparer de la lèvre antérieure ; j'ai même vu se produire l'amputation, l'ablation spontanée d'une grande portion du col utérin, alors que la pression n'avait pas été fort prolongée. Voici le fait :

Une femme arrive accoucher à la Maternité, le 24 février 1865, précisément à l'heure où je m'y trouvais. Pour toute particularité apparente, elle présente une infiltration des extrémités inférieures et des organes génitaux externes. Un élève la touche et me dit sentir le cordon ombilical flottant au-devant de la tête fœtale déjà arrivée sur le plancher pelvien.

J'examine à mon tour et lui fais reconnaître son erreur : ce qu'il sent, c'est la lèvre antérieure du col, mobile sur l'occiput et notablement œdématiée. Les douleurs sont fortes, le périnée bombe, l'interne le soutient avec soin et, à notre étonnement commun, ce qu'il venait de prendre pour une anse ombilicale, lui tombe dans la main, au moment où la tête allait franchir l'orifice vulvaire. C'était toute la lèvre antérieure du col, affectant la forme d'un croissant ayant pour dimensions quatre centimètres de largeur sur onze centimètres de longueur.

Il est à remarquer que cette femme n'était que depuis quelques heures à peine en travail, ce qui prouve que la chute de cette lèvre, ainsi que l'a d'ailleurs démontré l'examen de la pièce, qui avait conservé toute sa fraîcheur et tous ses caractères anatomiques, était une véritable ablation et non pas le résultat de la gangrène. Comment expliquer ce fait? Je ne le puis qu'en admettant une pression extraordinaire de la tête contre une symphyse pubienne saillante, agissant sur un col qui participait à l'infiltration des jambes et de la vulve, circonstance éminemment propre à en diminuer la densité et la résistance. L'hémorrhagie, on le conçoit, a été nulle, et l'accouchée ne s'est aucunement ressentie du petit incident qui venait de se passer.

§ 7. — OBLIQUITÉS UTÉRINES.

Toutes les fois que l'utérus prend une situation telle que son grand axe s'éloigne de la direction de l'axe du détroit supérieur, on dit qu'il y a *obliquité*.

Si le déplacement est peu marqué, il est d'assez minime importance; il est plus grave, au contraire, et peut nécessiter certaines précautions, s'il est considérable, parce qu'alors, entr'autres inconvénients, la partie qui se présente s'engage moins facilement, qu'elle reçoit l'action des efforts utérins dans une direction vicieuse, ce qui peut la faire dévier du centre du bassin et lui donner consécutivement une mauvaise position.

Il y a quatre espèces d'obliquités : l'antérieure ou antéversion, la postérieure ou rétroversion et les latérales droite et gauche ou latéroversions.

A. — *Obliquité antérieure* (antéversion).

La résistance de la colonne lombaire, le relâchement des parois abdominales, la forte inclinaison en bas et en avant du détroit supérieur, le rétrécissement du bassin, sont autant de causes, assez fréquentes d'ailleurs, qui donnent lieu à l'obliquité antérieure lorsque la grossesse est arrivée à une époque où l'utérus a déjà dépassé le grand détroit. Avant cela, il ne lui est guère possible de se déplacer en avant puisque l'arc antérieur du bassin s'y oppose.

En prenant cette situation, la matrice a exécuté un mouvement de bascule par lequel son fond est revenu en avant, tandis que le col s'est proportionnellement reporté en arrière.

La forme du ventre qui proémine plus ou moins au devant des cuisses, qui y appuie même quelquefois (*venter propendulus*); le doigt qui sentira la marge du bassin occupée par une large tumeur sans ouverture, et qui ne trouvera l'orifice utérin que vers le promontoire, ne laisseront aucun doute sur les rapports de la matrice.

Les femmes qui présentent cette disposition ont une grossesse assez pénible. Des douleurs de reins, des tiraillements dans les aînes, une difficulté plus ou moins grande dans la marche, souvent des érythèmes et même des excoriations dans les replis inguinaux, tels sont les inconvénients dont elles souffrent. Pendant le travail, le col se dilate lentement, la partie qui se présente, si avantageuse qu'elle soit, s'engage difficilement et quand elle le fait, elle presse douloureusement la région antérieure de l'utérus contre le pubis, la pousse au devant d'elle dans l'excavation, et la prédispose ainsi à l'inflammation, à la gangrène et même à la rupture.

B. — *Obliquité postérieure* (rétroversion).

Dans cette variété le fond de la matrice s'est dévié en arrière vers le sacrum et le col en avant vers le pubis.

Par le toucher on arrive directement sur la paroi postérieure de l'organe, tandis que le plan de l'orifice utérin
appuie derrière et contre la symphyse pubienne. Il
résulte de cet état que les fonctions de la vessie et du
rectum sont difficiles et que le ventre est douloureux.
S'il persiste, on voit quelquefois survenir de la fièvre,
de l'insomnie et même le marasme.

On peut rattacher la rétroversion à un relâchement
du vagin qui permet la déviation de son col, à un excès
d'amplitude de l'excavation pelvienne par suite d'une
grande incurvation du sacrum, à la saillie prononcée de
son promontoire; enfin, à la constipation, parce que, dans
ce cas, l'amas des matières dans la partie inférieure de
l'intestin refoule le col en haut et en avant.

L'obliquité postérieure de l'utérus, pendant la gestation à terme, est-elle possible ? Les uns disent oui
et en citent des exemples; les autres disent non, parce
que, dans leur opinion, la colonne sacro-lombaire
s'oppose mécaniquement à la rétrocession de l'organe.
Tous ont raison; il s'agit seulement de s'entendre. Que
l'obliquité postérieure ait été observée, et même souvent,
pendant les premiers mois de la grossesse, soit qu'elle
préexiste à l'imprégnation ou qu'elle lui soit immédiatement consécutive, personne ne le conteste, et c'est là
une cause très-fréquente d'avortement; celui-ci arrive
habituellement alors dans le courant du cinquième
mois, parce que la matrice, devenue trop volumineuse
pour être contenue dans l'excavation, cherche à s'en
échapper, et si le sacrum lui offre trop de résistance,
elle se débarrasse inévitablement de son contenu; par-

vient-elle, au contraire, au fur et à mesure qu'elle se développe, à se redresser et à s'élever au-dessus du promontoire, la gestation continuera sans encombre, et la matrice une fois dégagée, ne pourra plus reprendre, à cause de son ampliation et de la saillie prévertébrale, sa position première; la rétroversion, comme accident nouveau, est donc impossible après le cinquième mois. Mais il peut se faire que l'utérus reste partiellement rétroversé jusqu'à terme, alors qu'il l'était primitivement d'une manière complète. C'est ce qui arrivera lorsque, l'avortement ne se faisant pas, la matrice se développera aux dépens de sa paroi antérieure devenue supérieure et que le fœtus suivra le mouvement ascensionnel de cette portion de l'organe.

Ici encore il y aura difficulté dans la dilatation du col, lenteur dans la marche du travail et propulsion de la paroi postérieure de l'utérus.

C. et D. — *Obliquités latérales* (latéroversions).

L'obliquité latérale droite est incontestablement plus fréquente que la gauche. La palpation du ventre et le toucher vaginal les feront aisément reconnaître.

Les latéroversions ne sont guère aussi graves que l'obliquité postérieure; leur influence sur le travail se borne à le ralentir. Quelquefois cependant, elles donnent lieu à des changements de présentation, parce que si la tête se trouve primitivement au détroit supérieur, elle reçoit, au moment des contractions utérines, une impulsion oblique qui peut la faire glisser sur le rebord inférieur de l'une des fosses iliaques et amener ainsi une épaule ou le tronc.

Indications. — Si, dans le cours de la grossesse, les obliquités utérines étaient un sujet de gêne pour la femme, on tâcherait d'y remédier en maintenant la matrice dans sa rectitude normale, à l'aide d'un bandage de corps, en cas d'anté et de latéroversions ; en ordonnant le repos dans une position appropriée au genre de déviation; en prescrivant des laxatifs surtout s'il y a rétroversion et, dans ce dernier cas, en réduisant l'organe le plus tôt possible, à l'aide d'un ou deux doigts introduits dans le vagin et au besoin dans le rectum.

Pendant le travail, on usera des mêmes précautions, c'est-à-dire qu'il faut conseiller le decubitus dorsal dans l'obliquité antérieure, sur le côté opposé au déplacement dans les déviations latérales et ne jamais négliger de soulever l'utérus avec les mains, pour le ramener dans une direction plus favorable. Si ces moyens étaient insuffisants, on devrait, tandis qu'une main, placée à l'extérieur, exerce une pression en sens contraire, introduire deux doigts de l'autre main dans le col utérin, l'attirer vers le centre du détroit et maintenir l'organe en place par une large ceinture ou une serviette serrée en travers sur le ventre ; pour faciliter la manœuvre, on donnerait à la femme une situation contraire à celle du déplacement.

Dans l'obliquité postérieure, il faut incliner la femme de côté, ou la faire reposer sur les coudes et sur les genoux, et puis tâcher également, à l'aide des doigts introduits dans le col, de faire basculer le corps de la matrice dans le sens opposé à sa déviation.

Si l'accouchement restait impossible et toutes ces tentatives infructueuses, ce qui est peu probable, il faudrait essayer de terminer par la version. Enfin, si cette manœuvre était elle-même impraticable, il faudrait agir comme dans le cas d'imperforation du col, c'est-à-dire pratiquer l'opération césarienne vaginale.

§ 8. — PROLAPSUS DE LA MATRICE.

Les obliquités dont nous venons de nous entretenir, ne sont pas les seuls changements de situation que l'utérus peut affecter ; il occupe quelquefois aussi une position plus basse qu'à l'état normal. C'est ce que l'on désigne sous le nom de *prolapsus* ou d'*abaissement* de la matrice.

Le prolapsus utérin a ses degrés : on dit qu'il est incomplet lorsque l'organe arrive jusqu'à l'orifice vulvaire seulement ou ne le dépasse qu'en partie ; il est complet lorsqu'il apparaît en totalité à l'extérieur.

Un semblable déplacement peut exister à toute époque de la vie de la femme, avant comme pendant la période gestative. Nous n'avons à le signaler ici qu'en temps qu'il coexiste avec la grossesse ou qu'il survient pendant le travail.

Causes.—Il s'observe le plus souvent chez les femmes qui ont déjà eu un ou plusieurs enfants. C'est que les ligaments sustenseurs de l'organe ont conservé une élongation, un relâchement qui les font céder sous le poids de l'organe et que le vagin n'ayant pas repris sa tonicité primitive, se laisse également affaisser. Ajoutons à cela qu'un bassin trop large en favorisant la descente prématurée de l'enfant dans sa cavité; qu'un accouchement trop rapide surtout lorsque la femme est debout; que les manœuvres obstétricales, que les tractions inconsidérées sur le cordon ombilical, que la rupture complète du périnée, que les fatigues excessives et les efforts pour lever ou porter de lourds fardeaux, en sont souvent le point de départ. Il pourrait aussi reconnaître pour cause l'action compressive d'une tumeur quelconque qui, par son développement, refoulerait la matrice vers le bas-fond du bassin.

Symptômes. — Quant au diagnostic, il est de la plus grande simplicité : la vue et le toucher suffisent pour reconnaître la nature de la tumeur à laquelle on a affaire. On ne pourrait guère confondre le prolapsus utérin incomplet qu'avec l'allongement fibreux, hypertrophique ou œdémateux du col. Mais dans ces cas, la tumeur qui se présente à l'orifice vulvaire est irréductible, le doigt peut la circonscrire aisément et, ce qui est par-dessus tout caractéristique, c'est que le vagin a conservé toute sa longueur, tandis que dans l'abaissement de l'utérus il a été entraîné avec celui-ci, ce qui fait que le doigt est immédiatement arrêté par la rencontre de son cul-de-sac. Enfin, le toucher rectal indiquera manifestement si la matrice occupe ou non sa position normale.

Lorsque le prolapsus utérin préexiste à la grossesse et qu'il est peu prononcé, il augmente d'ordinaire dans les premiers mois et il produit une grande gêne dans les fonctions du rectum et de la vessie; la femme éprouve des tiraillements dans les aînes et dans les lombes, et un sentiment de pression incommode comme si quelque chose lui devait sortir du corps. Plus tard, vers le cinquième mois, la matrice s'élève vers le grand bassin et tous ces phénomènes disparaissent ou diminuent d'une manière notable. Si l'utérus conserve au contraire sa position déclive, il est à craindre qu'il ne soit violemment comprimé, par les progrès de sa distension, contre les parois pelviennes et que l'avortement ne s'en suive. Enfin, si cette infirmité date de longtemps et que la matrice sort en grande partie, le col est alors le siége d'excoriations, d'ulcérations et même de callosités qui en rendent la dilatation douloureuse et fort lente.

Traitement.—Le traitement consiste, pendant la grossesse, à condamner la femme au repos le plus absolu; à réduire, autant qu'on le peut, l'organe et à le maintenir en place, à l'aide d'une éponge fine, introduite dans le vagin, renouvelée chaque jour et maintenue par un bandage en T. Les pessaires, de quelque nature qu'ils soient, doivent être proscrits, parce que leur présence déterminerait des ulcérations ou un engorgement du col et probablement une fausse-couche.

Au moment du travail, on ne doit, sous aucun prétexte, laisser lever et marcher la parturiante ; si la dilatation du col est lente, il faut la faciliter par des applications émollientes, par l'emploi de la belladone et même par quelques petites incisions, si les bords de l'orifice étaient indurés. Pendant la douleur et jusqu'après la sortie de l'enfant, on soutiendra attentivement la matrice pour qu'elle ne descende pas davantage ; si l'arrière-faix

ne sort pas spontanément, on procédera sans tarder à
son extraction avec la main, en se gardant bien d'exercer
des tractions sur le cordon dans la crainte que l'utérus
ne se renverse. Enfin, une fois la délivrance terminée,
on réduira l'utérus à sa position normale et, cela obtenu,
on couchera la femme sur le dos, le bassin plus élevé
que les épaules, avec recommandation expresse de garder cette position pendant six semaines au moins.

Mais un cas plus grave peut se présenter : l'utérus,
prolabé en totalité ou en grande partie, est d'un volume
qui le rend irréductible dans le vagin. Que faut-il faire
alors? Aussi longtemps que cet état n'éveille pas des phénomènes graves, il faut le respecter, se contentant de
faire garder le repos le plus absolu et de maintenir la
tumeur utérine avec des linges bien doux pour prévenir
l'érosion et l'induration de son col et de ses parois ; mais
si la fièvre s'allume, si des hémorrhagies surviennent, si
l'épuisement fait de rapides progrès, il ne faut pas hésiter à provoquer artificiellement l'expulsion du produit.

§ 9. — Hernie de l'utérus.

La situation, la résistance et le volume, même à l'état
de vacuité de l'utérus, semblent devoir s'opposer à la
pénétration de cet organe à travers les orifices par lesquels se font ordinairement les hernies. On l'a vu cependant
dant passer par les ouvertures inguinales et crurales, et
le plus souvent, par une éraillure de la ligne blanche. Il
y a alors véritable éventration.

Que la femme soit enceinte ou ne le soit pas, il faut au
plus tôt chercher à réduire l'utérus. Si on ne peut y

parvenir et qu'il y a grossesse, celle-ci est ordinairement, et c'est ce qui peut arriver de plus heureux,
interrompue dans sa marche, parce que l'étranglement
de l'organe déplacé s'oppose à son développement ulté-
rieur.

Il est néanmoins des faits qui ne laissent aucun doute
sur la persistance de la gestation jusqu'à terme. Il faut
alors attendre le moment du travail et, lorsqu'il est
arrivé, observer attentivement tous les phénomènes qui
se passent : soulever la tumeur pour voir si le fœtus ne
repassera pas dans l'abdomen ; essayer prudemment,
après avoir donné à la femme une position dictée par les
circonstances, si on ne peut atteindre et entraîner l'enfant par les voies naturelles ; enfin prendre l'héroïque
détermination de pratiquer l'opération césarienne, lorsqu'une sage expectation en aura démontré l'impérieuse
nécessité.

§ 10. — Rhumatisme utérin.

Comme tous les autres organes et dans les mêmes
circonstances, l'utérus peut être frappé de *rhumatisme*.
Signes.—La brusque apparition de la douleur, son exagération à la pression et par les mouvements du fœtus, son
déplacement subit et son irradiation en divers points du
ventre, ses exacerbations tantôt irrégulières, tantôt franchement intermittentes, l'absence de contractions utérines, au moins dans les premiers jours, l'inconstance et
l'irrégularité de la fièvre, caractérisent cette affection.

Le rhumatisme utérin n'a, par lui-même, aucune gravité, mais il finit par donner à la fibre utérine une telle

sensibilité, qu'il y fait naître parfois des contractions véritables qui se traduisent, si on ne parvient à les arrêter, par un avortement ou par un accouchement prématuré. Pendant le travail, il donne lieu à des fausses douleurs, très-vives, et dans les derniers temps, alors que la femme peut efficacement s'aider par la contraction volontaire des parois de l'abdomen, elle se retient autant qu'il lui est possible, parce qu'elle sait bien qu'en faisant valoir ses efforts, elle augmenterait ses souffrances.

Traitement. — On commencera le traitement, si l'on a affaire à un sujet pléthorique, par la saignée du bras; on donnera ensuite des laxatifs légers, telles que l'huile de ricin ou de petites doses de citrate de magnésie. Les grands bains, les lotions et frictions calmantes sur le ventre avec le laudanum, le baume tranquille, le chloroforme, etc.; les boissons sudorifiques, la poudre de Dower, les lavements laudanisés, la flanelle sur le corps; la quinine en cas d'intermittence; enfin l'application d'un sinapisme à titre de révulsif sur le point primitivement atteint de rhumathisme, si cette affection s'était déplacée d'un endroit pour se porter sur l'utérus, tels sont les moyens conseillés en semblable circonstance.

Lorsque le travail est trop douloureux, que la femme est épuisée, ou qu'elle se trouve dans une grande agitation fébrile et que d'ailleurs la dilatation du col est suffisante, il faut mettre un terme aux souffrances par le forceps ou par la version.

CHAPITRE II.

DES CAUSES DYSTOCIQUES PRINCIPALES DUES AU FŒTUS.

—

Ces causes sont :

1° Le prolapsus du cordon ombilical;

2° La brièveté du cordon ombilical;

3° L'excès de volume physiologique de l'enfant;

4° Les monstruosités et maladies de l'enfant.

5° La grossesse gémellaire;

6° Les situations vicieuses de l'enfant.

ART. I. — Prolapsus du cordon ombilical.

Nous désignerons sous le nom de *prolapsus* ou de *procidence du cordon ombilical*, son issue avant la partie fœtale qui se présente, soit qu'on le trouve encore au niveau de l'orifice utérin, soit qu'il arrive déjà dans le vagin, ou qu'il dépasse même ce canal.

Les auteurs sont loin de donner des résultats identiques sur la fréquence de cet accident. Mme La Chapelle en a rencontré 1 cas sur 382 accouchements; Michaelis 1 sur 37 ; Curchill 1 sur 282; MM. Schuré, de Strasbourg, et Chailly 1 sur 265. Un relevé de 10,000 accouchements pratiqués à la Maternité de Bruxelles m'a fourni 120 cas de procidence du cordon, c'est-à-dire 1 sur 83.

En réunissant tous ces chiffres on obtient la proportion de 1 sur 210 à peu près.

Causes. — Les causes de cet accident sont divisées en *prédisposantes* et en *déterminantes.*

Parmi les *causes prédisposantes,* il faut ranger : la longueur excessive du cordon, son insertion près de l'orifice utérin, l'abondance du liquide amniotique; enfin, tout ce qui peut rendre l'engagement difficile au détroit supérieur, comme les vices par étroitesse du bassin, les obliquités utérines, les positions vicieuses de l'enfant.

Les *causes déterminantes* sont la rupture subite des membranes et la sortie brusque des eaux, la procidence d'un pied ou d'une main qui ouvrent, pour ainsi dire, la voie au cordon.

Signes. — Si les membranes sont encore intactes, on peut quelquefois sentir, à travers leur épaisseur, une espèce de corde peu volumineuse, dépressible, offrant des battements artériels, si l'enfant vit. Après la rupture, on constate la présence du cordon dans le vagin, quelquefois même à la vulve et, s'il est froid, mou, rouge-brun et privé de pulsations, il n'y a pas de doute sur la mort du fœtus.

On ne s'en laissera pas imposer ni par les fongosités que présentent quelquefois les membranes, ni par les plis du cuir chevelu, car dans aucun de ces cas il ne sera possible de déplacer l'objet qui, au premier abord, ressemblait au cordon. Au lieu de s'insérer au centre du placenta, la tige funiculaire naît quelquefois par plusieurs racines dont l'une pourrait passer au devant du col et se répandre dans les membranes. On sentirait bien alors des pulsations fréquentes, mais elles seront faibles et, dans tous les cas, le vaisseau qui les fournit est d'un volume sensiblement moindre que celui du cordon.

Pronostic. — On peut dire, en règle générale, que cet accident est sans danger pour la mère, attendu que si le prolapsus passe inaperçu ou qu'on croie, à tort ou à raison, ne pas devoir s'en occuper, il n'apporte ordinairement aucune entrave à la marche régulière du travail. Cependant, si le cordon était trop court, et tendu comme une fronde sur la tête ou sur les fesses du fœtus, le tiraillement qui en résulterait pourrait amener le décollement prématuré de l'arrière-faix et, par suite, une hémorragie utérine. D'autre part, les moyens habituellement mis en usage en vue de sauver l'enfant compromis dans sa viabilité, peuvent, d'une manière indirecte, compromettre aussi plus ou moins la santé de la mère.

Quant à l'enfant, s'il n'est pas mis hors de danger immédiatement, soit par sa prompte extraction, soit par le refoulement du cordon, il succombe très-souvent; d'après Curchill il y aurait presque les deux tiers de décès. Le danger est surtout très-grand lorsque le cordon est placé en travers de la tête, d'abord parce que le refoulement en sera plus difficile; ensuite parce qu'il est plus exposé à être fortement comprimé contre les parois pelviennes. Il est plus grand encore lorsque le siége se présente et que le cordon est passé entre les cuisses d'avant en arrière. Le danger est moindre, au contraire, si l'anse est prolabée en arrière, vers l'une des symphyses sacro-iliaques, parce que là elle est protégée dans une sorte de gouttière et qu'elle se trouve d'ailleurs en rapport avec des parties molles, élastiques.

Lorsque l'enfant succombe c'est toujours à l'asphyxie, conséquence de la compression du cordon. L'autopsie des fœtus morts dans ces conditions démontre en effet que les poumons et le foie sont gorgés de sang, tandis que le cerveau et les méninges le sont beaucoup moins.

On sait que le placenta est l'organe d'hématose du fœtus, que c'est dans son parenchyme que le sang vient se revivifier au contact médiat du sang maternel pour se répandre ensuite dans toute l'économie du petit être; il est donc évident que toute entrave à la circulation funiculaire, doit entraver aussi la révivication de son sang et le mettre dans les conditions d'un adulte privé d'air atmosphérique.

Dire qu'il succombe par apoplexie parce que le sang artériel continue à lui arriver en masse par la veine ombilicale sans pouvoir retourner au placenta par les artères; ou par syncope parce que ces derniers vaisseaux restent perméables tandis que la veine est oblitérée, c'est supposer la possibilité de la compression partielle des vaisseaux du cordon, chose inadmissible quand on se rappelle qu'ils sont enroulés les uns sur les autres et entourés d'une gaîne commune. La compression isolée n'est possible que dans le cas de bifurcation des vaisseaux à leur attache placentaire.

Traitement. — Si les membranes sont encore entières, les dangers immédiats ne sont pas tant à redouter. Pour éviter la compression de l'anse ombilicale sur l'orifice utérin, par la partie du fœtus qui se présente, il conviendra de donner à la femme une situation horizontale, ou mieux un peu déclive vers la tête, en maintenant le bassin un peu soulevé. On devrait même tenter la réduction du cordon à l'aide de deux doigts, qui le refouleraient pendant l'intervalle d'une douleur, alors que la poche amniotique est très-lâche. Si l'on y était parvenu, que le col fût dilaté et la position favorable, on se hâterait de provoquer la sortie des eaux, pour que la partie qui tend à s'engager se fixe et devienne un obstacle à la chute ultérieure de la tige ombilicale.

Lorsque les eaux sont écoulées et que l'enfant a cessé de vivre, il faut laisser marcher le travail. S'il vivait, et qu'il se présentât par une de ses deux extrémités, si les douleurs étaient fortes et fréquentes, si tout, enfin, annonçait une délivrance *très-prochaine*, on pourrait encore la confier à la nature. Mais si la partie qui se présente n'est pas encore avancée, si le travail doit durer, on cherchera à réduire le cordon, en le reportant en arrière, vers une des symphyses sacro-iliaques; ou bien, saisissant l'anse qu'il forme dans l'intervalle des doigts médius et index, on le reporte, sans le comprimer, au-dessus du pubis et de la partie fœtale qui se présente, ou derrière la nuque de l'enfant et l'on attend, pour retirer la main, qu'une contraction arrive pour fixer la tête, si c'est elle qui s'engage.

Lorsque la réduction du cordon est impossible, et que l'enfant est toujours vivant, il faut tout mettre en œuvre pour le dégager au plus tôt de la position critique où il se trouve. Nous préférons recourir au forceps toutes les fois que cet instrument est applicable, parce que l'extraction du fœtus est plus expéditive et moins périlleuse pour lui. La version demande ordinairement plus de temps, elle est plus dangereuse pour la femme, et le fœtus, déjà si compromis dans son existence, par le fait même du prolapsus ombilical, n'y résistera pas souvent. Nous ne conseillons et ne pratiquons donc cette manœuvre que là où les circonstances nous y obligent. Quoi qu'il en soit, dans l'exécution de ces opérations on ne doit jamais oublier d'isoler le cordon des parties susceptibles de le comprimer.

En parlant de la réduction, nous n'avons indiqué que le procédé à l'aide des doigts; c'est incontestablement le meilleur, puisque les doigts sentent et agissent avec intelligence, mais leur insuffisance dans certains cas a inspiré aux accoucheurs, pour protéger l'enfant de l'accident qui le menace, diverses méthodes qu'il est bon de connaître.

Disons d'abord que les auteurs anciens, Mauriceau, Dionis, Puzos, de Deventer, de La Motte, Levret, Smellie, etc., sont unanimes à recommander immédiatement l'extraction artificielle de l'enfant à l'aide de la version pelvienne ou par l'application du forceps.

Mais ces manœuvres exigent l'une et l'autre, comme condition essentielle, une *suffisante dilatation du col*. J'ajouterai qu'elles sont l'une et l'autre aussi entourées de dangers sérieux auxquels la mère et son fruit ne seraient certes pas exposés si, parvenant à refouler d'une manière durable le cordon, on abandonnait ensuite le travail à la nature.

Croft, accoucheur anglais, conseille d'introduire la main dans la matrice, comme s'il s'agissait de retourner le fœtus et, dès qu'elle est parvenue aux pieds, d'arrê-

ter la tige ombilicale autour d'une des jambes. Ce praticien ayant employé ce procédé dans deux cas, les
femmes ont accouché heureusement, et les enfants sont
venus au monde vivants.

Encore une fois, il faut, pour en agir ainsi, que le col
utérin soit souple, dilaté ou dilatable, condition qu'on
est loin de rencontrer toujours. Mais lorsqu'elle existe,
on doit reconnaître que la chose est singulièrement sim-
plifiée et, quant à moi, je dois déclarer avoir assez souvent vu la réduction manuelle, favorisée par la déclivité
imprimée au tronc de la femme, être suivie d'un plein
succès, sans cependant, qu'à l'exemple de Croft, j'aie
jamais dû reporter le cordon bien au delà des limites
du détroit supérieur, et encore moins aller péniblement
l'accrocher à un membre du fœtus. L'étroitesse, au contraire, des parties extérieures ; le peu d'ouverture de
l'orifice de la matrice surtout, s'opposent à l'introduction
de la main et rendent indispensable la méthode instrumentale.

Le docteur hollandais Wellemberg propose, pour
protéger le cordon, de l'enfermer dans une gaîne en
caoutchouc assez résistante pour ne point fléchir sensiblement sous la compression ; cette gaîne doit avoir
12 $^{1}/_{2}$ centimètres de long (4 $^{1}/_{2}$ pouces,) et un diamètre
suffisant pour contenir la tige ombilicale ; elle doit être
fendue suivant sa longueur, et terminée inférieurement
par un crochet qui la tiendra fermée lorsqu'on en aura fait
l'application. Pour cela, il suffit d'en embrasser le cordon, de rapprocher les deux moitiés de l'instrument,
de le glisser jusqu'au-dessus du lieu où les vaisseaux

ombilicaux pourraient être comprimés, et de placer son extrémité inférieure dans l'échancrure ischiatique, où elle peut mettre moins d'obstacle à l'accouchement.

Je n'apprécierai point la valeur de ce procédé que Capuron condamne parce qu'il lui paraît *plus ingénieux que facile à mettre en pratique,* et que Gardien, bien qu'il s'en déclare partisan, avoue n'avoir jamais mis à l'épreuve. Je me contenterai seulement de répéter les paroles de l'inventeur lui-même qui, paraissant aussi douter de son importance, disait en le proposant : *Je laisse aux praticiens éclairés à décider du degré d'attention qu'il mérite.*

Tout le monde connaît le repoussoir en baleine : simple tige droite, fine, aplatie à son extrémité externe pour en faciliter le maniement, et bifurquée à son extrémité interne pour recevoir le cordon. Elle est percée au sommet de chacune des branches de la fourche qui la termine, d'un petit trou dans lequel on passe un fil qui surmonte le cordon ombilical et qu'on retire à volonté, en tirant sur un des bouts pour dégager l'instrument après avoir remonté l'anse prolabée.

Le défaut de courbure de ce repoussoir, sa trop grande flexibilité surtout, et l'incertitude de voir le cordon abandonner la fourche, en rendent l'application fort difficile et fort chanceuse. Nous ne nous rappelons pas l'avoir vu réussir à la Maternité de Bruxelles. Je ne sais si d'autres praticiens sont plus heureux.

L'instrument de Schöller est formé de deux baleines glissant l'une sur l'autre et maintenues en contact par trois viroles métalliques. A leur extrémité interne, l'une

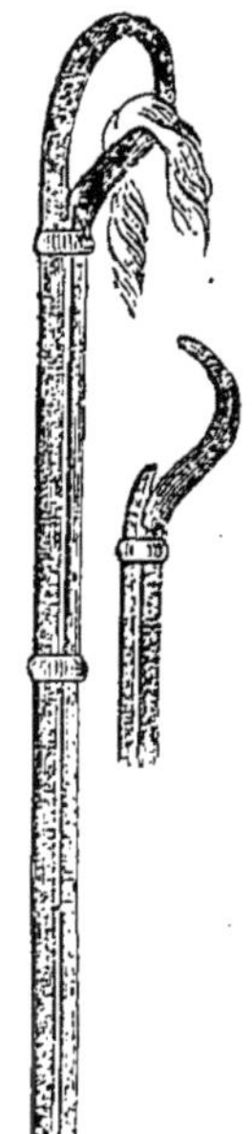

Fig. 8.

de ces baleines est terminée en demi-cercle (fig. 8), l'autre, celle qui est mobile, est légèrement recourbée et, mises de toutes parts en contact, les sommets se rapprochent en formant une sorte d'anneau ovale dans lequel on a préalablement fait pénétrer l'anse prolabée du cordon. Pour l'en dégager après réduction, il suffit d'abaisser la branche mobile.

Instrument rectiligne, il se prête peu à une pénétration profonde lorsque l'excavation est occupée par le fœtus et quand, sans pouvoir être guidé par la main, il doit contourner en arrière la partie qui se présente. De plus, le cordon, lors de son dégagement, peut être retenu par l'extrémité de la branche qui forme crochet, ou bien être pincé à la base de ce demi-cercle par le bout concave de celle qu'on est obligé de descendre pour donner toute liberté à la tige ombilicale.

M. Scanzoni fait usage, comme refouloir, de l'instrument de Braun, modifié par lui. C'est un bâtonnet (fig. 9, *a*) en gutta-percha, long de quarante-trois centimètres (16 pouces), ayant à l'une de ses extrémités quatorze, à l'autre vingt-trois millimètres d'épaisseur (6 et 10 lignes). A peu de distance de l'extrémité la moins épaisse, se trouve un trou *b* par lequel passe une petite bandelette *c* large de dix-neuf millimètres (9 lignes), se terminant par une ganse qui

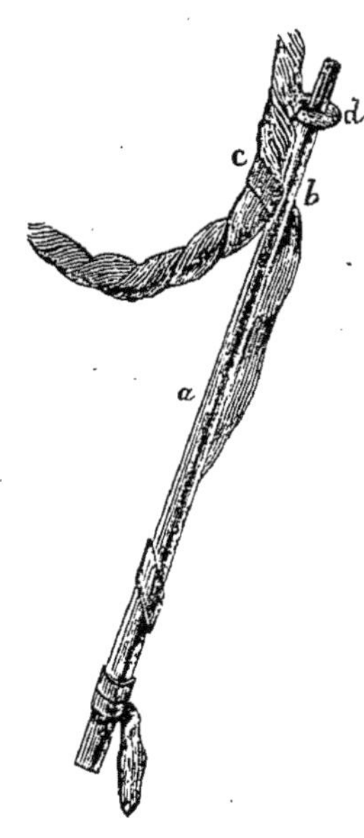

Fig. 9.

doit donner passage au bâtonnet. Pour qu'elle ne glisse pas le long de ce dernier, on lui a adapté une virole d large de onze millimètres (5 lignes).

On conduit cet instrument entre les deux doigts, l'extrémité la plus mince en avant; on atteint le cordon et on le fait dépasser par la virole. Le cordonnet, mis en double, est passé à l'avance par l'ouverture que nous avons dit exister près du bout. On fait passer la ganse terminale du cordonnet au-dessus du cordon ombilical, et on va la fixer (ce qui se fait en écartant la ganse) à la portion du bâtonnet qui surmonte la virole. On tire alors le cordonnet avec la main libre, on le tend et on le fixe à l'extrémité du bâtonnet que l'on tient à la main. Le cordon est donc pris entre l'ouverture du bâtonnet et la virole, par la portion du ruban qui, fixée au-dessus de la première par la ganse, vient passer par la seconde et sortir au dehors.

On pousse alors en haut et on s'efforce de réduire le cordon; on laisse l'instrument en place jusqu'au moment où la tête est suffisamment engagée pour empêcher toute nouvelle chute du cordon. C'est alors qu'on retire l'instrument par des tractions légères. La ganse du cordonnet qui est située au-dessus de la virole glissera, puisque rien ne l'arrête; l'anse du funicule sera donc libre et l'instrument pourra être retiré au dehors sans entraîner avec lui le cordon ombilical.

Les choses marcheront-elles toujours aussi bien que semble le croire M. Scanzoni? Un bâtonnet en gutta-percha, qui s'assouplit encore, s'il est mince, par la chaleur du milieu où il se trouve, offrira-t-il assez de résistance pour surmonter les difficultés d'introduction qu'il est à même de rencontrer? S'il a les proportions énormes que lui donne le professeur de Wurzbourg, ne se trouvera-t-on pas à chaque instant dans l'impossibilité d'en faire usage, faute d'espace suffisant pour l'insinuer entre les parois pelviennes et la région du fœtus qui occupe l'excavation ou le détroit supérieur? Son emploi n'exige-t-il pas une assez grande dilatation du col, ou tout au moins beaucoup de souplesse, conditions qui manquent souvent? La tige ombilicale ne sera-t-elle jamais trop serrée contre le conducteur par la bandelette dont rien ne limite la constriction? La ganse du cordonnet abandonnera-t-elle toujours facilement la partie supérieure de la virole? Je me garderai bien de proscrire cet instrument, mais ce sont là, me semble-t-il, autant de points qui méritent réflexion.

M. Chailly conseille un procédé qu'il nous dit avoir été mis en pratique par Champion, avec beaucoup d'avantage. Il consiste en une sonde de gomme élastique armée de son mandrin et d'un ruban de fil étroit. Pour s'en servir, on forme d'abord autour du cordon prolabé une ligature très-lâche avec le petit ruban, puis on engage une partie de l'anneau ainsi formé par le ruban, dans l'œil de la sonde où l'on aperçoit l'extrémité du mandrin, et l'on pousse ensuite jusqu'au bout de la sonde le mandrin qui s'engage alors dans cette partie du ruban et maintient ainsi le cordon ombilical à l'extrémité de la sonde (fig. 10).

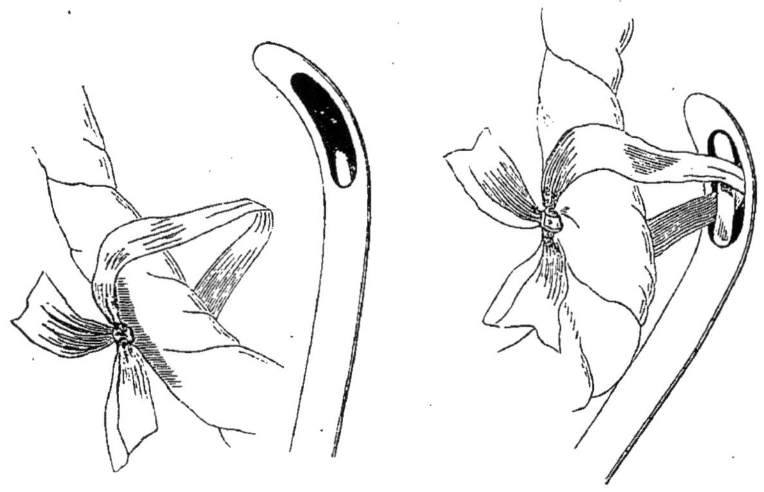

Fig. 10.

Cette sonde, guidée par deux doigts, est introduite jusque dans le col de l'utérus, et poussée aussi haut que possible dans l'organe même. Une fois que la réduction est bien complète, que la tête s'est engagée dans le détroit supérieur, on retire d'abord le mandrin, puis la sonde, et de cette manière le cordon et l'anse du ruban se trouvent abandonnés dans la matrice.

On ne peut guère faire usage de cet appareil que si l'anse funiculaire est près et dépasse même l'orifice vulvaire. Plus haut, il serait difficile de porter une ligature sur le cordon, d'engager le ruban dans l'œil de la sonde, de diriger convenablement le mandrin, d'interposer sûrement l'anse du nœud entre lui et les parois du cathéter. L'opération se fera donc à tâtons, avec lenteur, alors qu'il s'agit d'un accident auquel on ne peut jamais remédier trop vite.

M. Dudan emploie une sonde de gomme élastique, n° 9, armée de son mandrin et d'un morceau de ruban étroit, dont une des extrémités est passée dans l'œil le plus rapproché du bout de la sonde et fixée par l'extrémité du mandrin. On attache à ce ruban le cordon ombilical, sans le comprimer. Si l'anse est courte, on l'attache par son milieu ; si elle est longue, on la plie en double ; puis dirigeant la sonde sur une main préalablement introduite, on porte son extrémité et le cordon qu'elle soutient dans la cavité utérine. La main placée dans le vagin aide à l'introduction du cordon, en empêchant qu'il ne glisse dans la boucle du ruban. Quand son refoulement est complet, on attend, avant de retirer l'instrument, que la tête se soit engagée, puis on retire le mandrin d'abord et la sonde ensuite.

Que ce moyen réussisse parfois si l'on parvient à embrasser le cordon d'un nœud lorsque l'anse est petite, je l'admets bien volontiers, mais je n'essayerais jamais et ne donnerais, par conséquent, pas le conseil, quand elle est fort longue, d'en faire une espèce de paquet ficelé (en admettant que ce fût facile) et de le refouler ainsi. Si la ligature est lâche, elle abandonnera le cordon ; est-elle serrée, au contraire, l'hématose fœtale en sera troublée, enrayée même, et l'on apporte certainement la mort là où on voulait conserver la vie. En retirant la sonde, le cordon ombilical ne la suivra-t-il pas, surtout que le ruban peut ne pas glisser facilement dans l'œil de la sonde? Comme le procédé de Champion, celui de Dudan ne peut guère être employé que si la tige funiculaire est près de l'orifice vulvaire, ou en l'y attirant si elle ne l'est pas.

M. le docteur Hubert a très-heureusement modifié le procédé de Dudan. Voici quel est son appareil (fig. 11) :

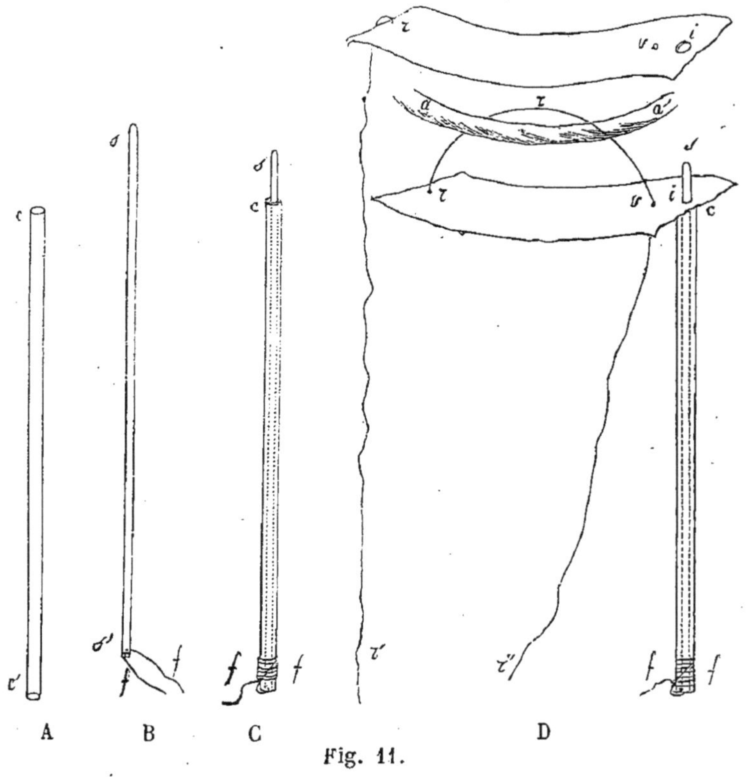

Fig. 11.

Il se compose : 1° d'une sonde n° 9 en caoutchouc, dont le bout est coupé pour la transformer en canule Acc'; 2° d'une autre sonde qu'on introduit dans la première et qui la dépasse de quinze millimètres B. ss'. Elles sont fixées en bas, l'une à l'autre, par quelques tours de fil $C\,ff'$; 3° d'un mandrin ; 4° d'un morceau de toile D, grand de soixante-sept sur trente millimètres, muni d'un cordonnet rr' à l'un de ses bouts; percé à l'autre de deux ouvertures ourlées : une petite v pour y passer le cordonnet, une plus grande i pour recevoir l'extrémité de la petite sonde, mais assez étroite pour s'arrêter à la rencontre de la canule.

Voici maintenant son mode d'emploi :

1. Si l'anse du cordon ombilical est encore dans le vagin, on fait avec l'extrémité libre du cordonnet un nœud simple sur le bout de l'index, on passe celui-ci dans l'anse ombilicale $a\,a'$, on l'abaisse en crochet et, avec un ou deux doigts de l'autre main, on le débarrasse du cordonnet qu'on amène au dehors et qu'on dénoue.

2. On passe le cordonnet rr', dans la petite ouverture v, du morceau de linge.

3. On engage le bout, s, de la sonde dans la grande ouverture, i, jusqu'à la rencontre de l'extrémité c de la canule D.

4. Si c'est à droite que le cordon est prolabé, on introduit les quatre doigts de la main gauche et *vice-versâ* dans le vagin et sur eux la canule jusqu'au niveau de l'anse ombilicale où on la fixe, pendant qu'un aide tire sur le cordonnet rr' jusqu'à ce que la résistance indique que le linge est replié sur le cordon ombilical, qui se trouve ainsi fixé au bout de l'instrument.

5. On introduit alors deux ou trois doigts dans la

matrice, on les écarte légèrement, et dans leur intervalle, on pousse doucement et très-profondément la canule de manière qu'elle trouve un point d'appui dans le vagin.

Quand l'anse à réduire est très-longue, il se peut que les deux anses partielles qui se forment sur les côtés de l'instrument, ne remontent pas à toute la hauteur voulue ; les doigts qui sont dans le col doivent alors les repousser successivement plus haut vers le cou de l'enfant, puis exciter le col de la matrice pour qu'il se rétracte au-dessous d'elles et s'oppose à leur rechute.

La réduction opérée, on laisse le tout en place (1), mais il faut rester constamment auprès de la femme, surveiller la marche du travail et toucher souvent pour s'assurer que l'accident ne se reproduit pas et que la sonde elle-même ne tend pas à sortir de l'utérus. Si l'on observe cette tendance, on repousse de temps en temps l'instrument et au besoin, on y introduit momentanément un mandrin pour le redresser.

L'appareil à réduction de M. Hubert vient d'être simplifié par lui de la manière indiquée par la figure 12.

A. Petite pièce de linge de 27 millimètres (un pouce) de largeur et assez longue pour embrasser le cordon ombilical, sans l'étreindre ; *o*, petite ouverture ourlée; *f*, fil de lin très-solide.

B. Le fil *f* passé dans l'anse du cordon ombilical, puis dans l'ouverture *o* du linge, est ensuite engagée dans la canule *c* ouverte à ses deux bouts.

La canule étant poussée jusque contre le cordon

(1) Si l'on a employé un mandrin, on le retire seul.

ombilical, on y introduit un mandrin *b* (fig 12) destiné à

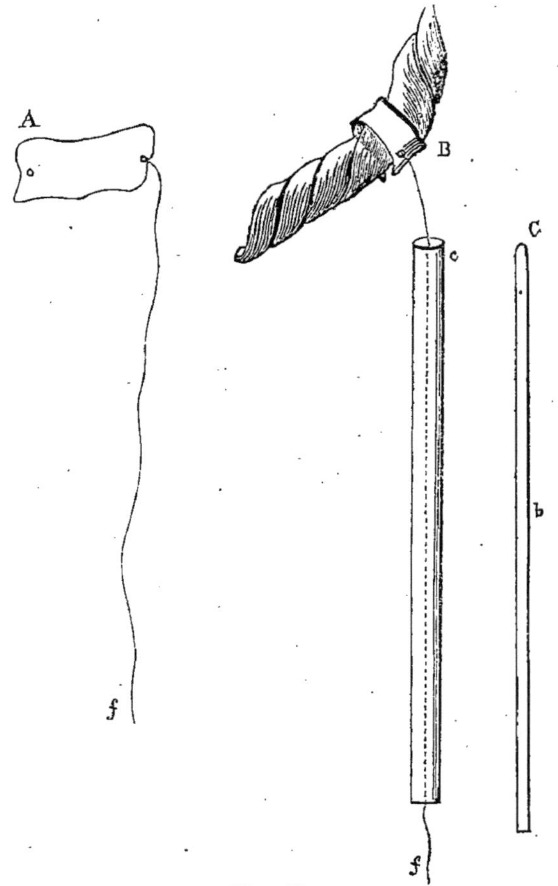

Fig. 12.

lui donner plus de résistance. Ce mandrin est en gutta-
percha, mais il peut être remplacé par une bougie, par
une sonde en gomme élastique (que l'on peut armer
momentanément d'un petit mandrin en fil de fer ou en
laiton, pour la réduction).

Après la réduction, il faut laisser au moins la canule
(et souvent la canule et son mandrin élastique) en place,

jusqu'à ce que le col de la matrice soit assez exactement appliqué sur la tête de l'enfant, pour qu'une rechute ne soit plus à craindre.

Telles sont lés principales méthodes instrumentales qui ont été imaginées dans le but de remettre le cordon ombilical à l'abri de compression, lorsque celui-ci est descendu dans le vagin ou qu'il se présente à l'orifice utérin.

La plupart d'entre elles peuvent être fort utiles dans certains cas donnés, mais celle de notre savant compatriote, M. Hubert, me paraît incontestablement supérieure à toutes, quand avec la main ou les doigts, il est impossible d'arriver à un résultat. Mais comme abondance de bien ne nuit pas, surtout lorsqu'il s'agit d'atteindre un but si important, j'ai cherché aussi un instrument qui fût applicable alors que la main seule ne l'est pas. Voici en quoi il consiste.

Description. — Comme mon porte-nœud, dont il n'est qu'une modification, il est formé d'une tige creuse, munie d'un manche, ce qui me paraît avoir le double mérite d'assujettir solidement dans la main le refouloir, et d'en assurer beaucoup l'introduction à cause des sensations plus nettes que cela donne. Au bout opposé, il offre une ouverture limitée latéralement par deux côtés d'un triangle curviligne ; ces derniers sont rapprochés et écartés à volonté, pour constituer, suivant le temps de l'opération, un espace triangulaire complet ou incomplet. Cet espace est assez grand pour contenir le cordon ombilical le plus volumineux, sans entraver la circulation dans les vaisseaux qui y sont compris.

A   B

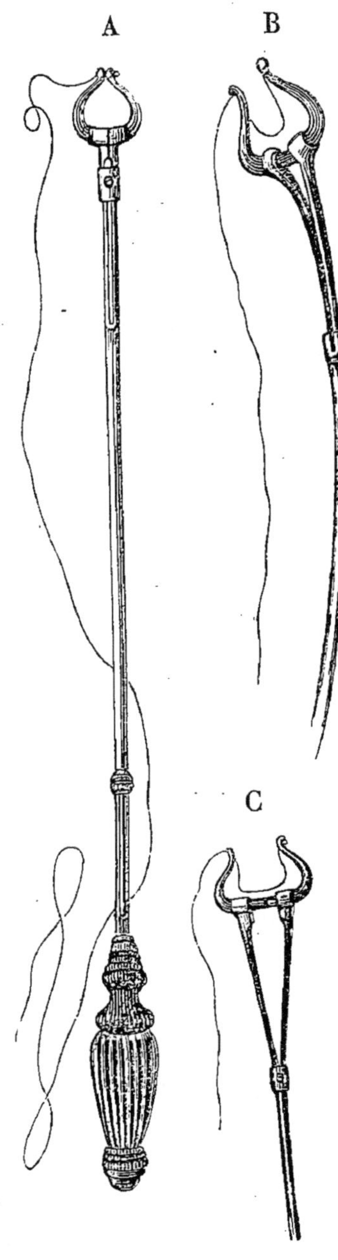

C

Fig. 13.

La poignée (fig. 13), a 9 ¹/₂ centimètres de longueur (3 ¹/₂ pouces). Sa tige, légèrement recourbée vers son extrémité interne, est longue de 32 ¹/₂ centimètres (12 pouces) et épaisse de 5 millimètres (2 lignes) au plus ; elle est en acier et d'une pièce dans toute son étendue. En l'examinant par sa concavité, on voit que, supérieurement, ce tube est fendu d'avant en arrière dans une longueur de 55 millimètres (2 pouces), de manière à constituer ainsi deux ressorts à pincettes qui agissent dans le sens de la latéralité. Inférieurement et à partir du manche, il y a une autre rainure semblable à celle qui existe en haut ; ces rainures permettent le glissement respectif d'un bouton et d'une vis qui traverse d'outre en outre un coulant. Celui-ci est destiné à rapprocher ou à laisser s'écarter les ressorts, suivant qu'on le monte ou qu'on l'abaisse, à l'aide d'un mandrin qui y est fixé par la vis qui la traverse diamétralement. Ce mandrin parcourt toute l'étendue du tube et il est lui-même mis en mouvement par le bouton inférieur. Enfin, pour en faciliter le jeu dans le canal courbe qu'il doit parcourir, on a dû nécessairement lui faire six ou sept charnières qui lui permettent de s'accommoder à l'incurvation de sa gaîne.

A la partie culminante de chacun des ressorts, est soudée, dans le sens transversal, une petite tige en malchior qui, rapprochée de sa congénère, limite un espace triangulaire à base dirigée en bas. Les sommets de ces tiges sont légèrement recourbés en dehors, pour favoriser l'issue du cordon lorsque le triangle curviligne qu'elles forment par leur rencontre est ouvert, et pour donner lieu à une pointe arrondie, espèce de lance mousse, pour en faciliter la pénétration, quand il est fermé a. Ces deux côtés du triangle, faisant corps avec chacun des ressorts qui en représentent la base, doivent infailliblement se rapprocher ou s'écarter suivant qu'on élève ou qu'on abaisse le coulant. A leur base, ils sont taillés jusqu'à mi-épaisseur dans l'étendue de 11 millimètres (5 lignes) environ et ce, en sens opposé. Ils glissent donc, en cet endroit, l'un sur l'autre, sans pouvoir s'abandonner jamais. Cette disposition a l'avantage de conserver au triangle qui maintient le cordon la forme d'un U complet, lorsqu'il est ouvert et d'empêcher, si déjà le doigt n'était là pour y veiller, l'anse funiculaire de pénétrer dans l'intervalle des ressorts quand le coulant est au bas de sa rainure.

L'espace triangulaire formé par les deux portions rapprochées, mesure en hauteur 17 et à sa base 16 millimètres (7 lignes); ouvert, les sommets sont écartés de 14 millimètres (6 lignes) environ.

A leur point le plus rapproché possible de l'extrémité, les deux côtés du triangle sont percés transversalement chacun d'un petit trou un peu frisé dans lequel on insinue de l'un à l'autre un fil très-solide, ou une ficelle mince, ayant en longueur quelques centimètres de plus que l'instrument. A l'un des bouts de ce fil on a eu soin de faire un nœud pour qu'il résiste et ne s'échappe pas lorsqu'il faut le tirer à fond. On pourrait, si l'on craignait l'agrandissement de l'anse, faire un second nœud, en dehors de la tige à laquelle correspond le bout libre, à une distance du premier équivalente à peu près au pourtour de l'espace triangulaire. Ce fil doit forcément opérer l'échappement du cordon ombilical, comme on le verra dans l'application.

L'instrument doit être parfaitement poli, ne présenter aucune rugosité, le coulant être aussi uni et aussi mince que possible, sans relief aucun.

Application. — Il suffit de voir l'instrument ou son dessin, pour en comprendre d'emblée le mécanisme et l'application. Supposons le cas le plus difficile à surmonter par tous les autres procédés : le col de l'utérus d'une ouverture quelconque, peu importe; le cordon en haut du vagin ou dépassant à peine l'orifice de la matrice, bridant même, si l'on veut, la tête, les fesses, ou une autre région qui tendrait à s'engager tout en lui laissant de la liberté.

La femme est, conformément aux besoins de la circonstance, mise dans une position convenable : decubitus dorsal ou latéral ; inclinaison sur les coudes et sur
les genoux, suivant que le cordon pressé ou près de
l'être par la partie qui se présente, est placé derrière
les pubis, à droite ou à gauche du bassin, ou contre le
promontoire. Après avoir ainsi, à l'aide des doigts index
et médius d'une main, ou avec l'indicateur seulement,
reconnu la situation de la tige ombilicale, et le point
par où elle sort, on introduit le long de ces doigts l'instrument fermé, concavité en avant vers les os pubiens.
Le fil qui passe à l'extrémité du triangle a été préalablement abaissé comme en *B*. Arrivé contre le
cordon, on abaisse dans sa rainure le bouton inférieur,
avec le pouce ou l'index de la main qui tient le manche ;
à l'instant même l'extrémité supérieure s'entr'ouvre
B et C. Le ou les doigts, placés dans le vagin,
dirigent l'anse prolabée (sans risquer jamais, comme
avec les autres procédés, de l'augmenter en l'attirant
vers le bas) dans l'intervalle des branches de l'U ; le
coulant est ensuite remonté et le cordon est ainsi maintenu, isolé, sans être pourtant comprimé le moins du
monde et sans qu'il puisse jamais s'échapper, ni glisser,
puisqu'il en sera empêché par l'anse du fil qui l'entoure. L'opérateur fait alors pénétrer doucement
l'instrument dans la profondeur de l'utérus, en contournant la région fœtale qui s'offre la première, en cherchant l'endroit qui présente le plus de facilité et en
tâchant toujours de suivre le trajet qu'a parcouru le
funicule dans sa chute. On reporte celui-ci aussi haut

que possible, après quoi il est abandonné à lui-même en ouvrant de nouveau l'instrument. Le cordon ombilical ne peut pas être retenu ni suivre le refouloir dans sa retraite; il ne peut même, en aucune circonstance, ne pas abandonner l'instrument; car, pour arriver plus sûrement à ce but, il suffit d'une légère traction de la main opposée à celle qui tient le manche, sur le bout du fil qui pend à l'extérieur. Ce faisant, l'anse interne qui entoure partiellement le cordon lorsque l'U est ouvert, se tend; elle pousse ensuite et chasse au devant d'elle le funicule qui devient infailliblement libre par ce petit mécanisme. Des tractions un peu plus fortes peuvent même fermer l'instrument, ce qui complète plus encore le dégagement de la tige ombilicale et la projette vers le haut. On retire enfin le repoussoir en suivant, s'il se peut, pour sa sortie, une direction autre que celle qu'on a prise pour sa pénétration et après avoir *attendu, avant de lâcher définitivement le cordon, qu'une douleur vienne fixer sur le segment inférieur de la matrice* la partie de l'enfant qui occupe le détroit ou l'excavation.

La réduction obtenue, on surveille attentivement la femme pour renouveler l'opération s'il en était besoin par suite de récidive de l'accident, ou pour reporter, séance tenante, dans l'utérus d'autres portions du cordon si, en raison de la grande longueur de l'anse prolabée, il n'avait pas été possible de la refouler complétement à la première tentative.

J'ajouterai qu'il faut s'assurer souvent des progrès du travail, afin d'intervenir en temps opportun, si l'état des choses exigeait une délivrance artificielle par le forceps ou par la version. Je dirai enfin, avec M. Hubert, qu'il convient, après la réduction, d'ausculter la matrice, pour s'assurer des bruits cardiaques du fœtus et d'avoir sous la main tout ce que celui-ci, naissant si souvent alors en état d'asphyxie, pourrait réclamer dans ce cas pour le rappeler à la vie.

En voyant la forme de mon refouloir et la matière dont il est formé, on pourrait peut-être se demander :

1° Si le cordon ne va pas glisser dans l'anneau métallique et rester prolabé, tandis que l'extrémité du repoussoir pénètre vers le haut de l'utérus ?

2° Si la compression de la tige ombilicale dans l'espace triangulaire qui la renferme ne serait pas possible?

3° Si la présence d'un corps dur, métallique dans la cavité utérine n'est d'aucun inconvénient?

Ainsi posés, ces griefs me paraissent avoir assez peu de valeur. Reprenons-les successivement.

1° Le glissement du cordon ombilical est chose *improbable*, je dirai même *impossible*. En effet, le cordon offre assez ordinairement des rugosités, des saillies qui s'opposeront bien un peu, pour leur part, à ce glissement. Il va de soi que je n'attache à ce motif que l'influence qu'il mérite. Aussi, vais-je en invoquer de plus puissants qui résultent des dispositions du cordon ombilical et du mécanisme du refouloir ; les voici : comme l'anse prolabée est toujours saisie par son milieu et non par côté, elle a, au moindre effort de répulsion, une tendance *invincible* à se ployer en sens opposé à celui de sa chute et elle doit rentrer sans peine *si elle est libre*.

Ceci me conduit à faire remarquer que le funicule ne

pourrait glisser dans l'instrument qu'à deux conditions : *a.* qu'une portion de l'anse soit fortement et irrésistiblement *comprimée* contre les parois pelviennes par
la tête ou le siége ; ou *b.* qu'elle soit *retenue fixe* par la
partie fœtale qui se présente ; par les fesses, par exemple, lorsque l'enfant est comme à cheval sur le cordon,
ou bien encore par le tronc ou l'épaule quand ces régions
sont bridées par la tige ombilicale. Sans nul doute, ces
conditions peuvent exister ; mais dans l'une comme dans
l'autre, toute tentative de réduction devient inutile ou
inefficace. *Inutile*, puisque dans le premier cas, l'enfant
a cessé de vivre ; *inefficace*, parce qu'il n'est aucun refouloir, que je sache, à même de dégager le cordon des
parties qui le retiennent immobile dans le second. Vouloir quand même, dans ces cas, le libérer des organes
où il se trouve enchevêtré, pour le reporter plus haut,
ne serait-ce pas l'exposer à des tiraillements qui pourraient se communiquer à l'ombilic ou au placenta ?

Enfin, je ferai une dernière et très-importante observation : c'est que le cordon est renfermé non pas seulement dans un anneau métallique pur et simple, mais il
est encore retenu par une anse de fil solide. Il en résulte
que si, pendant la manœuvre, le cordon avait de la
tendance à glisser dans l'instrument, comme sur une
poulie, cette tendance serait neutralisée par la tension,
en sens opposé, de la ficelle dont l'anse, grande à
volonté, est ensuite invariable dans son étendue, surtout si l'on a soin d'y faire un second nœud ainsi que je
l'ai indiqué, ou simplement d'en assujettir le bout libre
dans la main qui tient la poignée, ou bien encore de le
fixer à celle-ci.

2° La crainte de voir le cordon ombilical comprimé par l'anneau est-elle légitime? Je l'admets d'autant moins que j'ai cru donner à cet anneau une ouverture suffisante et que j'ai fait, sur des cordons de toutes grosseurs, au moment de la naissance des enfants, un très-grand nombre d'expériences qui toutes m'ont démontré à l'évidence que les vaisseaux ombilicaux restent parfaitement perméables à la colonne sanguine. Au surplus, rien de plus facile, lors de l'application de l'instrument, que de s'assurer des battements funiculaires. Ceux-ci jouissent-ils de toute leur intégrité, c'est un signe palpable qu'il n'y a aucune constriction exercée et l'on peut, sans danger, continuer l'opération. Paraissent-ils, au contraire, amoindris lorsque le triangle est tout à fait fermé, rien n'empêche, en ne poussant pas le coulant à fond, de le laisser plus ou moins entr'ouvert, pour conserver ainsi pleine et entière liberté à la circulation.

3° Disons actuellement ce que nous pensons de la présence d'une tige dure, métallique dans la matrice.

La rigidité de l'instrument est pour moi, je l'ai dit et je le répète, une condition, une garantie de la réussite, et je ne m'explique guère en quoi une tige semblable peut nuire lorsqu'elle est maniée par une main prudente. Le forceps, le levier, les crochets mousses sont journellement appliqués sans qu'on les trouve bien offensifs par eux-mêmes; on introduit plus ou moins haut la sonde utérine de Simpson sans arrière-pensée aucune; on ne craint pas de plonger jusque dans le fond de l'organe gestateur, ni le trocart imaginé par Meissner pour la perforation des membranes amniotiques, ni une foule d'autres instruments. Si l'on pratique tout cela avec tant d'assurance, vraiment je ne vois pas en quoi ni pourquoi il faille plus appréhender le refouloir métallique que ses devanciers dont les uns sont également durs, et dont les autres le deviennent par l'adjonction d'un mandrin destiné à leur donner la résistance *indispensable* à leur emploi. Quant à son séjour dans la matrice, il est en général *très-momentané;* par son contact, il peut réveiller ou augmenter la contractilité de cet organe, circonstance favorable, attendu que c'est à cette condition que la partie fœtale qui se présente s'applique hermétiquement sur le segment utérin inférieur, que la récidive du prolapsus ombilical est évitée ou éloignée, et que le travail fait des progrès qui permettent bientôt la délivrance naturelle ou artificielle.

Il me paraît évident que ce refouloir ne peut irriter, que pour autant qu'on le laisse longtemps dans une matrice dont les contractions violentes, énergiques, viendraient pour ainsi dire en heurter les parois contre son extrémité. Mais, alors même, l'action qu'il exerce n'est pas bien compromettante puisqu'elle est tout à fait passive, et comme on a dans ce cas beaucoup de chance de ne pas voir se renouveler l'accident, on doit l'enlever dès que le cordon est rentré. Au contraire, dans un utérus inerte, paresseux, personne ne contestera, je crois, sa parfaite innocuité, ni qu'on peut hardiment l'y maintenir davantage, même jusqu'à ce qu'on ait pu, par des moyens appropriés, réveiller l'organe de son état de torpeur. Dans tous les cas, il convient, avant de sortir le repoussoir, de lui faire exécuter quelques mouve-

.ments doux de latéralité, dans l'espoir de fixer l'anse qu'il supporte à une partie quelconque du fœtus.

Je considère donc, jusqu'à preuve du contraire, l'instrument que je propose comme très-expéditif dans son application, et très-propre à refouler le cordon ombilical.

1° Il n'exige aucun apprêt, ni plusieurs pièces d'appareil plus ou moins susceptibles de faillir;

2° Il va sans peine saisir l'anse funiculaire, pourvu qu'elle soit accessible au doigt, sans qu'on doive jamais l'attirer dans le vagin;

3° Il épargne du temps puisqu'il dispense de passer, à l'aide de l'index, un cordonnet au-dessus de cette anse, lequel cordonnet doit être ensuite différemment disposé suivant les méthodes (Dudan, M. Hubert);

4° Il exclut le concours d'un aide;

5° Enfin, il abandonne invariablement l'anse qu'il renferme, juste au point de l'utérus auquel est arrivée l'extrémité de l'instrument, tandis que bon nombre des autres procédés le dégagent plus bas. Dans celui de M. Hubert, notamment, le cordon parvient à trois centimètres et demi moins haut que le bec de la sonde, ce qui résulte de ce que l'anse est contenue dans un morceau de linge qui, redoublé, mesure au moins trente millimètres de longueur, et que le bout de la sonde dépasse la canule de quinze millimètres.

Cependant, je ne puis finir ici mes réflexions, sans avouer que je me trouve encore en face d'une objection, et, de toutes, la plus sérieuse. La tige ombilicale est rentrée; c'est très-bien, c'est très-heureux. Mais, ce but atteint, votre refouloir, me demandera-t-on, est-il aussi un instrument de *contention?* prévient-il la *récidive* du prolapsus?

À moins de vouloir soutenir une utopie, l'hésitation n'est pas possible. Non, il n'est pas un instrument de contention *permanente;* non, il n'obvie pas, d'une manière absolue, à la *récidive* qui tient, comme je l'ai dit, à la nature de l'accident, et qui n'est guère empêchée qu'à la condition que le fœtus vienne boucher l'orifice utérin. C'est donc là une seconde partie du problème que je n'ai pas la prétention de résoudre toujours. J'en réclame d'ailleurs en vain la solution constante, certaine, aux autres procédés; à ceux-là même qui consistent à laisser une sonde en caoutchouc dans la matrice. Quoi que l'on fasse, cette sonde aura toujours un bout libre au niveau du col de l'utérus et même dans le vagin et, dès lors, ne la verra-t-on pas, à chaque effort expulsif, descendre davantage puisque rien ne la retient en place, entraîner avec elle le cordon, ou frayer la voie aux portions latérales de l'anse, surtout si le col ne permet pas l'introduction des doigts pour parer à cette rechute? Si elle pénètre et se perd tout entière dans l'organe, ne va-t-elle pas se contourner de toutes manières; abandonner, par conséquent, le cordon, et celui-ci, redevenu libre, ne va-t-il pas descendre de nouveau?

ART. II. — Brièveté du cordon ombilical.

Nous savons déjà que le cordon peut être naturellement trop court; il le devient parfois, quoique d'abord très-long, en s'entortillant autour d'une partie quelconque de l'enfant ou en formant des nœuds, anomalies qui peuvent occasionner la mort du fœtus pendant la grossesse (*voir* p. 163) par la gêne qu'elles apportent dans la circulation fœtale lorsque la constriction est très-forte. De plus cette brièveté peut déterminer : 1° la longueur du travail dans la période d'expulsion; 2° l'asphyxie de l'enfant, soit que la constriction des circulaires ou des nœuds soit assez prononcée pour empêcher la circulation, soit que les circulaires étreignent trop fortement le cou ; 3° la rupture du cordon ; 4° le décollement prématuré du placenta ; 5° enfin, le renversement plus ou moins complet de l'utérus.

Il est à remarquer que si la brièveté du cordon expose à tant d'accidents dans les derniers moments du travail, elle est sans influence aucune sur la marche du travail à son début. En effet, si courte que soit la tige funiculaire, n'eût-elle même que deux ou trois centimètres, le sommet pourra toujours se présenter et dépasser même quelque peu le détroit supérieur; d'un autre côté, la dilatation du col n'en souffrira pas non plus aussi longtemps que les membranes sont intactes.

Signes. — Il n'est pas toujours facile de reconnaître l'existence d'une brièveté naturelle ou accidentelle du cordon. Les signes principaux auxquels on pourra soupçonner cet état sont : la progression de la tête à chaque douleur et son ascension pendant le relâchement, sans qu'on puisse les attribuer à l'élasticité du périnée ; l'affaissement en cul-de-lampe et l'élévation alternatifs du fond de la matrice, lorsque le placenta est inséré à cet endroit; enfin, les tiraillements douloureux qui existent au niveau de l'insertion de cet organe. Un autre signe, d'une très-grande valeur, c'est la perte d'une quantité plus ou moins notable de sang, surtout lorsqu'elle survient après que la tête, momentanément arrêtée, fait tout à coup dans sa descente de rapides progrès. C'est qu'alors le placenta s'est en partie décollé ou que le cordon s'est rompu. On a cru trouver aussi un signe caractéristique de la brièveté du cordon, par entortillement, dans un bruit de souffle, isochrone au premier bruit du cœur du fœtus, souffle qui proviendrait de la gêne éprouvée par la colonne sanguine dans son parcours à travers les vaisseaux funiculaires dont le calibre aurait diminué par la tension qu'ils éprouvent. Nous ne nions pas l'existence du souffle dans ce cas, mais si l'on fait attention qu'il doit être très-faible, que les bruits divers qui se passent dans le ventre le masquent facilement, on comprendra sans peine qu'il passera la plupart du temps inaperçu.

Indications. — Lorsque les membranes sont intactes, que le col est dilaté et que malgré des contractions suffisantes, le fœtus ne s'engage pas, il faut provoquer l'écoulement du liquide amniotique afin que l'utérus, en revenant sur lui-même, diminue d'étendue et rapproche ainsi les deux extrémités du cordon qui se trouve alors moins tiraillé. Quand la tête ou les fesses n'ont plus que les parties molles à franchir et que l'auscultation donne tout apaisement sur l'état de l'enfant, il faut patienter, tout en exerçant une pression sur l'hypogastre en vue de ne pas laisser perdre au fœtus le terrain qu'il gagne à chaque contraction et pour empêcher l'utérus de remonter pendant l'intervalle des douleurs. Si le fœtus s'arrête dans l'excavation ou sur le plancher pelvien, on l'extraira avec le forceps ou avec la main, suivant les circonstances, et dès que la région qui se présente, tête ou. siége, aura dépassé la vulve, on coupera le cordon et l'on terminera immédiatement.

ART. III. — Excès de volume physiologique du fœtus.

Quoi qu'en dise Cazeaux qui cherche à démontrer qu'il est impossible d'admettre, à moins de supposer un rétrécissement du bassin, que le volume seul du fœtus puisse constituer un obstacle insurmontable à l'accouchement spontané, il n'en reste pas moins vrai que des faits nombreux sont en opposition avec sa manière de voir. Pour mon compte, j'en ai rencontré plus d'un cas dans ma pratique.

Cette exagération dans le volume du fœtus porte tantôt sur une de ses parties seulement, tantôt sur son ensemble ; dans aucun cas, on ne peut être parfaitement renseigné sur la véritable cause dystocique qu'après l'accouchement, puisqu'il est impossible de connaître le développement du fœtus aussi longtemps qu'il est contenu dans le sein de sa mère. Cependant, lorsque sans autre cause appréciable, le travail ne fait plus aucun progrès ; quand le ventre, après l'écoulement des eaux, reste volumineux, sans qu'on y découvre des signes de grossesse gémellaire ; quand le bassin est largement con-

formé; que la tête se présente dans une bonne et
franche position, quand on constate qu'elle est dure,
partout résistante, et si surtout les fontanelles et les
sutures sont déjà envahies par une ossification prématurée, il y a de fortes présomptions en faveur de l'excès
de volume de l'enfant, ou tout au moins de la tête et
du défaut de réduction de ses diamètres.

Il n'y a qu'une seule chose à faire dans cette circonstance, c'est de procéder à l'extraction de l'enfant à l'aide
du forceps ou du levier. Quant à la version podalique,
on ne la pratiquerait que si la présentation l'exigeait.

Après la sortie de la tête, il peut arriver aussi que la
partie supérieure du tronc, la poitrine et les épaules
soient tellement volumineuses, qu'elles ne puissent pas
franchir les diamètres du détroit périnéal. On doit bien
se garder alors de tirer sur la tête, car le cou et la
moelle épinière ne pourraient pas supporter les efforts
d'extraction nécessaires dans cette circonstance; il faudra
donc introduire profondément la main, appliquer les
doigts ou le crochet dans le creux de l'aisselle, dégager
les bras et s'en servir, si le reste du corps ne suit pas,
comme moyen de traction.

ART. IV. — Monstruosités et maladies de l'enfant.

§ 1er. — HYDROCÉPHALIE.

L'*hydrocéphalie*, proprement dite, consiste dans une
accumulation de sérosité dans la boîte crânienne.

Quand la maladie est peu prononcée on ne la soupçonne ordinairement pas ; mais si le liquide est abondant, les os du crâne sont écartés, plus mous ou tout au moins plus dépressibles ; les sutures sont alors plus larges, les fontanelles plus étendues et l'on y constate une fluctuation qui devient surtout manifeste pendant la contraction utérine. La présentation du siége rendra le diagnostic difficile ou impossible.

Indications. — Dans l'hydrocéphalie modérée, le travail se fait bien remarquer par une certaine lenteur dans sa marche, mais si la tête se présente la première elle se moule peu à peu sur la filière pelvienne qu'elle finit par traverser. Il en est généralement de même lorsque l'épanchement est plus considérable, et que l'enfant est mort, parce qu'alors le relâchement morbide des tissus permet à la tête de s'allonger et de passer là où elle ne le pouvait pas pendant la vie du fœtus. Si les choses ne se comportaient pas ainsi, il faudrait appliquer le forceps.

Lorsque le liquide intra-crânien est plus abondant et que l'enfant vit, il faut encore, après une expectation suffisante, essayer de ce dernier moyen et en cas d'insuccès ponctionner le crâne. Bien que l'enfant, par le fait même de l'affection dont il est atteint, soit réputé inviable, il faut encore dans l'exécution de cette opération, avoir égard à son existence ultérieure, si précaire qu'elle soit. C'est pourquoi on plongera avec précaution, au niveau d'une suture ou d'une fontanelle, un fin trocart, plutôt qu'un bistouri ou tout autre instrument plus meurtrier, car on a vu naître vivants et guérir des enfants ainsi ponctionnés.

Si, malgré l'évacuation du liquide, l'accouchement ne

se faisait pas, on réappliquerait le forceps et si celui-ci échouait encore, ce qui est peu probable, on lèverait définitivement la difficulté à l'aide du forceps-scie.

Mais le fœtus se présente souvent par le siége lorsque l'hydrocéphalie est très-considérable, ce qui dépend de ce que l'extrémité céphalique, devenue accidentellement la plus volumineuse, doit naturellement se trouver en rapport avec la portion de la matrice la plus évasée. Il en résulte que la tête est alors retenue au détroit supérieur et qu'on est encore obligé d'évacuer le liquide ; mais ici l'opération est beaucoup plus facile. Au lieu de se livrer, ainsi que les praticiens le font, à des tentatives laborieuses, souvent infructueuses et toujours entourées de dangers, pour perforer l'occipital, pour implanter un crochet aigu dans une fontanelle, pour pénétrer dans le crâne avec les ciseaux de Smellie par les cavités orbitaires, il suffit du procédé aussi sûr qu'expéditif que M. Van Heuvel conseille dans ces cas.

Il consiste à faire une incision transversale aux apophyses épineuses de la colonne vertébrale, jusqu'à l'intérieur du canal rachidien. L'état cartilagineux du rachis rend toujours cette incision possible. Il ouvre ensuite la dure-mère de la moelle et introduit, par cette ouverture, une grosse sonde en gomme élastique, armée de son mandrin, jusque dans l'intérieur du crâne ; il retire ensuite ce conducteur, et, à l'instant, le liquide s'écoule par la sonde. S'il arrivait que les œillets en fussent bouchés par de la pulpe cérébrale, il y pousse une injection qui enlève cette matière et, immédiatement le cours du liquide est rétabli. L'opération achevée, l'expulsion se fait spontanément, quelquefois même avant l'écoulement complet de la sérosité ; si non, on la facilite par quelques tractions, et ce n'est que dans des cas exceptionnels qu'on est obligé de recourir au forceps.

Ce procédé est extrêmement simple et il a de plus l'immense avantage d'être inoffensif pour la mère, de ne point exiger un instrument spécial et d'être à la portée du praticien le moins exercé. Aussi n'est-il pas étrange, qu'après l'avoir décrit et qualifié d'ingénieux, Chailly dise encore, comme si tout cela se faisait en un tour de main, qu'il est *plus simple d'abaisser la machoire inférieure*, de *faire pénétrer les ciseaux de Smellie dans la bouche* et de *perforer le crâne par la voûte palatine ?* S'il l'avait trouvé !

Du reste, ce dernier mode opératoire qu'il préconise au-dessus de tous et qu'il *ne voit conseillé nulle part,* qui lui *appartient,* dit-il, est clairement indiqué par Denman. Quand on n'arrive pas à une fontanelle, dit l'auteur anglais, on peut faire la perforation *à la base du crâne à travers la bouche* (1).

§ 2. — HYDROTHORAX, ASCITE.

On désigne ainsi deux maladies qui consistent dans un épanchement de liquide dans la poitrine et dans l'abdomen. Il est rare que la première existe isolément ; presque toujours elle se complique de la seconde.

Les signes diagnostiques de l'une et l'autre sont si

____

(1) DENMAN, *Pratique des accouchements,* traduit de l'anglais, par J.-F. Kluyskens, 1802, t. II, p. 316.

obscurs que si elles constituent une cause dystocique on n'en devinera même pas l'existence la plupart du temps. J'avoue, pour mon compte, ne l'avoir nullement reconnue, chez une dame qui accouchait au huitième mois de sa grossesse. La tête du fœtus se dégagea avec toute facilité, mais je dus exercer sur une aisselle plus d'efforts que je ne m'y attendais pour amener le tronc à l'extérieur. Le ventre contenait trois quarts de litre environ d'un liquide limpide.

Cependant, on signale comme caractérisant l'hydrothorax, le développement anormal de la poitrine, l'écartement des côtes, la voussure et la fluctuation des espaces intercostaux, tandis que le volume considérable du ventre et la tension de ses parois feront soupçonner l'ascite.

Si le liquide est assez abondant pour empêcher l'accouchement spontané, l'accoucheur aura rarement à intervenir autrement que par des tractions exercées sur la partie qui se présente. En cas d'insuccès, il faudrait faire la ponction avec un trocart et donner issue au fluide épanché.

§ 3. — Emphysème du fœtus.

La mort et la décomposition du fœtus donnent quelquefois lieu à une telle sécrétion de gaz dans l'abdomen et même dans le tissu cellulaire, qu'on ne peut entraîner l'enfant à l'extérieur qu'au prix des plus grands efforts. M. Depaul, de Paris, a rencontré un cas où le volume des membres était au moins doublé par un emphysème qui s'étendait d'ailleurs à tout le fœtus. Après la sortie

de la tête, il ne put obtenir l'extraction du tronc qu'en
le broyant avec le céphalotribe. Avant d'en venir à une
semblable opération, il serait rationnel de ponctionner
d'abord le thorax et l'abdomen, d'autant plus que ces
cavités sont les premières et presque les seules à se
dilater par les gaz.

§ 4. — DISTENSION EXAGÉRÉE DE LA VESSIE ET TUMEURS FŒTALES INTRA-ABDOMINALES.

Comme conséquence d'une oblitération du canal de
l'urètre, il peut certainement y avoir rétention d'urine
chez l'enfant, pendant la vie utérine. M. Depaul a communiqué à l'Académie l'observation très-intéressante
d'un fœtus de 6 mois qui donna lieu à un accouchement
des plus laborieux. A force de tractions, il arracha successivement tête et bras sans utilité aucune, après quoi
il introduisit la main et reconnut alors que le ventre du
fœtus était énorme et fluctuant ; il l'ouvrit à deux
reprises différentes en le grattant avec l'ongle et aussitôt
il s'écoula, à la première ouverture, plus d'un litre de
sérosité sanguinolente ; et à la seconde deux litres et
demi d'un liquide parfaitement transparent, citrin et ne
contenant aucune trace de sang.

Un pareil fait est sans doute bien remarquable et
quoiqu'il ne soit pas le seul que la science possède, l'auteur avoue que son esprit s'est livré à toutes les conjectures imaginables sans s'arrêter à ce qui existait réellement : l'examen de la pièce pathologique lui a seul fait
voir que le premier liquide écoulé provenait du péritoine, tandis que le second venait de la vessie où il

avait été retenu par une imperforation du canal urétral.

Des tumeurs abdominales de diverse nature, appartenant au foie, à la rate, aux reins, etc., viennent aussi parfois troubler la marche du travail.

S'en rapporter à la nature aussi longtemps qu'on a lieu d'espérer une délivrance spontanée; lui venir en aide en exerçant méthodiquement des tractions sur la partie du fœtus qui se présente; pratiquer l'embryotomie quand et comme les circonstances l'exigent, telle est la conduite que doit suivre l'accoucheur dans ces cas difficiles, imprévus et souvent méconnus.

§ 5. — TUMEURS EXTÉRIEURES DU FŒTUS.

Des tumeurs plus ou moins volumineuses, plus ou moins résistantes, pédiculées ou non, peuvent se développer à la surface cutanée du fœtus; la partie inférieure du tronc est surtout le point qui en est le plus souvent affecté.

Si leur volume est petit ou si, quoique développées, elles sont compressibles, elles se borneront à ralentir un peu le travail; sont-elles très-développées, au contraire, et résistantes, elles opposeront un obstacle invincible à la parturition, à moins que si elles naissent par un pédicule, celui-ci ne se rompe et ne leur permette ainsi de sortir avant l'enfant. Dans le cas opposé, il faudra prendre une détermination dictée par les circonstances, mais en agissant toujours sur le fœtus : ponctionner, inciser, extirper ces tumeurs et pratiquer l'embryotomie résument toutes les indications.

§ 6. — Fœtus inclus.

Nous savons que la littérature obstétricale consigne quelques cas de grossesse par inclusion. Cette anomalie donne nécessairement au fœtus une forme et un volume indéterminés ; il est donc impossible d'en faire à priori le diagnostic, et son expulsion spontanée ou son extraction artificielle ne peuvent être soumises à aucune loi fixe. L'accoucheur se comportera comme dans les tumeurs dont nous venons de nous occuper, c'est-à-dire qu'il aura recours à l'intervention manuelle d'abord, à la ponction, l'incision et l'embryotomie au besoin.

§ 7. — Fœtus monstres par défaut de développement.

Nous ne mentionnerons les fœtus qui péchent par un développement incomplet de la portion céphalique, tels que les acéphaliens, les anencéphaliens, etc., que pour dire qu'ils ne retardent ordinairement en rien l'accouchement, pas plus que ceux chez lesquels les extrémités supérieures ou inférieures sont à l'état rudimentaire.

§ 8. — Fœtus ankylosés.

Les articulations du fœtus sont susceptibles de s'ankyloser partiellement ou universellement ; il en résulte que les membres ne peuvent se défléchir au moment voulu et que, dans l'état de pelotonnement où il se trouve, l'enfant ne peut franchir la filière pelvienne.

Il est impossible de reconnaître et même de soupçonner cette cause dystocique si ce n'est en introduisant la main jusqu'aux membres, ce qui ne se pratique jamais quand la présentation est favorable. On ne peut, dans ce cas, terminer l'accouchement qu'en recourant au forceps ou à l'embryotomie par exviscération.

§ 9. — Fœtus adhérents a la matrice et au placenta.

M. le docteur Joulin a recueilli plusieurs observations d'accouchements rendus plus ou moins laborieux par suite d'adhérences que le fœtus avait contractées avec l'utérus ou avec ses annexes. Que l'obstacle à la parturition ait été ou non reconnu, nous ne voyons qu'une chose à faire, c'est de ne pas trop se presser d'agir car les adhérences peuvent se rompre naturellement et l'accouchement s'effectuer. Dans le cas contraire, on pratiquera l'extraction du produit par le forceps ou par la version suivant le cas.

ART. V.—Grossesse gémellaire; cause de dystocie.

Dans la grossesse gémellaire les fœtus sont ordinairement isolés; quelquefois ils sont adhérents.

§ 1. — Fœtus isolés.

Quand il y a deux fœtus isolés ils se présentent habituellement suivant leur grand axe, soit tous les deux par la tête ou par le siége; soit l'un par l'extrémité céphalique et l'autre par l'extrémité pelvienne. La présentation transversale de l'un peut sans doute être primitive; mais le plus souvent elle est consécutive à la sortie du premier, parce qu'alors celui qui reste se trouve subitement dans un espace assez grand pour lui permettre cette transmutation.

Lorsque chez l'un et l'autre c'est une extrémité de leur grand axe qui occupe le détroit supérieur, il est bien difficile que les deux parties qui se présentent soient tout à fait sur le même plan et s'engagent à la fois, car leur volume, bien que respectivement en dessous de la moyenne, devient trop considérable lorsqu'ils sont adossés. Il s'en suit donc que l'un des fœtus reste ordinairement plus élevé que l'autre ; qu'il est refoulé de côté par celui qui est le plus avancé, ce qui leur permet de se dégager sans se gêner beaucoup mutuellement. Il est même d'observation qu'une fois le col dilaté, l'expulsion des jumeaux est plus prompte, d'abord parce que la grossesse se termine souvent avant terme, ensuite parce que les produits sont moins développés.

Si après la naissance du premier, les contractions tardaient trop longtemps à revenir, on devrait les provoquer par des frictions hypogastriques, par le massage de l'utérus, par l'ergot et par la rupture de la seconde poche amniotique s'il y en a une. Dans aucun cas on ne procéderait artificiellement à l'extraction du jumeau qui reste, avant d'avoir remédié à l'inertie de la matrice, à moins cependant qu'un accident grave, ou un changement dans la position du fœtus ne commandent une prompte intervention.

Lorsque les deux têtes ou les deux parties qui se présentent se gênent mutuellement, et qu'aucune ne s'engage, il faut refouler celle qui est la plus mobile. Si l'une avait déjà pénétré dans l'excavation, les efforts de répulsion devraient naturellement porter sur la plus élevée et, si l'obstacle à l'accouchement persiste, on appliquera le forceps sur la tête la plus basse; si c'est le siége qui se présente, on l'extraira par les moyens ordinaires, avec la main ou le crochet appliqué sur l'aîne. Dans les tentatives de refoulement, on placerait la femme sur les coudes et sur les genoux.

Malgré tout cela, il pourrait encore se faire, quand les deux têtes se présentent à la fois, qu'on ne pût entraîner ni l'une ni l'autre ; dans ce cas, on diminuerait le volume de celle qui est la plus accessible en y appliquant le forceps-scie.

Il est une complication très-grave qui peut survenir lorsqu'un fœtus se dégage par le siége, tandis que l'autre se présente par le sommet. Dans ce cas, la tête de celui dont le tronc est sorti entraîne la tête du second comme le nœud d'une corde entraîne un bouchon retenu dans une bouteille. Si les fœtus sont petits ou le bassin très-large, l'accouchement s'effectuera probablement seul ; sinon, j'exercerais des tractions sur le corps déjà sorti pour en allonger le cou, et j'appliquerais ensuite le forceps sur la tête du fœtus qui est encore tout entier contenu dans la matrice.

Mais tous ces efforts peuvent rester et resteront sans résultat si les fœtus sont à terme ou à peu près. Dans ce cas, Chailly conseille de perforer le crâne du second enfant pour rendre l'extraction du premier plus facile.

Cet avis, je ne puis le partager, car en agissant de cette manière, on extrait bien certainement deux enfants morts, l'un succombant à la perforation crânienne, l'autre à la compression du cordon et aux manœuvres infructueuses qu'on a faites pour le dégager. Il nous paraît donc infiniment plus rationnel d'agir d'abord sur le fœtus dont le corps est déjà sorti et la vie éteinte, et cela en opérant la décollation. La tête devenue libre sera refoulée dans le grand bassin et le forceps appliqué ensuite sur la tête du second enfant, qui sera presque toujours vivant, après quoi on extraira celle du premier restée seule dans la matrice. Si la décollation, ce qui est peu probable, était difficile et laborieuse, il serait beaucoup plus expéditif d'appliquer le forceps-scie sur le crâne dont le tronc est sorti.

Enfin, si le premier enfant se présentait par le tronc, il faudrait en faire le pelotonnement, en prenant bien soin de le suivre jusqu'aux pieds, pour être certain de ne pas saisir les membres du second.

Le *Journal des sciences médicales,* de Bruxelles, rapporte l'observation d'un fait curieux où les pieds d'un enfant s'étant présentés, la sage-femme y avait exercé des tractions énergiques sans pouvoir les amener au-delà des genoux. M. le docteur Bartscher, qui fut appelé, reconnut, en introduisant la main dans l'utérus, qu'il s'agissait d'une grossesse gémellaire, et que l'enfant qui sortait par les pieds était à cheval sur l'autre enfant qui se présentait par le ventre. L'accoucheur ramena le pied gauche du premier enfant au-dessus du dos du second; puis il opéra l'extraction de celui-ci après avoir fait la version par les pieds; le premier enfant fut ensuite extrait de la même manière : tous deux vécurent et la mère se rétablit.

§ 2. — Fœtus adhérents.

L'adhérence des fœtus est d'un diagnostic impossible aussi longtemps que les membranes sont intactes. Cependant, comme les fœtus adhérents sont toujours renfermés dans la même enveloppe et qu'ils ne sont jamais accolés à rebours, c'est-à-dire la tête de l'un tournée vers le siége de l'autre, on n'aura nullement à se préoccuper de cette anomalie si deux poches d'eaux se rompent successivement, et si l'on touche un ou plusieurs pieds ou le siége en même temps qu'une tête.

Après avoir reconnu l'existence de la grossesse double, on ne pourrait donc admettre la possibilité de l'adhérence des produits que si l'on sentait plusieurs pieds ou deux siéges, ou bien encore deux têtes et qu'il ne se fut formé qu'une seule poche amniotique. Dans ce cas, on n'aura de certitude qu'en introduisant la main dans l'utérus.

L'expulsion des fœtus réunis est ordinairement spontanée ; cela dépend toutefois du plus ou moins de laxité de la soudure, de l'endroit où elle se trouve et du volume des enfants. Il faudra donc patienter assez pour juger des ressources de la nature et ne lui venir en aide que si elle se montre impuissante à parfaire son œuvre.

Quand au *modus faciendi*, il serait difficile de le spécifier ici, car si, dans ces cas, l'accouchement spontané n'est soumis à aucune règle fixe, l'intervention ne l'est pas davantage. L'accoucheur devra donc chercher dans les circonstances du moment à s'inspirer sur ce qu'il a à faire. En général, sa façon de procéder ne différera guère de ce qu'elle serait en cas d'isolement des fœtus, c'est-à-dire que, suivant les complications, il refoulera l'une des parties qui se présentent pour faciliter l'engagement de l'autre, fera la version, employera le forceps ou pratiquera l'embryotomie. Dans aucun cas, il n'aura la pensée de l'opération césarienne, à moins d'étroitesse extrême du bassin.

ART. VI. — Situations vicieuses du fœtus.

§ 1. — POSITIONS INCLINÉES.

On a vu précédemment ce qu'il faut entendre par positions inclinées ou irrégulières et l'on sait que, dans la plupart des cas, au moins pour les présentations céphaliques et pelviennes, elles se terminent d'une manière spontanée.

Mais il peut arriver que les positions inclinées du sommet et de la face ne se régularisent pas. Si, après l'écoulement des eaux, cette conversion n'a pas lieu, il faut y procéder artificiellement soit avec la main, soit avec le levier. Nous verrons bientôt que le forceps est aussi très-utile dans ces cas, car, après avoir redressé la tête, il servirait également à son extraction.

§ 2. — POSITIONS MENTO-POSTÉRIEURES.

Considérant l'accouchement par la face, sans distinction de positions, comme impossible, les anciens s'efforçaient toujours de ramener le sommet au détroit

supérieur. De Deventer et Mauriceau en donnent formellement le conseil. Nous savons aujourd'hui que ce
précepte n'est certainement plus applicable aux positions mento-antérieures qu'il faut abandonner à la
nature. Quant aux positions dans lesquelles le menton
regarde un point quelconque de la paroi postérieure du
bassin, elles ne peuvent pas rester telles, sans courir
le risque de constituer une cause de dystocie des plus
graves. Est-ce à dire pour cela qu'il faut en venir
immédiatement aux préceptes des anciens, admis sans
restriction par Baudelocque, Gardien, etc., et rajeunis
par Cazeaux, lequel enseigne aussi qu'une position
mento-postérieure étant constatée il faut, dès le début
du travail, la convertir en position diamétralement
opposée du sommet ou pratiquer la version pelvienne?
Nous ne le pensons pas.

Sans doute, si cette transformation était facile ; si,
quand on y est laborieusement arrivé, elle se mainte-
nait ; si les efforts qu'elle exige étaient inoffensifs pour
la mère et l'enfant ; si, en un mot, il y avait parité
entre une présentation spontanée et une présentation
secondaire artificielle du sommet, il n'y aurait pas à
hésiter, surtout quand on songe aux résultats définitifs
d'un accouchement par la face comparés à ceux d'un
accouchement par le sommet. En effet, tandis que
celui-ci ne donne pour les enfants qu'un décès sur
cinquante naissances, celui-là en fournit un sur dix ou
douze.

Théoriquement et sur le fantôme, rien n'est facile
comme cette manœuvre : on la pratique en introdui-

sant la main dont la face palmaire embrasse le plus
facilement le vertex pour l'abaisser : la droite quand
le menton est à droite et en arrière ; la gauche dans
le cas contraire. Il serait plus facile d'y arriver avec
le levier, à l'aide duquel on aurait l'immense avantage, après avoir obtenu la flexion de la tête, de
l'entraîner dans l'excavation.

Mais sur la femme vivante que de difficultés et de
dangers ! Au début du travail, les organes ne sont pas
encore assouplis ni préparés à la pénétration de la main
ou des instruments ; plus tard, l'utérus se contracte avec
énergie et se resserre sur le produit, double circonstance qui rendra la manœuvre extrêmement douloureuse, le refoulement de la tête impraticable et par conséquent sa flexion impossible. Cependant le praticien imbu
de l'idée qu'il doit nécessairement arriver à ses fins, n'en
continuera pas moins ses tentatives : heureux s'il n'a
qu'un simple insuccès là où il pourrait avoir à déplorer, par une intervention inopportune, des ruptures
vaginale et utérine, ou tout au moins une métrite
traumatique. Ajoutons à cela que ces essais de réduction rompront les membranes, que le liquide protecteur
du fœtus s'écoulera en totalité et qu'il entraînera peut-
être avec lui le cordon ombilical, ce qui sera le signal
de sa mort prochaine, si la version podalique ou le
forceps, qui ne sont pas eux-mêmes sans dangers pour
la mère et pour l'enfant, ne viennent immédiatement le
sauver du péril où il se trouve. Enfin, en admettant que
nul de ces graves accidents ne soit survenu, que la tête
soit réduite et qu'elle se maintienne, ce qui est peu

probable, puisqu'elle tend toujours à reprendre sa position primitive, il n'en est pas moins vrai que le liquide amniotique est écoulé et que si le travail se prolonge, le fœtus reste compromis, parce qu'il se trouve immédiatement soumis aux contractions utérines, et que le retrait des parois modifie la circulation placentaire en exerçant une pression nuisible sur le cordon ombilical, tous inconvénients auxquels il n'est pas exposé dans une présentation spontanée du vertex, puisque, alors même que les membranes sont déchirées, le sommet s'applique assez hermétiquement sur l'orifice utérin pour retenir une bonne partie du liquide amniotique.

D'ailleurs, pourquoi prétendre se substituer à la nature là où elle se suffit généralement à elle-même?

En effet, quelles sont, en définitive, les positions de la face les plus fréquentes? La théorie et l'expérience nous répondent que ce sont les mento-postérieures droites. Il doit en être ainsi, car la présentation faciale n'est, en réalité, qu'une présentation du sommet qui s'est étendue sur le dos à une époque quelconque de la grossesse ou du travail, et la fréquence des positions de l'une entraîne nécessairement la fréquence des positions de l'autre. Or, s'il en est ainsi, et si d'autre part nous voyons l'accouchement par la face se terminer ordinairement tout seul, n'est-il pas évident que là même où le diagnostic n'a pas été bien établi, on avait eu primitivement affaire à une position mento-postérieure? Il en résulte donc que, quels que soient les rapports du menton avec le détroit supérieur, les progrès du travail le ramènent presque infailliblement sous la symphyse pubienne. C'est ce que les faits confirment. En effet, j'ai vu, pour mon compte personnel, bon nombre de présentations de la face; dans toutes, le menton était dirigé en arrière et à droite, et dans toutes, deux exceptées, il est revenu se dégager sous les pubis. Dans les deux cas que j'ai vus s'écarter de cette loi générale, il y avait des raisons majeures qui ont contrarié le mouvement de rotation : dans l'un, il y avait une angustie pelvienne qui a nécessité l'embryotomie, et dans l'autre, où j'ai d'ailleurs pu terminer avec le forceps, il y avait peut-être eu trop de zèle de la part du praticien qui m'appelait. C'était un débutant qui, pressé par les sollicitations de la famille et oubliant que la patience doit être la première vertu de l'accoucheur, était prématurément intervenu, sans s'être au préalable rendu un compte exact de la présentation.

De ces considérations et des faits nombreux que je pourrais invoquer à leur appui, il résulte qu'au lieu de s'évertuer à mettre en pratique les préceptes de Baudelocque, Cazeaux et autres, il faut au contraire avec confiance laisser agir la nature, certain que dans la majorité des cas, on n'aura qu'à se louer de son expectation.

Au surplus, si la face conserve sa position postérieure, la cause n'est pas perdue pour cela; dans quatre circonstances où la chose s'est ainsi présentée à mon observation, il m'a été possible d'y remédier en ramenant le menton en avant. J'introduis, à cet effet, pendant l'intervalle des douleurs, les deux doigts index et médius, qui répondent au côté que regarde la face, vers la symphyse sacro-iliaque, par conséquent derrière la portion latérale du menton; j'appuie fortement sur celui-ci d'arrière en avant au moment où la contraction se déclare, afin de lui venir en aide, et lorsque la douleur passe, je cesse mes efforts attractifs tout en laissant cependant mes doigts à demeure, dans la crainte de perdre ce que j'aurais gagné. En procédant de cette façon, je fais pivoter, suivant le plus ou moins d'extention de la tête, le diamètre mento-frontal ou le mento-bregmatique qui n'ont respectivement que 8 à 10 centimètres (4 $\frac{1}{2}$ pouces) dans l'excavation qui, elle, en mesure 12 (3 à 3 $\frac{3}{4}$ pouces) dans toutes les directions.

Je viens de dire qu'à quatre reprises différentes j'ai vu l'accouchement se terminer spontanément après vingt à trente minutes au plus de ces manœuvres. Naguère encore je fus appelé par deux honorables confrères, les docteurs Hubert et Charon, de Bruxelles, pour les assister chez une femme en mal d'enfant. Il était sept heures du soir; depuis neuf heures du matin rien n'était changé dans la situation au point de vue de la terminaison. Le col était largement dilaté, la tête, en présentation de la face, était dans l'excavation, le menton dirigé vers la symphyse sacro-iliaque droite; le forceps avait été appliqué plusieurs fois sans succès. Invité par mes confrères à terminer cet accouchement, je procédai comme je l'ai dit plus haut, et, vingt minutes après, le menton était ramené sous la symphyse pubienne et la tête fut alors rapidement expulsée. L'enfant, très-volumineux, était dans un état d'asphyxie d'où il ne tarda pas à sortir.

Mais il pourrait se faire qu'exceptionnellement la conversion ne se fît pas et que, contrairement à ce qui nous a si bien réussi plusieurs fois, il fut impossible de l'effectuer. Dans ce cas, que faut-il faire?

La conduite à tenir varie suivant que la tête est encore mobile ou simplement engagée au détroit supérieur, ou bien qu'elle est déjà plongée dans l'excavation.

Dans la première supposition, on pourrait bien essayer avec prudence la réduction manuelle de la tête, mais on n'oubliera pas que cette manœuvre est hérissée de difficultés et de dangers, que l'extension a une tendance invincible à se reproduire, et que d'ailleurs la transmutation totale du fœtus est souvent moins laborieuse que le redressement partiel.

Tout ceci peut paraître un peu paradoxal au premier abord ; mais quiconque se sera trouvé dans le cas de tenter une semblable réduction, comprendra qu'il est en général préférable et plus expéditif de pratiquer la version pelvienne. C'est là au moins ce que l'expérience nous a prouvé. Cependant, nous l'avons déjà dit, le levier est de nature à rendre, dans ces cas, des services réels, d'autant plus qu'on peut s'en servir sans désemparer dans un double but : comme agent modificateur d'abord, comme agent d'extraction ensuite.

Quant au forceps, nous ne l'appliquerons jamais lorsque la tête est encore si élevée, dans la crainte que l'une des branches ne donnât en plein sur la face.

La seconde supposition enlève toute idée de version. En effet, lorsque la face est descendue aussi profondément qu'elle le peut dans l'excavation, elle n'y laisse plus assez d'espace pour la pénétration de la main, et cela fût-il, si la tête ne peut remonter, les pieds ne peuvent descendre.

Les partisans du levier l'employent même dans ces cas, dans le but, non pas de transformer la présentation, mais de ramener le menton en avant, ce qu'ils obtiennent en appliquant leur instrument sur la portion latérale de l'occiput et en le refoulant en arrière (*voir* art. *Levier*). La plupart des accoucheurs préfèrent le forceps; seulement, ils diffèrent sur la manière de s'en servir.

Ceux qui, à l'exemple de Baudelocque, de Cazeaux et de tous ceux qui partagent leur opinion, conseillent d'appliquer le forceps comme dans les cas ordinaires de présentation du sommet, et de laisser la face en arrière jusqu'à la fin, ne termineront presque jamais l'accouchement d'une manière satisfaisante. En effet, tout en laissant le menton dans ses rapports primitifs, chercheront-ils à le dégager le premier en arrière, ou bien leurs efforts n'auront-ils d'autre but que celui de fléchir la tête et de l'extraire en position du sommet?

La première solution est impossible; c'est un rêve de cabinet qui se dissipe au contact de la pratique et d'un peu de réflexion. Comment le menton, aussi longtemps qu'il est en arrière, pourrait-il parcourir et franchir la gouttière périnéale, alors que le cou n'est pas assez long pour mesurer la hauteur de la paroi postérieure du petit bassin? Dans l'état d'extension où se trouve l'extrémité céphalique, la poitrine tend donc à s'engager; mais les diamètres de la tête, doublés de ceux de la poitrine et représentés alors par la ligne prœsterno-sincipitale 13 à 14 centimètres, 4 $^5/_4$ à 5 $^1/_4$ pouces), franchiront-ils

jamais ceux de l'excavation (11 centimètres, 4 pouces)
qui n'est pas assez vaste pour les recevoir? Évidemment
non; s'ils y pénétraient, ce qui, disons-nous, est impossible, le menton ne pourrait pas encore arriver à l'orifice
vulvaire et le franchir, attendu que le vertex appuyera
irrésistiblement contre la symphyse pubienne et que
d'ailleurs le contact immédiat de l'occipital avec le dos,
et du sternum avec la colonne lombo-sacrée, ne laisse
pas assez d'espace pour permettre la rétrocession de ces
parties sans laquelle le dégagement du menton ne peut
s'effectuer.

Mais en exerçant de très-fortes tractions, le cou ne
s'allongera-t-il pas suffisamment? Suffisamment pour
amener le menton à l'extérieur, je ne le pense pas;
mais pour tuer l'enfant et compromettre la mère, c'est
différent. En effet, quels désordres ne produiraient pas
une telle élongation et de tels efforts! Le tiraillement des
ligaments vertébraux, leur arrachement et peut-être la
déchirure de la moelle cervicale, les contusions utérines
et vaginales, ou la rupture de ces organes, voilà les
conséquences probables d'une semblable manœuvre.
Pour en arriver à un résultat aussi déplorable, il eut
mieux valu cent fois pratiquer l'embryotomie par le
forceps-scie.

Il n'est qu'un seul cas, dit Mme La Chapelle, *où l'on serait
excusable de tenter le dégagement du menton en arrière, c'est
celui où l'enfant est dans un état complet de putréfaction.*
Mme La Chapelle a raison, mais dans le cas qu'elle suppose l'intervention sera probablement inutile, car la
décomposition du fœtus et le ramollissement qui s'ensuit
feraient sans doute disparaître la cause dystocique.

La seconde solution du problème, celle qui consiste dans la réduction artificielle de la face en présentation du sommet, est-elle plus heureuse?

Malgré l'imposante autorité des noms qui s'en font les défenseurs, il m'est impossible encore de l'admettre.

N'oublions pas que la tête est plongée dans l'excavation en position mento-postérieure, et rappelons-nous en même temps que les diamètres de cette cavité, pris au centre, ont tous 11 centimètres (4 pouces), tandis que le plus grand de la tête fœtale, le mento-occipital, en a 13 ¹/₂ (5 pouces).

Baudelocque conseille de tenter la réduction avec le levier; Cazeaux vise au même résultat : à cette fin, il emploie le forceps et commence, *après avoir, autant que possible appliqué les cuillers sur les côtés de la tête, par tirer directement en bas et en arrière dans le but d'abaisser le sommet.*

Qu'on obtienne un résultat satisfaisant lorsque la tête est encore un peu élevée ou bien lorsqu'elle est petite; quand on a affaire à un fœtus naissant avant terme ou à un bassin large, nous le voulons bien; mais ces exceptions n'infirment en rien la règle. De quelque façon qu'on procède, par le levier ou par le forceps, si la tête est plongée dans l'excavation pelvienne, elle ne pourra remonter, et dès lors il arrivera un moment où les diamètres mento-frontal, mento-bregmatique et mento-occipital devront successivement se mouvoir dans le diamètre oblique correspondant du petit bassin et le franchir. Or, si la chose est possible pour les deux premiers, elle ne l'est absolument plus pour le dernier, dont l'étendue excède de 2 centimètres et demi (1 pouce) celle de l'ouverture à travers laquelle il devrait passer pour que le sommet vienne occuper le centre du bassin. Les plus grands efforts ne parviendront donc jamais à vaincre cette résistance si le contenant et le contenu ont leurs rapports normaux; d'autre part, ces efforts exposent la femme aux contusions multiples, aux déchirures du vagin, aux dilacérations profondes du périnée, et l'enfant à des meurtrissures et à une mort presque certaine. A l'appui de son opinion, Cazeaux a recueilli quelques faits épars où l'accouchement s'est opéré naturellement après qu'une semblable réduction s'était produite. Nous voulons bien admettre l'authenticité de ces faits, mais pour être concluants et servir de justification à une méthode, on aurait dû nous renseigner sur l'état de vie ou de mort du fœtus, sur son volume, sur la forme et sur le degré d'étendue du bassin.

Ces différents procédés sont donc impraticables et dangereux. Il en reste un seul, et celui-là nous l'adopterons volontiers, d'autant plus que son application n'est qu'une imitation de la voie que prend la nature dans l'immense majorité des cas : c'est celui de Smellie, lequel consiste à ramener le menton en avant.

Ce procédé a un avantage incontestable sur les autres : c'est qu'il n'expose la mère ni à des tractions, ni à des pressions dangereuses. Nous n'en dirons pas autant de l'enfant, car il est certainement compromis, puisque, si le tronc ne suit pas la rotation imprimée à la tête, il est fort à craindre que la torsion du cou ne le fasse périr. Aussi est-ce en vue de prévenir cet

accident qu'on a conseillé de ne ramener le menton que
jusqu'au niveau de la branche ischio-pubienne et de l'y
dégager, afin que la rotation ne dépasse guère le quart
de cercle. Cette considération ne doit cependant pas
arrêter l'accoucheur, car si le mouvement doit être
plus étendu, il n'est pas absolument mortel pour cela.
Mme La Chapelle, MM. Dubois, Chailly, Danyau, etc.,
ont vu naître et très-bien vivre des enfants avec le
menton exactement sur le dos. Au surplus, mieux vaut
encore cette ressource extrême et quelquefois heureuse,
que les tractions directes dont nous avons vu les dangers et que l'embryotomie qui tue infailliblement et à
laquelle, faute d'appliquer cette dernière ressource, on
devrait recourir.

Pour ramener le menton en avant, Smellie se servait
d'un forceps droit.

Aujourd'hui on n'emploie plus guère que le forceps
courbe et on le place généralement suivant la diagonale, la concavité des bords tournée vers l'occiput. Alors
on exécute peu à peu le mouvement de rotation et
lorsque le menton est ramené en position oblique–antérieure ou à peu près, on enlève l'instrument pour le
réappliquer plus régulièrement, après quoi on termine.

Nous considérons cette double application comme
inutile. La tête se trouvant dans l'excavation, nous
nous servons du petit forceps dont nous dirigeons
d'emblée la nouvelle courbure vers le menton, en
tenant les branches et en les guidant avec les mains
contraires à celles qu'on emploie d'usage (*voir* plus
loin : *Forceps dans la présentation de la face*).

Enfin, si, contre toute attente, ce procédé d'extraction échouait, on appliquerait le forceps-scie. Inutile de dire qu'on y aurait immédiatement recours, si l'on avait des signes évidents de la mort du fœtus.

Pour nous résumer et pour formuler nettement notre opinion, au sujet de la présentation faciale, nous dirons que toute position de la face, antérieure ou postérieure, doit être abandonnée à la nature; que les manœuvres prématurées sont dangereuses et inutiles; que si le menton reste en arrière, il faut le ramener en avant avec les doigts; en cas d'insuccès, faire la version pelvienne si elle est encore possible, sinon terminer à l'aide du forceps, comme nous l'avons dit, ou par le levier, et, au besoin, par le forceps-scie.

§ 3. — ENCLAVEMENT DU FOETUS.

Une autre cause de dystocie fœtale réside dans l'*encla-vement*. On désigne sous ce nom l'arrêt de toute partie du fœtus contre des points opposés du bassin, le pubis et le promontoire, qui ont permis un engagement partiel, mais qui opposent, sur un diamètre plus étendu qui succède à un plus petit, une résistance telle que la descente ultérieure est spontanément impossible.

L'enclavement suppose toujours ou bien un excès de volume du fœtus, ou un défaut d'étendue du bassin et des contractions utérines assez énergiques pour forcer la région qui se présente à s'engager en partie. La disproportion entre le détroit supérieur et le mobile qui doit le franchir ne peut cependant pas être considérable. Ainsi, en cas d'hydrocéphalie ou d'étroitesse prononcée du bassin, il y aura bien certainement arrêt de la partie qui se présente, mais elle ne pourra pas s'enclaver, puisqu'elle ne peut y pénétrer.

Deux portions du fœtus sont sujettes à s'enclaver : ce sont la tête et les épaules.

La forme du détroit supérieur, celle de la tête et sa résistance, s'opposent à ce que l'enclavement s'exerce ailleurs qu'entre le pubis et le sacrum. Seulement ce seront, suivant la position, tantôt les bosses pariétales, tantôt le front et l'occiput qui seront serrés entre ces deux points. Il pourrait se faire, cependant, que si le détroit abdominal était très-large d'avant en arrière et fortement rétréci suivant son diamètre bis-iliaque, les deux points de contact existassent aux deux extrémités de celui-ci.

Quoi qu'il en soit, le caractère pathognomonique de l'enclavement réside dans l'immobilité de la tête qu'on ne peut faire rouler sur son axe, et que les forces utérines ne parviennent pas à faire avancer. Quant au refoulement de bas en haut, il peut être possible ou ne l'être plus; au début de l'enclavement, une pression exercée par le vagin sur la tête pourra la repousser, parce qu'elle passe alors d'un endroit plus petit dans un espace plus évasé; plus tard, au contraire, cela devient impossible, d'abord, parce que la pression augmente à mesure que le travail marche, et ensuite parce que la partie qui a dépassé le rétrécissement, grâce à l'énergie des contractions, se tuméfie et prend un excès de volume qui s'oppose à ce qu'on puisse la refouler au delà du rétrécissement.

Les conséquences de l'enclavement céphalique sont graves pour la mère et pour l'enfant. La contusion des parties molles, leur inflammation, la gangrène par laquelle celle-ci peut se terminer, les fistules vagino-vésicales et rectales auxquelles elles donnent parfois lieu, mettent toujours en péril l'existence et la santé de la première. Quant à l'enfant, il succombe souvent à la longueur du travail, à la pression de la tête, dont les os s'enfoncent ou se fracturent, à l'engorgement du cerveau et aux épanchements intra-crâniens.

Nous avons dit que les épaules sont aussi sujettes'à s'enclaver. C'est ce qui arrive lorsqu'elles viennent se placer dans le sens du diamètre antéro-postérieur et qu'elles demeurent fixées entre le promontoire et le pubis.

La mobilité de la tête, qu'on peut faire pivoter sur son axe ; sa progression arrêtée malgré les plus fortes douleurs ; la non-exécution de son mouvement de rotation intérieure ; l'absence de toute cause dystocique appréciable, pourront seules faire soupçonner que le diamètre bis-acromial est irrésistiblement serré dans le sacro-pubien.

On ne peut terminer l'accouchement, dans l'enclavement de la tête, que par le forceps.

Dans celui des épaules, on placera la femme sur les coudes et sur les genoux et, si l'on peut y parvenir, on ira dégager celle qui appuie contre le promontoire en tâchant de la faire glisser de côté. En cas d'insuccès, il ne resterait pas d'autre moyen d'en finir qu'à l'aide du forceps.

§ 4. — Présentations inclinées du siège.

Dans les présentations inclinées du siége, il faut corriger l'obliquité des parties et faire l'extraction simple
ou la version pelvienne au besoin.

§ 5. — Présentations du tronc.

Si patient et si confiant dans les ressources de la
nature que soit un accoucheur, il n'attendra jamais une
expulsion spontanée dans les présentations du tronc.
Toujours elles doivent être régularisées au plus tôt et
l'accouchement terminé par la version artificielle.

§ 6. — Prolapsus des membres.

La procidence d'un pied dans la présentation pelvienne ou du bras dans une présentation du tronc, ne
contrarie en rien la marche du travail ni les manœuvres à pratiquer. Il n'y a donc pas lieu de s'en occuper.

Il n'en est pas de même quand une présentation
céphalique qui, par elle-même, peut donner lieu à un
accouchement spontané, se complique du prolapsus d'un
ou de plusieurs membres.

Le premier soin de l'accoucheur, lorsqu'il constate la
présence d'une main dans le vagin, c'est de s'assurer
quelle est la présentation principale. Est-ce une épaule,
il fera la version en temps opportun ; est-ce, au contraire, la tête, il tâchera de rentrer la main et il la
soutiendra à l'intérieur de la matrice aussi longtemps
qu'une contraction vienne fixer la tête sur l'orifice

utérin. S'il n'y parvient pas, ou si le bras retombe, il ne persistera pas davantage dans les tentatives de réduction, attendu que, malgré cet incident, l'accouchement peut très-bien s'effectuer spontanément. En effet, le membre prolabé, placé ordinairement dans le sens d'un diamètre oblique, n'augmentera jamais celui de la tête qui y correspond de manière à être un obstacle à sa descente. S'il est un mouvement que la présence du bras pourrait gêner, c'est celui de rotation intérieure. Dans ce cas, après avoir constaté l'insuffisance des efforts utérins, on opérera le dégagement avec le forceps, en prenant la précaution de ne pas saisir la main ou le bras dans l'intervalle des cuillers.

La difficulté devient plus grande lorsque les deux bras tombent de chaque côté de la tête, parce qu'ils augmentent alors le volume de celui-ci d'une manière assez notable. Aussi faudra-t-il, dès l'instant où on les a reconnus, chercher à les réduire. En cas de succès, on peut abandonner le travail à lui-même ; mais si l'on n'y était pas parvenu, et que la tête encore élevée n'eut aucune tendance à descendre, il faudrait terminer par la version. Lorsqu'elle est arrivée dans l'excavation, elle n'y fera pas sans doute son mouvement de pivot et elle s'arrêtera : dans ce cas il faut l'entraîner à l'extérieur avec le forceps ou avec le levier.

Un ou deux pieds peuvent aussi se présenter avec l'extrémité céphalique. Quelque grave que paraisse cette complication, la nature la surmonte quelquefois, c'est-à-dire que la tête s'engage et descend, tandis que les pieds restent en arrière. Cependant, comme ceux-ci sont plus volumineux que les bras, que d'ailleurs les contractions utérines agissent sur l'ensemble du fœtus et que, dans la position qu'ils affectent, les pieds sont également sollicités vers le bas, il n'y aura souvent pas d'engagement.

Il faut alors réduire les membres procidés, si c'est possible; si on ne le peut pas et que la tête est élevée, on en viendra à la version podalique. Seulement, avant de procéder à cette opération, il faudra poser un lacs au pied, et s'assurer surtout, par le palper abdominal et par l'auscultation, s'il n'y a pas des jumeaux. En tous cas, plutôt que de courir le risque de tirer sur deux pieds qui appartiendraient à des fœtus différents, on n'en saisira qu'un seul qu'on entraînera à l'extérieur, tandis qu'on aura, au préalable, refoulé la tête vers le haut et le côté du bassin. Enfin, lorsque le crâne est engagé, on le sortira avec le forceps, prenant bien garde de ne pas saisir en même temps les pieds.

Le 8 février 1862, s'est présentée dans mon service à la Maternité une femme en travail d'enfant. Le vagin est occupé par deux pieds, une main et par une longue anse du cordon ombilical; la tête, en position occipito-cotyloïdienne gauche, est fixée au détroit supérieur. Le fœtus est vivant.

Le cordon est enchevétré dans les pieds et il ne peut être refoulé pas plus que ces derniers. Prenant immédiatement le parti de faire la version, j'ai refoulé la tête vers la fosse iliaque gauche, après quoi j'ai exercé des tractions sur un pied et terminé ainsi l'accouchement. L'enfant vécut et rien de fâcheux ne survint à la mère.

CHAPITRE III.

DES PRINCIPAUX ACCIDENTS QUI NÉCESSITENT L'INTERVENTION DE L'ART.

ART. Iᵉʳ. — De l'hémorrhagie utérine.

On appelle *hémorrhagie utérine* toute perte de sang par l'utérus, avant et après l'accouchement.

§ 1. — HÉMORRHAGIE UTÉRINE AVANT L'ACCOUCHEMENT.

Causes. — Les causes qui donnent lieu à l'hémorrhagie utérine avant l'accouchement sont très-nombreuses. On les a divisées en *prédisposantes*, *déterminantes* et *spéciales*.

A. — *Causes prédisposantes*.

La première et la plus importante consiste dans les modifications que l'utérus subit pendant la gestation. Dès qu'il a conçu, cet organe se congestionne, sa circulation devient plus active et des sucs se sécrètent à sa surface pour fournir au premier développement de l'œuf. Plus tard, le placenta se forme et, avec lui, commence une activité beaucoup plus grande encore dans la circulation. Il se fait donc vers cette riche organisation vasculaire, un afflux considérable de sang qui peut donner lieu à une hémorrhagie, quand, sous l'influence d'une cause quelconque, il vient à rompre la résistance bien faible encore, que lui offre les vaisseaux de nouvelle formation.

Les autres causes prédisposantes sont :

1° Une constitution nerveuse, un état pléthorique habituel, une menstruation abondante ;

2° L'excitation fréquente des organes génitaux par des rapports sexuels trop répétés ;

3° Tout ce qui active la circulation générale, les fatigues, les émotions, les excitants, tels que les bals, les spectacles, les aliments échauffants, le café fort, le vin, les alcooliques, etc ;

4° Les irritants locaux, les purgatifs drastiques, les bains de siége, les sangsues à l'anus, toutes circonstances propres à entretenir un état de congestion vers l'utérus et à produire une hémorrhagie.

B. — Causes déterminantes.

Ces causes sont les impressions morales vives et les commotions physiques. Ainsi, un chagrin profond, une violente colère, les coups, les chutes, le cahotement d'une voiture mal suspendue, l'équitation, les secousses de la toux et du vomissement, etc., peuvent troubler la circulation, déranger l'équilibre qui existe entre l'œuf et l'utérus qui le contient et déterminer une perte, surtout chez les femmes prédisposées.

C. — Causes spéciales.

Il faut reconnaître comme causes spéciales de l'hémorrhagie utérine avant l'accouchement : 1° l'insertion du placenta sur le col ; 2° la déchirure du cordon ombilical ou d'un de ses vaisseaux ; 3° le retrait brusque de la matrice ; 4° les ruptures utérine et vaginale.

1° *Insertion du placenta sur le col.*

L'insertion du placenta sur le col est une cause inévitable d'hémorrhagie pendant le dernier trimestre. En effet, dans les six premiers mois de la grossesse, la matrice se développe aux dépens des fibres de son corps ou du fond; dans les trois derniers, au contraire, sa cavité augmente par suite de la distension de son tiers inférieur, ainsi que le prouve la forme ovoïde qu'elle prend vers la fin de la gestation. D'un autre côté, le développement de l'arrière-faix est beaucoup plus rapide dans les six premiers mois que dans les trois autres; d'où il résulte que si le placenta s'insère sur le fond de l'utérus, il s'accroît en même temps que cet organe, et l'hémorrhagie est impossible. Lorsqu'il s'implante, au contraire, sur le col ou dans son voisinage, une hémorrhagie est infaillible, parce qu'alors son développement est complet, quand s'opère la distension du tiers inférieur de la matrice. Il ne peut donc plus participer à ce développement et suivre, dans ces circonstances, l'ampliation de cette partie de l'organe. Ses lobes commencent d'abord par s'écarter, mais bientôt les vaisseaux utéro-placentaires sont distendus, tiraillés, ils se déchirent et de là des pertes sanguines.

M. Hubert exprime une autre opinion. Pour ce professeur, la perte utérine, en cas d'insertion du placenta sur le col, dépendrait, non pas du défaut de parallélisme dans l'ampliation de l'utérus et de l'arrière-faix, mais bien des contractions qui se passent dans la matrice longtemps avant terme, lesquelles ont pour effet de tirailler en haut et en dehors les fibres circulaires du col et de comprimer l'œuf vers le bas. Ces contractions indolores, imperceptibles pour la femme, sont nettement caractérisées par la dureté et le relâchement alternatifs du globe utérin qu'on reconnaît facilement quand, n'importe à quelle époque de grossesse, mais surtout dans les derniers mois, on explore et on palpe l'hypogastre. Une secousse, un effort peuvent aussi les provoquer.

M. Hubert invoque à l'appui de sa théorie des faits que n'explique pas celle qui est généralement admise, c'est que ces pertes sanguines ne sont pas continues, qu'elles reviennent à des intervalles plus ou moins longs, et que l'opium les modère ou les arrête la plupart du temps.

Bien que le placenta soit anormalement situé, l'hémorrhagie ne se déclare parfois que tout à fait à la fin de la grossesse ou seulement pendant le travail. Cela peut dépendre de ce que la sensibilité utérine a été jusque-là très-obtuse, qu'il n'y a point eu de contractions passagères, ou bien, si l'on adopte la première opinion, de ce que l'insertion aurait lieu centre pour centre. Dans ce cas, en effet, la perte ne se manifeste ordinairement que dans les dernières semaines ou lors de l'accouchement, car l'évasement du col utérin ne se fait qu'à ces époques.

Enfin, il se pourrait qu'il n'y eut même pas de trace d'écoulement sanguin. C'est ce qui arrivera quand l'enfant a cessé de vivre, parce qu'alors la circulation utérine se modifie, se ralentit; les vaisseaux se rétractent et le sang s'y coagule. De plus, la tête et le tronc du fœtus peuvent également, en traversant le col, oblitérer les vaisseaux et devenir un obstacle à l'hémorrhagie.

2° *Rupture du cordon.*

La rupture du cordon ou de l'un de ses vaisseaux, produira une hémorrhagie. Cette rupture dépend le plus souvent d'un état maladif ou variqueux de la tige ombilicale, de sa brièveté naturelle ou accidentelle, de sa distribution anormale, comme quand, par plusieurs racines, elle s'insère sur les membranes, en dehors du rebord placentaire.

3° *Retrait brusque de la matrice.*

Le retrait brusque de l'utérus, après la sortie rapide des eaux ou la naissance d'un premier enfant dans une grossesse gémellaire, peut occasionner un décollement prématuré du placenta et par suite une métrorrhagie.

4° *Ruptures utérine et vaginale.*

La gravité de cet accident et les indications spéciales qu'il présente nous ont engagé à lui consacrer un article particulier (*voir* ci-après).

Symptômes. — On divise les symptômes qui caractérisent l'hémorrhagie utérine, en *généraux* et en *locaux*.

Symptômes généraux. — Lorsque c'est une cause violente qui détermine une perte sanguine, celle-ci se déclare brusquement, au moment même où la cause agit. Mais, dans les cas ordinaires, elle s'annonce à l'avance par quelques phénomènes précurseurs qui indiquent une congestion utérine et une pléthore générale. Ainsi, la femme éprouve du malaise, une pesanteur dans le bassin, une douleur sourde dans les lombes et dans les aînes, une fatigue dans les cuisses; en même temps il y a vertiges, céphalalgie, coloration de la face, fréquence et plénitude du pouls. Les mouvements actifs du fœtus sont plus faibles et moins fréquents. A ces phénomènes précurseurs succèdent les phénomènes généraux propres à toute hémorrhagie, comme pâleur de la peau et des muqueuses des lèvres, de la bouche et des yeux, petitesse du pouls, refroidissement des extrémités, obscurcissement de la vue, tintements d'oreilles, lipothymies, syncopes, etc.

Symptômes locaux. — Ils diffèrent suivant que l'hémorrhagie est *externe* ou *interne*.

La *perte externe* se caractérise par l'écoulement du sang à l'extérieur. Quand elle est due à l'insertion du placenta sur le col, on reconnaît cette anomalie par le coucher et par la marche de l'accident.

Si le col est dilaté, on rencontrera une surface molle, irrégulière, présentant les anfractuosités de la face utérine du placenta, et le doigt ne pourra pas, sans violence et sans augmenter la perte, passer entre ce corps spongieux et l'orifice, et parvenir jusque sur le produit.

Lorsque le resserrement du col ne permet pas l'introduction du doigt, on peut encore y soupçonner la présence du placénta à ce que :

1° L'hémorrhagie, dans ce cas, ne survient guère avant la fin du sixième mois.

2° Son début est spontané; elle revient à plusieurs reprises, avec des intervalles variables, toujours de plus en plus forte et souvent pendant la nuit.

3° Le col utérin paraît plus épais, plus mou, à cause de la fluxion sanguine dont il est le siége.

4° Chaque contraction augmente l'éraillement des vaisseaux et, par conséquent, l'hémorrhagie.

La *perte interne*, si elle est légère, peut passer inaperçue; si elle augmente, le caillot forme corps étranger et entretient des coliques, des douleurs de reins. Quand elle est plus considérable encore, le ventre devient volumineux, l'utérus dur et tendu; pendant le travail, l'intervalle de chaque douleur est marqué par la sortie de quelques caillots; ces signes, joints aux symptômes généraux graves qui les accompagnent, tels que le refroidissement universel, la décoloration des muqueuses et de la peau, la petitesse du pouls, les vertiges, les éblouissements, les tintements d'oreilles, les lipothymies, les syncopes, ne laisseront aucun doute sur l'existence de l'hémorrhagie interne.

Siége de l'épanchement. — Le sang, tout en occupant la cavité utérine, peut s'accumuler dans des endroits différents :

1° Entre la face externe du placenta et la paroi utérine correspondante, où le caillot qu'il forme augmente, par son poids, de plus en plus le décollement;

2º Dans le tissu même du placenta, où il constitue des foyers sanguins désignés sous le nom d'*apoplexie placentaire*;

3º A la face fœtale du placenta, en dessous des membranes;

4º Entre les divers feuillets de la poche amniotique;

5º A l'intérieur même de l'amnios, par suite de la déchirure partielle ou complète du cordon.

Pronostic. — L'hémorrhagie utérine est un accident des plus fâcheux; sa gravité est toutefois subordonnée à l'abondance de la perte et à l'époque où elle survient. Elle est d'autant plus grave pour l'enfant que la grossesse est moins avancée. La santé de la mère, au contraire, sera d'autant plus compromise, qu'elle aura lieu à une époque plus rapprochée de l'accouchement.

La perte qui se déclare pendant le travail est d'autant plus grave pour la mère et pour son fruit, que le moment de l'expulsion est plus éloigné.

Celle qui est due à l'insertion du placenta sur le col est, de toutes, la plus dangereuse à cause de ses récidives fréquentes.

L'interne est également plus grave que l'externe, parce qu'elle peut passer inaperçue à son début, et qu'elle décolle de plus en plus l'arrière-faix et les membranes, suivant son siége.

Indépendamment de ces dangers immédiats, l'hémorrhagie utérine jette la femme dans un état d'épuisement qui persiste longtemps encore après sa délivrance, qui l'expose aux faiblesses, aux digestions pénibles, etc., et la prédispose, dans les hospices surtout, aux absorptions miasmatiques et aux phlébites utérines consécutives.

Traitement. — Le traitement de l'hémorrhagie utérine avant l'accouchement, consiste dans l'emploi de *moyens généraux* applicables à tous les cas, et de *moyens spéciaux* variables suivant l'abondance de la perte et l'époque de la grossesse ou du travail où elle se manifeste.

A. — *Moyens généraux.*

Il faut immédiatement coucher la femme sur un matelas de crin ou sur une simple paillasse, plutôt que sur de la laine qui fournit trop de chaleur; lui donner une position horizontale, un peu déclive du côté de la tête en soulevant le bassin et ne la couvrir que légèrement. La chambre doit être vaste, bien aérée, silencieuse, obscure et d'une température plutôt fraîche que chaude. On recommandera le repos le plus absolu, le calme le plus parfait du corps et de l'esprit; on rassurera la malade et l'on éloignera d'elle toute personne dont la présence serait inutile ou capable de lui inspirer des inquiétudes. Les boissons seront froides, acidulées avec du sirop de citron ou de groseille. On pratiquera le cathétérisme et l'on passerait des lavements, s'il y avait lieu, afin d'empêcher la femme de faire des efforts pour uriner et aller à la selle.

B. — *Moyens spéciaux.*

Si l'hémorrhagie est *légère* et qu'elle arrive *avant* le terme de la grossesse, les moyens généraux suffiront souvent pour l'arrêter. Toutefois, si la perte paraissait tenir à un état de pléthore, il faudrait recourir à la saignée. On devrait également conseiller des lavements au laudanum, dans l'espoir d'arrêter un travail anticipé.

Lorsque l'hémorrhagie est plus *grave*, il faut s'abstenir de saignée. Outre les moyens généraux, on place des compresses d'eau froide, vinaigrée, sur l'hypogastre et le haut des cuisses, et puis l'on donne le seigle ergoté à petites doses, non pas dans le but d'obtenir des contractions, mais comme agent hémostatique, par le resserrement fibrillaire des parois utérines et des vaisseaux capillaires qui s'y trouvent. S'il arrive que ces moyens échouent, il faut, sans tarder, faire usage du tampon. Pour cela, on introduit dans le vagin, soit avec les doigts seulement, soit avec des pinces, des boulettes de charpie, d'étoupe bien cardée ou de lin, liées les unes aux autres avec un fil et qu'on fait pénétrer jusqu'au col utérin, à l'aide du spéculum. Lorsque le conduit vaginal est ainsi bien bourré, des gâteaux de charpie ou une éponge, des compresses épaisses et un bandage en T, soutiennent le tout. On se sert encore pour opérer le tamponnement du vagin, d'un flasque en caoutchouc qu'on insuffle après son introduction dans ce canal, ou dans laquelle on injecte de l'eau fraîche pour la distendre.

Enfin, si le tampon, bien appliqué, est encore inefficace, il ne reste plus que la rupture des membranes pour provoquer la sortie des eaux et la contractilité de l'utérus qui, en revenant sur lui-même, rétrécit les vaisseaux qui rampent dans l'épaisseur de ses parois.

Lorsque l'hémorrhagie survient *pendant le travail*, que la perte est *peu abondante* et le col non dilaté, les moyens précédents seront parfaitement applicables. Cependant, la saignée ne serait pratiquée qu'autant qu'il y eût pléthore ; il faudrait aussi s'abstenir de laudanum, qui ralentirait les contractions.

Si le col était dilaté ou ramolli, on romprait les membranes si elles ne l'étaient pas ; et, dans le cas de lenteur du travail, de faiblesse des contractions, on devrait l'accélérer par l'administration du seigle ergoté.

En cas de perte *plus grave*, sans dilatation du col, il faudrait encore appliquer le tampon, sans rompre les membranes, et l'on ferait l'accouchement forcé, si l'hémorrhagie persistait quand même. Enfin, si les membranes étaient rompues et le col dilaté, nul doute qu'il faille s'empresser de terminer par la version ou le forceps, suivant la position et l'engagement du fœtus.

Dans l'hémorrhagie par insertion du placenta sur le col, il faudra toujours recourir au tampon, quand l'orifice est encore fermé ou simplement entr'ouvert, mais dur et résistant. On pratiquerait la version, dès que la dilatabilité du col permettrait cette manœuvre.

Toutes les fois que la perte est abondante, qu'elle qu'en soit la cause, il faut employer, de concert avec les moyens que nous venons d'indiquer, l'opium à dose élevée. Administré dans ces circonstances, cet agent aura le triple avantage de calmer l'excitabilité nerveuse si habituelle en cas d'hémorrhagie, et de ramener ainsi l'équilibre dans l'innervation ; d'arrêter les contractions et par conséquent le décollement de l'arrière-faix ; enfin de faciliter les manœuvres de l'accouchement, si l'on doit en venir à l'extraction artificielle de l'enfant.

§ 2. — Hémorrhagie utérine après l'accouchement.

Cet accident se rattache toujours à l'inertie plus ou moins complète de la matrice, après l'expulsion de l'enfant.

Les causes qui y prédisposent sont : un tempérament sanguin, des règles abondantes, le lymphatisme prononcé, les constitutions faibles et cachectiques avec atonie du système musculaire, des accouchements fréquents ; enfin, des pertes antérieures considérables.

L'albuminurie paraît être aussi une prédisposition à l'hémorrhagie utérine après l'accouchement, puisque nous voyons que chez le quart des femmes enceintes qui en sont atteintes, cet accident se déclare. M. Massart, qui nous donne cette proportion, rappelle qu'en diminuant la plasticité du sang, l'albuminurie le rend moins propre à la formation des caillots et que la contractilité des parois utérines s'en trouve aussi affaiblie. Mais une cause prédisposante, à moins qu'elle ne soit poussée à ses dernières limites, et l'albuminurie est rarement dans ce cas, ne suffit jamais pour donner lieu aux phénomènes morbides qu'elle préparait en quelque sorte. Il faut donc, pour que le mal apparaisse, des causes déterminantes qui sont :

1° Un travail long et pénible qui épuise la femme.

2" Un travail trop rapide qui jette la matrice dans un état de stupeur qui l'empêche de se rétracter.

3° La distension excessive de l'utérus, quelle qu'en soit la cause, parce que, alors, ses parois sont affaiblies et sa contractilité paralysée.

4° La rétention du placenta ou des membranes.

Symptômes. — L'inertie de la matrice se reconnaît facilement. On sent à l'hypogastre une tumeur molle, large, insensible; si l'inertie est complète, il est quelquefois difficile de distinguer l'utérus des parois abdominales.

Si, dans cette circonstance, le placenta est encore adhérent, il n'y aura pas d'hémorrhagie; mais celle-ci est infaillible quand le décollement est opéré en totalité ou en partie. La perte peut être *externe* ou *interne*. La première se caractérise par l'écoulement du sang qui est parfois en assez grande quantité pour inonder le lit. Dans la seconde, on trouve l'utérus volumineux, dur, distendu. La femme se plaint de tiraillements à l'estomac, et il y a pâleur de la face, des lèvres et des conjonctives, refroidissement général, éblouissements, petitesse du pouls et syncope.

Nous venons d'indiquer la mollesse et la flaccidité de la matrice comme caractérisant l'inertie de cet organe, et comme devant toujours faire appréhender une hémorrhagie, tandis que sa dureté et sa forme globuleuse dissipent ordinairement toute crainte. Cependant, on ne doit pas s'en laisser imposer par ces apparences quelquefois trompeuses, car, tout en ne s'écoulant pas à l'extérieur et en ne séjournant pas dans la matrice, le sang peut encore s'accumuler dans le vagin, y être retenu par un débris de membrane qui ferme l'orifice, donner lieu aux phénomènes généraux ordinaires et de plus, à des pressions dans le bassin, à des ténesmes et à des douleurs lombaires et sacrées intolérables. Je fus témoin d'un fait semblable.

Après un travail fort lent, fort pénible pour la patiente et très-fatigant pour les assistants, Madame D. met au monde une fille bien portante. Quelques instants après, la délivrance se fait spontanément. Je quitte l'accouchée environ une heure plus tard, après m'être assuré qu'elle se trouvait dans de bonnes conditions. Quatre heures après mon départ, le mari vient me dire que sa femme souffre énormément, et au récit qu'il me fait, je crois avoir affaire à de simples arrière-maux ; je le rassure et lui prescris une potion en conséquence. A ma visite, que je fis aussitôt que possible, je trouve la malade en proie à la plus vive agitation ; ses plaintes et ses douleurs sont incessantes, la face est pâle et anxieuse, le pouls petit et fréquent, l'utérus dur et peu développé. Les linges dont je l'avais garnie sont à peine tachés de sang ; néanmoins, me doutant de ce qui existait, je la touche et je constate que le vagin est distendu par un amas de caillots que je me hâte d'extraire. A mesure que je les retirais, les douleurs diminuaient pour disparaître définitivement avec les derniers caillots enlevés ; la matrice ne renfermait que très-peu de sang fluide.

Pronostic. — Le pronostic est d'autant plus grave que l'hémorrhagie est plus abondante et qu'on s'en aperçoit à une époque plus éloignée de son début.

Traitement. — Le traitement est *préventif* et *curatif.* Le premier consiste à prévenir l'accident par la saignée, si, pendant la grossesse, il y a des signes évidents de pléthore ; à s'opposer à un travail trop rapide et à l'accélérer quand il est trop lent.

Lorsque l'hémorrhagie se déclare, tous les efforts doivent tendre à l'enrayer : il faut immédiatement donner à la femme une position horizontale et, si le placenta, en partie décollé, se trouve encore dans l'utérus et empêche cet organe de se contracter, on doit aller à sa recherche et solliciter en même temps les contractions utérines par des frictions sur l'hypogastre, par le massage et par l'administration du seigle ergoté; car, parer à l'inertie de l'organe, est toujours la première et la plus urgente des indications.

En attendant l'heureux effet de ce médicament, on fera des injections aluminées dans la matrice au moyen d'une sonde introduite dans sa cavité et d'un clyso-pompe ordinaire. On ne fera usage des réfrigérants sur les cuisses qu'au début de la perte et si l'accouchée présente évidemment des signes de pléthore générale et locale. Dans le cas contraire, c'est-à-dire si l'hémorrhagie est assez forte pour plonger la femme dans un état syncopal, ou tout au moins dans un grand affaiblissement, on cherchera à la ranimer par des excitants, tels que le vin, l'eau de canelle, etc. On y ajouterait l'opium à titre de calmant et pour relever les forces vitales qui sont anéanties par l'abondance de la perte. Enfin, *concurremment* avec tous ces moyens, on exercerait la compression de l'aorte ventrale dans le but d'arrêter au plus vite le cours du sang.

Pour pratiquer cette compression, la femme est couchée horizontalement, les épaules un peu soulevées, les cuisses écartées et fléchies sur le bassin, Le chirurgien, placé à droite de l'accouchée, écarte les intestins par

quelques ondulations et , fléchissant les trois doigts
médians de la main gauche , de manière à présenter
leur pulpe sur la même ligne, il les applique sur le plan

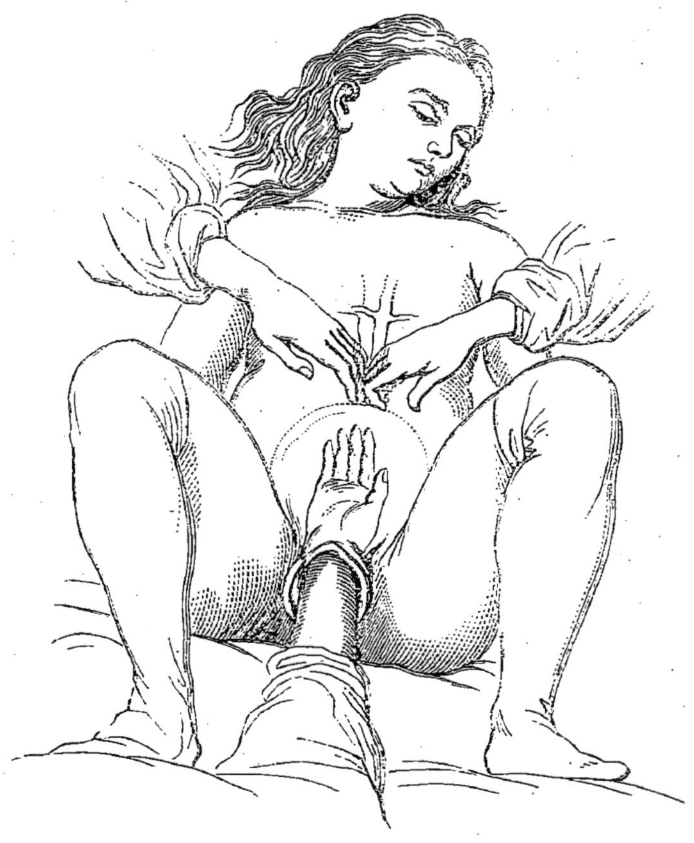

Fig. 14.

gauche du corps des vertèbres lombaires, dans le sens
longitudinal de l'aorte, dont il a reconnu les pulsations,
en arrière du corps de l'utérus. Dès lors, il y exerce une
compression suffisante pour oblitérer la lumière du vaisseau et empêcher le passage du sang. La main droite,

restée libre, peut aider cette action compressive ou titiller le col utérin, exciter la matrice, extraire des caillots, ou faire toute autre manœuvre jugée utile. Si le bras se fatiguait, un aide placé du côté gauche de la femme, maintiendrait la compression, en appuyant la face dorsale des secondes phalanges des quatre derniers doigts de sa main droite contre le plan digital de l'opérateur (fig. 14).

Ce procédé héroïque était vaguement indiqué depuis longtemps, mais comme moyen accessoire. C'est réellement Seutin qui, dans un mémoire adressé à l'Académie de médecine en 1847, a le mérite de l'avoir relevé du discrédit où il se trouvait, et d'avoir indiqué les règles d'une compression méthodique. Il a démontré aussi, qu'il faut y recourir, non pas comme à une *ressource extrême*, mais dès *le début* de l'hémorrhagie, sans négliger toutefois les autres agents hémostatiques.

La compression de l'aorte avec les doigts n'a qu'un

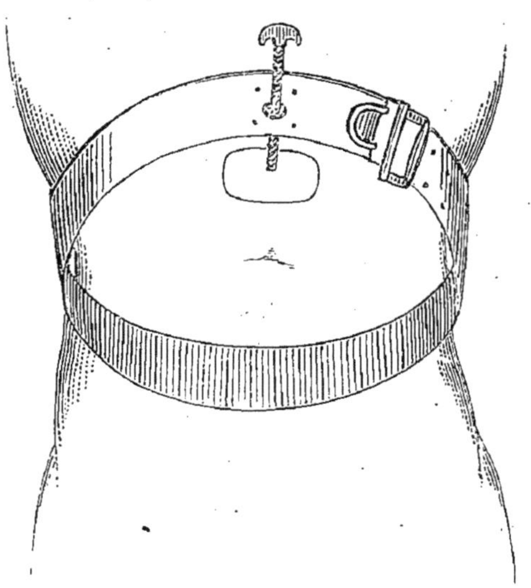

Fig. 15.

seul inconvénient : c'est de fatiguer l'opérateur lorsqu'il doit la faire longtemps. Pour y obvier, nous faisons usage, à la Maternité, d'un compresseur spécial. Il est formé (fig. 15) d'une solide bande de gutta-percha ou de cuir, large de quatre travers de doigts et assez longue pour embrasser le corps auquel on la fixe comme une ceinture. A l'un de ses bouts se trouve une pelote mobile, légèrement concave, qu'on applique sur l'aorte et qu'une vis à pression serre à volonté.

Il est encore une foule d'autres moyens qui ne méritent guère la confiance qu'on leur accordait autrefois : tels sont les citrons privés de leurs écorses ou les éponges imprégnées de liqueurs styptiques qu'on exprimait dans la matrice pour exciter ses parois à se contracter ; les vessies de cochon qu'on y introduisait également pour comprimer les vaisseaux en les distendant par de l'air ou par des liquides astringents. Ce procédé s'oppose évidemment au retrait de l'utérus, sans lequel l'hémorrhagie ne peut cesser, et celle-ci recommence dès qu'on enlève l'appareil ; il conviendrait tout au plus dans l'hémorrhagie par suite d'insertion du placenta sur le col. Tel encore le tampon, qui ne convient jamais après un accouchement à terme, car, s'il empêche le sang de s'écouler au dehors, il n'attaque nullement, non plus, la cause de l'hémorrhagie qui, d'externe qu'elle était, devient interne, ce qui aggrave singulièrement le mal au lieu d'y remédier. Ce moyen ne serait applicable que si le sang provenait d'une déchirure du col de l'utérus ou de celle de quelques vaisseaux variqueux du vagin, seules circonstances dans lesquelles le tampon puisse agir comme hémostatique, par sa pression sur la source même de la perte.

Lorsque celle-ci a été abondante, que la femme est pâle et que les gencives sont décolorées, il faut, dans les jours qui suivent, administrer des bouillons et des préparations ferrugineuses, dans le but de remédier au plus tôt à l'état d'épuisement, d'anémie dans lequel se trouve l'accouchée.

La céphalalgie intense qui succède ordinairement à une perte abondante se modérera par des applications réfrigérantes sur le front.

Il n'est pas très-rare de voir des hémorrhagies survenir brusquement quelques jours après la parturition. Cet accident résulte alors le plus souvent de la présence de caillots dans la matrice, ou de la rétention d'une portion du placenta dans ce viscère. Ces éléments agissent là comme corps étrangers, irritants, et déterminent dans l'utérus, dont ils empêchent le retrait complet, un afflux sanguin, suivi de perte que l'extraction de ces corps fait seule cesser. On peut aussi, dans ces cas, prescrire à l'intérieur les astringents, tels que l'ergot, le tannin, le cachou, le ratanhia, l'acide gallique.

En parlant des moyens propres à arrêter l'hémorrhagie utérine après l'accouchement, nous n'avons fait que mentionner les injections aluminées. Leur incontestable utilité nous engage à y revenir un instant, sans prétendre toutefois qu'elles doivent être employées, à l'exclusion des autres agents hémostatiques, car je sais ce que vaut l'ergot de seigle; j'apprécie toute la valeur du massage de l'utérus ; je connais la puissance héroïque de la compression de l'aorte. Mais l'hémorrhagie ne se fait pas toujours, et cela fût-il, avec une égale impétuosité ; après avoir donné de véritables ondées que les doigts, méthodiquement appliqués sur l'artère, auront instantanément modérées, le sang continue très-souvent à couler en bavant, à s'accumuler dans la matrice ou dans le vagin. J'en dirai autant des pertes occasionnées par un caillot, par un débris de membrane, par un morceau de placenta retenus dans l'utérus, pertes qui surviennent inopinément quelques jours, quatre, six, huit, dix quelquefois, après la parturition. Ces hémorrhagies, pour être moins rapides, en général, n'en sont pas moins très-inquiétantes, à tel point, que si on ne leur oppose un moyen sûr, elles viendront bientôt clôre le drame que les flots avaient commencé.

Ce moyen qui arrête, je n'hésite pas à le déclarer, jusqu'au moindre suintement sanguin, consiste dans des injections aluminées (une petite poignée d'alun dans une bassine d'eau), poussées *doucement* dans la matrice à l'aide d'un clysopompe muni, à l'extrémité de son tube, d'une simple sonde utérine ordinaire. En cas de besoin, on répète plusieurs fois l'injection, ayant toujours la précaution *d'avoir une main sur le fond de l'utérus pour le presser et en faire sortir le liquide à mesure que le piston l'y projette.*

Ainsi employé, cet hémostatique nous paraît avoir un triple effet : d'abord, c'est de réveiller, en l'excitant, la contractilité de l'organe gestateur ; en second lieu, c'est d'exercer une action astrictive sur l'extrémité des vaisseaux d'où vient la perte; enfin, c'est de transformer, après la sortie complète des caillots, la nappe de sang qui arrive au moment de l'injection, en une sorte de magma qui empêche toute perte ultérieure.

Ce moyen n'a d'ailleurs rien de nouveau ; depuis de longues années, en effet, il est journellement et avec le plus grand succès mis en pratique à la Maternité de Bruxelles. Je dirai même que son usage remonte à des temps très-reculés, puisque Galien, Alphin, Guillemeau, et bien d'autres après eux, disent avoir employé avec avantage des injections astringentes dans le cas en question. Gardien croit également à leur utilité, et M. Velpeau, sans en être amoureux, estime *qu'elles ne méritent peut-être pas tous les reproches qu'on leur adresse.*

Quant à moi, fort des innombrables succès dont j'ai été témoin, sans jamais avoir constaté un seul inconvénient, je déclare que le discrédit dans lequel est tombé ce moyen est injuste, et je m'étonne que les ouvrages les plus récents sont muets sur ce point, ou s'ils en parlent, que c'est avec une hésitation, une crainte qui équivalent à une proscription.

Mais pourquoi répudie-t-on les injections utérines ? Sous le prétexte très-grave, s'il était fondé, que le liquide peut arriver dans la cavité du péritoine en passant à travers les trompes, et puis encore parce qu'il est de nature, dit-on, à tarir brusquement les lochies.

Ces objections ne sont que spécieuses, et ces craintes sont purement chimériques.

Et d'abord, je reconnais, et les expériences que j'ai

faites à ce sujet sont péremptoires, qu'un liquide quelconque injecté avec force dans une matrice saine, en dehors de l'état puerpéral, traversera les trompes, *si le col est hermétiquement obturé par la sonde;* mais je dis, qu'aussitôt après l'accouchement il n'y pénètrera pas, et cela, pour des raisons faciles à saisir :

1° Parce que ces conduits capillaires sont bouchés à leur orifice utérin par des débris de membrane caduque, de placenta, et par la lymphe plastique, coagulable, le bouchon gélatineux qui s'y forme après la conception :

2° Parce que la muqueuse qui les tapisse, participant sans doute à l'hypertrophie de la muqueuse utérine, vient en rétrécir et combler le canal ;

3° En admettant même la perméabilité des trompes, le liquide n'y pénétrerait pas encore, attendu qu'il faudrait pour cela plusieurs conditions : d'abord qu'il fût poussé avec violence; en second lieu, qu'il remplît l'utérus; enfin et surtout, qu'il n'eût pas d'autre issue.

Ces conditions existent-elles? Évidemment non; le liquide est injecté très-lentement; il ne peut opérer la distension de l'organe puisqu'il n'y séjourne pas, attendu qu'il trouve au fur et à mesure de sa projection, une libre et large issue au dehors, vers le point le plus déclive de l'organe, c'est-à-dire vers le col, qui reste, en cas d'hémorrhagie surtout, lâche et béant. Enfin, un aide ou l'accoucheur lui-même comprime le fond de la matrice, pendant qu'on opère, afin d'en exprimer le liquide.

Quant aux lochies, elles ne sont nullement supprimées par les injections intra-utérines. Les faits que m'a fournis ma pratique particulière, ceux bien autrement nombreux que j'ai observés à l'hospice, tiennent à ce sujet un langage plus éloquent et plus persuasif que tous les raisonnements théoriques accumulés les uns sur les autres.

Un dernier et terrible reproche adressé aux injections dans la matrice après l'accouchement, c'est d'exposer les femmes à la mort subite, par la pénétration de l'air dans les sinus utérins.

Qu'on aie constaté la présence de bulles d'air dans la veine cave inférieure et dans les cavités du cœur, je ne le conteste pas. Mais est-ce à *cause* ou *malgré* les injections que cet accident se produit? Est-ce que l'air, au moment de l'expulsion du fœtus et du placenta; pendant des manœuvres obstétricales, ne peut pas s'engouffrer dans l'utérus et pénétrer dans les vaisseaux? Est-ce que la décomposition des particules organiques qui restent toujours dans la matrice, ne peut pas donner lieu à la formation de gaz qui y seraient absorbés? C'est là ce qu'il serait assez difficile, peut-être, de décider. Tout ce que je puis dire, c'est que, dans mon opinion, si l'air pénétrait avec tant de facilité dans le torrent circulatoire, le nombre de femmes dont j'aurais à déplorer la perte subite (le premier cas de mort instantanée ou consécutive à l'hémorrhagie doit encore m'arriver) serait immense, attendu que dans mon service à la Maternité et au dehors, je fais des injections une pratique habituelle, non-seulement pour combattre l'hémorrhagie utérine, mais encore lorsque les lochies sont sales et très-fétides.

Ceci m'amène tout naturellement à me demander si les injections, telles que nous les pratiquons, sont tout simplement hémostatiques. N'auraient-elles pas un autre côté utile? Je répondrai à cette question, sans vouloir toutefois la résoudre définitivement, en exprimant ici, en deux mots, le résultat de mes observations.

Une femme en couches, affaiblie par une hémorrhagie, a ordinairement, si des injections n'ont pas été pratiquées, des lochies extrêmement odorantes. Cela provient de ce que des débris de membranes et de placenta, des caillots plus ou moins volumineux, séjournent dans la matrice ou dans les replis du vagin et s'y décomposent. Dans ces conditions d'affaiblissement, la réceptivité morbide augmente et loin de réagir contre les éléments méphitiques qui l'entourent, la femme, semblable à une éponge, s'en imbibe en quelque sorte et les absorbe avec une dévorante avidité.

Comme je le disais, c'est alors surtout qu'il faut redoubler de soins auprès des accouchées et user largement des aspersions utérines, tout cela pour prévenir par cet extrême propreté, par ce véritable lavage de l'utérus, la résorption des matières putrides qui y sont confinées. Il nous arrive même, lorsque les injections doivent être pratiquées toutes les heures ou plus souvent, de fixer une sonde à demeure, pour ne pas déranger si fréquemment la malade par le placement de l'appareil. N'est-il pas vrai qu'immédiatement après le part, en cas de perte surtout, la matrice présente à sa surface interne de nombreuses ouvertures vasculaires qui sont autant de bouches par lesquelles s'effectue une sorte d'aspiration des parties animales décomposées et putréfiées dans sa cavité et sur ses parois?

L'alun, en opérant d'emblée le retrait de ces orifices béants, en les oblitérant, ne viendrait-il pas fermer la porte d'entrée à ces molécules délétères dont la résorption répand la mort dans l'organisme?

Les faits semblent se multiplier à plaisir pour me faire supposer que cela pourrait bien être. En effet, j'ai très-rarement vu une femme, atteinte d'hémorrhagie utérine, même des plus graves, devenir malade lorsqu'on l'a secourue avec des injections aluminées; tandis que le contraire a été souvent observé dans mon service, chez celles qui, n'ayant eu que des pertes plus légères, n'avaient pas été soumises au même traitement.

ART. II. — De l'éclampsie.

L'*éclampsie* est une affection caractérisée par une série d'accès avec contraction et relâchement successifs de presque tous les muscles de la vie de relation, et souvent aussi de ceux de la vie organique, avec abolition plus ou moins complète et plus ou moins prolongée des facultés intellectuelles et sensoriales, suivie de coma.

Cette maladie, heureusement, est fort peu commune, puisque sur un relevé de six mille trois cent soixante-dix accouchements, nous n'avons pu en recueillir que vingt cas. Elle peut d'ailleurs se montrer à toutes les époques de la grossesse, *avant, pendant* ou *après* le travail. Il est assez rare, cependant, qu'on l'observe avant le septième et le huitième mois.

§ 1. — CAUSES DE L'ÉCLAMPSIE.

L'étiologie de cette affection est encore toute hypothétique. A propos d'une observation qu'il publie dans le *Journal des sciences médicales*, de Bruxelles, cahier de novembre 1860, M. le docteur Pigeolet s'exprime ainsi :

« Le système nerveux qui joue le plus grand rôle, qui possède l'influence principale dans le travail de l'accouchement, c'est bien le système nerveux ganglionnaire...; l'utérus puise en lui sa puissance, et pour subvenir à l'accomplissement de la fonction importante dont il est momentanément chargé, une mise en réserve d'influx nerveux est nécessaire, et cet approvisionnement se fait pendant le cours de la grossesse. Ne le voyons-nous pas, en effet, se traduire en efforts musculaires puissants, lorsqu'une cause s'opposant à la continuation de la gestation, vient provoquer avant terme le travail d'expulsion? Ne voyons-nous pas le travail de la parturition se prolongeant quelquefois pendant plusieurs jours, exigeant des efforts soutenus et prolongés..., et la femme, après quelques heures de repos, n'accuser plus d'autre sensation que le bonheur d'être mère?

« Dans de telles conditions, qu'une circonstance intervienne capable de provoquer la mise en œuvre de cette réserve d'influx nerveux, alors que les parties sur lesquelles il doit exercer son action ne sont point suffisamment préparées, soit par une maladie de la moelle épinière, soit par un obstacle au travail de l'utérus, à l'expulsion du fruit par un vice de conformation du bassin, par une position irrégulière du fœtus, un mouvement réflexe s'établit qui vient troubler les fonctions régies par la moelle épinière et par le cerveau, et l'on aura l'ensemble des phénomènes qui constituent l'attaque d'éclampsie. »

Tel est le texte de la théorie de M. Pigeolet sur les convulsions puerpérales. Sa lecture nous a suggéré les quelques réflexions suivantes :

Personne n'ignore la nature et l'origine des nerfs qui se distribuent à la matrice : tout le fond de cet organe reçoit exclusivement des filets du grand sympathique ; le col seul a, par son appareil nerveux, quelques communications avec les nerfs spinaux au moyen du plexus sacré. Il est donc incontestable que l'utérus puise sa force dans le système nerveux ganglionnaire, et il y a entre son corps et son col une sorte de relation qui fait que les excitations portées sur celui-ci réagissent sur les fibres de celui-là.

En admettant la mise en réserve d'influx nerveux comme *chose vraie et prouvée*, elle constituerait un acte physiologique qui se prépare, se perfectionne et se complète pendant le cours de la grossesse, et cela indistinctement chez toutes les femmes, puisque toutes ont besoin de déployer beaucoup de force et beaucoup d'énergie pour accomplir le grand labeur de la parturition. Ce serait, ici comme partout, la nature qui, dans son incessante prévoyance, voudrait s'entourer de toutes les précautions qui doivent faciliter l'accomplissement de ses œuvres.

Pour nous, les efforts musculaires puissants, soutenus et prolongés, ont leur raison d'être dans l'exaltation des propriétés vitales de la matrice, dans les modifications importantes qu'elle subit durant la gestation ; ils sont la véritable cause de l'expulsion du fœtus, ils sont enfin l'expression de la contractilité organique et de la contractilité de tissu, propriétés nouvelles que l'utérus acquiert par l'imprégnation et qui sont d'autant plus évidentes et plus perfectionnées que l'état gravide est plus avancé.

Jusqu'ici on ne voit pas encore de divergence bien saillante entre cette manière d'interpréter ce qui se passe dans l'acte de l'accouchement et la théorie exposée plus haut.

Et cependant, en analysant l'opinion de notre honoré confrère, on est amené à croire que ce même *approvisionnement* nerveux, si nécessaire, d'après lui, à l'accomplissement de la plus grande fonction dévolue à l'utérus, deviendrait en même temps une *cause prédisposante* de l'éclampsie. En d'autres termes, cette affection résulterait du choc du fluide nerveux, *économisé* pendant la grossesse, contre des parties qui résistent à son action ; c'est-à-dire que celles-ci en seraient la *cause déterminante*, celui-là la *cause prédisposante*.

Nous ne pouvons soupçonner la nature coupable d'une aussi grave inconséquence ; et ce qu'elle prépare de longue date pour l'accomplissement physiologique d'une fonction, ne peut pas devenir tout à coup le point de départ d'une maladie des plus meurtrières. S'il en était ainsi, l'éclampsie devrait être aussi commune qu'elle est rare, et toute femme enceinte, au lieu d'envisager son sort avec bonheur, et de sourire à l'idée qu'elle va bientôt

devenir mère, devrait appréhender l'avenir et considérer son état avec effroi, puisque, aussi longtemps qu'il
persiste, elle verrait planer sur sa tête une cause très-
fréquente de mort ; car, *les circonstances capables de provoquer la mise en œuvre de cette réserve d'influx nerveux,
alors que les parties sur lesquelles il doit exercer son action
ne sont pas convenablement préparées,* s'observent *si souvent,* que si elles suffisaient à elles seules pour déterminer un mouvement réflexe propre à troubler les
fonctions régies par la moelle épinière et par le cerveau,
n'importe l'époque à laquelle le part se déclarât, l'éclampsie viendrait le compliquer dans une infinité de cas.
Heureusement il n'en est rien.

En effet, que d'avortements, que d'accouchements
avant terme, spontanés et artificiels, légitimes et criminels, s'effectuent sans occasionner le moindre trouble
fonctionnel dans l'innervation ! Que d'accouchements
laborieux par vices du bassin, par positions défectueuses
de l'enfant, par monstruosités, ayant nécessité des opérations sanglantes et autres sur la mère et sur son fruit,
sans qu'ils aient été accompagnés du plus petit ébranlement nerveux ! Qui n'a pas vu le travail durer plusieurs jours, les femmes en proie aux plus grandes
tortures, la matrice se contractant et luttant avec énergie et persistance contre un obstacle invincible, et tout
cela sans apporter du désordre dans les fonctions régies
par l'appareil cérébro-spinal !

Nous avons fait un relevé de sept mille huit cent treize
accouchements pratiqués à la Maternité de Bruxelles,
parmi lesquels nous avons compté *trente-deux* cas

d'éclampsie. Sur ce chiffre total, il y a eu deux cent quatre-vingt-seize accouchements contre nature, ainsi répartis : cent cinquante et une applications du forceps ordinaire; soixante-dix-neuf embryotomies par le forceps-scie; soixante versions; sept accouchements prématurés artificiels ; un avortement médical et six opérations césariennes.

Voilà des chiffres qu'on ne peut contester et qui attestent hautement que l'influx nerveux s'attaque souvent à des *parties rebelles* sans cependant éveiller de *sensibilité réflexe*. Voilà deux cent quatre-vingt-seize cas où la nature a été impuissante à parfaire son œuvre; où l'influx nerveux, on n'en doutera pas, aura eu beaucoup à lutter contre des parties peu ou point disposées à recevoir efficacement son action, et malgré ces conditions si favorables, d'après la doctrine de notre honorable confrère, à l'explosion de l'éclampsie, nous n'avons pu constater *une seule fois* les terribles effets de cette affection !

En conséquence, si l'on réfléchit à la diversité et à la fréquence des cas de dystocie que l'on rencontre partout et spécialement dans les hospices de femmes en couches, et qui constituent autant de circonstances qui viennent manifestement contrarier l'action régulière du fluide nerveux mis en réserve pour l'accouchement, on conviendra que la proportion de *trente-deux* éclampsies sur sept mille huit cent treize accouchements, dont *deux cent quatre-vingt-seize laborieux*, est assez minime, et M. Pigeolet ne pense-t-il pas comme nous qu'elle serait incomparablement plus grande, si son opinion énonçait la véritable cause des convulsions puerpérales ?

D'ailleurs, admettre cette théorie, n'est-ce presque pas faire supposer que l'éclampsie, pour se manifester, attend que la parturition soit signalée par quelques douleurs, comme si les contractions utérines devaient préalablement exister et produire l'irritation cérébro-spinale amenant les convulsions? De nombreuses observations ont maintenant mis hors de doute que cette affection peut se déclarer d'emblée et même avec violence, alors qu'il n'y a aucun indice de travail et que rien ne fait prévoir l'invasion du mal qui surprend parfois les femmes au milieu de leurs occupations habituelles. Nous avons vu de ces cas où la contraction utérine était consécutive à l'attaque.

Nous avons également été témoin d'accès éclamptiques survenant au neuvième ou au dixième jour des couches, après une délivrance des plus faciles et des plus naturelles. Est-ce encore, dans ces cas, l'influx nerveux troublé dans son action, qui devient, par un mouvement réflexe, la cause de tels désordres? Il nous sera tout au moins permis d'en douter, puisque l'on peut supposer, avec quelque raison, que tout l'approvisionnement nerveux a été épuisé pendant l'acte de la parturition.

D'après des recherches assez récentes, l'éclampsie résulterait d'une véritable *toxémie*, c'est-à-dire d'un empoisonnement du sang désigné, dans la circonstance, sous le nom d'*urémie*, parce qu'on le supposait dépendre de l'accumulation de l'urée dans l'appareil vasculaire. Par suite de cette intoxication toute particulière, le cerveau et la moelle seraient irrités et le principe délétère, charrié par le fluide sanguin, en agissant directement sur ces deux centres nerveux, déterminerait des troubles fonctionnels caractérisés, soit par un état comateux, soit par des convulsions partielles ou générales.

Dans cette opinion, les mots urémie avec ses manifestations finales, convulsions urémiques, convulsions puerpérales, éclampsie urémique, éclampsie puerpérale, sont synonymes et indifféremment employés pour désigner une seule et même affection.

Les auteurs qui se montrent partisans de cette théorie, sont assez d'accord sur la physionomie, sur le caractère des effets produits par l'urémie; ils cessent de l'être lorsqu'il s'agit d'en donner une explication. Tandis que les uns prétendent que cette maladie provient uniquement et toujours de ce que l'urine serait de nature albumineuse, d'autres soutiennent qu'il faut l'attribuer à l'urée dans le sang. Un plus grand nombre, en tête desquels se trouve Frerichs, ont cherché à démontrer et ils paraissent convaincus, que l'urémie ne dépend nullement ni de l'albuminurie, ni de la diminution de l'urée dans l'urine et de sa présence en excès dans le sang; mais bien de l'existence, dans l'économie, de carbonate d'ammoniaque qui résulterait de l'altération de l'urée elle-même, entrée en fermentation.

Nous ferons remarquer que, d'après cela, cet état tout spécial constituerait la cause prédisposante des convulsions qui auraient des prodromes et qui seraient légères quand le sel alcalin existerait en minime proportion, mais qui seraient instantanées et terribles lorsqu'il y aurait saturation de carbonate ammoniacal, ou décomposition soudaine d'une grande quantité d'urée.

En examinant de près ces trois opinions diverses, on soupçonne d'abord la première de manquer d'exactitude. Des observations journalières attestent, en effet, que l'albuminurie n'a pas pour compagne fidèle ou pour infaillible conséquence l'éclampsie ; car, tandis que celle-ci est fort rare, celle-là est très-fréquente, surtout pendant la grossesse. Ceci trouve sa preuve dans la constatation de sept cas seulement d'éclampsie sur quarante et une femmes enceintes, offrant toutes une urine albumineuse et certaines en quantité considérable (M. Blot). Nous aussi, nous avons constaté l'albuminurie un très-grand nombre de fois, même à un haut degré et compliquée d'anasarque, chez des femmes enceintes qui n'en ont pas moins accouché sans accidents convulsifs.

Si cet état insolite, albumineux des urines, et même la suffusion séreuse qui en est quelquefois la suite, sont si communs durant la gestation, c'est que, indépendamment de la maladie de Bright qui y donne lieu et que certains auteurs ont tort de considérer comme devant amener infailliblement l'intoxication urémique, puisque la première existe souvent sans être suivie de la seconde, il est encore bien d'autres causes qui sont à même de les produire. La puerpéralité modifie notablement le sang et s'il survient une influence capable d'en altérer les éléments constitutifs, un grand ébranlement nerveux, par exemple, il peut ne plus conserver ses propriétés normales : l'altération qu'il subit de ce chef modifiera ensuite son élaboration dans les reins, et l'albumine, venant à s'en séparer, viendra s'ajouter aux éléments contenus dans l'urine.

Des faits nombreux, irrécusables prouvent également que la congestion active ou passive des reins, un obstacle à la libre circulation dans ces organes, produisent le même résultat. C'est ainsi que la ligature plus ou moins serrée des veines rénales sollicite l'albumine à passer du sang dans la sécrétion urinaire, et si ces vaisseaux sont oblitérés, l'examen de l'urine a, chaque fois, révélé cette présence de l'albumine. Partant de là, on ne se refusera pas à admettre que la pression exercée par l'utérus sur les veines des reins, durant la grossesse, puisse aussi donner lieu à l'albuminurie. C'est ce qui s'observe souvent, en effet, chez les primipares, dont les parois abdominales rigides maintiennent la matrice en arrière.

D'ailleurs, si l'on se rappelle la rapidité avec laquelle l'albumine disparaît après la délivrance, quelquefois en moins de deux ou trois heures ; l'absence de tout symptôme d'affection des reins pendant la vie ainsi que le manque presque constant de traces d'altération de ces organes après la mort, on restera convaincu que l'albuminurie peut exister en dehors de la maladie de Bright, qu'une infinité de circonstances, étrangères à cette affection, peuvent l'occasionner et que l'éclampsie, d'après ce qui précède, n'en est ni la compagne, ni la conséquence obligées.

Bien que M. Blot prétende que l'albuminurie s'observe invariablement chez toutes les éclamptiques, nous avons vu deux cas où il n'y en avait aucune trace ; et quelle que soit, d'ailleurs, l'abondance de l'albumine, elle ne donne lieu, ainsi que nous venons

de le voir, aux manifestations convulsives que dans
la proportion de 1 sur 6. Nous ne nions pas, cependant, que cette maladie ait une grande signification
en temps qu'elle doit faire redouter l'invasion de
l'éclampsie, non pas directement par elle-même, mais
par les altérations qu'elle apporte dans le fluide sanguin
et par suite dans l'organisme tout entier (Massart). En
effet, l'inévitable liquéfaction du sang qu'elle produit,
donne bientôt lieu à des épanchements séreux, à des
infiltrations ; enfin, à une véritable pléthore hydro-
émique qui, sous l'influence d'une cause quelconque,
morale ou physique, peut tout à coup porter ses effets
sur les centres nerveux et détruire leur équilibre
fonctionnel.

Mais, et ceci nous conduit naturellement à la seconde
opinion, s'il est vrai que l'urine contient parfois une
grande portion d'albumine, sous l'influence d'une cause
quelconque, il ne s'ensuit pas rigoureusement que l'urée
y diminue ou disparaît tout à fait pour aller se répandre
dans le torrent de la circulation comme l'ont avancé
Christison et Rayer. Rarement il y a un rapport direct
entre la quantité d'albumine constatée dans la sécrétion urinaire et la quantité d'urée disparue de ce
liquide excrémentitiel où on l'a parfois retrouvée en
proportion normale (John Bence).

Et puis, en admettant même qu'il en fut ainsi, rien
n'étant moins prouvé que les propriétés toxiques de
l'urée, il en résulte que cette substance, malgré l'asser-
tion contraire de plusieurs observateurs, entre autres
Williams, Cormack et Simon qui soutiennent que sa

présence dans le sang amène le coma, des convulsions ou d'autres accidents nerveux, ne peut pas devenir, aussi longtemps qu'elle conserve son intégrité, la cause des phénomènes urémiques. En effet, par des expériences d'ailleurs faciles et souvent pratiquées, on a pu s'assurer que cet élément ne provoque jamais des convulsions. Prévost, Dumas, Ségalas, Frerichs, Vauquelin, Bichat, Fouquier, ont extirpé les reins à des animaux, ont injecté dans les veines de l'urée et de l'urine, et, dans aucun cas, à la suite de ces essais multipliés, ils n'ont déterminé des troubles dans les fonctions cérébro-spinales. Quelques-uns de ces auteurs, convaincus de l'innocuité de l'urée, à laquelle ils n'avaient reconnu d'autre action sur l'économie que celle qu'elle exerce sur le système urinaire dont elle augmente la sécrétion, l'ont administrée comme médicament à titre de diurétique. Elle agit en outre, d'après Martin Solon, comme sédative de la circulation et, de même que la digitale, à laquelle on pourrait la substituer lorsque celle-ci provoque des nausées, elle possède la faculté de rendre le pouls plus rare. Jamais elle n'a été cause de désordres urémiques.

Après ces deux opinions qui semblent devoir s'effacer devant ces quelques objections, il ne reste plus que la doctrine patronée par Frerichs : — que l'éclampsie serait sous la dépendance d'une intoxication du sang, due à la transformation de l'urée, passée dans le sang, en carbonate d'ammoniaque. La présence seule de l'urée, même en grande quantité, dans l'appareil vasculaire, ne suffit donc pas pour produire l'éclampsie; cette affection n'apparaîtra qu'à la condition qu'un ferment inconnu, un *nescio quid*, vienne changer l'urée en un sel nouveau. Quant à sa raison d'être et à la manière dont s'accomplit cette transformation, qu'il admet comme une vérité consacrée, l'auteur n'en dit rien. Elle est sans doute pour lui, comme pour bien d'autres, un de ces actes mystérieux qui se passent dans l'organisme, et qui persistent à se soustraire aux investigations des physiologistes les plus profonds et des chimistes les plus habiles.

Quoi qu'il en soit, un grand nom vient étayer cette théorie de sa puissante autorité. Orfila, expérimentant sur un animal, détermina des convulsions et la mort après lui avoir fait ingérer du carbonate d'ammoniaque. D'autre part, Frerichs affirme qu'il s'est assuré par l'analyse chimique que chaque fois que des symptômes d'urémie se sont déclarés, il y avait manifestement du carbonate ammoniacal dans le sang. Il ajoute avoir toujours réussi à les déterminer à volonté en injectant une solution de cette substance dans les veines des animaux.

Il paraîtrait également que, par son séjour prolongé dans les bassinets, dans les uretères ainsi que dans la vessie, l'urine est susceptible de se décomposer et de produire l'éclampsie urémique par absorption du carbonate d'ammoniaque.

A côté de ces résultats qui semblent d'abord bien concluants et irrécusables, il en est d'autres qui ne sont pas non plus sans importance et qui tendent à démentir les premiers. C'est ainsi que M. G. Zimmerman, malgré

les plus hautes doses de sel ammoniacal, n'a jamais
observé les effets signalés par Orfila. Cl. Bernard et
Barreswill ont trouvé du carbonate d'ammoniaque dans
l'estomac et dans les intestins d'animaux auxquels ils
avaient enlevé les reins. Enfin, d'autres observateurs
ont, dans certaines circonstances, reconnu au sang une
odeur ammoniacale prononcée, et tout cela sans qu'il y
eût jamais, dans ces cas, des phénomènes d'intoxication
urémique !

Les symptômes de l'urémie peuvent ainsi se résumer : il y a de la céphalalgie, du vertige, de la stupeur,
de la somnolence; un affaiblissement de la vue plus ou
moins prononcé, porté quelquefois jusqu'à l'amaurose;
des bourdonnements d'oreilles, une semi-surdité survenant rapidement ; une fièvre continue avec diminution
notable de la sécrétion urinaire ; des vomissements
pénibles de matières dans lesquelles on peut constater
la présence de sels ammoniacaux, mais jamais de l'urée
pure, non décomposée. Le sang, si on en tire, a une
teinte violacée, et une odeur qui rappelle celle de
l'urine putréfiée, due à du carbonate d'ammoniaque
qu'il contient également.

Traiter cette infection particulière du fluide sanguin,
c'est faire la prophylaxie des convulsions éclamptiques
qui en sont la conséquence, d'après la théorie que nous
venons de rapporter.

Il faudra donc, comme dans tout empoisonnement,
tâcher de neutraliser l'agent toxique et de l'éliminer
par toutes les voies, afin de protéger au plus vite,
contre son action, les centres nerveux ici compromis.

Les acides benzoïque, citrique ou tartrique sont
employés par Frerichs dans le but d'annihiler la propriété irritante du carbonate d'ammoniaque. Les diurétiques, les sudorifiques, les bains et les purgatifs
seront également employés avec avantage. Le gaïac
et le colchique sont, de tous les remèdes mis à l'essai,
ceux qui ont paru les plus efficaces, en raison de la
grande quantité d'urée dont l'urine se charge après leur
administration.

Pour ce qui est des indications à remplir pour combattre les accidents convulsifs, elles ne diffèrent guère
de celles que nous mentionnerons plus loin.

Cette doctrine nouvelle offre assez d'attrait ; elle
témoigne surtout des progrès immenses que la médecine fait chaque jour, et de la louable ardeur que
mettent ceux qui la cultivent à rechercher la vérité.
Néanmoins, elle nous trouve encore dans une extrême
réserve à son égard, parce que, elle aussi, nous met
en présence de faits indéfinis, obscurs, et de résultats
tout à fait contradictoires, émanant tous d'hommes
également sérieux et dont nous respectons au même
titre et la science et la bonne foi.

Des travaux ultérieurs, des expériences plus déci-
sives, des recherches plus minutieuses, des observations plus convaincantes et plus concordantes surtout,
ne tarderont peut-être pas à nous rallier franchement
à cette théorie, en nous permettant de comprendre, par
exemple, le mode et le motif de transformation de
l'urée retenue dans le sang, et de saisir la liaison intime
qu'il y aurait entre elle et les funestes accidents que

détermine son action toxique irritante sur le cerveau et sur le système nerveux tout entier.

Désireux de nous édifier sur la cause de cette malheureuse affection, et voulant éviter les suppositions tout à fait gratuites, nous nous sommes adressé à la nécroscopie; nos recherches ont été particulièrement dirigées sur l'état de la moelle épinière et sur celui du cerveau, les autres organes ne nous ayant jamais rien offert de spécial d'une manière constante. Voici les résultats de nos investigations :

Sept autopsies ont été pratiquées. Dans chacune d'elles nous avons reconnu l'existence d'une injection anormale, très-vive, des méninges rachidiennes; injection générale dans certain cas, partielle dans d'autres et quelquefois beaucoup plus prononcée à la face antérieure qu'à la face postérieure, circonstance qui doit faire rejeter l'idée d'hypostase, si l'on réfléchit au décubitus dorsal que l'on donne toujours aux cadavres. Indépendamment de cette injection, due à une riche arborisation vasculaire, nous avons constaté à diverses reprises une abondance exagérée de sérosité dans le canal vertébral et, dans un cas, un ramollissement manifeste de la moelle à la région cervicodorsale. Enfin, l'examen d'une éclamptique morte en 1859, nous a fourni l'occasion de voir à la portion dorsale supérieure de la moelle, une fausse membrane longue de plusieurs centimètres, épaisse de plus d'un millimètre, en tout semblable aux speudo-membranes qu'on rencontre parfois dans la pleurésie, dans la péritonite, etc.; toutes ces altérations ont été vues et appréciées par des professeurs et par les élèves de l'Université. Dans aucun cas, le cerveau ni ses enveloppes n'ont présenté quelque chose d'anormal, sauf un piqueté plus ou moins prononcé dans la substance blanche. Nous comprenons, cependant, qu'il peut être plus fortement congestionné et être parfois le siége de foyers apoplectiques. Mais ces lésions, quand elles existent, ne sont jamais que la conséquence des accès, tandis que les produits morbides trouvés dans le rachis devaient préexister, puisque la plupart des femmes autopsiées par nous n'ont pas survécu assez longtemps pour donner lieu à toutes ces altérations.

A ces cas, nous en ajouterons deux autres consignés par M. Pigeolet lui-même dans son travail, et dans lesquels il a constaté une méningite spinale. Enfin, nous avons vu une jeune demoiselle atteinte d'une affection de la moelle qui avait exigé un traitement très-long et des plus énergiques. Mariée ensuite et devenue enceinte, elle ne connut jamais le bonheur d'être mère; une attaque d'éclampsie l'emporta au terme de sa grossesse.

Ces résultats obtenus et soigneusement notés, nous avons voulu faire des recherches comparatives, en ouvrant la colonne vertébrale de femmes ayant succombé, peu après leur accouchement, à des maladies autres que les convulsions puerpérales. Nous sommes resté convaincu, dans ces cas, de l'absence complète et constante de toute altération analogue, et cette même absence nous a paru devoir indiquer que les lésions observées chez les premières pourraient bien être le point de départ de l'éclampsie.

D'où proviennent ces diverses nuances d'un même état pathogénique constatées dans le canal rachidien? Nous ne savons pas ce que d'autres en jugeront, mais nous pensons, nous, pouvoir les rattacher à une irritation chronique des méninges; à un travail inflammatoire lent, sourd, maintenu à l'état latent pendant la gestation, époque, ainsi qu'on le sait, où toute l'activité vitale se concentre vers l'utérus, au bénéfice des organes malades s'il y en a. Cet état accroît peu à peu et insidieusement l'irritabilité des femmes, qui se réveille ensuite forte, énergique lorsque la douleur de la parturition, ou quelque impression plus vive que d'habitude, vient à se manifester. Aussi, depuis que notre attention s'est portée sur ce sujet, nous avons remarqué que la plupart de nos éclamptiques accusent à la pression une douleur plus ou moins aiguë en un point quelconque de la colonne vertébrale.

A. — *Cause prédisposante.*

Ainsi donc, pour nous, l'éclampsie ne surviendrait jamais, sans qu'il y ait, chez les femmes qui en sont atteintes, une *prédisposition* caractérisée par une *grande excitabilité du système nerveux,* une *exaltation de la sensibilité générale,* qui a sa source dans les changements que la grossesse apporte dans l'innervation, et qui s'est accrue par une irritation préexistante des méninges rachidiennes ou céphaliques. Partant de là, on comprend tout le danger de la situation, et même que la mort doit être la règle, si la cause prédisposante a déjà affecté profondément les enveloppes ou le tissu de la moelle , ou lorsque des lésions graves pour l'organisme ont suivi les accès. En dehors de ces circonstances, il suffira souvent d'enlever la cause déterminante pour voir la guérison se déclarer promptement.

B. — *Causes déterminantes.*

Les causes déterminantes sont très-nombreuses. Dans notre opinion, tout ce qui est capable de surexciter la sensibilité nerveuse peut, chez les femmes atteintes de la prédisposition dont nous venons de parler, déterminer l'explosion de l'éclampsie et cela à toute époque de grossesse, avant comme pendant le travail et même après l'accouchement. Ainsi, chez ces femmes, la distension douloureuse de la matrice; la pression du fœtus sur l'orifice utérin pendant le travail ; le simple toucher vaginal quand le col est très-irritable ; les contractions fortes en cas d'obstacle à la délivrance ; les manœuvres obstétricales, les violences, les lésions des organes génitaux et autres ; l'excitation trop vive ou désagréable des sens ; les impressions morales vivement ressenties, la contrariété, la colère, l'annonce d'une bonne ou d'une mauvaise nouvelle, la plénitude du système sanguin, habituelle ou passagère, qui augmente par la chaleur de l'appartement, d'un bain ou par un exercice immodéré; la vacuité subite des vaisseaux après une hémorrhagie, en raison de la perversion que cet état insolite apporte dans les fonctions cérébro-spinales ; l'infiltration sous-cutanée, mais particulièrement celle de la face et des membres supérieurs, parce qu'elle indique souvent une collection de liquide dans les cavités séreuses du cerveau et de la moelle, liquide qui occasionne le trouble de l'innervation, sont autant de causes diverses qui peuvent donner lieu aux convulsions puerpérales.

Nous avons fait remarquer plus haut, par des chiffres, combien cette maladie est rare, et nous croyons avoir démontré, en même temps, dans quelle effrayante proportion elle devrait se manifester si la doctrine de M. le docteur Pigeolet était l'expression de la vérité. Eh bien! cette rareté s'explique parfaitement, nous semble-t-il, par la théorie développée ci-dessus, c'est-à-dire que si cette affection est si peu fréquente, c'est que la cause unique qui y prédispose est également très-peu commune. N'importe la durée du travail et l'intensité des douleurs; n'importe les émotions morales; n'importe les obstacles à surmonter de la part de l'enfant ou de la mère, il n'y aura point de convulsions s'il n'y a chez celle-ci une grande excitabilité nerveuse mise en jeu par une irritation des méninges rachidiennes ou céphalitiques. Or, on sait combien cette maladie est rare. Mais, si elle existe, quelque faible que paraisse la cause déterminante, l'irritabilité qui en est la conséquence peut se réveiller plus forte que jamais, arriver subitement à son apogée et se traduire par tous les désordres fonctionnels qui caractérisent l'affection désignée sous le nom d'éclampsie.

Mais, dira-t-on, vous raisonnez sur un nombre bien restreint d'autopsies! Qui sait? Aurez-vous encore, dans vos recherches ultérieures, l'occasion d'observer des lésions analogues?

Nous en convenons, nous sommes dans l'ignorance

complète de ce que l'avenir nous réserve à cet égard, et la question que nous traitons ici vient peut-être grossir le nombre de bien d'autres en médecine, où la relation de cause à effets échappe à notre frêle imagination ; où la nature s'obstine à nous laisser étrangers à ses secrets, comme s'il entrait dans ses vues de perpétuer indéfiniment ses mystères. Quant au chiffre de nos observations, il n'est point élevé sans doute ; mais, parce qu'il est petit, doit-on lui refuser toute valeur, et notre argumentation qu'il appuie ne vaut-elle pas celles qui ne sont basées sur aucun fait pathologique incontestable, ni sur aucune démonstration anatomique? Si nous disposions d'un plus grand nombre de cas, au lieu d'exposer notre théorie avec une certaine hésitation, sous une forme presque dubitative, nous la livrerions au monde médical avec une assurance convaincante, comme un fait acquis à la science, comme un point dogmatique qui aurait fait justice de toutes les objections.

Mais, nous n'aurions même pas découvert de lésions dans le canal rachidien, et nous ne devrions jamais en découvrir, que la théorie de notre honorable confrère ne nous serait pas encore tout à fait sympathique, pas plus que nous ne serions alors disposé à nous convertir immédiatement à l'urémie qui manque, comme on a pu en juger par ce qui précède, de confirmation assez précise.

Nous aimerions autant, dans ce cas, rattacher l'éclampsie à une excitabilité de la femme, pure et simple, constitutionnelle ou acquise, exaltée et désordonnée dans ses manifestations par une cause déterminante quelconque, sans faire intervenir pour cela des *modifications* dans la sécrétion urinaire, ou un *approvisionnement nerveux*, agissant sur des parties impropres à recevoir efficacement son action ; car, nous le répétons, toutes celles-ci sont si communes que, s'il en était ainsi, les convulsions seraient beaucoup plus fréquentes.

D'ailleurs, dans son observation, M. le docteur Pigeolet ne paraît pas très-éloigné de cette idée, puisqu'il admet que l'éclampsie peut se déclarer sous l'influence unique des causes déterminantes ; et dans le paragraphe suivant il reconnaît que, *la plupart du temps*, une lésion organique importante en est le point de départ, la *cause prédisposante*, dit-il, ce qui le rapproche bien davantage de notre première manière de voir. Mais, peu satisfait sans doute de ces explications, il formule ensuite, quelques lignes plus bas, la doctrine que nous avons textuellement rapportée en commençant, et que nous ne partageons point, pour des raisons que nous avons fait valoir.

On nous demandera sans doute pourquoi, si l'éclampsie reconnaît pour cause prédisposante une affection qui peut exister à toute époque, et qui ne disparaît pas du jour au lendemain, elle ne se manifeste jamais en dehors de l'état puerpéral et rarement après l'accouchement.

A cette objection si sérieuse et si compromettante en apparence pour notre théorie, nous répondrons que la grossesse constitue un état tout particulier qui opère des modifications très-importantes dans tout l'organisme et notamment dans l'innervation, modifications telles que le caractère est parfois complétement transformé, l'imagination plus exaltée, la susceptibilité nerveuse plus

exquise ; enfin, que les facultés sensoriales et intellectuelles sont souvent troublées, tous changements qui
rendent les femmes extrêmement impressionnables à
mille agents divers, surtout vers le terme de la gestation, et qui sont tout à fait ignorés de celles qui n'ont
pas conçu. La parturition est-elle effectuée, tous les
organes reviennent peu à peu à leur état primitif, les
fonctions se régularisent insensiblement, l'ordre renaît
bientôt, l'équilibre fonctionnel, enfin, se rétablit partout
et l'excitabilité nerveuse des femmes, si prononcée pendant la grossesse, revient à son rhythme normal peu
après l'accouchement.

Mais, comment se fait-il, voudra-t-on savoir encore,
que les primipares sont plus souvent frappées que les
multipares? Cette excessive irritabilité, dont vous faites
la cause prédisposante, aurait-elle ses caprices? Affec-
tionnerait-elle celles-là de préférence à celles-ci?

Évidemment, la prédisposition ne peut pas être l'apa-
nage presque exclusif des unes plutôt que des autres.
Mais il y a, entre ces deux catégories de femmes, une
différence énorme en ce que, chez les premières, la
matrice se laisse plus difficilement distendre, que la
fibre utérine jouit de plus de sensibilité, que la résistance et l'irritabilité du col sont toujours plus grandes,
que les fonctions des divers viscères sont plus facilement
troublées par la pression plus forte qu'y exerce l'organe
gestateur ; que l'inquiétude est souvent chez elles de
tous les instants, qu'elles appréhendent toujours le
moment suprême et pour elles et pour leur enfant, tout
cela parce que l'expérience des autres leur fait défaut.

Ajoutons ensuite que les jeunes filles qui vont devenir mères ont fréquemment à supporter la mauvaise humeur, la colère, parfois même les sévices de leurs parents ; qu'elles sont toujours minées par le désespoir, par le souvenir d'un perfide abandon, par la perspective de la honte et du déshonneur qui s'attachent à leur nom et peut-être de la misère qui les attend, elles et le pauvre être méconnu à qui elles vont donner le jour. S'étonnera-t-on, après cela, que de deux femmes, présentant au même degré la cause prédisposante de l'éclampsie, cette affection fasse sa victime de celle qui se trouve dans les conditions que nous venons de signaler?

§ 2. — Symptômes de l'éclampsie.

L'éclampsie arrive quelquefois à l'improviste, sans que rien la fasse prévoir ; mais, ordinairement, elle est précédée de quelques phénomènes qui l'annoncent plusieurs jours, ou seulement quelques heures à l'avance : ce sont une céphalalgie plus ou moins vive, bornée à un point de la tête, comme dans la migraine, avec nausées et vomissements ; de l'agitation, des contractures passagères dans les doigts, des frissonnements, des vertiges, de l'éblouissement, de l'anxiété à l'épigastre, de l'hébétude dans l'expression de la face, de l'incohérence dans les idées, de la plénitude et de la dureté dans le pouls chez les femmes sanguines, de la petitesse et de la fréquence chez celles qui sont anémiques.

Au moment de l'accès, l'agitation s'accroît, les muscles de la figure sont pris de mouvements fibrillaires. Bientôt les traits s'altérent, la face se contracte horriblement, il y a clignotement rapide des paupières, roulement et puis fixité du globe oculaire et du regard, dilatation de la pupille, déviation d'un côté de la bouche, sécrétion salivaire, agitation des lèvres et de la langue qui, souvent, est serrée et meurtrie entre les dents. Il y a aussi des secousses convulsives dans les bras, qui se rapprochent du corps ou se fléchissent sur le devant de la poitrine et se portent toujours dans la pronation forcée; les doigts sont fermés et le pouce contracturé dans la paume de la main. Les jambes et le tronc sont agités des mêmes secousses et se trouvent dans une extension presque permanente. Enfin, les aliments contenus dans l'estomac, les urines, les matières fécales sont souvent évacués involontairement; le fœtus lui-même est parfois expulsé pendant le cours d'un accès. La respiration est irrégulière, saccadée, ce qui produit la coloration bleuâtre de la face et du corps, ainsi que l'injection des conjonctives; une écume sanguinolente, si la langue a été mordue, sort de la bouche; le pouls est fréquent, plein et dur, la peau chaude et sèche. L'intelligence et les sensations sont ordinairement abolies.

Après une durée variable de une à quatre ou cinq minutes, les convulsions diminuent et cessent complétement; le pouls devient petit et presque insensible, la peau se couvre d'une sueur abondante, et la femme tombe dans un coma plus ou moins profond, avec assoupissement et résolution des membres. Bientôt la respiration se régularise et l'ordre reparaît peu à peu dans les fonctions, sans que la malade se souvienne aucunement de ce qui s'est passé en elle.

Le nombre des accès est d'un à trente, quarante, même soixante et plus; la distance qui les sépare varie de quelques minutes à des journées entières.

§ 3. — TERMINAISONS DE L'ÉCLAMPSIE.

Cette affection peut se terminer de diverses manières :

1° Par la guérison et, alors, les accès sont de courte durée, très-éloignés et peu nombreux. Le coma qui leur succède est léger et jamais l'intelligence et la sensibilité ne tardent à reparaître;

2° Par une autre maladie, telles qu'une hémiplégie, dépendant d'un épanchement au cerveau, une congestion pulmonaire, une rupture de l'utérus, une péritonite;

3° Enfin, par la mort. Des accès nombreux, fréquents et d'une durée de quatre, cinq et six minutes; une prostration profonde que nul excitant ne peut vaincre, le stertor, présagent ordinairement une terminaison fatale, qui peut être produite par une apoplexie foudroyante, ou par un spasme du cœur, du diaphragme et des muscles inspirateurs, d'où résultent l'arrêt de la circulation et l'asphyxie.

§ 4. — DIAGNOSTIC.

Il est quelques affections qui ont certains points de ressemblance avec l'éclampsie. Les principales sont : l'hystérie, l'épilepsie, la commotion cérébrale et l'ivresse. Mais, dans la première, les facultés intellectuelles et sensoriales sont conservées, parfois même les sens sont doués d'une plus grande finesse; il y a en outre une tendance continuelle au déplacement avec projection du tronc en avant, et la sensation d'une boule (*boule hystérique*) qui remonte des parties inférieures du corps vers la gorge où elle semble opérer une constriction. Enfin, après l'accès, il n'y a pas de coma.

Dans l'épilepsie, les phénomènes nerveux sont à peu près les mêmes que dans les convulsions puerpérales ; mais ils ne sont généralement pas non plus suivis de prostration ni de coma après l'attaque.

Quant à la commotion cérébrale, elle n'est jamais précédée de mouvements convulsifs. Le plus souvent, on peut constater les traces d'une chute ou d'un coup violent sur la tête ; et puis, les circonstances dans lesquelles l'accident survient, serviront encore à établir le diagnostic. Enfin, le coma de l'ivresse se reconnaîtra aux vomissements des liquides ingérés, et à l'odeur caractéristique de l'haleine dans ce cas.

§ 5. — Pronostic.

Avoir parlé de la nature des causes qui préparent et engendrent les convulsions puerpérales, c'est avoir laissé entrevoir en même temps tous les dangers de cette maladie, qui est mortelle dans la moitié des cas suivant la plupart des auteurs, et qui nous a donné, à la Maternité, une mortalité de deux cinquièmes. Grave surtout et ordinairement incurable lorsque les lésions patholo-giques qui y prédisposent sont profondes, elle est grave aussi et quelquefois mortelle par les accidents nombreux auxquels ses accès peuvent donner lieu : tels sont, avons-nous vu, les congestions cérébrale et pulmonaire, l'apo-plexie, l'hémiplégie, les ruptures utérines, la péritonite, les spasmes du cœur, du diaphragme et des muscles inspirateurs, d'où résultent l'arrêt de la circulation, l'asphyxie et la mort. Disons aussi que les manœuvres obstétricales auxquelles il faut ordinairement recourir, ne sont pas sans avoir également un certain degré de gravité qui vient s'ajouter à celle des accès. Cependant, les dangers ne se présentent pas toujours avec la même intensité. Ils varient surtout suivant l'époque de la gestation et le temps du travail où l'éclampsie survient.

Quant à l'époque à laquelle elle se déclare, il n'est douteux pour personne que sa manifestation dans le cours de la grossesse, principalement en cas de primiparité, porte plus que jamais une sérieuse atteinte à l'existence de la mère et de son fruit. En effet, si l'on est assez heureux pour obtenir une première guérison, on doit constamment, pendant la même portée, se tenir en garde contre les récidives qui sont alors toujours imminentes; et si, par la force des choses, à bout de moyens, on doit en venir à la déplétion artificielle de l'utérus, l'état du col rendra celle-ci sinon impossible, au moins très-difficile, très-douloureuse et très-lente, ce qui ne peut qu'aggraver la situation.

Eu égard au temps du travail, il est d'observation et de raison que l'éclampsie est de beaucoup plus dangereuse au début qu'à la fin, parce que l'extraction du fœtus étant alors ce qu'il faut rechercher au plus tôt, le peu de dilatation et la rigidité de l'orifice utérin ne permettent pas d'y procéder aussi vite qu'on le désirerait pour la conservation de deux êtres si dignes d'intérêt et si compromis dans la circonstance.

Cette affection met donc aussi en péril la viabilité de l'enfant : les troubles qui surviennent, pendant les accès, dans la circulation maternelle, doivent évidemment exercer sur la sienne une influence des plus fâcheuses, surtout quand la matrice est en proie à une sorte de contracture générale sans alternative de relâchement et de contraction. Aussi voit-on fréquemment ces enfants succomber pendant le travail lorsque leur expulsion se fait attendre, ou peu après leur naissance, atteints eux-mêmes de phénomènes convulsifs. Ajoutons que, suivant les cas, on se trouve souvent dans la triste obligation de provoquer la sortie prématurée du produit, ou de l'extraire forcément par la version, le forceps ou le levier, au terme de la grossesse, toutes manœuvres déjà fort compromettantes par elles-mêmes pour le fœtus.

§ 6. — Traitement.

Disons d'abord qu'on n'est pas toujours appelé au moment où l'éclampsie fait explosion ; que souvent on est consulté à l'avance, lorsque les femmes sont sous le coup d'une mobilité nerveuse inaccoutumée ; qu'il y a chez elles un état de souffrance ou de malaise qui leur inspire des inquiétudes ; ou bien, enfin, quand, dans une grossesse antérieure, elles ont été atteintes de convulsions dont elles craignent à bon droit le retour.

Prévenir les accès dans ces derniers cas, les *combattre* quand ils existent, tel est le rôle du médecin, tel est le but vers lequel doivent tendre tous ses efforts. C'est donc à lui qu'il appartient de se rendre exactement compte de la situation, pour tâcher d'annihiler la pré-

disposition si elle se manifeste par quelques symptômes, et pour écarter, autant qu'il est en son pouvoir,
l'invasion ou l'action des causes déterminantes.

Il en résulte que la médication à apporter dans cette
maladie sera *préventive* ou *curative* suivant les circonstances; et comme les causes, ainsi que nous l'avons
déjà dit, peuvent agir à toute époque de l'état puerpéral, le traitement prophylactique peut être requis
avant, pendant et *après* le travail.

A. — *Traitement préventif.*

1° Avant le travail.

Lorsque la femme est pléthorique, nous pratiquons la
saignée aussi souvent que la disposition à la congestion
cérébro-spinale la réclame. Si des phénomènes morbides se déclarent spécialement du côté de la moelle
épinière, c'est alors cet organe qui devient, de
notre part, l'objet d'une sollicitude toute particulière
et d'un traitement en conséquence. Nous employons
également, de temps à autre, de légers purgatifs, de
préférence le calomel, pour entretenir une liberté
habituelle du ventre; le régime doit être doux, l'exercice modéré.

Quand les femmes sont d'une constitution nerveuse,
qu'elles jouissent d'une grande excitabilité, nous leur
prescrivons les bains généraux tièdes, les bains de
poussière. A celles des villes nous recommandons, pour
autant que la chose soit possible, de séjourner à la
campagne, loin du monde, loin des soirées, des bals,
des spectacles; en un mot, de rester dans l'éloignement

de tout ce qui est susceptible d'éveiller leur sensibilité, d'occasionner des émotions, des impressions vives de quelque nature qu'elles soient ; à toutes, nous conseillons l'usage des calmants et des antispasmodiques.

Chez les lymphatiques, infiltrées et bouffies, nous avons recours aux purgatifs, aux diurétiques, aux mouchetures, aux ventouses sèches, le long du rachis et même aux vésicatoires volants, s'il s'y trouve un point douloureux. Un régime substantiel, des toniques végétaux et des préparations ferrugineuses sont utiles dans les cas de grande faiblesse.

2º Pendant le travail.

Après tous les moyens que nous venons d'énumérer, employés suivant le tempérament et l'état général de la femme, nous tâchons, pour prévenir l'éclampsie, d'éviter une chaleur trop élevée dans l'appartement, d'éloigner les odeurs fortes, d'encourager la parturiante en la rassurant sur la marche et sur l'issue du travail ; d'enlever, autant que faire se peut, toute douleur étrangère à la parturition ; de calmer la sensibilité du col utérin non dilaté par des applications ou des injections belladonées, par le chloroforme et, finalement, nous venons en aide à la nature, en temps opportun, dans le cas de résistance ou de retard dans l'accouchement.

Nous ferons seulement observer, quant au chloroforme administré en inhalation, qu'on doit en user avec beaucoup de circonspection. Porté jusqu'au narcotisme qui s'obtient en général après une ou deux minutes de son emploi, il constitue un excellent moyen pour dissiper les phénomènes précurseurs du paroxysme, tels que l'agitation, les contractures passagères dans les doigts, les soubresauts, les spasmes dans les muscles superficiels du visage, l'hébétude dans l'expression de la face, etc. ; mais il faudrait cependant, si l'accès survenait quand même, se hâter d'en suspendre l'usage, afin de laisser à la malade la faculté de respirer aussi librement que possible. Aux accès suivants on en renouvelle l'emploi.

5° Après la sortie du fœtus.

Nous surveillons attentivement la délivrance ; nous nous assurons que le placenta et les membranes sont expulsés en entier, que la matrice revient sur elle-même et qu'elle ne contient pas de caillots.

Grâce à ces précautions, des dangers imminents sont quelquefois conjurés ; mais, trop souvent encore, les moyens prophylactiques les mieux ordonnés échouent ; ou bien, survenu inopinément, le paroxysme se montre avec tout son cortége effrayant de symptômes, lorsque l'homme de l'art est appelé à le combattre. C'est alors que les moments sont précieux et que la timidité et l'expectation sont condamnables. Il n'y aurait que des attaques peu violentes, séparées par de longs intervalles pendant lesquels les facultés sensoriales et intellectuelles jouiraient de toute leur intégrité ; une large dilatation du col, une présentation et position favorables, un travail régulier, toutes les conditions enfin qui font présager un accouchement *très-prochain*, qui légitimeraient l'abstention du médecin-accoucheur. En dehors de ces circonstances exceptionnelles, le traitement curatif doit être prompt, énergique et sagement exécuté.

B. — *Traitement curatif.*

Rappelons d'abord qu'à l'irritabilité nerveuse préexistante est venue s'ajouter, puisqu'il y a convulsions, une cause déterminante qui varie suivant les sujets. Une des plus ordinaires, selon nous, c'est la souffrance occasionnée, *durant la grossesse*, par la distension douloureuse de l'utérus et, *pendant le travail,* par les contractions de ce viscère, ou par la pression de la partie fœtale qui se présente sur un col trop irritable. *Après l'accouchement,* la rétention partielle ou totale de l'arrière-faix ou des caillots peut faire naître l'éclampsie de la même façon.

Dans tous les cas, nous consultons l'état du pouls et, si celui-ci le permet, nous commençons le traitement par une saignée générale, pour prévenir ou combattre les congestions ou les apoplexies cérébrales et pulmonaires. Le tempérament de la femme, l'intensité des accès, les désordres hyperémiques qu'ils amènent, guident notre conduite dans l'application des émissions sanguines que nous faisons aussi abondantes et que nous renouvelons aussi souvent que de besoin. Nous pratiquons immédiatement le palper du ventre et le toucher vaginal, afin de nous assurer de l'époque de la grossesse, de la présentation et position du fœtus et pour connaître l'état du col utérin : celui-ci est-il sensible et fermé et la femme à terme, nous faisons usage des injections émollientes et belladonées, dans l'espoir de diminuer ainsi l'irritabilité de la matrice et de faire cesser la congestion rénale et autres dont son développement est la cause ; si l'indocilité de la malade s'y oppose, ce qui arrive souvent, nous appliquons de la pommade à l'extrait de belladone sur le col ; en même temps nous employons le chloroforme, nous administrons des lavements antispasmodiques et recommandons des compresses d'eau froide ou de la glace en application sur la tête et sur la colonne rachidienne. Pour faciliter l'emploi de ce dernier moyen, nous faisons coucher la malade sur le flanc, après avoir garni le lit d'alèzes et de toile imperméable.

Après les saignées générales, si les facultés sensoriales et intellectuelles restent abolies, si le coma persiste, nous recourons aux déplétions sanguines locales, telles que des ventouses scarifiées ou des sangsues en grand nombre sur le trajet du rachis et derrière les oreilles ; aux révulsifs sur les membres inférieurs, aux purgatifs et souvent au calomel à hautes doses. Sans trop contraindre les mouvements des extrémités, nous veillons cependant à ce que la femme ne se contusionne pas. Lorsqu'on n'a pas la précaution de refouler la langue dans la bouche avant le trismus, elle est ordinairement dilacérée au point de donner lieu à l'écoulement de mucosités sanguinolentes. On évite ces meurtrissures par l'interposition d'une bande roulée entre les arcades dentaires. L'emploi de corps durs, tels qu'une règle, un manche de cuiller, etc., doit être proscrit comme éminemment nuisible aux dents.

Il arrive que, nonobstant tous ces moyens, on ne voit pas survenir d'amendement, et le mal continue avec une opiniâtreté désespérante. Si les eaux ne sont pas encore écoulées, nous pratiquons sans hésiter la rupture des membranes, au risque même de compromettre la vie du fœtus, dans le but de relâcher le corps de la matrice. Nous avons vu, et bien d'autres que nous auront fait la même observation, que l'écoulement seul du liquide amniotique amène souvent du calme dans les accès, alors surtout que ceux-ci coïncident avec une distension douloureuse de l'organe gestateur. Les inhalations de chloroforme, avec les ménagements mentionnés plus haut : les lavements antispasmodiques répétés avec la valériane, l'assa-fœtida, le musc, le castoréum ont été conseillés comme pouvant aussi, dans cette circonstance, trouver leur utile application.

Quant au col, s'il n'est pas suffisamment ouvert pour espérer une prompte délivrance, nous tâchons d'en obtenir au plus tôt le relâchement par des injections prolongées, et nous cherchons à le dilater mécaniquement à l'aide d'éponges préparées ou de l'index promené circulairement autour de ses bords. Nous avons déjà été à même d'apprécier la rapide efficacité de ce dernier procédé. Si le pourtour en était résistant, dur et comme fibreux, nous pratiquerions, ainsi qu'on l'a fait souvent, des incisions multiples sur la portion vaginale. Enfin, dès qu'il est possible, le fœtus est extrait au moyen du forceps, du levier ou de la version.

L'instrument, lorsque rien ne s'y oppose, doit toujours avoir la préférence à cette dernière manœuvre obstétricale. Son emploi est plus facile pour l'opérateur, moins dangereux pour la mère, moins compromettant pour le fœtus et plus expéditif pour la délivrance.

Nous venons de le dire, lorsque l'éclampsie résiste aux moyens généraux et que la vie de la femme est en danger, il ne reste plus qu'une seule ressource, celle de l'évacuation de l'utérus.

A cet effet, j'introduis, comme je l'ai dit, d'abord un doigt dans l'orifice du col si celui-ci est encore long et à peine ouvert, et j'exerce sur sa circonférence une pression excentrique qui me permet bientôt l'adjonction d'un second doigt superposé au premier. Je les écarte ensuite peu à peu et, s'ils se fatiguent, je les remplace par une pince à faux germe dont j'écarte doucement et progressivement les anneaux en la faisant agir dans différents sens. En procédant de cette façon, avec lenteur et persévérance, j'arrive bientôt à une dilatation qui me permet de passer le forceps, mais qui ne suffit pas encore pour extraire la tête. Je le place néanmoins, parce que sa forme s'accommode très-bien à toute l'étendue du segment inférieur de l'utérus et qu'en l'y maintenant simplement par une douce traction vers le bas, il finit par fatiguer et par vaincre la résistance de l'orifice. Dans cinq cas successifs, j'ai rapidement terminé l'accouchement de cette façon, bien qu'au moment de mon intervention le col fût dur, épais et ses lèvres rapprochées; les cinq femmes furent sauvées et quatre enfants extraits vivants.

On m'objectera sans doute, les albuminuristes surtout, que l'accouchement n'arrête pas l'éclampsie, parce que, dans leur opinion, l'affection ne tient pas tant à la grossesse qu'à l'albuminurie qui a porté ses ravages dans tout l'organisme ; ou bien encore que l'irritation mécanique que j'exerce sur le col est de nature à multiplier les accès.

A cette dernière objection, je répondrai que la pratique n'est pas toujours la confirmation de la théorie : dans les cas où j'ai pratiqué la dilatation progressive du col, je n'ai nullement observé une aggravation. Au surplus, on peut s'aider des inhalations de chloroforme qui rendraient les manœuvres insensibles.

Mais l'accouchement, dit-on, n'arrêtera pas l'éclampsie, parce que l'albuminurie en est la cause. Soit, je le veux bien ; mais quelle est la cause de l'albuminurie ? Rarement c'est le mal de Bright ; le plus souvent cet état particulier des urines tient uniquement à la grossesse même. Donc, mettre un terme à celle-ci, c'est détruire à sa source la cause productrice de l'albuminurie ; c'est employer le moyen le plus rationnel et le plus direct pour calmer les accès éclamptiques. Ceux-ci ne disparaissent pas immédiatement avec l'extraction du produit, mais ils s'éloignent ordinairement, diminuent d'intensité et bientôt finissent par ne plus revenir. Quant à l'albumine, il suffit d'un jour, quelquefois de quelques heures pour en faire perdre toute trace.

Lorsque, pendant une attaque éclamptique, nous rencontrons de ces cas où les parties s'opposent à l'extraction du produit par le forceps et qu'il y a péril en la demeure, plutôt que de nous épuiser en efforts souvent inutiles et toujours dangereux pour la mère, nous employons sans tarder le forceps-scie, afin de débarrasser au plus vite l'organe gestateur. Nous croyons que personne, dans des circonstances si pénibles, ne contestera la légitimité de l'embryotomie, d'autant plus que l'enfant, s'il n'a pas déjà cessé de vivre, peut être considéré comme n'étant plus viable, au triple point de vue de la maladie elle-même, de la longueur du travail et des tentatives qui ont été faites pour l'extraire. Il va de soi que lors de grande étroitesse du bassin surtout nous aurions recours au même mode de délivrance, dès que le col nous paraîtrait suffisamment dilaté.

Dans l'impossibilité où nous sommes de sauver deux existences à la fois compromises, nous volons donc au secours de celle qui est la plus précieuse, en lui sacrifiant une autre bien précaire qui aurait cessé d'être quelques instants plus tard, entraînant sans doute la première dans sa perte.

Nous allions omettre de dire ici ce que nous ne négligeons jamais dans la pratique, lorsqu'une dure nécessité nous force de recourir à l'embryotomie : c'est que, pour calmer les consciences que des scrupules religieux tiennent sans cesse en éveil, nous n'opérons qu'après avoir assuré, par l'ondoiement, la vie spirituelle de l'enfant.

L'opium et ses préparations ont été vantés, à doses élevées, pour combattre les accidents convulsifs, par plusieurs auteurs, notamment par MM. Trousseau et Pidoux, dans leur *Traité de thérapeutique*, et par M. Scanzoni qui dit en avoir obtenu les plus beaux résultats, alors que l'organisme n'est pas encore épuisé par des accès nombreux et répétés et que les forces vitales ne sont pas encore anéanties. Dans ces cas, il cherche d'abord à relever l'organisme déprimé par le musc à hautes doses, pour en venir ensuite, dès qu'il y est parvenu, à l'administration des opiacés. Ces noms ont infiniment de valeur et nous avons pour eux la plus grande estime; mais, si l'on se rappelle que ces narcotiques, en produisant leurs effets, congestionnent, entre autres organes, le cerveau et toutes ses dépendances, ne doit-on pas craindre qu'ils augmentent l'hyperémie si habituelle dans l'éclampsie? C'est là une question qui ne peut être résolue que par une longue et judicieuse pratique. Quant à nous, nous avouerons que ces craintes nous ayant retenu jusqu'ici, nous n'avons pas l'expérience de l'emploi de ces moyens : la critique dès lors ne nous appartient pas.

Nous admettons beaucoup moins et nous répudions même tout à fait l'administration du seigle ergoté, dont quelques médecins, entre autres Waterhouse, Ashwel, Mitchel et Villeneuve, font usage en pareil cas, dans la conviction qu'ils ont que les douleurs très-énergiques sont favorables dans les accès éclamptiques en ce qu'elles amèneront une prompte délivrance. Nous supposons qu'ils posent tout au moins comme condition essentielle que le fœtus doit se présenter normalement. De deux choses l'une : ou le col est dilaté, ou il ne l'est pas; s'il est dilaté, on obtiendrait une délivrance beaucoup plus prompte et plus efficace, par conséquent, par l'application immédiate du forceps. S'il ne l'est pas, l'ergot de seigle déterminera dans la matrice une sorte de contracture, augmentera davantage encore l'irritabilité de la fibre utérine, rétrécira les vaisseaux utéro-placentaires ; troublera conséquemment la circulation fœtale déjà si compromise par les convulsions elles-mêmes ; produira, enfin, une hyperémie céphalique qui ne peut qu'accroître l'excitabilité nerveuse générale, et comme l'accouchement, vu le peu de largeur de l'orifice du col, est encore loin de se terminer, on aggravera ainsi l'état de la femme, et l'enfant sera voué à une mort certaine.

On a vu par tout ce qui précède que la sortie spontanée ou l'extraction artificielle de l'enfant constitue ce qu'il faut presque toujours rechercher au plus tôt, parce que souvent il n'y a de chance de salut pour la mère que dans une prompte déplétion de l'utérus, laquelle est ordinairement suivie d'une suspension complète et définitive des accès. Néanmoins, on les voit quelquefois encore reparaître après l'accouchement ; il faut alors se hâter d'extraire le placenta ainsi que les membranes et les caillots contenus dans la matrice. Nous pensons même qu'en toute circonstance d'éclampsie, pourvu que l'utérus se contracte, il conviendrait d'opérer immédiatement la délivrance. Si le trouble nerveux ou le coma persiste, nous continuons le froid sur la tête et sur le dos, les saignées locales, les révulsifs aux extrémités, les dérivatifs intestinaux, le calomel. En cas de dépression des forces vitales, caractérisée par une petitesse extrême du pouls, par la décoloration des téguments et par une sueur froide et visqueuse qui les recouvre, nous suspendons tout écoulement sanguin et nous administrons les excitants et des antispasmodiques.

En terminant, nous dirons que quand l'éclampsie s'est déclarée sous l'influence d'une impression morale vive, nous tâchons dans l'intervalle des accès, s'il y a retour à la raison, de calmer cette souffrance de l'esprit, et toujours nous écartons tout ce qui pourrait affecter défavorablement les sens, comme une lumière trop vive, des bruits désagréables, etc. Nous éloignons également ce qui est susceptible d'exciter de la frayeur ou de faire naître des inquiétudes chez la malade; c'est ainsi que la présence du mari et des membres de la famille auprès d'une éclamptique, ou celle de personnes qui lui sont chères, est souvent plus nuisible qu'utile. La plupart du temps, malgré la contrainte qu'ils s'imposent, leur contenance et l'expression de leur physionomie qui est le miroir de l'âme, réflètent la profonde émotion qu'ils éprouvent et le chagrin qui les étouffe. Il faut que le médecin sache user de son autorité pour faire disparaître toutes ces causes d'excitation pour la patiente.

Nous avons déjà dit que s'il y a anémie bien caractérisée ou pléthore séreuse, nous nous abstenons de saignées ou ne les pratiquons qu'avec une extrême réserve. Enfin, il est presque superflu de le mentionner, nous exigeons des soins consécutifs très-vigilants, une surveillance des plus attentives et une parfaite régularité dans l'accomplissement de toutes les fonctions, notamment des fonctions vésicale et intestinale. Quant au régime, qui d'ailleurs est subordonné à l'état de la femme, nous le tenons en général très-rigoureux d'abord, comme après les affections les plus graves.

ART. III. — Ruptures de l'utérus et du vagin.

§ 1. — Rupture de l'utérus.

Cet accident consiste en une solution de continuité dans le tissu utérin. C'est un des plus graves pour la mère et pour l'enfant. Il est plus fréquent vers la fin du travail qu'à toute autre époque de la grossesse.

La matrice peut se déchirer dans tous les points de sa surface; mais ces ruptures qui, du reste, varient d'étendue, de direction et n'entament même parfois qu'une portion de l'épaisseur des parois, siégent le plus ordinairement sur ses côtés, à son fond ou vers le col.

Causes. — Les causes sont *prédisposantes* et *déterminantes*.

A. Les *causes prédisposantes* sont toutes celles qui affaiblissent les parois utérines ou qui, pendant le travail, sont un obstacle à l'expulsion spontanée du produit ou nécessitent des contractions énergiques. Telles sont :

1° L'hydropisie de l'amnios, la grossesse gémellaire;

2° L'amincissement, sans cause appréciable, des parois de la matrice;

3° L'inflammation, le ramollisement, l'ulcération de ces mêmes parties, ou leur affaiblissement sous l'influence de contusions ou d'opérations antérieures; comme chez les femmes qui déjà ont subi la section césarienne;

4° Toutes les maladies organiques, le squirrhe, l'encéphaloïde, les tumeurs fibreuses qui, ne pouvant se prêter à la dilatation, ni se contracter autant que les autres portions de l'organe, prédisposent à la déchirure au-dessus du point où siègent ces affections ;

5° Enfin, les rétrécissements du bassin, les positions vicieuses du fœtus ; en un mot, tout ce qui est susceptible de rendre l'accouchement laborieux.

B. Les *causes déterminantes* sont les coups, les chutes, la pression de l'abdomen contre un corps dur, l'action des instruments meurtriers, les contractions fortes de l'utérus quand, déjà, il existe des causes prédisposantes ; les manœuvres obstétricales, telles que la version ou l'application du forceps, pratiquées avec violence, en temps inopportun, ou même alors qu'on apporte dans ces opérations la plus grande douceur si, d'ailleurs, la matrice y est prédisposée.

Symptômes. — La déchirure utérine se fait quelquefois avec un bruit éclatant, entendu à distance. Le plus souvent cet accident se caractérise par une douleur instantanée, vive, pongitive, ou par une espèce de crampe qui arrache à la femme un cri perçant. Cette douleur s'engourdit ensuite, et est suivie d'un sentiment de chaleur douce qui se répand dans l'abdomen où l'on constate une tumeur anormale si le fœtus est déplacé. Bientôt après se manifestent des phénomènes plus graves : la pâleur du visage, l'altération des traits, l'aspect bleuâtre des lèvres et des ongles, les syncopes fréquentes, la faiblesse du pouls, les sueurs froides, les vomissements bilieux et l'hémorrhagie vaginale. Enfin, le toucher et l'introduction de la main lèveront tout doute s'il en restait encore : l'affaissement de la poche amniotique, si elle n'était pas rompue précédemment, la sortie partielle ou totale du fœtus à travers la déchirure, seront des signes certains de cette grave lésion.

Si l'enfant n'était pas déplacé, le diagnostic pourrait rester équivoque, difficile, impossible même et l'autopsie seule expliquerait la cause d'une mort ordinairement très-prompte.

Pronostic. — Cet accident est des plus redoutables pour la mère et pour son fruit, à cause de l'hémorrhagie qui se porte dans la cavité péritonéale, de la péritonite sur-aiguë consécutive et de l'étranglement d'une anse intestinale qui peut passer à travers la déchirure. La mort est même parfois immédiate.

On a cependant vu des femmes échapper à cette terrible lésion. Dans ces cas, s'il y a eu déplacement, le fœtus, à la faveur d'une inflammation protectrice, s'est entouré d'un kyste dont il est sorti plus tard, en lambeaux, à travers des abcès qui s'ouvraient dans l'intestin, dans le vagin ou dans les parois abdominales.

Traitement. — Il consiste à extraire immédiatement le fœtus, afin de prévenir l'hémorrhagie et les accidents inflammatoires qui résultent de son déplacement.

Si l'accident survient pendant le travail, il peut arriver que l'enfant reste dans la matrice, ou bien qu'il tombe en partie ou en totalité dans l'abdomen.

Dans le premier cas, il faut l'extraire par la version ou mieux avec le forceps. On ne recourrait à l'opération césarienne que s'il était vivant, et qu'il y eut un obstacle

insurmontable à l'accouchement par les moyens ordinaires.

Dans le second cas, si la chute dans le ventre n'est
que partielle, il faut appliquer le forceps si la tête est à
la portée de cet instrument; si non, il faut aller chercher les pieds et les amener à la vulve. Si le fœtus est
passé en entier dans le ventre, il faut encore, si le col
et la rupture utérine le permettent, aller saisir les pieds
à travers ces ouvertures et les ramener par les voies
naturelles. Si cette manœuvre était impraticable, il n'y
aurait que la vie bien constatée de l'enfant qui légiti-
merait l'incision des parois abdominales.

Témoin d'une rupture utérine avec chute du fœtus
dans le ventre de la femme, M. le docteur Mussche, de
Hal, fit immédiatement la gastrotomie : il retira un
enfant vivant et la mère se rétablit.

La déchirure utérine peut encore se déclarer pendant
les premiers ou les derniers mois de la grossesse.

Dans le premier cas, on abandonnerait la malade aux
ressources de la nature, en combattant toutefois, par des
moyens appropriés, les accidents consécutifs, tels que
l'hémorrhagie, l'inflammation.

Enfin, dans le second, on se hâterait de délivrer la
femme en dilatant le col utérin. En cas de viabilité du
fœtus, on pratiquerait la gastrotomie.

§ 2. — RUPTURE DU VAGIN.

Les ruptures du vagin, bien moins graves que celles
de l'utérus, sont ordinairement dues à la pression directe
et prolongée de la tête dans le canal vaginal, au refou-

lement de l'utérus par la pénétration, surtout forcée, de la main dans sa cavité, sans en soutenir le fond ; à l'application défectueuse du forceps ou du levier, à des tractions violentes, etc.

On verra plus loin, à la suite des observations que je relate de ces sortes d'accidents, le mécanisme suivant lequel, en dehors de toute cause traumatique, le vagin peut encore se rompre.

Signes. — A part leur gravité et leur intensité beaucoup moindres, les signes de cette lésion sont les mêmes que ceux de la rupture utérine. L'enfant peut également rester en place, ou passer en partie ou en totalité dans l'abdomen, suivant que la déchirure s'opère à la portion inférieure ou supérieure du vagin, ou que la tête est déjà dans l'excavation ou qu'elle n'y est pas encore parvenue. Cependant, la tête étant fixée dans le petit bassin et même au détroit inférieur, le passage du tronc dans la cavité abdominale peut s'effectuer, lorsque la déchirure est assez grande et qu'elle siége vers le cul-de-sac utéro-vaginal.

Traitement. — L'indication consiste à extraire l'enfant par le vagin, en appliquant le forceps pour hâter la délivrance, si c'est la tête qui se présente. Si ce n'est pas elle, il faut aller à la recherche des pieds à travers la crevasse et les ramener à la vulve. On ne pratiquerait la section césarienne que si le fœtus était passé tout entier dans le ventre et qu'il existât un rétrécissement qui rendît impossible son extraction par les voies ordinaires.

Après la sortie de l'enfant, il faut aller au plus vite à

la recherche du placenta, en se guidant sur le cordon, et l'extraire aussi par les voies naturelles (*voir* ci-après notre seconde observation).

Traitement consécutif.

Les ruptures utérine et vaginale produisent, par une sorte de sidération nerveuse, une perturbation profonde, un anéantissemeent extrême, presque instantané, de tout l'organisme. Le premier soin de l'accoucheur, après avoir opéré la délivrance, doit donc être de relever, par tous les moyens qui sont en son pouvoir, les forces vitales qui s'éteignent rapidement. A cet effet, il aura recours aux cordiaux les plus usités : au vin, à l'eau de canelle, à la calorification artificielle, etc., etc. S'il survient de l'inflammation, ce qui est le cas le plus ordinaire quand la malade ne succombe pas avant, elle sera combattue par des topiques émollients, par des sangsues, par l'emploi des mercuriaux *intus* et *extrà*.

Les Anglais préconisent par dessus tout l'opium à hautes doses : vingt, vingt-cinq, trente centigrammes par jour ; c'est là, pour eux, l'antiphlegmasique par excellence et les faits que M. Bribosia, de Namur, emprunte à la pratique anglaise à l'appui de son magnifique mémoire sur l'emploi de l'opium en obstétrique, mémoire couronné par notre Académie de médecine, justifient amplement la confiance que nos voisins d'outre Manche accordent à ce médicament. Voici comment s'exprime notre honorable et distingué confrère dans les réflexions auxquelles il se livre.

« L'opium, dit-il, présente en ces occasions une

efficacité des plus manifestes ; il s'oppose d'une manière bien évidente au processus inflammatoire. Mais comment agit-il alors? par quelle transformation ou modification organique les tissus deviennent-il· moins sensibles aux réactions pathologiques? pourquoi l'élément phlegmasique est-il moins prompt à se développer lorsque l'opium est administré? La raison nous en paraît assez claire. L'action fondamentale de l'opium à forte dose est la tendance à la destruction des fonctions du système nerveux, à son anéantissement (Müller) : par conséquent, les réactions vitales, et l'inflammation qui en est une, seront d'autant plus faibles que l'organisme sera davantage sous l'influence du terrible et bienfaisant narcotique. Sa sensibilité étant diminuée, il en résulte également moins de fluxion dans les parties susceptibles de s'enflammer : *ubi dolor, ibi fluxus*. Voilà pour l'effet des hautes doses. Quant aux doses modérées, telles que celles dont on se loue tant à la suite des grandes opérations chirurgicales, elles agissent aussi en diminuant la sensibilité générale et locale, tout en ranimant, par leur effet stimulant, l'énergie vitale fortement ébranlée et affaiblie. »

En finissant cet article, je ferai le recit de deux cas très-intéressants : la rareté des ruptures vaginale et utérine ; la rareté surtout de leur heureuse terminaison, principalement quand elles sont compliquées d'issue des intestins et de passage complet de l'enfant et de ses annexes dans la cavité péritonéale, m'engage à consigner ces faits qui me sont d'observation personnelle. J'indiquerai ensuite, pour compléter l'étiologie de ce grave accident, les causes qui, selon moi, y ont donné lieu dans les cas que je mentionne.

Premier cas. — *Rupture traumatique du vagin; — issue des intestins à l'extérieur; — application du grand forceps au détroit supérieur; — guérison.*

Dans la nuit du 1er au 2 novembre de l'année 1861, je fus appelé auprès de Mme Van Hauwermeiren, boulangère, demeurant rue du Marché-aux-Poulets, 42, par M. le docteur X..., qui me donna, au sujet de cette dame, en venant lui-même me requérir, les renseignements suivants : elle était en travail d'enfant; l'accouchement marchait avec lenteur; il avait administré de l'ergot de seigle et puis appliqué le forceps, tout cela inutilement. Sur les instances pressantes de la femme, il avait retiré son instrument; une *hernie* s'était aussitôt produite; enfin la tête fœtale était, me dit-il, au détroit inférieur.

A mon arrivée, je rencontrai auprès de la parturiante M. le docteur Hubert, de cette ville; il avait été appelé par la famille, qui commençait à s'inquiéter de l'insuccès des tentatives qui venaient d'avoir lieu. C'est à la demande de cet honorable confrère, qui avait immédiatement vu la gravité du cas, que je fus mandé comme troisième accoucheur. Quant à ses impressions, il me les tut pour le moment, voulant sans doute me laisser toute liberté d'appréciation.

Avant que je ne me fusse renseigné, par moi-même, sur ce qui existait actuellement, on me mit au courant de ce qui s'était passé dans les couches antérieures.

Mme Van Hauwermeiren en était à son quatrième accouchement. Pour le premier, elle avait reçu les soins d'un médecin qui lui avait donné un enfant vivant. Si ma mémoire ne m'est pas infidèle, car c'est un détail que je n'ai pas noté, je crois que M. Hubert y avait encore assisté. Dans ses deux grossesses subséquentes, elle avait préféré, comme cette fois, le docteur X..., qui, moins heureux que son prédécesseur, eut la mauvaise fortune d'amener des enfants morts, toujours extraits avec le forceps.

Je trouve la patiente dans son lit, se reposant autant qu'elle le pouvait, des fatigues et des douleurs qu'elle venait d'endurer. Elle me paraît avoir la trentaine; elle est de taille moyenne. Sa figure exprime l'abattement et la souffrance; le pouls est misérable, la peau moite, la calorification presque éteinte, la voix cassée. Elle se recommande à notre bienveillance.

A titre d'encouragement, et pour la rassurer sur ce que la vue de trois accoucheurs a de pénible et de redoutable pour une femme, plutôt qu'avec un espoir fondé (je ne me doutais pas de ce qui existait), je l'engageai à faire, pendant les contractions, quelques efforts volontaires, persuadé, lui disais-je, que la tête, étant si bas qu'on me l'avait dit, ne tarderait pas à paraître au jour.

Mais je ne fus pas longtemps à m'apercevoir que cette femme n'avait pas, pour le moment, de véritables douleurs expulsives; elle se retenait, d'ailleurs, autant qu'il lui était possible de le faire, sentant, disait-elle, quelque chose qui lui sortait de plus en plus du corps, à chaque poussée ou à chaque mouvement qu'elle faisait.

Répondant à mes questions, elle m'assura qu'à peine en travail, de l'ergot de seigle lui avait été administré dans le but de faire aller les choses plus rondement et puis que, fort peu de temps après, son accoucheur avait décidé, pour en finir plus vite, de faire usage du forceps. Elle ajouta que l'application du *fer* gauche avait été difficile, longue et surtout extrêmement douloureuse ; que les efforts d'extraction lui étaient insupportables ; que le mal atroce qu'elle en éprouvait ne ressemblait en rien à celui qu'elle avait ressenti dans ses couches antérieures ; enfin, que ce n'*était pas son enfant qu'on lui prenait*, mais *bien quelque chose qu'on lui arrachait du ventre*. Ce sont ses propres paroles.

Pendant qu'elle me faisait ce triste et déplorable récit, je l'examinais avec soin, et grande fut mon émotion quand, au lieu d'une simple hernie, je reconnus un paquet d'intestins grêles et d'épiploon pendant entre les cuisses et reposant sur le lit ; l'excavation pelvienne en était également remplie de toute part ; les circonvolutions, distendues par des gaz, avaient un aspect rouge-violacé.

Heureusement, le col utérin était ici largement ouvert et la tête du fœtus, en présentation du sommet, non pas sur le plancher du bassin ; mais seulement au détroit abdominal et mobile encore. Il me fut facile de reconnaître le siége de la déchirure ; elle existait au côté gauche du cul-de-sac utéro-vaginal et pouvait sans peine admettre trois doigts, juste la largeur de la cuiller du forceps. L'enfant avait cessé de vivre.

Mes confrères me confièrent la délicate mission de délivrer cette malheureuse.

Je la fis placer en travers de son lit, le tronc dans une direction déclive vers la tête, le siége relevé autant que possible, les jambes étendues et les creux du jaret reposant et étant maintenus sur mes épaules. J'étais debout vis-à-vis et entre les cuisses de la patiente. Ces dispositions prises, je m'attachai d'abord à faire rentrer les gaz vers les parties supérieures; ensuite, de la main gauche introduite, j'écartai la tête vers le côté droit du bassin pour agrandir l'espace du côté opposé et je tâchai de refouler les intestins dans l'abdomen, en commençant par les portions les plus rapprochées de la solution de continuité. Mes premiers essais n'étaient pas fort encourageants; lorsque j'étais parvenu à en rentrer gros comme une noix, un mouvement de la femme, une secousse de toux, une contraction venaient en faire sortir gros comme un œuf et même davantage. Je continuais néanmoins avec patience, m'arrêtant et me contentant d'appuyer sur la rupture pour l'obturer pendant les efforts ou les mouvements qui pouvaient contrarier ma manœuvre et me faire perdre ce que j'avais gagné. Enfin, après vingt à trente minutes de tentatives exécutées avec toute la douceur et tous les ménagements imaginables, j'eus la satisfaction d'obtenir la réduction complète et définitive des organes déplacés. Sans désemparer j'appliquai le forceps, les deux branches étant conduites de la main droite sur la main gauche, restée en place. — J'introduisis la branche mâle la première, en évitant soigneusement les lèvres de la déchirure. Une seule traction prolongée amena la tête et puis le reste de l'enfant au dehors, après quoi le placenta fut immédiatement dégagé.

L'accouchée est lavée et remise ensuite horizontalement, dans le decubitus dorsal, à son lit. Une potion cordiale laudanisée lui est prescrite et nous lui enjoignons le repos le plus complet. Avant de la quitter, je m'assure que la hernie ne s'est pas reproduite et nous communiquons à la famille les craintes sérieuses que cet accouchement nous donne.

Le lendemain matin cette femme se trouvait dans de bonnes conditions. Elle éprouvait tout simplement un léger endolorissement du ventre, lequel a cédé à un cataplasme émollient enduit d'onguent mercurio-belladoné.

Les suites des couches n'ont rien présenté de bien particulier ; le dixième jour, j'ai constaté par le toucher que la solution de continuité était réduite à une sorte de petite boutonnière à bords contigus, à travers laquelle on n'aurait pu pénétrer sans rompre la cicatrice. Je n'ai pas reconnu de vice du bassin. — Enfin, quelques semaines plus tard, on voyait Mme Van Hauwermeiren à son comptoir répétant à tout venant ce qu'elle m'avait dit à moi-même, que jamais elle n'avait eu des couches aussi heureuses.

J'ajouterai qu'un an juste après cet accident, presque jour pour jour elle accouchait naturellement de son cinquième enfant et que, dans le courant de l'année 1864, au mois de novembre, elle a mis au monde son sixième.

SECOND CAS. — *Rétrécissement du bassin ; — rupture utéro-vaginale spontanée ; — passage complet de l'enfant et*

*du placenta dans le péritoine ; — version podalique ; —
application du grand forceps après la sortie du tronc; —
extraction artificielle de l'arrière-faix; — guérison.*

Caroline Wivina D..., âgée de 35 ans, demeurant en
ville, impasse du Cygne, journalière, secundipare, se
présente dans mon service, à la Maternité, le 17 octobre 1864, à 4 heures de relevée.

Dans une première grossesse, elle a mis spontanément au monde, en juin 1863, à huit mois de gestation,
un enfant mort-né, après un travail long et pénible;
elle se rétablit promptement. Cette fois, elle est à
terme et en mal d'enfant depuis une heure du matin,
c'est-à-dire, que seize heures se sont déjà écoulées
depuis le début des douleurs. Cependant, les premiers
maux ne lui paraissant pas assez caractéristiques, elle
se découcha à son heure habituelle et se rendit encore
à ses occupations qu'elle ne quitta que dans l'après-
midi, forcée alors de rentrer chez elle et de venir
ensuite à l'hospice.

Cette femme a toujours joui, avant comme pendant
cette seconde grossesse, de la meilleure santé ; aucun
accident ne lui est arrivé. Elle est de petite taille, d'une
complexion maigre mais tiliace; elle a les membres
grêles et les extrémités inférieures peu déformées. Par
sa forme et par sa proéminence en avant et en bas, son
ventre justifierait bien la pittoresque dénomination de
venter propendulus des anciens. La saillie sacro-vertébrale est facilement accessible au doigt; sa distance à
la symphyse pubienne, mesurée lors du premier accou-

chement, avec le pelvimètre universel de M. Van Huevel, n'est que de 7 centimètres de demi (2 pouces et 9 lignes). Mlle Mairie, maîtresse sage-femme, ainsi que des élèves internes, reconnaissent que le vagin est allongé; que le col utérin est remonté très-haut, qu'il est court, ouvert de la grandeur d'une petite demi paume de main et que la poche des eaux y bombe fortement. Ils constatent de plus une présentation du sommet, mais avec une certaine difficulté toutefois, à cause de l'élévation de la tête. Le palper abdominal, pratiqué à diverses reprises, tant pour s'assurer du volume de l'utérus que de la situation de l'enfant et de ses mouvements actifs que la femme prétend sentir par moment, ne renseigne absolument rien d'anormal. L'auscultation ne donne de l'existence du fœtus que des signes douteux, ce qui peut dépendre de ce que les contractions étaient des plus énergiques, presque incessantes et les dernières surtout extrêmement douloureuses. Du reste, l'état général de la parturiante est des plus satisfaisants et le travail est momentanément abandonné à la nature.

Vers six heures du soir, la patiente se sent mouillée par suite de l'écoulement spontané du liquide amniotique. Les contractions persistent encore avec vigueur pendant quelque temps après la rupture des membranes, puis elles diminuent d'intensité et cessent enfin tout à coup. Dès lors la malade n'éprouve plus que de petites douleurs intermittentes qu'elle compare à des arrière-maux. Sur ces entrefaites, la maîtresse sage-femme voulant s'assurer des progrès du travail, constate à sa grande surprise, qu'au lieu du sommet qu'elle avait senti d'abord, c'est la *face* qui se trouve maintenant au détroit supérieur; et, ce qui augmente encore son étonnement, c'est que cette face s'échappe bien vite pour être remplacée par un *membre* qui disparaît aussitôt à son tour, après quoi il n'est plus possible d'atteindre aucune partie du fœtus. Du sang s'écoule, en médiocre quantité, par le vagin.

Fort intriguée de cet état de choses, Mlle Mairie me fait demander à la Maternité, où j'arrive vers sept heures du soir. J'y rencontre quelques internes de l'hôpital qui, ayant suivi toutes les phases de ce curieux travail, me mettent au courant de ce qui leur avait paru nécessiter mon intervention.

La femme est au lit, couchée sur le dos; elle jouit d'un calme physique et moral rare pendant l'acte parturitif : pas la moindre agitation, pas la plus petite douleur depuis six heures et demi du soir; pas le plus petit mot qui exprimerait de l'inquiétude; seulement un peu de gêne et d'anxiété épigastrique. La figure est pâle, mais l'expression en est assez bonne; la peau et la langue sont plutôt froides que chaudes; le pouls est faible, dépressible et d'une fréquence normale.

Pour plus de facilité dans l'examen de cette femme, je la fais porter sur le lit de travail. À peine y est-elle qu'elle est prise de vomissements et cela au moment où j'allais explorer le ventre par le palper. Les parois abdominales étaient flasques et très-maigres; à travers elles je sentais le fœtus tout à fait incliné en avant; sa mobilité était telle que pouvais, avec la plus étonnante facilité, le faire mouvoir dans tous les sens. J'en distinguais parfaitement toutes les inégalités ; on sentait les côtes, les fausses-côtes, les espaces intercostaux ; bien plus, à travers un pli de la peau je pouvais saisir les membres, prendre un pied, reconnaître le droit du gauche, isoler et compter les orteils, les distinguer très-bien des doigts de la main et constater la présence du dos en avant. Vers la fosse iliaque droite existait une tumeur arrondie, assez résistante, du volume d'une tête de fœtus ; elle me parut être constituée par la matrice ; dans l'hypochondre gauche il en était une autre, de même volume à peu près, mais plus dure, de consistance osseuse, c'était la tête. Enfin, en terminant cet examen extérieur, j'ai manifestement ressenti une sorte de crépitation à la région hypogastrique.

Interrogée sur ce qui s'était passé, Caroline D... me dit avoir éprouvé, après l'issue des eaux, et pendant une forte douleur, la sensation profonde de quelque chose qui se déchirait en elle ; presque en même temps, il lui a semblé que son enfant se déplaçait de sa cavité, comme si l'accouchement, dit-elle, se terminait. Ce sentiment d'un corps déplacé était accompagné d'une chaleur qui s'est répandue dans tout son ventre et d'un état lipothymique qui n'a pas duré. A partir de ce moment elle n'a plus senti le produit se remuer.

D'après cet ensemble de symptômes, il me parut évident que nous avions affaire à un fœtus extra-utérin, passé dans le péritoine à travers une déchirure spontanée de la matrice ou du vagin, ou de ces deux organes à la fois. C'est ce que je pus, en effet, constater facilement par le toucher vaginal. Et d'abord, la première chose qui fixa mon attention, en introduisant les doigts dans les parties, fut l'écoulement d'un sang noir, sirupeux, chargé de quelques petits caillots. L'excavation pelvienne et le détroit abdominal étaient entièrement libres : rien n'y était engagé et si haut que je plongeasse les doigts, je ne pus arriver au fœtus. C'est qu'il s'était logé au-dessus et en avant de la symphyse pubienne, la laxité des parois de l'abdomen favorisant beaucoup cette inclinaison antérieure. Au niveau du promontoire, je reconnus une solution de continuité qui s'étendait largement du côté gauche et aussi, mais un peu moins, du côté droit, affectant une direction circulaire entrecoupée vers son milieu par une éraillure verticale. Elle me parut siéger à l'insertion supéro-postérieure du vagin et intéresser à la fois celui-ci et le col utérin dont je ne sentais plus que la lèvre anté-rieure. La main introduite dans cette rupture s'y trouvait si à l'aise qu'il fallait une grande attention et la diriger de gauche à droite pour en sentir les limites. — La matrice avait donc perdu une bonne partie de ses attaches inférieures.

Le palper abdominal m'avait fait distinguer, comme je l'ai dit, les pieds du fœtus à droite, le dos en avant, et la tête vers la fosse iliaque gauche.

La femme continuait à vomir, elle éprouvait de la tendance à la syncope, le pouls faiblissait notablement; il n'y avait plus de temps à perdre ; chaque minute de retard nous rapprochait du moment suprême.

Prenant donc immédiatement le parti de pratiquer la version pódalique, j'introduisis la main gauche dans la crevasse et cela avec toutes les précautions dictées par les circonstances exceptionnelles en face desquelles je me voyais. Je franchis facilement le détroit supérieur et me trouvai ainsi en pleine cavité péritonéale ; je sentis l'utérus, régulièrement globuleux, déjeté du côté droit et je l'embrassai à pleine main, après en avoir circonscrit, dans toute leur étendue, la face postérieure, le fond et la face antérieure. Je sentais sous mes doigts battre l'aorte et les artères iliaques ; je palpais les anses intestinales et il n'est même pas jusqu'au mésentère et à l'épiploon que je ne pus distinguer. Ma main ayant toute liberté d'action dans cette vaste cavité, il me fut facile de saisir les pieds, d'autant plus que je pouvais en quelque sorte les passer de ma main droite, qui était à l'extérieur et qui les tenait à travers les parois abdominales, dans la main gauche qui se trouvait à l'intérieur. Je les avais tous les deux ; mais, craignant qu'ils ne fussent enchevêtrés dans l'épiploon ou dans les intestins ; convaincu, d'ailleurs, que la version est la plupart du temps possible alors même qu'on n'en tient qu'un seul, je lâchai l'un et tirai sur l'autre ; l'évolution et l'extraction du tronc jusqu'aux épaules comprises, s'effectuèrent en un instant. Mais je n'étais pas à bout de mes peines ; il me restait à compter avec le rétrécissement du bassin que présentait cette malheureuse. Ainsi que je m'y attendais, la tête se redresse, arrêtée qu'elle est par l'angustie pelvienne. Les efforts combinés de mes deux mains, les doigts de la gauche introduits

dans la bouche de l'enfant, ceux de la droite enfour-
chant ses épaules, ne parviennent pas à la fléchir ni à
l'engager d'un millimètre. Obligé de recourir au grand
forceps, j'en guide successivement les deux branches
sur la main gauche restée à l'intérieur, en prenant bien
soin de raser la tête du fœtus avec les cuillers, dans
la crainte que les circonvolutions intestinales, que je
sens reposer sur la pulpe de mes doigts, ne viennent
s'y insinuer et se pincer sur le point d'application de
l'instrument. Je fus assez heureux pour ne pas avoir
ce fâcheux contre-temps à déplorer et pour faire
descendre et sortir la tête au bout de deux ou trois
tractions doucement prolongées. L'enfant, du sexe
masculin, était mort et de volume ordinaire.

La manière dont s'étaient passées les deux opérations
délicates que je venais de pratiquer, me remit pour un
instant de la position émouvante où je m'étais trouvé ;
mais ce calme ne devait pas être de longue durée, car
je vis bientôt surgir une nouvelle épreuve à laquelle, je
l'avoue, je ne m'attendais guère.

En m'assurant si le placenta était ou non décollé,
j'acquis la conviction qu'il devait avoir été, lui aussi,
chassé de l'utérus. La forme globuleuse de cet organe,
son retrait complet, sa petitesse, son immobilité malgré
les tractions exercées sur le cordon, ne me laissèrent
aucun doute à ce sujet. En tous cas, il fallait le
retrouver et l'extraire. Était-il en haut du vagin, ou
dans l'excavation passé derrière les lèvres de la plaie ;
ou bien, enfin, avait-il été entraîné avec l'enfant dans
la cavité abdominale? C'est ce que j'avais à éclaircir. De

la main droite je saisis le bout libre de la tige funiculaire
que je pris pour guide de la main gauche. En glissant
doucement le long du cordon ainsi tendu, j'atteins de
nouveau la déchirure ; il y pénétrait ; continuant à le
suivre, ma main arrive pour la troisième fois au milieu
des intestins. Je retouvai le gâteau placentaire près de
la région épigastrique. Je l'empoignai à pleine main
avec quelques caillots que je pus saisir et, avant de
le sortir, je redressai plusieurs fois le doigt index pour
soulever l'épigastre, afin de bien convaincre les élèves
qui suivaient avec une anxieuse attention toutes les
péripéties de cet étrange et laborieux accouchement,
que j'étais bien dans l'abdomen.

La délivrance étant enfin terminée, j'ai extrait encore
quelques caillots qui se trouvaient au voisinage de la
rupture et, finalement, je me suis assuré qu'aucune
anse intestinale ne l'avait franchie.

Je déclare que, dans des conditions aussi défavorables, j'inclinais vers un pronostic qui me paraissait
devoir être inévitablement fâcheux ; et dans l'idée
qu'on ne pouvait pas aggraver la position, j'engageai,
pour leur instruction, les élèves présents à constater,
de tactu, l'existence et le siége de la crevasse. Ils y ont
tour à tour passé la main avec précaution, et tous ont
senti les circonvolutions intestinales à proximité de
leurs doigts.

Toutes les manœuvres auxquelles je venais de me
livrer, y compris l'examen préalable, n'ont certainement pas duré trente minutes. La femme les a suppor-
tées avec un courage, une patience et une docilité

dignes d'un meilleur sort. Cependant, à peine délivrée, elle tomba dans un épuisement extrême, dans une sorte de sidération nerveuse qui me fit présager un prompt et fatal dénouement. Le marbre n'est pas plus glacé que ne l'était son corps, n'importe où on le touchât. L'haleine et la langue étaient également froides, le pouls imperceptible et la rapide altération de la physionomie exprimait une perturbation profonde dans tout l'organisme.

La malade, je dirai presque la mourante, étant remise horizontalement au lit, je la fis envelopper de draps bassinés et de bonnes couvertures de laine, après l'avoir entièrement entourée de ces petits réservoirs à eau chaude qu'il y a toujours dans les hôpitaux. Je lui administrai en même temps une potion excitante, du vin pur et mélangé d'eau de canelle, du bouillon, tout ce qui pouvait enfin la ranimer et provoquer chez elle une réaction salutaire, mais hélas! bien incertaine.

Avant de la quitter, je lui prescrivis le repos le plus absolu et je lui inspirai, par quelques paroles d'encouragement, une assurance que je n'avais certes pas. Je la remis ensuite entre les mains de l'aumonier pour lui donner les secours de son ministère, pensant bien ne plus la revoir le lendemain que sur la table de l'amphithéâtre.

Le 18, au matin. — La réaction est arrivée, me dit-on, une couple d'heures après l'accouchement. La nuit a été bonne et le sommeil n'a été troublé que par quelques tranchées utérines.

La malade me reçoit le sourire sur les lèvres. La

figure est pleine d'expansion; la peau est modérément chaude, le pouls accéléré, la langue est fraîche, la soif peu prononcée, il n'y a eu ni hocquet ni vomissement, l'anxiété épigastrique a disparu : en examinant le ventre je constate qu'il est sensible à la pression suivant une ligne droite qui s'étendrait d'une fosse iliaque à l'autre, en passant un peu en-dessous du nombril. — Il y a rétention d'urine.

Prescription : diète absolue ; boissons émollientes tièdes; 18 sangues *loco dolenti*, à la chute desquelles on appliquera des cataplasmes mercurialisés, renouvelés de deux en deux heures. — Le cathétérisme amène des urines normales.

Dans l'après-midi, l'état général est excellent; la douleur abdominale a sensiblement diminué.—Continuation des cataplasmes à la farine de lin mercurialisés.

Le soir, le pouls est plus calme ; le ventre est souple, affaissé ; il a perdu toute sensibilité ; la matrice est parfaitement revenue sur elle-même; l'écoulement lochial ne présente rien de particulier ni en quantité ni en qualité; des gaz s'échappent volontairement par l'anus. La malade est de nouveau sondée, afin de lui épargner des efforts et des mouvements qui pourraient lui être funestes. — On continue l'application des cataplasmes émollients avec l'onguent napolitain. — Diète ; infusion de tilleul en boisson.

Le 19, état aussi satisfaisant que possible tant sous le rapport général que local. La malade paraît même s'étonner des soins vigilants et tout particuliers dont elle est l'objet. Traitement *ut suprà*.

Le 20, l'accouchée demande à manger ; elle voudrait même se lever, et je suis obligé de la faire garder à vue pour l'empêcher de mettre son désir à exécution. — Elle urine spontanément. Un bouillon très-léger lui est accordé. Les cataplasmes sont supprimés.

Le 25, la sécrétion laiteuse, qui ne s'était pas faite aux premières couches, s'établit franchement.

Le 26, le ventre est un peu ballonné, il y a de la constipation, mais le pouls est normal, la langue excellente, la soif nulle, l'appétit conservé. Lavement laxatif suivi d'une abondante évacuation de fèces bien moulées.

Les jours suivants, notre accouchée va de mieux en mieux, toutes les fonctions se régularisent ; néanmoins elle continue à être entourée de tous les soins qu'exige sa position exceptionnelle et, malgré ses pressantes sollicitations pour se placer dans un fauteuil, elle reste condamnée au repos le plus complet. Cependant, le premier novembre, il devient impossible de la garder encore au lit ; elle veut absolument en sortir.

Enfin le 5 novembre, vingtième jour de sa miraculeuse délivrance, Caroline D... réclame avec persistance son *exeat*. Comme le temps est brumeux et froid, j'insiste pour qu'elle reste encore. Ne pouvant rien obtenir, je veux au moins la gratifier d'une voiture pour son retour. Cette offre ne lui sourit pas davantage ; elle ne l'accepterait, dit-elle, à aucun prix, parce qu'elle ne veut pas donner prétexte aux badauds de sa rue de croire qu'elle a été malade.

Avant son départ, j'ai voulu l'examiner. Elle a le ventre mou et d'un volume moindre, prétend-elle, qu'après son premier accouchement. Le vagin est humide, lubréfié par un liquide peu abondant, blanchâtre et inodore ; pour atteindre les limites supérieures de ce canal, il faut porter le doigt assez haut. La portion sous-vaginale du col utérin n'existe plus; ou plutôt, dans l'infundibulum auquel il arrive, l'index rencontre un petit tubercule, une sorte de mamelon, qui représente la lèvre antérieure du museau de tanche. Derrière lui, on sent l'orifice de la matrice à travers lequel la première phalange ne pourrait pénétrer sans effort. Quant à la lèvre postérieure, il n'en existe plus aucun vestige, et là où elle devrait exister, tout contre l'ouverture utérine, je constate une fronçure peu apparente, résultat probable du travail cicatriciel.

Huit semaines après son accouchement, je me suis rendu au domicile de mon intéressante malade. Elle continuait à jouir de la meilleure santé ; la veille de ma visite, ses règles, qu'elle n'attendait pas sitôt, étaient revenues sans douleurs et sans éveiller aucun trouble fonctionnel. Depuis lors, elle a repris son train de vie ordinaire.

Je termine ces observations en exposant la manière dont j'interprète les faits qui en sont l'objet.

Et d'abord, il n'est pas douteux, je pense, que dans la première, la rupture a été le résultat de l'emploi brutal du forceps qui, dans ma conviction, a été appliqué par sa branche gauche sur la matrice même. Du reste, et, c'est là une chose bien regrettable à dire, le traumatisme est, d'après la généralité des praticiens et d'après ma propre observation, la cause la plus fréquente de ce genre d'accident. D'où cela provient-il? Évidemment de deux causes principales. La première, c'est qu'il est une catégorie d'accoucheurs qui attachent infiniment plus de prix à l'éclat dont ils cherchent à entourer leur nom, qu'ils ne sont soucieux de la santé des femmes et des enfants qui leur sont confiés; par leur intervention souvent inutile, quelquefois trop hâtive, ils n'ont qu'un but : celui de faire parade d'un grand savoir et d'une habileté spéciale; ils ont brillé aux yeux d'un public ignorant, le résultat leur importe peu et, quel qu'il soit, leur conscience est tranquille. *Ceux-là*, dit Dubois, *veulent absolument accoucher; ils ne veulent pas donner à la nature, plus sage qu'eux, le temps de terminer son œuvre; ils la contrarient, la gênent, la tourmentent; heureux encore s'ils en sont quittes pour avoir voulu paraître nécessaires!*

Quant à la seconde cause, je la trouve chez ceux qui se livrent à des manœuvres intempestives, en dépit des règles les plus élémentaires de l'art obstétrical, règles que tous ont appris à connaître, mais dont tous malheureusement n'ont pas gardé le souvenir. Présider à un accouchement n'est certes pas, j'en conviens, une distraction digne d'envie. Ici c'est une femme qui se plaint, qui gémit, qui se lamente, qui désespère et qui va quelquefois jusqu'à préférer mourir; là c'est un mari trop sensible, éperdu, qui s'attriste sur le sort de celle qui a partagé son amour; là encore c'est une mère, c'est une sœur, c'est toute une famille éplorée qui s'inquiètent sans raison et qui demandent qu'on mette enfin un terme aux douleurs dont elles sont les témoins. Tout cela sera sans effet sur l'esprit de celui qui a du caractère et qui ne s'inspire que de son devoir; mais ces manifestations, l'expression réitérée de ces désirs seront pour l'accoucheur routinier, toujours pressé, lui, d'en finir, n'importe comment, autant de motifs pour justifier son intervention et alors, sans attendre, s'il s'agit d'une application de forceps, par exemple, que le col soit complétement dilaté ou dilatable ; oubliant qu'un main doit guider profondément les cuillers pour éviter le cul-de-sac vaginal, et non pas se borner à écarter les lèvres de la vulve ainsi que j'en ai vu ; ne réfléchissant pas que l'orifice utérin encore fermé peut être dirigé en arrière, tandis que le segment antéro-inférieur de la matrice poussé par la tête et aminci, peut en imposer pour une dilatation complète ; omettant, enfin, mille autres précautions indispensables, il agira en aveugle et donnera presque toujours lieu aux plus graves désordres.

Le second fait que j'ai relaté, fournit un exemple de rupture spontanée, arrivant chez une femme en travail d'enfant, en dehors de toute manœuvre. Je ne sais ce que mes lecteurs en penseront, mais voici, sauf meilleur avis, la manière dont j'ai interprété cet accident. Il m'a paru avoir été amené, ainsi que le déplacement du fœtus, par la forme du ventre en besace, et par l'énergie des contractions agissant contre un obstacle insurmontable. Je m'explique :

Par suite de la direction vicieuse de l'utérus, les contractions n'agissaient pas et ne pouvaient agir dans un sens favorable à l'engagement du produit. Ne pouvant pénétrer dans l'excavation, la tête venait à chaque douleur appuyer contre le rebord du détroit abdominal, et surtout en arrière contre le promontoire, puisque celui-ci est projeté en avant au point de rétrécir considérablement le diamètre sacro-pubien. Le poids constant de la tête dans l'intervalle des douleurs ; sa pression pendant la contraction, principalement après l'écoulement des eaux, devaient naturellement amoindrir, diminuer l'épaisseur de la paroi utéro-vaginale correspondante. D'autre part, nous croyons avec Duparcque que la matrice, ayant à lutter contre un obstacle qu'elle ne peut vaincre, se rétracte sur le produit de la conception ; elle s'en retire et se relève en quelque sorte vers les régions supérieures ; par ce fait là même, elle tiraille le pourtour du col contre lequel appuie la tête, ainsi que le vagin qui s'allonge par le déplissement de ses rides transversales. L'excès de longueur du canal vaginal et la hauteur du col ont en effet été constatés avant l'accident. Mais ces parties sont retenues fixes au pourtour du détroit par le vertex qui s'y trouve pour ainsi dire bloqué tout en exerçant sur elles une pression excentrique propre à produire une rupture *verticale* ; elles ne peuvent donc suivre l'utérus dans son retrait, et comme elles sont d'ailleurs affaiblies par la distension et qu'elles n'opposent qu'une résistance toute passive à la traction puissante due aux contractions utérines, elles doivent se rompre *circulairement* à l'endroit même où il y a amincissement dû à la pression de l'extrémité céphalique contre la résistance osseuse du pelvis.

Quant au déplacement du fœtus, il se comprend très-bien si l'on fait attention que, par suite de l'angustie, la tête pouvait appuyer contre l'entrée du bassin, mais pas *s'y engager*. On comprend aussi que la présentation ne pouvait guère varier aussi longtemps que le canal vulvo-utérin était dans toute son intégrité et que la contractilité utérine était également répartie dans toute l'étendue de l'organe. Mais, dès l'instant où une large rupture s'opère, surtout si c'est, comme dans le cas actuel, au niveau de la région fœtale qui se présente, celle-ci, n'étant plus maintenue, tend nécessairement à se déplacer du côté où elle ne rencontre plus de résistance, surtout quand, à cause d'une grande étroitesse, il lui est impossible de pénétrer dans le bassin. Une fois commencé, ce déplacement peut faire de rapides progrès, car la matrice, continuant à se contracter, se retire aussi de plus en plus de l'enfant qui, soumis et obéissant à une force *a tergo*, donne lieu aux changements de présentations observés dans le cas qui fait l'objet de mon observation. Dans ce cas, nous voyons le sommet se présenter, mais il ne peut franchir le détroit supérieur ; une vaste solution de continuité survient aux organes mous qui l'y contenaient ; poussé par les contractions utérines qui agissent obliquement d'avant en arrière, précisément dans le sens de cette ouverture accidentelle, il y pénètre et, le déplacement continuant, on constate la présence de la face là où était d'abord le vertex, puis une épaule, puis le tronc, et finalement tout a disparu avec la pénétration complète du fœtus dans le péritoine. Dès cet instant, tout est rentré dans le calme. Il n'y a plus de contractions véritables ; il ne peut plus en exister, puisque la matrice a accompli son œuvre, elle est vide, l'accouchement est fait, mais malheureusement dans la cavité péritonéale.

ART. IV. — De quelques autres accidents pouvant compliquer le travail.

1° *Congestion du cerveau.* — L'injection de la face, des vertiges, des éblouissements, des tintements d'oreilles, le trouble de la vue, la pesanteur de tête, l'affaiblissement des facultés intellectuelles et, parfois, la perte de connaissance, l'engourdissement des membres, l'embarras dans la parole, la plénitude du pouls, caractérisent cet état, qui sera combattu par la position presque verticale du tronc, par des réfrigérants sur la tête, des sinapismes aux extrémités inférieures et par la saignée.

2° *Hémoptysie.* — *Hématémèse.* — Si le crachement ou le vomissement de sang est peu abondant, il n'y a pas de danger immédiat à craindre, et l'on peut patienter, sauf à donner à la femme une situation demi-assise, à calmer la frayeur qu'inspire toujours la vue du sang, et en évitant tout ce qui pourrait comprimer la poitrine. Quand ces accidents sont plus graves, il faut les traiter comme dans les cas ordinaires, c'est-à-dire par la saignée, par des boissons froides, acidulées, par des sinapismes aux pieds, et se hâter de terminer soit par le forceps, soit par la version, suivant les circonstances, quand la vie est en danger.

3° *Épistaxis.* — La gêne de la circulation dans les vaisseaux abdominaux et le reflux du sang vers les parties supérieures, pendant les efforts du travail, peuvent aussi donner lieu à une hémorrhagie nasale que l'on combattrait, si elle devenait inquiétante, par des applications froides sur le front et dans le cou, en faisant renifler de l'eau vinaigrée ou aluminée ; enfin, par le tamponnement des narines au moyen de petits bourdonnets de charpie, saupoudrés d'alun ou de bol d'Arménie.

4° *Syncope.* — En cas de faiblesses et de syncopes fréquentes, on aura recours au repos, à la position horizontale, aux bouillons, aux cordiaux, aux stimulants et à tous les moyens qui peuvent ranimer la circulation. Si, néanmoins, ces accidents continuaient, il faudrait, aussitôt qu'on le pourrait, opérer l'accouchement artificiel.

5° *Anévrysme.* — Dans ce cas, on doit exercer une compression sur la tumeur et, si les contractions étaient trop fortes, il faudrait au plus tôt, par la délivrance artificielle, soustraire la femme aux dangers de la rupture du sac anévrysmal auxquels l'exposeraient des efforts violents.

6° *Hernie.* — Toute hernie doit être réduite ou maintenue soit avec un bandage approprié, soit avec la paume de la main. Il serait plus convenable de faire exercer la compression sur l'anneau qui donne issue à l'intestin, par un aide intelligent. La prudence exige qu'on termine par le forceps ou la version, lorsqu'on craint la sortie et l'étranglement de nouvelles portions intestinales.

Cinquième Partie.

—

DES MANOEUVRES ET OPÉRATIONS OBSTÉTRICALES.

—

Les matières qui constituent cette cinquième et dernière partie, sont relatives : 1º à la version ; 2º au forceps ; 3º au levier ; 4º au crochet mousse ; 5º au lacs ; 6º à l'accouchement prématuré artificiel ; 7º à l'accouchement forcé ; 8º à l'avortement médical ; 9º au crochet aigu ; 10º à l'embryotomie ; 11º à la section de l'arc antérieur du bassin ; 12º à l'opération césarienne ; 13º enfin, à la délivrance artificielle ou contre nature.

De toutes ces manœuvres, les cinq premières seulement et la plupart des indications qui se rattachent à la septième et à la treizième, sont du ressort des sages-femmes, sans qu'on puisse raisonnablement leur contester le droit de les pratiquer. Sans doute, s'il n'y a pas de danger imminent, elles ne doivent pas assumer sur elles seules la responsabilité d'opérations aussi sérieuses. Mais, ne serait-ce pas le propre de la plus coupable inhumanité, que de les condamner au rôle passif de simples spectatrices, lorsque les indications sont précises et instantanées ; quand il n'y a pas à temporiser et que quelques minutes de retard peuvent décider de la mort d'une femme ou d'un enfant, quelquefois des deux à la fois, en attendant qu'un homme de l'art, qu'on ne trouve pas toujours, vienne arracher à la tombe ces deux existences, qu'une main secourable et exercée pouvait immédiatement sauver ?

Quant aux autres opérations, il n'en est pas de même ; car, si elles ne sont pas décidées plusieurs jours à l'avance, on peut au moins les différer de quelque temps, et elles exigent, du reste, des connaissances plus approfondies que celles que possèdent généralement les sages-femmes. Il convient, cependant, qu'elles y jettent un coup d'œil, afin de ne pas y être tout à fait étrangères quand elles doivent assister l'opérateur.

CHAPITRE PREMIER.

DE LA VERSION EN GÉNÉRAL.

La version est une manœuvre par laquelle on engage artificiellement au détroit supérieur, une des deux extrémités du grand axe du fœtus. De là deux espèces de versions : l'une dans laquelle on ramène la tête : c'est la *version céphalique;* l'autre dans laquelle on termine par les pieds : c'est la *version podalique* ou *pelvienne.*

La déclivité presque constante de la tête avait fait croire aux anciens que la parturition était impossible ou fatale à la mère et à l'enfant dans toute autre présentation. Aussi, donnaient-ils invariablement le conseil de tout faire pour replacer le fœtus dans sa situation normale chaque fois qu'il s'en était écarté. Ce précepte, admis par Hippocrate, fut transmis et exclusivement adopté jusqu'à la fin du XVIe siècle, époque où nous voyons Ambroise Paré, reformant les erreurs de ses devanciers, enseigner, au contraire, qu'il faut toujours tirer l'enfant par les pieds, s'il est besoin d'avoir recours à l'art pour en obtenir la sortie.

Jacques Guillemeau, son élève, adopte les idées du maître ; seulement il est moins exclusif ; partisan avoué de la version pelvienne, il ne rejette pourtant pas la version céphalique quand elle est facile à exécuter. Mais comme ces cas constituent la très-rare exception, la première manœuvre a bientôt prévalu sur la seconde.

Cependant, quelques années plus tard, vers le milieu du XVIIe siècle, Sennert renouvela les idées d'Hippocrate et, dans son enthousiasme pour la version céphalique, il voulut la réhabiliter et la pratiquer dans toutes les circonstances : *Quand l'enfant présente les pieds,* dit-il, *il faut comprimer le ventre de la femme et la rouler plusieurs fois;* il veut même qu'on *la prenne par les pieds et qu'on la secoue pour faire changer la situation de l'enfant.*

Malgré tous ses efforts, Sennert ne parvint pas à

porter la conviction dans les esprits ; son exclusivisme et les procédés barbares qu'il conseillait n'eurent d'autre résultat que de jeter la version céphalique dans un abandon plus complet que jamais. Aussi n'en fut-il plus question jusqu'à la fin du xviiie siècle.

Vint alors Flamant qui, exagérant de nouveau les inconvénients de l'expulsion du fœtus par les pieds, voulait également réduire toutes les présentations anormales à celle du sommet, la seule, à son avis, qui pût donner lieu à un accouchement réellement favorable.

Au point où en est aujourd'hui la science obstétricale, je ne sache pas qu'il y ait encore des partisans exclusifs de l'une ou de l'autre méthode. Toutes les deux peuvent rendre des services importants quand elles sont pratiquées en temps opportun ; seulement, elles ne sont pas toujours d'une exécution également facile.

ART. Ier. — De la version céphalique.

La *version céphalique* est une manœuvre par laquelle on ramène au détroit supérieur le sommet de la tête qui en était plus ou moins écarté.

Elle est d'abord applicable dans les positions inclinées du sommet et de la face et, alors, c'est bien plutôt un simple redressement qu'une véritable version. Pour la pratiquer, dans ces cas, il faut que le col soit ouvert ; cela étant, on introduit la main dont la face palmaire empoigne le plus facilement le vertex du fœtus et, par un mouvement en sens contraire du déplacement, on régularise la position. Ainsi, on opérera de la main droite quand l'occiput est dirigé vers le côté gauche de la femme et *vice-versâ*.

Les partisans de la version céphalique en ont étendu l'usage aux présentations du tronc. La manière de l'opérer varie suivant les circonstances : *Avant le travail*, on cherche, à l'aide de manipulations extérieures et en inclinant la femme sur le côté vers lequel la tête est dirigée, à relever, d'une main, la portion de l'utérus à laquelle correspond le siége de l'enfant, et, de l'autre, on abaisse la tête dans la direction du détroit supérieur. Si *le col le permet*, on y introduit les doigts d'une main avec lesquels on accroche la tête, tandis que, par l'autre main, on refoule en haut la région pelvienne. Il faut toujours introduire celle qui répond à la partie du bassin vers laquelle est tournée la tête du fœtus et incliner, comme plus haut, la femme de ce côté.

Au lieu d'attirer la tête vers le centre du bassin, on pourrait encore refouler vers le haut et de côté l'épaule qui se présente, tandis que la main correspondante à la fosse iliaque où se trouve la tête, est appliquée sur celle-ci et la pousse vers le détroit supérieur.

On agit de la même manière quand le siége est la partie la plus déclive et qu'on veut le ramener au détroit abdominal.

Cette manœuvre est assez difficile; on la pratique avant et pendant le travail, lorsque les membranes sont entières, pour profiter de la mobilité du fœtus. Si l'on parvient à ramener la tête au détroit supérieur, on se hâte de l'y fixer par la rupture immédiate de la poche amniotique. On y a encore recours pendant le travail, après l'écoulement des eaux, dans les vices du bassin, mais seulement lorsque l'enfant est vivant. S'il était mort, il serait préférable de faire la version par les pieds et d'appliquer le forceps-scie sur la tête, quand elle ne peut traverser le canal pelvien.

ART. II. — De la version pelvienne.

Dans la *version pelvienne* l'accoucheur a pour but la recherche des pieds, leur engagement au détroit abdominal et, définitivement, l'extraction du fœtus par ces extrémités, quel que soit le point du bassin qu'elles aient occupé d'abord.

Cette manœuvre est une de celles qui, en obstétrique, est accompagnée des plus grands dangers. Il ne faut donc y procéder qu'avec infiniment de précaution et seulement lorsqu'elle est d'absolue nécessité, ou quand on ne possède pas de moyen de délivrance moins compromettant pour la mère et pour l'enfant.

§ 1. — DANGERS DE LA VERSION PELVIENNE.

Pour *la mère* ce sont :

1° Les déchirures utéro-vaginales, quand la matrice est trop mobile ou qu'on n'en soutient pas convenablement le fond;

2° Les ruptures possibles de cet organe lorsqu'il est contracté, que ses parois sont amincies ou affaiblies par une cause quelconque, qui n'est pas toujours appréciable ; enfin, quánd l'évolution du fœtus est difficile ou, qu'en tirant les pieds du côté du dos, on le renverse dans le sens contraire à sa flexion naturelle, ce qui augmente l'arc sous lequel il est ployé dans la matrice ;

3° L'inflammation consécutive à des tentatives violentes et parfois réitérées.

Les dangers à craindre pour *l'enfant* sont :

1° Les violentes pressions que supportent ses viscères et auxquelles ils ne résistent pas toujours ;

2° La dislocation de ses membres quand il faut faire de fortes tractions ;

3° Son asphyxie, par suite du resserrement du col utérin sur le cou, ou de la compression du cordon ombilical soit par le corps, soit par la tête ;

4° L'arrêt de cette dernière au détroit supérieur, ce qui peut exiger et rendre très-difficile l'emploi du forceps.

Eu égard à ces accidents, on devra donc toujours préférer l'application immédiate de ce dernier instrument, qui offre moins de dangers et généralement plus de promptitude dans ses résultats, et réserver la version pour les cas où ce mode de délivrance est seul applicable.

§ 2. — Précautions préliminaires a la version pelvienne.

La version pelvienne exige certaines précautions indispensables qui sont :

1° Prévenir la femme de l'opération et la rassurer sur son état et sur celui de son enfant, en la persuadant, qu'il ne s'agit que d'une simple modification à apporter dans la position qu'il affecte ;

2° Faire part à la famille des conséquences possibles de cette manœuvre et réclamer l'assistance de un ou de deux collègues ;

3° Donner à la femme une situation convenable, c'est-à-dire la placer sur une table, ou mieux, pour ne pas tant l'effrayer par ces apprêts, en travers sur son lit, le siége dépassant un peu le bord du matelas et assez élevé pour que l'opérateur soit à l'aise et agisse avec facilité. Les jambes seront fléchies sur les cuisses, celles-ci écartées et maintenues immobiles par deux aides placés en dehors. Un troisième aide soutient le bassin.

Il est certaines positions du fœtus ou de la matrice qui rendent les pieds inaccessibles quoique l'on fasse, aussi longtemps que la patiente est couchée sur le dos. C'est ce qui arrivera lorsque le dos de l'enfant sera dirigé vers les lombes de la mère et surtout quand, en même temps, il y aura antéversion; dans ce cas, les pieds sont logés au-dessus et en avant des pubis, comme dans un sac supplémentaire, tout à fait en dehors de l'axe du bassin, et l'arc antérieur du pelvis ne permettra jamais à l'avant-bras, qui est inflexible, d'y atteindre. En pareille circonstance il faut incliner la femme sur le côté, au besoin la faire reposer sur les coudes et sur les genoux ; dans cette situation, et en se plaçant par derrière, la main plonge directement dans le fond de l'utérus qu'un aide soutient avec une ceinture ou avec les mains, et l'on arrive alors sans peine aux extrémités inférieures. Disons, cependant, que si cette attitude qu'on est parfois obligé de donner à la patiente, rend la manœuvre plus facile, elle a l'inconvénient d'exposer davantage aux ruptures vaginales, parce que la matrice est moins solidement maintenue et qu'elle pèse de tout son poids vers les parois abdominales ;

4° Agir, autant que possible, lorsque les membranes sont encore intactes ou qu'elles viennent de se rompre. En cas d'accident, il n'y a pas de moment d'élection : il faut opérer dès que l'indication se présente ;

5° Combattre l'éréthisme du corps et du col de l'utérus, s'il existe, par la saignée, les bains tièdes prolongés et les injections, par le laudanum en lavement, la belladone en friction sur l'abdomen et sur le col, le tartre émétique, le chloroforme ;

6° Avoir à sa disposition de l'huile ou de la graisse, des linges secs, de l'eau tiède pour bain, un forceps, des ciseaux, du fil, une plume d'oie garnie de ses barbes, un linge troué, une brosse, des eaux spiritueuses, pour secourir l'enfant en cas de nécessité ;

7° Faire un choix convenable de la main à introduire, ce qui est dicté par la présentation et la position du fœtus, qu'il faut donc bien reconnaître. Le précepte que nous croyons le plus facile est celui que professe et pratique M. Van Huevel : c'est d'abord, de tourner toujours le fœtus sur sa face antérieure et jamais sur la postérieure, pour ne pas augmenter l'arc sous lequel il est ployé dans la matrice ; ensuite, d'introduire de préférence la main qui correspond au côté du bassin de la mère, vers lequel la partie à ramener doit être dirigée, pour extraire l'enfant dans le sens de sa flexion naturelle. Ainsi, la femme est-elle couchée sur le dos, on agit de la main droite quand les pieds doivent sortir à gauche, et de la gauche quand ils doivent sortir à droite. Cette règle est d'une application constante;

8° Il faut graisser la face dorsale de la main et tout l'avant-bras qui doit agir, afin d'en faciliter l'introduction ;

9° La main restée libre s'applique sur le fond de l'utérus pour le maintenir immobile et l'empêcher de remonter pendant la manœuvre. Au besoin, on fait soutenir le fond utérin par la main d'un aide.

§ 3. — CONDITIONS NÉCESSAIRES A LA VERSION PELVIENNE.

Pour que cette manœuvre soit praticable, il faut nécessairement que l'on rencontre les trois conditions suivantes :

1° Que le col soit assez dilaté ou dilatable pour permettre l'introduction de la main et la sortie du fœtus. On le considère comme assez dilaté, lorsqu'il présente à peu près 5 ½ centimètres (2 pouces) de diamètre ; dilatable, quand il est mou, souple et qu'il se prête facilement à la distension;

2° Que la partie qui se présente ne soit pas trop engagée, afin que son refoulement puisse se faire sans violence ;

3° Qu'il n'y ait aucune disproportion entre le volume de la tête et les dimensions du bassin ; car le redressement de l'extrémité céphalique, après la sortie du tronc, est toujours une complication très-fâcheuse et, d'autant plus, que l'angustie pelvienne est plus considérable.

Le bassin oblique ovalaire fait seul exception à cette règle, car si la position de l'enfant est telle qu'après son évolution la partie postérieure de la tête est en rapport avec la portion la plus large du bassin, l'accouchement pourra se terminer là où il eût été impossible, même avec le forceps, dans des conditions opposées.

§ 4. — Règles générales de la version pelvienne.

Trois temps composent cette manœuvre : 1° l'introduction de la main; 2° l'évolution du fœtus; 3° son extraction.

Premier temps. — Après avoir graissé la face dorsale de la main et tout l'avant-bras, on réunit les doigts en cône et on les insinue dans le vagin, suivant l'axe du détroit inférieur, en facilitant leur introduction par quelques mouvements de rotation. Quand il s'agit d'entrer dans la matrice, on attend le moment de calme, durant lequel elle offre, ainsi que le col, beaucoup moins de résistance. Alors, on abaisse le coude pour donner à la main une direction parallèle à l'axe de l'excavation ou du détroit supérieur. On pénètre dans l'utérus avec douceur et ménagement, la main opposée à celle qui opère, ou celle d'un aide, maintenant immobile le fond de l'organe.

Si les membranes sont encore intactes, on les respecte en cheminant entre leur face externe et la face interne de la matrice, en se rapprochant davantage de la paroi de ce viscère, pour ne pas les briser, et en dirigeant la

main vers l'endroit où l'on croit devoir trouver les pieds.
On ne les rompra qu'au moment de saisir ces parties,
afin de rendre l'évolution plus prompte et plus facile à
la faveur du liquide amniotique.

Si l'on rencontrait le placenta, on le contournerait si
c'était possible, ou bien l'on déchirerait la poche au
niveau de son bord inférieur. Il pourrait se faire qu'il
fût implanté sur le col ; dans ce cas, on ne le détache-
rait qu'en un point de sa circonférence et l'on glisserait
la main entre sa face externe et la paroi correspondante
de l'utérus, afin de ménager autant que possible la circulation fœtale. Pour la même raison, s'il était permis
d'apprécier que les attaches sont moins étendues d'un
côté que de l'autre, ou qu'il est déjà décollé dans une
portion de sa circonférence, ce serait évidemment par
cet endroit qu'il faudrait pénétrer dans la matrice.

La main introduite saisit et refoule, au-dessus du
détroit supérieur, la partie qui se présente, en la dirigeant vers la fosse iliaque opposée à celle par où les
pieds doivent être ramenés ; elle y est maintenue par
la face antérieure de l'avant-bras. Ensuite, on parcourt
lentement le plan antérieur et le côté latéral du fœtus
qui correspond à la paroi postérieure de la matrice,
pour arriver ainsi plus sûrement aux pieds, en suivant
le siége et la face postérieure des cuisses.

Deuxième temps. — Arrivé aux pieds, on tâche de les
saisir de manière à placer l'index entre les deux malléoles internes, le pouce sur la malléole externe d'une
part, et les autres doigts sur la malléole externe d'autre
part. Si l'on n'avait pu saisir qu'un seul pied, on tirerait

sur celui-là seulement. Alors, profitant d'un moment
de calme, on opère des tractions sur les deux pieds ou
sur un seul si l'un a lâché prise ou n'a pu être atteint;
toujours, il faut pelotonner l'enfant sur sa face antérieure. Pendant cette évolution, la main appliquée sur
l'abdomen repousse la tête vers le fond de l'utérus.

Troisième temps. — On procède ensuite à l'extraction
du fœtus, en tirant successivement sur les pieds, sur les
jambes et sur les cuisses, en vue de ménager les articulations, et agissant surtout sur le membre sous-pubien
pour faciliter la rotation du dos en avant. Les tractions
doivent donc toujours porter sur les parties les plus rapprochées de la vulve, qu'on saisit de manière à ce que
le pouce soit placé sur le plan postérieur et les autres
doigts étendus ou fléchis sur la face interne et le plan
antérieur, la main droite tenant le membre abdominal
droit, la main gauche, le membre abdominal gauche.

Le conseil de saisir et d'entraîner les deux pieds à la
fois est plutôt didactique que réellement pratique. Il
suffit d'avoir fait quelques versions pour se convaincre
qu'il n'est pas, en général, facile de s'y conformer.
Aussi, ne doit-on jamais s'évertuer à prendre les deux
pieds; quand on en tient un, que l'on tire dans le sens
de la flexion du tronc, l'évolution s'effectuera presque
toujours. Quant à l'extraction, elle peut être plus ou
moins difficile sans doute. C'est ainsi que si l'on a
amené la jambe antérieure, on terminera sans peine.
Mais on ne le pourra pas aussi facilement si la jambe
antérieure s'est redressée sur le plan abdominal du fœtus
et que la postérieure est seule défléchie; on recom-

mande alors d'appliquer un lacs sur celle-ci, de suivre
ensuite sa face interne, et d'aller ainsi jusqu'à la racine
de l'autre, que l'on doit saisir et dégager à son tour.

Cette manœuvre est assez difficile pour l'opérateur et
c'est, pour la femme, renouveler les souffrances et les
dangers d'une réintroduction de la main. Elle ne nous
paraît pas d'ailleurs indispensable, attendu que la plupart du temps on pourra terminer heureusement, sans
devoir y recourir. Seulement, il s'agit de savoir comment
et dans quel sens il faut agir.

Supposons une position sacro-iliaque gauche, avec
dégagement de la jambe postérieure, par conséquent la
droite. Des tractions directes sur cette jambe seront
inefficaces, parce que, si en arrière qu'on les exerce,
on ne pourra jamais les confondre avec l'axe du détroit
abdominal et partant entraîner la hanche antérieure,
attendu que le périnée y opposera une réaction en avant.
D'autre part, comme la hanche postérieure est dans la
direction immédiate des efforts utérins, elle ne pourrait
descendre qu'en appuyant davantage encore la hanche
antérieure contre les os pubiens. Ajoutons, enfin, que le
diamètre le plus grand du fœtus, le bis-iliaque ou plutôt
le bi-trochantérien est en rapport avec le plus petit du
bassin, l'antéro-postérieur. Il faut donc, de toute nécessité, changer ces rapports et ramener le siége de l'enfant
en position diagonale. Comment y parviendra-t-on?
Sera-ce en ramenant la cuisse postérieure d'arrière en
avant vers la cavité cotyloïde gauche? Évidemment non,
parce qu'alors la hanche gauche n'en continue pas moins
à se trouver, dans une grande étendue, en rapport avec

le ceintre antérieur du bassin, au-dessus duquel elle peut s'arrêter. On ne pourra donc terminer qu'en ramenant la jambe dégagée, par un mouvement de spirale qui s'étend à tout le tronc du fœtus, vers la paroi latérale droite du bassin, et puis en avant. Cela obtenu, les conditions sont devenues aussi favorables que possible, c'est-à-dire que la position est devenue sacro-iliaque droite, que la hanche droite qui était primitivement en arrière est actuellement en avant, que la gauche peut se loger dans l'échancrure sciatique, et que le diamètre bi-trochantérien de l'enfant est en rapport avec le diamètre oblique correspondant de l'excavation.

Quand le siége apparaît, on le dégage par des mouvements lents, étendus dans le sens diagonal, et de façon à dégager la hanche postérieure, en relevant les extrémités déjà sorties vers le ventre de la femme. A mesure que le tronc sort, on l'enveloppe d'un linge sec; on prévient le tiraillement du cordon en tirant sur son extrémité placentaire, ou en le dégageant s'il était passé entre les cuisses. Lorsque les épaules arrivent et que les bras se sont redressés, il faut procéder à leur dégagement en se servant de la main droite pour le bras droit, de la main gauche pour le bras gauche. Il faut avoir la précaution de commencer toujours par le bras postérieur, qui offre moins de résistance puisqu'il se trouve en rapport avec des parties molles, et en soulevant fortement le tronc pour faciliter la manœuvre; on l'abaisse, au contraire, pour extraire le bras souspubien. Pour pratiquer cette extraction, il faut placer le pouce, comme attelle, sur le plan interne et antérieur de l'humérus, tandis que les doigts médius et index, profondément engagés et allongés sur la face externe et postérieure du bras, agissent sur lui dans le sens de sa flexion et ramènent l'avant-bras au-devant de la figure, du sternum et puis sur les parties latérales du tronc.

Tel est le mécanisme du dégagement des bras, lorsqu'ils se sont déplacés de bas en haut, en passant sur le plan sternal du fœtus, ce qui est l'ordinaire. Au reste, il est toujours facile de s'en assurer par la situation de l'angle inférieur de l'omoplate, qui, dans ce cas, est immédiatement appliqué sur les côtés, peu ou point apparent et très-éloigné de la colonne vertébrale. Mais, quand ils ont remonté du dos à la nuque, et que le croisement s'est fait aussi de bas en haut, ce même angle de l'omoplate est saillant, et il recouvre ou se rapproche des apophyses épineuses du rachis. Dans ce cas, il suffit, après avoir accroché le coude avec un ou deux doigts, de le tirer de la nuque vers les lombes, pour le faire descendre sur le dos et, finalement, sur les côtés du fœtus.

Le bras, déplacé comme dans le premier cas, pourrait être tellement serré contre la symphyse, qu'il fut impossible de le faire repasser derrière et au-dessus de l'occipital et qu'il constituât ainsi un obstacle à la délivrance. Il faudrait alors, sans hésiter un instant, le ramener directement du côté du dos. Si l'enfant est mort, ce procédé ne porte naturellement à aucune conséquence ; s'il est vivant, mieux vaut encore dégager le bras en le tirant directement en bas, et le fracturer dans son articulation, que d'exposer la vie du fœtus par un retard prolongé dans son extraction.

J'ai vu certaine position du bras antérieur rendre le dégagement difficile ou impossible, c'est lorsqu'il appuie contre la paroi postérieure du pubis et qu'il n'y laisse pas assez d'espace pour introduire le doigt. Dans ce cas, je fais subir au fœtus un mouvement de rotation d'avant en arrière, par suite duquel l'épaule qui pressait contre l'os pubien se reportera vers le ligament sacro-ischiatique où il trouvera un espace plus grand et d'où les doigts pourront alors le dégager sans peine.

Enfin, reste la tête. Pour la dégager, on soutient d'abord le tronc dans la face palmaire de la main et sur l'avant-bras qui ont versé; de l'autre on va à la recherche de la position de la figure et, quand on l'a reconnue, on place un ou deux doigts sur les fosses canines ou dans la bouche de l'enfant pour fléchir le menton sur la poitrine. Dès lors, on couche le fœtus sur la face antérieure du bras dont les doigts sont introduits dans la bouche (c'est toujours l'opposé de celui qui a fait la version), tandis que deux autres doigts de la main qui a opéré, s'appliquent d'abord sur l'occiput pour augmenter la flexion, et puis, sur la partie latérale de la tête pour lui faire exécuter son mouvement de rotation et ramener l'occiput sous le pubis. Cela fait, on relève le tronc en maintenant le menton appliqué sur le sternum et en continuant d'appuyer des deux doigts placés sur l'occipital. Enfin, quand la flexion et la rotation sont complètes, on enfourche le cou du fœtus entre les doigts primitivement appliqués sur l'occiput, on fait soutenir ou l'on soutient soi-même de l'autre main le périnée, et on achève de dégager la tête en la relevant fortement vers le ventre de la femme.

Si l'occiput était resté en arrière, la face devrait se dégager la première sous l'arcade pubienne. Afin de faciliter ce dégagement, on inclinerait le tronc en arrière, vers l'anus, et l'on fléchirait la tête, autant que possible, à l'aide de deux doigts appliqués sur les côtés du nez ou sur la mâchoire inférieure.

Remarques.

Lorsque le dégagement est impossible par ce mécanisme, Mme La Chapelle conseille de changer la position de la tête, en reportant la face en arrière vers la courbure sacrée, et pour cela, introduire la main dont la paume embrasserait plus facilement l'occiput. Est-ce une position directe, la face derrière la symphyse pubienne? on peut se servir de l'une ou de l'autre main. Est-ce une position diagonale? on emploiera la main homonyme du côté vers lequel se dirige la face. Cette main, insinuée dans la concavité du sacrum, la face palmaire en avant, est ensuite inclinée sur son bord cubital, et les doigts, portés vers la joue la plus voisine, se fléchissent pour l'embrasser complétement et s'introduire dans la bouche. Dès lors, on entraîne en arrière et en bas, vers le coccyx de la mère, la région sur laquelle le bout des doigts est appliqué, c'est-à-dire la face. Il ne reste plus ensuite qu'à fléchir la tête et à l'extraire comme dans les cas les plus réguliers. Il est entendu qu'on fera suivre au tronc le mouvement de rotation qu'on imprime à la tête.

En exécutant ce procédé, qu'on lui attribue à tort, Mme La Chapelle suit de point en point les indications formulées et pratiquées par Mauriceau. *Le 24 octobre 1669, dit cet auteur, lors que je fus mandé pour secourir cette femme, parce que la teste de l'enfant demeurait au passage accrochée par le menton, au-dessous de l'os pubis de la mère, sans pouvoir être tirée dehors, je glissay ma main droite applatie jusque sur la face de l'enfant qui estoit ainsi mal située en dessus, et ayant introduit un des doigts de la mesme main dans la bouche de l'enfant, pour en accrocher le menton et le dégager hors du passage, je luy tournay la face en dessous, tournant en même temps le corps de l'enfant que je soutenois de ma main gauche pour lui donner le même mouvement qu'à la teste.*

Lorsque la position est directe et que l'occiput est au niveau de l'angle sacré, cette manœuvre, indiquée par Mauriceau, sera surtout très-difficile. Il faudrait alors, avant d'en venir à d'autres moyens, essayer d'agir sur l'occiput. Après l'avoir empoigné à pleine main, en coulant celle-ci le long de la gouttière périnéale, on tâchera de le soulever pour fléchir ainsi la tête et l'entraîner ensuite du côté qui correspond à la main introduite dans le but de diagonaliser la position. Si l'on obtient ce résultat, on saisira alors la face pour compléter son mouvement de rotation en arrière et terminer ensuite comme d'usage. Malheureusement ces manœuvres sont souvent impraticables, principalement par celui qui aurait la main un peu volumineuse.

Dans ce cas, nous tâcherions de délivrer en suivant la voie qui nous est indiquée par la nature lorsqu'elle se suffit à elle-même, c'est-à-dire que si l'enfant est vivant et que le menton se trouve au-dessus du pubis, nous appliquerions le forceps derrière la tête et terminerions en le relevant fortement vers le ventre de la femme ; s'il est mort, nous exécuterions le même mouvement avec les deux mains, qui embrasseraient le cou du fœtus, les pouces appliqués en arrière et les autres doigts en avant, et par un mouvement d'élévation forcée, nous ferions passer le diamètre occipito-trachélien du fœtus dans le diamètre sacro-pubien de la mère.

§ 5. — DE LA VERSION PELVIENNE DANS LES DIVERSES PRÉSENTATIONS.

A. — *Présentation du sommet.*

1re *Position (occipito-cotyloïdienne gauche)*. — Dans cette position, le pelotonnement doit se faire de gauche à droite. Or, la main gauche étant en rapport avec la moitié latérale droite du bassin de la mère vers laquelle les pieds doivent être ramenés, ce sera cette main qu'il faudra introduire, tandis que la droite sera placée sur l'abdomen pour soutenir le fond de l'utérus et y repousser la tête.

Cette introduction, l'évolution et l'extraction successives de toutes les parties du fœtus s'exécutent d'après les règles générales énoncées plus haut.

2e *Position (occipito-cotyloïdienne droite)*. — Dans cette position, les pieds doivent être ramenés à gauche. Il faudra donc introduire la main qui correspond à ce côté, c'est-à-dire la droite, pour pelotonner l'enfant sur son plan antérieur. La main gauche sera appliquée sur le ventre pour faciliter le temps d'évolution.

3e *Position (occipito-pubienne).* — Il est indifférent de se servir de l'une ou de l'autre main; seulement, il faut toujours pelotonner le fœtus en ramenant les pieds du côté de celle qu'on aura introduite. La droite, après avoir refoulé la tête, en dirigerait l'occiput vers la cavité cotyloïde droite et ferait l'évolution comme dans la seconde position du sommet. La gauche reporterait l'occiput vers la cavité cotyloïde gauche et terminerait comme dans la première position.

4e *Position (occipito-iliaque droite postérieure).* —Cette position est l'inverse de la première. Pour pelotonner le fœtus sur sa face antérieure, les pieds doivent être ramenés vers la moitié latérale gauche du bassin de la mère. Donc, il faut introduire la main droite qui répond à ce côté.

5e *Position (occipito-iliaque gauche postérieure).* — Elle est l'opposée de la seconde. Les pieds doivent être ramenés à droite et la version se faire avec la main gauche qui correspond à ce côté.

6e *Position (occipito-sacrée).* — L'une ou l'autre main peut être employée indifféremment. La droite dirigerait l'occiput vers la symphyse sacro-iliaque droite et ferait la version comme dans la quatrième position du sommet, en ramenant les pieds à gauche; la gauche le reporterait vers la symphyse sacro-iliaque gauche, et terminerait comme dans la cinquième position, en ramenant les pieds à droite.

B. — *Présentation de la face.*

La manœuvre est ici la même que dans la présentation du sommet.

1re *Position* (*mento-cotyloïdienne gauche*). — Il faut pelotonner le fœtus de droite à gauche, introduire la main droite, empoigner et refouler la tête vers la fosse iliaque droite, pour ramener les pieds vers la moitié latérale gauche du bassin de la mère.

2e *Position* (*mento-cotyloïdienne droite*). — Les pieds doivent être ramenés à droite ; donc il faut introduire la main gauche qui répond à ce côté et pelotonner l'enfant sur son plan antérieur, de gauche à droite.

3e *Position* (*mento-pubienne*). — Il faut commencer par déplacer le menton avec l'une ou l'autre main, pour le reporter en première ou en seconde position, et opérer ensuite comme dans chacun de ces cas, c'est-à-dire en ramenant les pieds du côté qui correspond à la main introduite.

4e *Position* (*mento-iliaque droite postérieure*). — Les pieds doivent être naturellement ramenés à droite. Il faut, par conséquent, introduire la main gauche qui répond à ce côté du bassin de la mère, en refoulant la tête vers la fosse iliaque gauche.

5e *Position* (*mento-iliaque gauche postérieure*). — Il faut opérer de la main droite, attendu que c'est elle qui correspond à la moitié latérale gauche du bassin de la mère, par où les pieds doivent être dirigés en pelotonnant le fœtus sur son plan sternal.

6e *Position* (*mento-sacrée*). — La main à introduire est indifférente ; seulement, il faut toujours ramener les extrémités inférieures du côté du bassin qui répond à celle qu'on a introduite : à droite, comme dans une quatrième position, quand on s'est servi de la main gauche ; à gauche, comme dans une cinquième, lorsqu'on a employé la main droite.

C. — *Présentation des fesses.*

Dans les présentations du siége, en général, ce n'est pas, à proprement parler, une version que l'on pratique, mais bien plutôt de simples tractions sur la partie qui s'offre au détroit supérieur, dans l'excavation ou dans le vagin.

Lorsque les fesses sont encore au-dessus du détroit supérieur, et qu'elles s'y trouvent en *première* ou en *cinquième position*, on introduira la main gauche qui répond à la moitié latérale droite du bassin de la mère par où les pieds doivent être dirigés. Le siége sera saisi à pleine main et légèrement refoulé vers la fosse iliaque gauche ; puis, parcourant tout le plan postérieur des membres abdominaux, on ira saisir les pieds pour les ramener vers le côté droit du canal pelvien.

Dans la *deuxième* et la *quatrième position*, la main droite refoulerait le siége vers la fosse iliaque droite, irait saisir les pieds en suivant les membres inférieurs, pour les abaisser ensuite vers le côté gauche de la mère.

Enfin, la *troisième* et la *sixième position* doivent être transformées en positions diagonales, et les pieds ramenés du côté qui répond à la main introduite. On se servira donc de la main droite pour la troisième

transformée en seconde et pour la sixième transformée
en quatrième; de la main gauche pour la transformation
respective en première et en cinquième position.

Lorsque les fesses sont déjà engagées et accessibles
aux doigts, on place les deux index recourbés en
crochets dans chacune des aines et l'on opère des
tractions jusqu'à dégagement complet des hanches et
des pieds. Enfin, si cette manœuvre était impossible,
et le siége trop engagé cependant pour pouvoir le
refouler, on appliquerait le grand crochet mousse sur
l'aine antérieure, en le glissant entre elle et la symphyse
pubienne. S'il n'y avait pas assez d'espace, on l'insinue-
rait entre les deux cuisses du fœtus, en ayant soin de
ne pas blesser ses organes génitaux ni de les comprendre dans le sinus de l'instrument.

Quand les jambes sont sorties, on doit toujours, dans
les positions postérieures, tirer en spirale et surtout sur
celle qui répond au pubis, pour ramener peu à peu le
dos en avant.

D. — *Présentation des genoux.*

Dans cette présentation, les genoux peuvent être
encore mobiles au détroit supérieur ou déjà engagés
dans l'excavation.

Dans le premier cas, on ira à la recherche des pieds
en introduisant la main qui répond au côté vers lequel
on veut diriger les genoux.

1re *Position* (*tibio-cotyloïdienne gauche*). — La main
gauche empoignera les genoux et les reportera en
arrière vers la symphyse sacro–iliaque droite, et les

pieds tombent immédiatement dans la face palmaire de l'opérateur ; sinon, on y arrive avec toute facilité, en parcourant l'étendue des jambes et en longeant leur face postérieure avec les doigts qu'on aura fléchis sur elle. On les saisit ensuite comme à l'ordinaire pour les amener au dehors.

2ᵉ *Position* (*tibio-cotyloïdienne droite*). —La main droite repoussera les genoux en arrière vers la symphyse sacro-iliaque gauche pour défléchir et entraîner les pieds à la vulve.

3ᵉ *Position* (*tibio-pubienne*). — On peut se servir indifféremment de l'une ou de l'autre main, mais avec la précaution de toujours diriger les genoux du côté qui répond à celle qu'on aura introduite.

4ᵉ *Position* (*tibio-iliaque droite postérieure*). — Elle est l'inverse de la première. On introduira donc la main droite qui reportera les genoux vers la cavité cotyloïde gauche de la mère, et les pieds tombent dans la face palmaire de la main qui les amène au dehors.

5ᵉ *Position* (*tibio-iliaque gauche postérieure*). — C'est l'inverse de la deuxième position. On opérera de la main gauche, en ramenant les genoux vers la cavité cotyloïde droite. Les pieds sont saisis comme d'habitude et entraînés à la vulve.

6ᵉ *Position* (*tibio-sacrée*). — Cette position directe doit être transformée en diagonale et terminée comme celle à laquelle on l'aura réduite. On pourra donc, à volonté, se servir de l'une ou de l'autre main. La droite ramènerait les genoux à gauche et la gauche à droite.

Si les genoux étaient déjà engagés dans l'excavation,

on en faciliterait la progression, soit en introduisant
l'index de chaque main recourbé en crochet, dans les
plis du jarret; soit à l'aide d'un lacs qu'on y porterait
avec l'extrémité du doigt, ou bien encore avec le crochet mousse, si les premiers moyens étaient impraticables ou insuffisants.

S'il n'y en avait qu'un seul qui se présentât, il faudrait
aller à la recherche du second, dans le cas où l'on sentirait de la résistance à l'extraction.

Il y a ici à faire la même observation que pour le
siége de tirer en spirale sur les jambes dégagées, dans
les positions postérieures, afin de ramener le dos en
avant.

E. — *Présentation des pieds.*

Lorsque les pieds se présentent, il suffit, pour terminer
l'accouchement, de les saisir avec l'une ou l'autre main
indifféremment, et de faire des tractions surtout sur le
membre antérieur, afin de faciliter, comme plus haut, le
mouvement de spirale suivant lequel le plan dorsal du
fœtus doit revenir vers le pubis.

S'il n'y avait aussi procidence que d'un seul pied et
que ce fût le sous-pubien, on pourrait commencer immédiatement les tractions; mais si c'était le postérieur, il
y aurait à craindre que le premier ne vînt s'arc-bouter
au-dessus du pubis et constituer un obstacle à l'extraction du tronc. Dans ce cas, on conseille, après voir placé
un lacs au membre sorti, de parcourir toute sa face
interne de la main qui répond au côté vers lequel la
jambe antérieure doit être défléchie. On arrive ainsi jusqu'à la racine de celle-ci et de là au pied qu'on saisit et

ramène à la vulve. Dès lors, on termine comme dans les positions correspondantes des fesses. Nous pensons qu'il serait préférable d'essayer d'abord la manœuvre que nous avons indiquée page 629.

F. — *Présentation du tronc.*

On a vu précédemment que le tronc, c'est-à-dire cette partie du fœtus comprise entre le cou et les hanches, peut affecter quatre présentations distinctes : 1° le ventre ; 2° le dos ; 3° le plan latéral droit ; 4° le plan latéral gauche.

La version, dans chacun de ces cas, se fait suivant les règles générales. Quant à l'introduction de la main, le précepte est toujours invariable, c'est-à-dire que, supposant le bassin de la femme divisé en deux moitiés latérales, on introduira la main qui correspond à celle de ces moitiés par où les pieds doivent être dirigés.

1° *Présentation du ventre.*

1re *Position (sterno-cotyloïdienne gauche).* — La partie supérieure du sternum répond à la cavité cotyloïde gauche ; les pieds à la symphyse sacro-iliaque droite. Pour pelotonner le fœtus dans le sens de sa flexion naturelle, on ne peut les dégager que de ce côté. Il faudra donc introduire la main gauche, empoigner et refouler le tronc vers le fond de la matrice, suivre le côté latéral gauche de l'enfant pour aller saisir les pieds et les entraîner à la vulve, tandis que la main droite, appliquée sur l'abdomen, repousse la tête en arrière et à gauche. On termine en seconde position des pieds.

2e *Position (sterno-cotyloïdienne droite)*. — Les pieds doivent se dégager à gauche. Il faut donc empoigner le tronc à pleine main droite, le refouler directement en haut, suivre le côté droit du fœtus jusqu'aux pieds qu'on saisit et ramène à la vulve, pendant que, de la main gauche, on porte la tête à droite et en arrière. On termine en première position des pieds.

3e *Position (sterno-pubienne)*. — Les positions directes doivent toujours être transformées en diagonales. On se servira ici de l'une ou de l'autre main, mais en ramenant les pieds du côté du bassin qui répond à celle qu'on aura introduite.

4e *Position (sterno-iliaque droite postérieure)*. — On opère de la main droite avec laquelle on refoule le tronc en haut, vers la fosse iliaque droite; on suit le côté droit de l'enfant, pour aller accrocher les pieds qui doivent se dégager par la moitié latérale gauche du bassin de la mère.

5e *Position (sterno-iliaque gauche postérieure.)* — Les pieds doivent sortir à droite. Il faudra donc opérer de la main gauche qui reportera le tronc en haut, vers la fosse iliaque gauche et, parcourant tout le côté gauche du fœtus, elle ira saisir les pieds pour les attirer à la vulve et terminer comme à l'ordinaire.

6e *Position (sterno-sacrée)*. — On se servira de l'une ou de l'autre main qui, après avoir changé la position directe en diagonale, ramènera les pieds, la droite vers la moitié latérale gauche du bassin ; la gauche, vers la moitié latérale droite.

2° *Présentation du dos.*

Lorsqu'on opère la version podalique pour une présentation du dos, on incline d'abord le fœtus sur un de ses côtés, en dirigeant *toujours* le plan dorsal en avant. Cette règle est invariable pour tous les cas. En procédant de cette façon, on a plus de facilité pour faire l'évolution du fœtus et ramener les pieds en arrière, parce que le dos peut être reporté au-dessus des pubis et en avant, favorisé en cela par la souplesse des parois abdominales, tandis qu'en le tournant en sens contraire, le dos rencontrerait la résistance formée par la colonne vertébrale de la femme.

1re *Position (dorso-cotyloïdienne gauche).* — Dans cette position, les pieds doivent sortir par la moitié latérale gauche du bassin de la mère. Il faut donc se servir de la main droite qui refoule le tronc vers la fosse iliaque droite, en l'inclinant sur le flanc droit pour ramener le dos en avant. La position dorsale se trouve ainsi transformée en une première position du plan latéral droit. La main parcourt ensuite tout ce côté, arrive sur les fesses, sur les cuisses, et puis aux pieds qu'elle saisit et entraîne à la vulve. La main gauche appliquée sur l'abdomen, repousse la tête vers le fond de l'utérus et facilite ainsi l'évolution de l'enfant qui est expulsé comme dans la première position des pieds.

2e *Position (dorso-cotyloïdienne droite).* — Le fœtus doit être incliné sur son flanc gauche pour que le dos revienne en avant, et les pieds doivent être dirigés vers la moitié latérale droite du bassin de la mère. Il faut donc introduire la main gauche qui répond à ce côté, repousser le tronc, après l'avoir incliné sur le flanc gauche, aller saisir les pieds et les amener vers le côté droit de la femme, pour terminer en seconde position des pieds.

3e *Position* (*dorso-pubienne*). — Cette position directe sera d'abord transformée en diagonale, en première ou en seconde, et l'accouchement terminé comme dans la position à laquelle on l'aura réduite. Si l'on a introduit la main droite, on inclinera le fœtus sur son côté droit pour extraire à gauche; si c'était la main gauche, on l'inclinerait sur son côté gauche, pour extraire à droite.

4e *Position* (*dorso-iliaque droite postérieure*). — Dans cette position, qui est l'inverse de la première, les pieds doivent s'engager dans la moitié latérale gauche du bassin. Il faut donc introduire la main droite qui répond à ce côté, diriger le dos en avant et à droite en l'inclinant sur le flanc gauche, et, parcourant ensuite toute l'étendue du membre postérieur et du plan abdominal, on va saisir les pieds pour terminer comme dans une première position de ces extrémités.

5e *Position* (*dorso-iliaque gauche postérieure*). — Les pieds seront dirigés vers la moitié latérale droite. Il faut donc opérer de la main gauche qui répond à ce côté. On soulève d'abord le tronc, on le refoule vers la fosse iliaque gauche, en l'inclinant sur son flanc droit. La main parcourt tout ce côté jusqu'aux pieds qu'elle saisit et entraîne à la vulve pour terminer comme dans une seconde position des pieds, conformément aux règles générales de la manœuvre.

6ᵉ Position (dorso-sacrée). — De même que dans la troisième position, on pourra indifféremment faire usage de l'une ou de l'autre main, mais avec la précaution d'incliner d'abord le fœtus sur l'un ou l'autre flanc pour ramener le dos en avant et extraire les extrémités du côté qui correspond à la main qu'on aura introduite.

Remarques.

Dans la quatrième et la cinquième position, on pourrait procéder à la manœuvre avec les mains contraires à celles indiquées, et faire exécuter au fœtus le grand tour du bassin, comme dans les positions correspondantes des flancs gauche et droit.

Si l'on avait affaire à une présentation des lombes, en première ou en deuxième position, on pourrait essayer de les convertir en positions correspondantes des fesses qui, dans ces cas, ne sont pas très-éloignées du centre du détroit abdominal. En cas d'insuccès, on irait à la recherche des pieds suivant les règles ordinaires. Voici, du reste, la manœuvre à exécuter dans ces deux circonstances.

1ʳᵉ Position des lombes. — On ferait coucher la femme sur le côté droit et l'on se servirait de la main droite dont l'index serait introduit entre les fesses du fœtus, le pouce sur la hanche droite et les autres doigts sur la hanche gauche. Fixant ainsi le siége à pleine main, on le ramènerait en bloc au centre du détroit supérieur, pour abandonner ensuite à la nature l'expulsion du produit, si l'on n'avait agi que pour remédier à une position vicieuse. La main gauche appliquée sur l'abdomen, faciliterait ce mouvement de bascule, en repoussant la tête en haut, en arrière et à droite.

2ᵉ Position des lombes. — On ferait incliner la femme sur son côté gauche; on introduirait la main gauche, dont on placerait l'index entre les fesses de l'enfant, le pouce sur la hanche gauche, les autres doigts sur la hanche droite. Repoussant ensuite la partie supérieure du tronc en haut, en arrière et à gauche de la main restée libre, celle qui tient le siége l'attire au centre du détroit abdominal.

3° et 4°. *Présentations des plans latéraux.*

1ʳᵉ Position (acromio-cotyloïdienne gauche). — Le fœtus présente le côté gauche ou le côté droit. Dans le premier cas, les pieds doivent être ramenés vers la moitié latérale droite du bassin de la mère. On doit donc introduire la main gauche qui répond à ce côté, repousser le tronc vers la fosse iliaque gauche, contourner le plan gauche du fœtus, aller saisir les pieds et les entraîner, par la partie droite du bassin, dans le canal vaginal. Dans le second cas, les pieds doivent naturellement sortir à gauche. Il faut donc se servir de la main qui répond à ce côté, c'est-à-dire de la droite avec laquelle on reporte le tronc vers la fosse iliaque droite; on longe ensuite le côté droit de l'enfant, et, quand on arrive aux pieds, on les accroche pour les amener à la vulve, en facilitant l'évolution de la main gauche qui reporte la tête en arrière et à droite. On termine alors suivant les règles ordinaires.

2ᵉ Position (acromio-cotyloïdienne droite). — L'enfant

présente le flanc gauche ou le flanc droit. Dans le premier cas, les pieds doivent être dirigés à droite. La main gauche qui répond à ce côté sera donc introduite, repoussera le tronc vers la fosse iliaque gauche et, longeant le côté du fœtus qui se présente, elle ira saisir les pieds pour les ramener à droite dans le vagin. Dans le second, les pieds doivent sortir à gauche; il faudra donc se servir de la main droite qui correspond à ce côté, refouler le tronc au-dessus du détroit supérieur vers la fosse iliaque droite, aller chercher les pieds en contournant le côté droit de l'enfant, pour les entraîner à gauche et terminer comme d'habitude.

3e *Position* (*acromio-pubienne*). — Cette position doit être transformée en première ou en deuxième de l'épaule qui se présente, et terminée comme elles, c'est-à-dire avec la main gauche, pour extraire à droite, si c'est l'épaule gauche; avec la main droite, pour ramener à gauche, si c'est l'épaule droite.

4e *Position* (*acromio-iliaque droite postérieure*). — Si c'est le côté gauche du fœtus qui se présente, les extrémités pelviennes doivent être dirigées à gauche. Il faut donc introduire la main droite, reporter le tronc vers la fosse iliaque droite, longer le côté gauche de l'enfant pour aller, finalement, saisir les pieds et les amener vers la moitié latérale gauche du bassin à laquelle correspond la main introduite. On pourrait également se servir de la main gauche pour extraire à droite, en faisant exécuter aux pieds le grand tour du bassin.

Si c'est le côté droit qui s'offre au détroit supérieur, il faut ramener les pieds vers la moitié latérale droite du bassin de la mère; on devra donc opérer de la main gauche, refouler le tronc vers la fosse iliaque gauche et aller saisir les pieds, en parcourant le côté droit du fœtus, pour les entraîner à droite dans le vagin.

5e *Position* (*acromio-iliaque gauche postérieure*). — Si l'enfant présente le flanc gauche, il faut faire usage de la main droite qui répond au côté gauche de la mère par où les pieds doivent sortir; aller saisir ceux-ci en repoussant le tronc vers la fosse iliaque droite et en longeant le côté gauche du fœtus, et les amener ensuite à la vulve pour terminer comme à l'ordinaire.

S'il présente le flanc droit, il faut se servir de la main gauche avec laquelle on reporte le tronc vers la fosse iliaque gauche, pour, enfin, aller prendre les pieds, en suivant le côté droit du fœtus, et les faire sortir à droite, côté auquel correspond la main introduite. Ou bien encore, opérer de la main droite, en dirigeant les pieds en arrière pour faire le grand tour du bassin.

6e *Position* (*acromio-sacrée*). — On doit d'abord réduire cette position en une quatrième ou en une cinquième, et faire la version comme dans ces deux dernières, c'est-à-dire avec la main droite qui correspond au côté gauche du bassin par où les pieds doivent être extraits, si c'est le flanc gauche qui se présente; au contraire, avec la main gauche, puisque les pieds doivent sortir à droite, si c'est le flanc droit.

Remarques.

En parcourant ces diverses positions des flancs, on voit que, pour opérer le pelotonnement, il faut introduire la main homonyme du côté qui se présente dans les positions antérieures; la main contraire dans les positions postérieures. Cependant, nous le répétons, dans la quatrième du flanc gauche, on pourrait, même avec plus de facilité, introduire la main gauche et diriger les pieds en arrière, pour les ramener vers la moitié latérale droite du canal pelvien, en leur faisant ainsi décrire le grand tour du bassin. De même, dans la cinquième position du flanc droit, il serait possible d'extraire le fœtus avec la main droite, en lui faisant encore parcourir le grand tour et en ramenant les pieds en arrière, vers la moitié latérale gauche du bassin de la femme. Mais une évolution aussi étendue doit être infiniment plus dangereuse pour la mère et pour l'enfant que celle qu'on opère d'après les règles énoncées plus haut.

Il arrive assez fréquemment, dans les présentations des plans latéraux, qu'il y a procidence d'une main. Cette circonstance ne gêne en rien la manœuvre de la version si, d'ailleurs, le col est dilaté ou dilatable. On ne fera donc jamais de tentative de réduction qui serait souvent impossible, et moins encore des tractions qui non-seulement seraient vaines, mais encore rendraient la version plus difficile et plus dangereuse, en engageant l'épaule davantage. Dans aucun cas, non plus, on ne serait autorisé à opérer ni l'amputation du membre prolabé, ni même à y pratiquer des scarifications. On se contentera de mettre un lacs sur le poignet qui pend au dehors dans le seul but de ne pas être obligé, plus tard, d'aller à la recherche de ce bras. Cela fait, on ira saisir et dégager les pieds, suivant la méthode ordinaire.

Il peut encore se faire, dans une présentation de l'épaule avec ou sans sortie du bras, que la tête, fortement inclinée, se rapproche aussi du détroit supérieur et en occupe même une certaine portion. Il serait alors plus sage de chercher d'abord à ramener l'extrémité céphalique au centre de ce détroit, soit avec la main, soit à l'aide du levier, et d'en faire ensuite l'extraction avec cet instrument ou avec le forceps ordinaire.

Si l'épaule était très-engagée, les eaux rompues depuis longtemps, la matrice ou le col convulsivement contractés, le refoulement de la partie qui se présente et même l'introduction de la main seraient impossibles et, par conséquent, la version impraticable. Il faudrait, dans ce cas, s'il n'y a pas péril imminent, attendre que l'éréthisme utérin se soit dissipé, ou le combattre par la saignée, les lavements laudanisés, les bains, les injections vaginales, par le chloroforme et par la belladone, au pourtour du col, si l'orifice est résistant. Malgré l'emploi de ces moyens, la version peut encore rester impraticable. Que faire alors? Évidemment, si l'enfant vit encore, il faut essayer, dans son intérêt, une dernière ressource, celle de l'évolution forcée. On introduira pour cela la main dans la concavité du sacrum et, après avoir placé les doigts dans la duplicature du tronc, près des hanches, on tâchera d'attirer le siége à l'extérieur; à défaut des doigts, on se servirait dans le même but du grand crochet mousse. Cette dernière façon de procéder a sans doute le grand inconvénient de produire presque toujours l'éventration du fœtus, mais il est à remarquer que si la main ne peut en opérer l'extraction, on ne pourrait, dans tous les cas, l'obtenir que par l'embryotomie, l'enfant ne fût-il même pas mort; car, après un travail aussi laborieux, on doit le considérer comme n'étant plus viable et agir en conséquence.

Version pelvienne. — Récapitulation.

PRÉSENTATIONS.	POSITIONS.	MAIN A INTRODUIRE.
SOMMET	1re Position.	Main gauche.
	2e »	» droite.
	3e »	» à volonté.
	4e »	» droite.
	5e »	» gauche.
	6e »	» à volonté.
FACE ET NUQUE.	1re Position.	Point de règle différente puisque ce sont les pieds qu'on doit chercher à extraire sur le plan de flexion antérieure et par l'un ou l'autre côté du bassin, sans que le plus ou moins de rectitude de la tête y apporte le moindre chang^t.
	2e »	
	3e »	
	4e »	
	5e »	
	6e »	
FESSES ET GENOUX.	1re Position.	Main gauche.
	2e »	» droite.
	3e »	» à volonté.
	4e »	» droite.
	5e »	» gauche.
	6e »	» à volonté.
PIEDS	1re Position.	
	2e »	
	3e »	Main à volonté.
	4e »	
	5e »	
	6e »	
VENTRE	1re Position.	Main gauche.
	2e »	» droite.
	3e »	» à volonté.
	4e »	» droite.
	5e »	» gauche.
	6e »	» à volonté.
DOS.		Présentations à convertir en celles du flanc, en ayant soin de tourner *toujours* le dos en avant. Dans la 1re et la 2e position des lombes on pourra cependant essayer de les convertir en position des fesses, en se servant de la main droite dans le premier cas, de la main gauche dans le second.

PRÉSENTATIONS.	POSITIONS.	MAIN A INTRODUIRE.
FLANC DROIT . . .	1re Position. 2e » 3e » 4e » 5e » 6e »	Main droite. Main gauche.
FLANC GAUCHE . .	1re Position. 2e » 3e » 4e » 5e » 6e »	Main gauche. Main droite.

NOTA. — La 4e position du flanc gauche et la 5e du flanc droit pourraient aussi être extraites par les mains contraires à celles indiquées, en faisant exécuter au fœtus le grand tour du bassin.

CHAPITRE II.

DU FORCEPS.

Comme conséquence d'une sorte de routine historique, l'invention du *forceps* est généralement attribuée à un accoucheur anglais du nom de Chamberlen. Hâtons-nous de dire, cependant, pour la gloire de notre pays, que cette origine est fort contestable, ou plutôt qu'elle ne l'est point. En effet, s'il faut s'en rapporter au jugement de l'Académie des sciences de Paris, tribunal éminemment compétent, ce nous semble, et tout à fait désintéressé dans la question, c'est à Palfyn, accoucheur et professeur d'anatomie à Gand, que la science et l'humanité sont redevables de ce précieux instrument. Levret partage d'ailleurs le même avis, et c'est lui qui nous apprend que, dans un voyage fait à Paris en 1721, par notre compatriote, celui-ci présenta à l'Académie un instrument auquel il avait donné le nom de *mains* et *dont il se servait pour tirer par la tête les enfants enclavés au passage et qu'il en reçut les louanges comme en étant l'inventeur.* Ce n'est que quatorze ans plus tard, en 1735, que parut la description, par Chamberlen, d'un forceps plus perfectionné à cuillers fenêtrées. Si les dates et la décision du premier corps savant de l'époque, s'opposent à ce qu'on attribue à l'accoucheur anglais la paternité de l'instrument, soyons pourtant justes envers lui et reconnaissons au moins qu'il a le mérite d'y avoir apporté cette première et heureuse modification (1).

Le forceps primitif était donc à cuillers pleines; de plus, il était droit dans toute son étendue, forme qui ne le rendait réellement utile que dans l'excavation pelvienne. La nécessité d'un emploi plus général lui fit bientôt subir une foule d'améliorations dont la plus importante est, sans contredit, de lui avoir donné une courbure propre à le rendre applicable au détroit abdominal. L'honneur de ce perfectionnement revient à Smellie, en Angleterre, et à Levret, en France, qui s'en disputèrent la priorité vers le milieu du xviiie siècle. Disons, cependant, que ce dernier auteur nous paraît

(1) Voir la notice sur l'invention du forceps, par M. le Dr BROECKX, d'Anvers. *Bulletin de l'Académie de médecine de Belgique,* t. V.

avoir dévancé le premier de quelques années (1).

Tel qu'il est aujourd'hui, le forceps est une espèce de pince à deux branches, uniquement destinée à s'appliquer sur la tête de l'enfant. Chacune des branches qui le composent, présente trois portions distinctes : la *cuiller*, le *manche* et le *point articulaire*.

La *cuiller* est fenêtrée ; ce vide, en diminuant le volume et le poids de l'instrument, permet encore aux bosses pariétales de s'y engager. Elle offre deux courbures, l'une sur le plat, c'est *l'ancienne courbure*, convexe en dehors, concave en dedans pour mieux s'adapter à la rotondité de la tête, et simplement polie à la lime pour en prévenir le glissement ; l'autre sur le bord, c'est la *nouvelle courbure*, à convexité postérieure et à concavité antérieure, pour s'accommoder à l'axe du pelvis.

Chacun des *manches* présente une extrémité recourbée qui peut servir de crochet mousse, applicable dans les aisselles, les aines et les jarrets. Ce crochet, d'un côté, est muni d'un bouton olivaire qui se devisse et qui sert à loger une pointe qui en fait un crochet aigu. Ensuite, toute la courbe de l'autre manche, munie aussi d'un pas de vis, peut également s'enlever et transformer ce manche en une pointe acérée, droite, pouvant, au besoin, servir de perce-crâne. Dans d'autres modèles, le manche ne présente aucune espèce de crochet (fig. 16). Enfin, chacune des cuillers elle-même est propre à faire

(1) Ce fut le 2 janvier 1747 que Levret présenta à l'Académie royale de médecine de Paris son forceps courbe ; tandis que c'est dans son *Traité des accouchements*, daté de 1754, que Smellie dit avoir *fait faire une paire de forceps plus longue, courbe d'un côté et convexe de l'autre*.

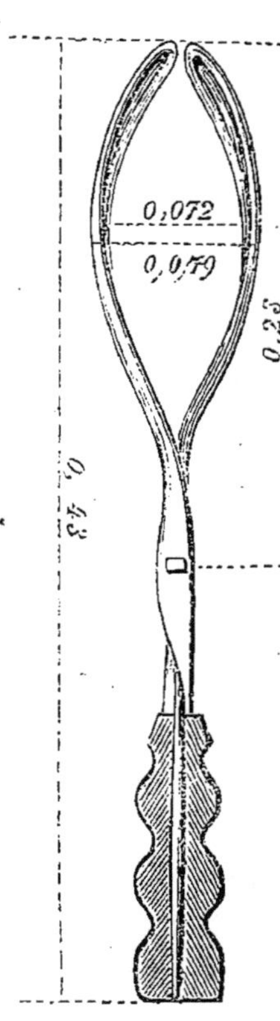

Fig. 16.

l'office de levier si l'on était dépourvu de cet instrument.

Les deux branches, absolument identiques par leurs cuillers et même par leurs manches, diffèrent en leur *point de jonction*. L'une présente un pivot mobile, une vis à pression ou un clou à large tête; l'autre une mortaise ou une entaille latérale destinées à les recevoir. La première a reçu le nom de *branche mâle* ou *à pivot;* la seconde, celui de *branche femelle* ou *à mortaise*. On les désigne encore sous les dénominations respectives de branche *gauche* et de branche *droite*.

On distingue trois genres d'articulation : 1° l'*articulation française*, dans laquelle la branche femelle présente une mortaise ou une entaille latérale, et la branche mâle un pivot mobile ou une vis à pression : tels sont les forceps de Dubois et d'Hatin ; 2° l'*articulation allemande*, dans laquelle la branche femelle offre une entaille latérale et la branche mâle un clou à large tête excentrique : le petit forceps de M. Van Huevel, le céphalotribe de Baudelocque sont ainsi articulés; 3° l'*articulation anglaise*, qui se fait par double encochure des branches, comme on le voit dans le grand et le petit forceps de Smellie, ainsi que dans celui d'Uytterhoeven, père.

Il y a deux modèles de forceps généralement employés : celui de Dubois et celui d'Hatin. Leur différence essentielle consiste en ce que ce dernier est plus recourbé sur ses bords que le premier, ce qui rend son application au détroit supérieur moins difficile. La forme des manches et des articulations constituent des différences tout à fait accessoires. C'est ainsi que pour éviter le décroisement des manches, quelques accoucheurs, tels que Tarsitani et tout récemment M. Rizzoli, ont adopté un pivot mobile à double tête, l'une en avant et l'autre en arrière, afin de pouvoir articuler de quelque manière que se superposent les branches du forceps. Nous avouons ne pas reconnaître une véritable utilité à cette modification, d'autant plus qu'elle n'a d'autre but que celui de parer à un inconvénient dont on s'exagère singulièrement l'importance.

M. Van Huevel a fait confectionner un petit forceps (fig. 17), exclusivement applicable dans l'excavation et au détroit inférieur, qui sont, en définitive, les points où la tête s'arrête le plus souvent. La légèreté et le peu de volume de cet instrument le rendent très-recommandable et font qu'appelé pour

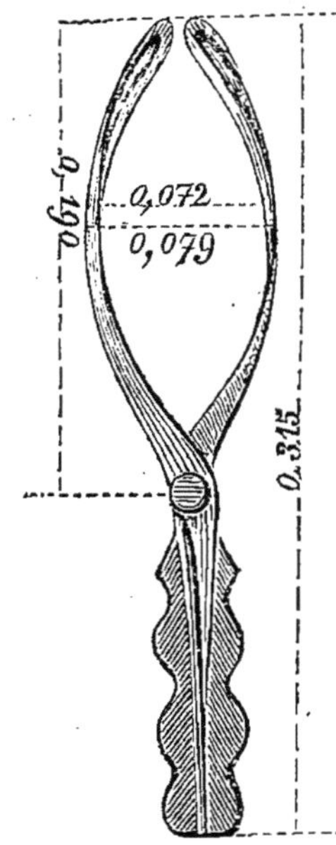

Fig. 17.

un accouchement, on devrait toujours en être muni. Son application, qui n'exige aucun apprêt, est tellement facile qu'on peut en faire usage à l'insu de la femme, sans même la déranger de sa position ordinaire.

Il y a 60 ans, Uytterhoeven, père, alors chirurgien en chef à l'hôpital Saint-Jean de Bruxelles, imagina de donner au forceps une courbure par suite de laquelle il pouvait l'appliquer régulièrement lorsque la tête, encore au détroit supérieur, était en position transversale. L'instrument de cet habile accoucheur est courbé sur ses faces comme les autres le sont sur leurs bords (fig. 18).

Après 44 ans d'un oubli complet, le forceps d'Uytterhoeven a reparu dans le monde obstétrical, mais signé, cette fois, d'un nom qui lui ravit sa première nationalité : aussi voyons-nous les écrivains français, qui n'en disaient mot autrefois, lui accorder une mention très-honorable depuis que le docteur Baumers, de Lyon, l'a réinventé en 1849.

M. le docteur Mattei, de Paris, a fait confectionner un instrument auquel il a donné le nom de *léniceps* (*leniter capiens*, saisir avec douceur), voulant ainsi faire disparaître l'idée de violence, de brutalité qu'il attribue au mot *forceps*, dont l'étymologie, d'après lui,

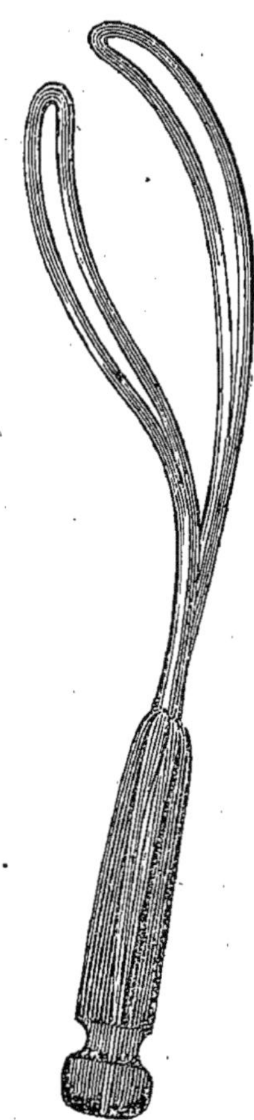

Fig. 18.

viendrait de *fortiter capiens* (qui prend avec force).

Dans le léniceps, la courbure sur le plat est très-prononcée, afin de la mettre plus en rapport avec la rondeur
de la tête (fig. 19). Quant à son manche, il est repré-

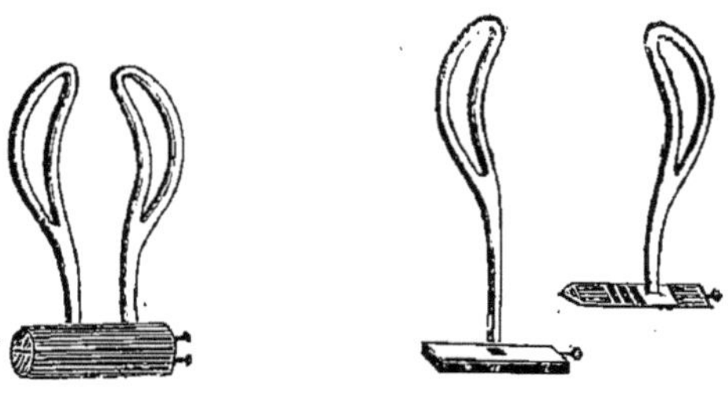

Fig. 19.

senté par une poignée transversale à laquelle chacune
des branches s'adapte en pénétrant dans des crans déterminés par le volume de la tête et par l'étendue du diamètre saisi. C'est donc celui-ci qui décide du degré
d'écartement de la portion droite des cuillers.

Le but principal de l'auteur a été de parer à la compression de la tête qui, avec le forceps, est en raison
directe des tractions. Dans le léniceps, les branches,
une fois articulées, sont fixes et on n'y exerce aucune
pression capable de les rapprocher pendant les efforts
extractifs, attendu qu'elles sont isolément assujetties à
la poignée.

Cet avantage n'est, certes, pas à dédaigner; cependant, nous croyons que l'auteur s'en est peut-être un
peu trop préoccupé, ou tout au moins qu'il a cherché
dans le forceps des défauts qu'on peut éviter, tandis
qu'il n'a pas prévu, ou qu'il a passé sous silence des

inconvénients que nous trouvons au léniceps et auxquels il lui est impossible de parer.

Et d'abord, le grand et le petit forceps dont nous nous servons (fig. 16 et 17) ont une concavité assez prononcée pour s'accommoder aussi à la forme de la tête. Quant à la pression dont on leur fait un grief, il est toujours facile de la modérer en interposant, ainsi que nous le faisons souvent, un petit rouleau de linge, le coin d'un essuie-mains, par exemple, entre les deux manches, près de l'entablure, en deçà de l'articulation, ou croisant celle-ci d'avant en arrière.

Au surplus, si le léniceps, en raison de son évasement central, ne peut occasionner des dégats à la tête par pression ou plutôt par rapprochement de ses branches, il peut cependant en produire, mais d'une autre façon, en maintes circonstances. Ainsi, lorsque la tête est parvenue fort bas dans l'excavation et qu'il faut l'extraire, elle ne rencontrera ordinairement pas grande résistance, et elle sera facilement entraînée au dehors sans porter aucune trace profonde de l'instrument, quel que soit celui qu'on ait employé. Mais si elle est encore élevée; ou si, pour l'extraire, il faut se livrer à certains efforts, il n'en sera plus de même. Le forceps la comprime, c'est vrai, mais il la maintient fixe dans l'intervalle de ses cuillers et il l'entraîne, n'y imprimant le plus souvent que des marques sans gravité. Le léniceps, au contraire, ne la comprime point, mais ce n'est pas là, dans ce cas, un avantage, puisque, dès les premières tractions, il tendra inévitablement à glisser sur elle, attendu qu'elle résiste à descendre; et s'il est exact de

dire que le plat des cuillers n'y exerce aucune pression,
il est évident aussi que leurs extrémités viendront
bien alors la serrer et y produire des contusions et même
des meurtrissures. Ce qui pourrait arriver également,
c'est que les branches s'écartent en faisant ressort ou se
faussent et passent au-dessus de la tête sans l'amener
à l'extérieur.

ART. Ier. — Indications du forceps.

Les circonstances qui réclament l'emploi du forceps
sont :

1° Lorsque le travail traîne en longueur par faiblesse
des contractions que les moyens ordinaires et l'ergot
n'ont pu réveiller ; par position inclinée du sommet ou
de la face qui ne se réduit pas ; par brièveté du cordon
ou, enfin, à cause d'une résistance trop forte du périnée.
Dans ce dernier cas, il agit surtout en redressant la tête
dont la flexion est trop prononcée, plutôt que comme
instrument de traction.

2° Lorsqu'il y a une disproportion entre les dimensions de la tête fœtale et celles du bassin ; dans les
rétrécissements qui laissent encore au moins 8 centimètres (3 pouces) d'ouverture. En deçà de cette limite,
il ne sera plus guère possible (bien qu'on puisse encore
le tenter) d'extraire un enfant vivant, et d'obtenir une
réduction suffisante pour traverser le diamètre rétréci,
puisque, à terme, le diamètre bi-pariétal a une étendue
de 9 à 9 1/2 centimètres (3 1/4 à 3 1/2 pouces) et le
bi-temporal, qui est irréductible, mesure 8 centimètres
(3 pouces).

3° Lorsque des accidents graves, tels que des hémorrhagies, des convulsions, nécessitent une prompte délivrance.

4° Enfin, quand une hernie ou un anévrysme empêchent la femme de faire des efforts suffisants pour se délivrer.

ART. II. — Précautions préliminaires à l'application du forceps.

Avant d'appliquer le forceps, il faut :

1° Faire comprendre à la femme la nécessité et l'innocuité de l'opération ; calmer ses inquiétudes à l'égard de son enfant, et prévenir la famille de tout ce qui peut arriver.

J'avoue que, dans ma pratique, je ne me conforme jamais à la première partie de ce précepte, lorsque je crois devoir employer le petit forceps. C'est ainsi que j'ai pris l'habitude de ne jamais avertir la parturiante de ce que je vais faire et, la plupart du temps, elle ne connaît sa délivrance artificielle qu'après guérison complète. Cette manière de procéder m'éloigne donc beaucoup du précepte généralement suivi, notamment de celui de Mme La Chapelle qui conseille de *faire voir l'instrument à la femme*, de *lui expliquer à peu près son usage* et *sa façon d'agir*, persuadée, ajoute-t-elle, *qu'il n'en est aucune que cette démonstration ne tranquillise.* Qu'une femme qui a eu plusieurs enfants dont certains auraient été amenés avec les fers, soit dans ce cas, qu'elle les réclame même avec instance, je le veux bien, quoique cela est loin d'être constant ; mais je n'ai jamais rencontré une primipare, ni de pluripare toujours accouchée spontanément, ne pas frissonner à l'idée du forceps et ne pas éprouver à sa vue une répulsion invincible.

2° Disposer le lit comme pour la version ; avoir de chaque côté un aide pour maintenir les cuisses relevées et écartées ; un troisième pour passer les branches de l'instrument à l'accoucheur.

Toutes ces précautions ne sont applicables que si l'on fait usage du grand forceps ; elles sont inutiles si l'on se sert du petit et surtout quand on a pris soin d'établir le lit comme nous l'avons indiqué précédemment (*voir* page 302).

3° Chauffer le forceps en le plongeant dans de l'eau tiède, l'essuyer ensuite avec un linge sec et graisser la face externe des cuillers.

Ordinairement j'évite d'éveiller l'attention de la patiente en réclamant de l'eau chaude, surtout lorsque la garde-couches est peu prévoyante ou peu habituée à ma façon d'agir. Je me contente donc, et ne m'en trouve pas plus mal, d'échauffer l'instrument au contact de ma main.

4° Bien reconnaître la position de la tête pour la facilité d'introduction et de placement des branches et, surtout, pour imiter la nature dans les mouvements à lui faire exécuter.

5° S'assurer de la dilatation et de la dilatabilité du col utérin, condition aussi indispensable pour l'application du forceps, que pour la manœuvre de la version. Un col dur et résistant est souvent un obstacle insur–

montable à l'extraction de la tête, même à l'aide des plus grands efforts, ce qui, du reste, doit toujours être évité.

Nous attachons une grande importance à l'existence de cette condition, non pas tant pour l'introduction de l'instrument que pour obtenir sûrement l'extraction du fœtus. Maintes fois nous avons vu s'accoucher spontanément des femmes qui nous étaient amenées à la Maternité, après qu'on avait vainement exercé sur elles les plus grands efforts à l'aide d'un forceps parfaitement appliqué. C'est que le col, assez ouvert pour permettre le placement des branches, l'était encore trop peu en ce moment, ou qu'il était trop résistant, ainsi que le segment inférieur de la matrice, pour se laisser franchir par le fœtus, même sous l'influence de tractions vigoureuses.

L'homme de l'art n'oubliera jamais non plus qu'il est certaines dispositions du col qui peuvent en imposer pour une dilatation complète : l'agglutination de ses lèvres, son obliquité prononcée sont dans ce cas. La tête plonge alors dans l'excavation, poussant au devant d'elle le segment antéro-inférieur de la matrice, lequel s'amincit au point qu'on croirait sentir immédiatement le fœtus (p. 438). L'accoucheur qui méconnaîtrait la cause réelle du retard à l'expulsion du produit, serait naturellement porté à y parer par l'emploi du forceps qui, obéissant dans ce cas à la force de son bras, plutôt qu'à l'intelligence qui doit le guider, ne finit par pénétrer qu'après avoir contusionné, meurtri et dilacéré les organes. J'ai vu deux exemples malheureux d'une semblable méprise.

6° Enfin, l'accoucheur doit préparer lui-même tout ce qui est propre à ranimer l'enfant, s'il naissait faible ou dans un état d'asphyxie.

ART. III. — Règles générales de l'application du forceps.

Les deux seules régions du fœtus qui se prêtent à l'application de cet instrument sont l'extrémité céphalique et l'extrémité podalique en bloc. Mais le peu de prise qu'il a sur cette dernière, les fractures du bassin, les contusions et la déchirure des organes pelviens et abdominaux auxquelles il donnerait lieu, en ont fait rejeter l'emploi sur le siége, surtout qu'on peut toujours amener celui-ci à l'extérieur par des moyens plus inoffensifs.

1° Le forceps ne s'applique donc que sur la tête; autant que possible sur les régions latérales, dans le sens du diamètre occipito-mentonnier et invariablement de manière à ce que la nouvelle courbure réponde, *en définitive*, à la symphyse pubienne.

2° Une grande attention, beaucoup de douceur et un à-propos bien calculé doivent toujours guider le praticien dans l'emploi des instruments destinés à agir dans la profondeur des organes maternels. En prenant ces trois points pour règle de conduite, non-seulement on n'aura presque jamais de malheur à déplorer, mais j'estime que toute application de forceps est généralement possible, même à l'insu de la femme.

3° Les plis du cuir chevelu, les saillies des os qui chevauchent, les inégalités de la face, opposent quelquefois une certaine résistance à l'extrémité de la cuiller. Au lieu de persister et de faire des efforts qui ne pourraient avoir que des résultats fâcheux, il faut tâcher d'éviter ces obstacles; il suffit pour cela d'appuyer davantage le plat de la cuiller sur la main qui lui sert de guide, ou de faire exécuter à la branche quelques mouvements d'inclinaison ou de latéralité.

4° Le forceps doit être introduit juste assez haut pour n'embrasser que la tête dans l'intervalle de ses branches. Appliquées trop bas, les cuillers porteront par leur extrémité sur les points les plus saillants de la tête et elles lâcheront prise au moindre effort; poussées trop haut, elles presseront sur le cou, sur les épaules ou sur le thorax, ce qui est également dangereux.

5° Il faut que l'articulation se fasse avec facilité; s'il n'en est pas ainsi, c'est que les branches ne sont pas exactement parallèles et il faut tâcher de les y amener, dût-on même les retirer pour les réappliquer plus régulièrement; mieux vaut cela que d'exercer des tractions, ainsi que certains praticiens le font, alors que l'articulation n'est point assurée ou qu'elle l'est imparfaitement.

6° Les forceps anciens présentaient à leurs extrémités inférieures une gorge ou une ouverture qui traversait les manches de part en part. Ces dispositions étaient prises pour fixer à l'aide d'un lien les deux branches de l'instrument. Cette précaution est éminemment nuisible, en ce qu'elle a le grave inconvénient d'exercer une compression permanente sur la tête et d'occasionner la mort du fœtus si l'extraction tarde à se faire; elle est inutile, parce qu'un forceps bien appliqué ne peut pas lâcher prise, ne fut-il même pas assujetti par une ligature.

7° L'application faite, on passe l'index tout à l'entour de l'entablure, dans la crainte qu'un repli du vagin, qu'une caroncule myrtiforme, qu'une portion de la petite lèvre n'y soient compris. On s'assure ensuite, par une traction modérée, que la tête est solidement saisie, après quoi il est procédé à son extraction. Le forceps est maintenu et gouverné des deux mains : la gauche est placée près des organes génitaux de la femme et s'assure, de temps en temps, de la progression de la tête ; la droite tient les manches à poigne-main, et leurs efforts simultanés porteront autant que possible sur la portion des manches qui se rapproche le plus de la vulve. C'est le moyen de rendre les tractions réellement utiles, puisqu'on leur donne ainsi la direction de l'axe du bassin dont on s'éloigne d'autant plus que les manches du forceps sont plus longs et qu'on les saisit plus près de leur extrémité. S'il n'y a pas urgence, les tractions ne seront exécutées que pendant les contractions utérines, afin que les efforts naturels et artificiels s'entr'aident mutuellement ; le forceps sera relâché de temps à autre, puis les tractions reprises avec lenteur, étendues dans le sens de la latéralité, afin d'engager successivement et non pas d'emblée chacune des extrémités du diamètre sur lequel portent les cuillers, et invariablement suivant la direction de l'axe pelvien. Jamais il ne faut imprimer à l'instrument des mouvements dirigés d'avant en arrière, parce que, dans ce dernier sens surtout, les cuillers tendent à abandonner la tête et qu'on court le risque de voir ainsi le forceps lâcher prise. On opère ensuite peu à peu, s'il ne s'était pas encore effectué, le mouvement de rotation intérieure ; lorsque la tête arrive sur le plancher du bassin et qu'elle commence à le faire bomber, on reprend le manche du forceps à pleine main droite, le dos dirigé en haut, les doigts fléchis en bas et le pouce tourné vers les crochets ; la main gauche soutient le périnée, et l'on continue à tirer en relevant de plus en plus l'instrument vers le ventre de la mère, ou en l'abaissant vers l'anus, suivant la position, pour suivre ainsi et faciliter les mouvements que la tête exécute dans son dégagement spontané.

En vue de ménager le périnée, nous avons l'habitude, surtout chez les primipares, d'enlever le forceps ou tout au moins de ne plus nous en servir, et de confier à la nature l'expulsion de la tête, lorsque nous avons amené celle-ci au point que les bosses pariétales sont près de franchir l'orifice vulvaire. Il va de soi qu'on n'agirait pas de la sorte si un accident grave pour la mère ou pour l'enfant, ou un motif quelconque, légitime toutefois, exigeait une prompte délivrance.

ART. IV. — Application proprement dite du forceps.

Deux procédés peuvent être suivis dans l'application du forceps : le premier, dans lequel on fait successivement emploi de l'une et de l'autre main ; c'est le *procédé ordinaire* ; le second, qui ne met en œuvre qu'une seule main pour l'introduction des deux branches, est le *procédé* dit *à une main*.

Quant au point d'application définitive des cuillers, on distingue trois méthodes :

1° La *méthode française*, qu'on doit toujours adopter quand elle est praticable, consiste à saisir la tête par ses régions latérales, c'est-à-dire dans le sens du diamètre occipito-mentonnier ;

2° La *méthode allemande*, dans laquelle, n'ayant nul égard à la position de l'enfant, on place invariablement les cuillers dans le diamètre transverse du bassin. Elle est moins favorable que la précédente, parce que la tête est saisie par un diamètre ordinairement plus grand et qu'une des cuillers risque davantage de porter sur la face ;

3° La *méthode mixte*, quand l'instrument est appliqué diagonalement dans le bassin, l'une branche vers la symphyse sacro-iliaque, l'autre derrière la paroi coty-loïdienne opposée, quelle que soit la position de la tête. Cette dernière méthode n'offre pas les avantages de la première, mais elle n'a pas non plus les inconvé-nients de la seconde.

§ 1. — PROCÉDÉ ORDINAIRE OU A DEUX MAINS.

Après avoir pris les précautions énoncées à l'article II, on procédera de la manière suivante :

1° Dans les positions directes il faut appliquer la branche mâle la première, la branche femelle ensuite et au-dessus pour éviter le décroisement.

2° Dans les positions diagonales il est préférable

d'introduire la première la branche la plus difficile, c'est-à-dire la sous-pubienne, sur les parties latérale et antérieure du bassin.

Dans bien des cas, il serait indifférent d'introduire l'autre branche; mais si nous donnons le conseil de placer d'abord la cuiller antérieure, c'est que si l'on commence par la branche postérieure, celle-ci peut faire l'office de levier, refouler la tête en avant et en haut contre le pubis et diminuer ainsi l'espace par lequel doit passer la branche antérieure dont l'introduction sera rendue plus difficile encore par la présence de la première branche dans le vagin.

En d'autres termes : il faut introduire la première, la branche qui correspond au côté vers lequel le mouvement de rotation de la partie à ramener sous le pubis doit se faire : la branche femelle ou *droite* quand il se fait de gauche à *droite*; la branche mâle ou *gauche* quand il s'effectue de droite à *gauche*.

Il est, entre autres, un cas qui est de nature à modifier cette règle : c'est lorsqu'on doit terminer promptement par le forceps pour une chute du cordon ombilical. Dans ce cas, il faut introduire et placer la dernière, et maintenir fixe en place, jusqu'au moment de l'articulation, la branche qui correspond au côté par où le cordon fait issue. En agissant autrement, il pourrait se faire que celui-ci, isolé pendant le placement de la première cuiller, retombât entre elle et la tête fœtale quand on retire la main pour insinuer la seconde; ou bien encore, parce que l'aide, chargé de la tenir, ne la maintiendrait pas bien immobile pendant qu'on procède à l'introduction de cette seconde branche.

3° La branche mâle se tient toujours de la main gauche et s'applique à gauche ; la branche femelle de la main droite et s'applique à droite. On les saisit à pleine main, le crochet dans la paume et l'index étendu le long du manche. Nous préférons cette manière de tenir la branche du forceps à celle, beaucoup plus élégante, qui consiste à la saisir délicatement entre les doigts comme une plume à écrire, parce qu'elle donne plus de facilité dans l'application et une sensation plus nette des obstacles qu'on pourrait rencontrer.

4° Les doigts (le pouce excepté) de la main opposée à celle qui tient la branche à introduire, doivent la précéder dans la voie qu'elle a à parcourir, l'empêcher de dévier, de blesser la mère ou l'enfant ; enfin, l'appliquer régulièrement sur la tête du fœtus. Afin de faciliter l'exécution de la manœuvre, les doigts seront placés, non pas entre la pronation et la supination et parallèlement aux parois latérales du bassin où la tête presse généralement, mais plutôt en arrière, leur face dorsale au devant des symphyses sacro-iliaques, parce qu'en cet endroit il y a toujours un espace suffisant à l'introduction des branches.

5° La branche à introduire est rapprochée de la ligne médiane et en même temps de la perpendiculaire, de façon que la cuiller soit appliquée à plat sur la main, et dirigée suivant l'axe du détroit inférieur ; dans la concavité pelvienne, on la tourne en supination vers la symphyse sacro-iliaque correspondante, sans lui faire subir d'autre mouvement si c'est là son point d'application définitive. Mais si elle doit revenir de côté, comme dans les positions diagonales, par exemple, il faut, à mesure qu'elle pénètre, en abaisser le manche vers l'anus en l'inclinant un peu vers la face interne de la cuisse opposée à celle où se trouve la cuiller, dans le double but de ramener celle-ci dans le sens de l'axe de l'excavation et de lui faire exécuter un mouvement de spirale, que la main interne dirige et qui la reporte sur les côtés de la tête.

Pendant qu'on applique la seconde branche, un aide placé du côté du crochet, maintient la première immobile. Au détroit inférieur, les cuillers s'appliquent d'emblée sur les côtés de la tête.

Lorsqu'on doit faire l'application du forceps au-dessus du détroit supérieur, ou quand la position n'est point reconnue, on procède de la même manière, et l'on place les cuillers comme si l'on avait affaire à la position la plus fréquente.

6° Quand on commence par la branche femelle, on peut toujours, pour éviter le décroisement, la faire relever vers le pubis. Sinon, on l'abaisserait vers l'anus et l'on introduirait les branches à des hauteurs inégales, de manière à éviter la rencontre des crochets, ce qui diminue de moitié l'écartement des manches pour faire le décroisement.

7° On doit toujours procéder avec lenteur, sans violence ni saccade, afin de ménager les organes de la mère et de l'enfant. On surmonte les plis du cuir chevelu ou les saillies des os qui chevauchent quelquefois, par quelques mouvements doux de retrait ou d'inclinaison de la branche.

§ 2. — Procédé a une main.

Le procédé à une main, suivi par MM. F. Hatin, Hubert, Chailly, etc., est celui que je mets aussi habituellement en usage; il consiste en ce qu'une seule main est introduite, en totalité ou tout au moins les quatre doigts, jusque dans l'utérus où elle sert successivement de guide aux deux branches du forceps. Si la tête est très-basse, les quatre doigts suffiront la plupart du temps; il faudra la main tout entière si elle est au niveau ou au-dessus du détroit supérieur.

Le choix de la main à introduire et de la branche à placer la première est dicté par la position. Il est donc de la plus haute importance de se rendre un compte aussi exact que possible des rapports du fœtus avec le point du bassin auquel il est arrivé. Le palper abdominal et l'auscultation donneront déjà quelque présomption à ce sujet, et si le simple toucher ne suffisait pas, alors il faudrait, plutôt que de livrer l'application du forceps aux chances du hasard, introduire la main aussi haut que l'exige la nécessité du diagnostic.

En règle générale et qui n'a point d'exception, il faut introduire la main homonyme du côté vers lequel la nouvelle courbure du forceps doit être dirigée. Ainsi, on guidera alternativement les deux branches de l'instrument sur la main gauche toutes les fois que la position du fœtus exige que la concavité des bords se trouve à gauche; sur la main droite quand cette même concavité sera dirigée à droite.

Ayant fait choix de la main, il faut aussi faire choix

de la branche à introduire la première. En se conformant aux règles suivantes, on ne rencontrera presque jamais des difficultés :

1° Dans les positions directes on commencera invariablement par la branche à pivot, conduite sur la main gauche.

2° Dans les positions diagonales antérieure et postérieure, on commencera toujours par la branche postérieure : par la branche mâle, conduite sur la main gauche, toutes les fois que la partie à ramener sous le pubis sera dirigée à gauche ; par la branche femelle conduite sur la main droite, au contraire, toutes les fois que cette partie sera dirigée à droite.

3° Les positions transversales seront, si faire se peut, transformées en diagonales à l'aide de la main, et l'instrument appliqué ensuite comme dans la position à laquelle la première a été substituée. Dans le cas où cette transformation ne pût s'effectuer, il faudrait appliquer le forceps comme si l'on avait affaire à une position diagonale.

La branche postérieure est donc, sauf de rares exceptions, celle qu'il faut introduire la première ; pour cela, la main, après avoir été bien graissée ainsi que le poignet et étant inclinée en supination, on l'insinue tout entière dans les organes si la tête est encore élevée, et pour assurer la régularité d'application, on l'enfonce jusqu'à ce que l'extrémité des doigts dépasse la grande circonférence du crâne ; sa face dorsale est ainsi appliquée contre la symphyse sacro-iliaque correspondante, tandis que les doigts s'étalent sur la tête du fœtus et l'assujettissent. Après cela, on glisse la cuiller à plat sur la face antérieure du poignet et sur la paume de la main; au fur et à mesure qu'elle pénètre on en abaisse simplement le manche si elle est d'emblée en place comme dans les positions diagonales, et on lui imprime, en même temps qu'on l'abaisse, une légère torsion sur son axe, si elle doit revenir un peu en avant. Confiant ensuite cette branche à un aide, l'opérateur glisse sa main du côté opposé en passant au devant du sacrum, et la plaçant comme d'usage, il dirige sur elle l'autre branche de la même manière que dans le procédé ordinaire.

S'il était difficile de repasser au devant du promontoire, l'accoucheur abaisserait la main ou fléchirait les doigts, pour les remettre ensuite en lieu et place convenables.

Malgré les difficultés apparentes de cette manœuvre, nous déclarons que la promptitude et l'aisance avec lesquelles nous l'avons exécutée, alors même que nous en étions à notre coup d'essai, nous ont beaucoup étonné.

Du reste, cette opération ne peut rien offrir de difficile quand on procède suivant les règles que nous avons énoncées. Ce qui, à première vue, fait paraître la chose difficile, c'est l'inclinaison que l'on doit donner à la main dans l'application d'une des branches. Mais il est à remarquer, d'abord, qu'il n'y a rien de forcé dans cette situation de la main; ensuite, qu'en plaçant premièrement la branche *postérieure* on a l'avantage de manœuvrer dans un bassin inoccupé et lorsqu'il s'agit d'introduire la seconde branche qui doit parcourir un chemin plus long et exécuter un mouvement de spirale assez étendu, elle se trouve guidée par la main qui, ayant repris une position normale, a toute sa liberté d'action.

Cependant, s'il y avait très-peu d'espace entre la tête et la paroi cotyloïdienne à laquelle doit répondre la branche antérieure, ce qui gênerait ou empêcherait le mouvement de spirale, on devrait commencer par placer celle-ci à la méthode ordinaire, puis reporter les doigts en supination en arrière et conduire sur eux la branche postérieure.

Nous avons dit, contrairement à Chailly, que le choix de la main n'est pas facultatif. Il l'est si peu que si, par inadvertance ou autrement, on introduit la main contraire à celle indiquée ci-dessus, la manœuvre sera presque toujours impossible, attendu que la supination forcée que devraient nécessairement prendre la main et l'avant-bras, pour le placement de la branche anté-rieure, serait si incommode et si opposée aux mouve-ments physiologiques de la main, qu'on ne pourrait pas insinuer celle-ci assez haut et qu'alors la cuiller n'aurait pour ainsi dire plus de guide.

Avantages du procédé à une main.

Pour peu qu'on ait pratiqué les deux méthodes, les avantages du procédé à une main ne sont pas un instant douteux. Dans le mémoire qu'il a publié à ce sujet, M. le docteur Hofman, les résume en ces termes :

L'application du forceps est moins douloureuse et plus prompte, puisqu'on n'introduit qu'une seule main, au lieu de les introduire toutes deux successivement.

Elle est plus facile, puisqu'il est plus aisé de reporter la main d'un côté à l'autre du bassin que de la retirer et de lui substituer l'autre.

Elle est plus sûre, puisqu'on écarte et qu'on constate mieux les obstacles et les dangers.

Elle est plus régulière, puisqu'on confirme mieux son diagnostic ; puisqu'on peut quelquefois corriger la présentation ou la position ; puisqu'on est moins exposé à voir la première branche dérangée quand on veut placer la seconde ; puisqu'on fixe mieux la tête, qu'on l'empêche de remonter ou de rouler sur son axe quand elle est encore au détroit supérieur, ce qui permet d'appliquer le forceps même au-dessus de ce détroit ; enfin, puisque l'on sait plus sûrement si les cuillers prennent et conservent une bonne direction.

ART. V.—Application du forceps dans les différents cas et d'après les deux procédés.

Le forceps peut être requis dans les présentations du sommet et de la face, ou pour l'extraction de la tête retenue seule dans l'excavation, après la sortie du tronc.

Dans tous ces cas, il est possible qu'on doive l'appliquer au détroit inférieur, dans l'excavation, au détroit supérieur ou même au-dessus de ce détroit.

§ 1. — Forceps dans la présentation du sommet arrivé dans l'excavation et au détroit inférieur.

1ʳᵉ *Position (occipito-cotyloïdienne gauche). — Procédé ordinaire.* — Le mouvement de rotation qui ramène l'occiput en avant, doit se faire ici de gauche à droite. Il faudra donc commencer par la branche à mortaise. Présentant la cuiller comme il a été dit, on l'insinue à plat sur la main gauche, vers la concavité de l'excavation, et, à mesure qu'elle pénètre, on la soulève avec les doigts introduits et l'on abaisse l'extrémité externe, en l'inclinant vers la cuisse gauche de la femme, pour lui donner la direction diagonale de la tête. Un aide, placé du côté du crochet, la maintient en place, relevée vers le pubis pour éviter le décroisement. On introduit de même la branche à pivot, conduite à plat sur la main droite en arrière et à gauche, en l'inclinant peu à peu vers la face interne de la cuisse droite, pour que la cuiller vienne s'appliquer sur le côté gauche de la tête. On rapproche ensuite la mortaise du pivot et l'on articule. Si l'on trouve de la difficulté à unir les deux branches, on ne doit, pour y parvenir, exercer aucune violence. Des mouvements légers de retrait ou de refoulement de l'une ou de l'autre, ramènent de niveau les points de jonction et rendent, dès lors, l'articulation facile. Cela fait, on presse et l'on opère une légère traction, puis on imprime à l'instrument un mouvement de rotation de gauche à droite qui reporte l'occiput en avant. On termine ensuite suivant la règle générale, c'est-à-dire qu'on facilite le mouvement d'extension suivant lequel la tête doit se dégager, en relevant de plus en plus le forceps vers le ventre de la femme, pendant qu'on soutient soi-même ou que l'on fait soutenir le périnée.

Procédé à une main. — Conformément à la règle établie plus haut, il faut introduire la main gauche en supination vers la symphyse sacro-iliaque gauche, y glisser la branche à pivot et puis reporter les doigts en arrière et à droite et couler sur eux la cuiller femelle que, par un mouvement d'affaissement du manche et de torsion sur son axe, l'on ramène derrière le trou ovale.

2e *Position (occipito-cotyloïdienne droite).* — *Procédé ordinaire.* — L'occiput doit revenir en avant, en roulant de droite à gauche; il faut donc commencer par la branche mâle, qu'on introduit comme à l'ordinaire, conduite à plat sur la main droite à l'intérieur qui lui sert de guide. Quand elle est en place, on l'abaisse pour insinuer au-dessus d'elle la branche femelle dont la cuiller, dirigée d'abord vers la paroi postérieure et droite du bassin, vient se remettre sur le côté de la tête. L'articulation faite, on opère quelques tractions, en même temps qu'on fait rouler la tête dans l'excavation de droite à gauche, pour entraîner l'occiput en avant, derrière le pubis, et terminer comme plus haut.

Si l'on rencontrait de la difficulté à faire passer la seconde branche entre la première et la cuisse droite de la femme, on pourrait la placer sous la branche mâle, en ayant soin de faire le décroisement avant que les deux cuillers soient arrivées à égale hauteur.

Procédé à une main. — La branche femelle est coulée

sur la main droite placée en supination au devant de la symphyse sacro-iliaque droite ; les doigts contournent ensuite la tête et servent de guide à la branche mâle d'après le procédé habituel.

3ᵉ Position (occipito-pubienne). — Procédé ordinaire. — Dans les positions occipito-directes, il faut toujours débuter par la branche à pivot, parce qu'il n'y a pas de rotation à opérer et que c'est elle qui doit se trouver en dessous pour l'articulation. Dans cette position, les deux branches étant placées, on tire directement à soi et en arrière jusqu'à ce que l'occiput ait franchi la symphyse pubienne. Dès lors, on achève l'extraction de la tête en relevant l'instrument vers l'abdomen de la femme.

Procédé à une main. — Les doigts de la main gauche seront introduits en arrière et dirigés à gauche ; on glissera sur eux la branche à pivot qu'on ramènera ensuite sur la partie latérale gauche de l'excavation, afin de saisir la tête par le côté. Après cela, on reportera les doigts à droite pour y guider la branche femelle.

4ᵉ Position (occipito-iliaque droite postérieure). — Procédé ordinaire. — L'occiput répond à la symphyse sacro-iliaque droite ; le front à la cavité cotyloïdienne gauche. C'est ce dernier qui, par un mouvement de rotation de gauche à droite, doit revenir en avant. Donc, il faut d'abord introduire la branche femelle ; la branche mâle ensuite et de manière à diriger la nouvelle courbure vers le front que l'on ramène derrière la symphyse pubienne. Alors, on relève un peu les manches du forceps, pour dégager l'occiput le premier au-devant de la commissure postérieure de la vulve ;

et, cela obtenu, on tire, en abaissant l'instrument vers l'anus, sur le bord radial de l'index gauche qui soutient le périnée, pour opérer le dégagement de la face.

Procédé à une main. — Comme dans la première position.

5e *Position* (*occipito-iliaque gauche postérieure*). — *Procédé ordinaire.* — Le front doit rouler de droite à gauche. On introduira la branche mâle la première, et la branche femelle la seconde et au-dessus. Après le mouvement de rotation, on termine comme dans la quatrième position.

Procédé à une main. — Comme dans la seconde position.

6e *Position* (*occipito-sacrée*). — *Procédé ordinaire.* — Il faut introduire la branche à pivot la première ; celle à mortaise ensuite et l'on dégagera immédiatement la tête, puisqu'elle n'a pas de rotation à subir, comme dans les deux positions précédentes, lorsque le front est revenu en avant.

Procédé à une main. — Comme dans la troisième position.

Remarque.

Il ne faut jamais, dans les positions occipito-postérieures, chercher à ramener l'occiput en avant, car il serait difficile, si pas impossible, d'éviter, dans cette manœuvre, la torsion du cou, attendu que le tronc ne saurait guère participer à ce mouvement étendu à la demi-circonférence du bassin.

aussi vers l'autre symphyse sacro-iliaque, mais ramenée en avant par un mouvement spirale sur son lieu d'application définitive. Si la tête appuyait fortement contre la symphyse pubienne, ou la surplombait, il serait préférable, dans la crainte que la cuiller postérieure, en agissant comme levier d'arrière en avant, n'augmentât cette pression, de placer d'abord la branche antérieure.

Au détroit supérieur, les positions transversales sont assez rares (*voir* p. 233). Si elles existent, la tête est mobile ou elle ne l'est pas. Dans le premier cas, on introduira toute la main en supination et, empoignant la voûte du crâne, on tâche de diagonaliser sa position, après quoi on place le forceps comme dans une position primitivement oblique. Dans le second cas, ou si cette transformation est impossible, on saisira néanmoins la tête diagonalement, d'une bosse frontale au point opposé du crâne, c'est-à-dire vers l'apophyse mastoïde, en prenant soin toujours, pour permettre le placement de la branche antérieure, de la porter très-haut, pour que la convexité de sa cuiller dépasse le détroit supérieur et que ce soit la portion droite de la tige qui se mette en rapport avec sa paroi cotyloïdienne. Les tractions seront ensuite dirigées aussi en arrière que possible en saisissant les manches près de l'entablure et en prenant soin d'imiter la nature dans les mouvements à faire exécuter à la tête.

C'était dans le but de rendre les efforts extractifs plus parallèles à l'axe du détroit supérieur que M. Hubert a fait confectionner dans le temps un forceps auquel il adapte, lorsqu'il est appliqué, un manche supplémentaire fortement dirigé en arrière, à l'aide duquel il exerce les tractions dans le sens exigé par la situation élevée de la tête (fig. 20).

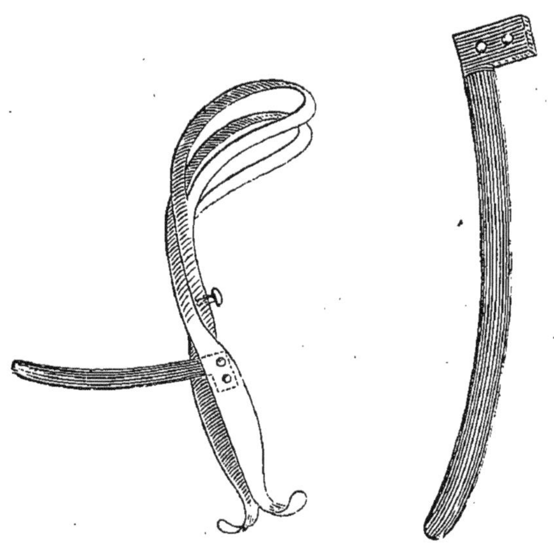

Fig. 20.

Quant à saisir celle-ci d'avant en arrière avec un forceps ordinaire, la chose est impossible, car on ne pourrait pas donner à ses branches un écartement suffisant pour y comprendre la plus petite tête. C'était pour satisfaire à cette indication qu'Uytterhoeven, père, imagina le forceps dont nous avons déjà parlé (p. 658), lequel est courbé par devant sur ses faces comme les autres le sont sur leurs bords. Il introduisait la cuiller antérieure, la première, en la dirigeant vers les parois antéro-latérales du bassin et en la ramenant derrière la branche du pubis. Il insinuait ensuite la cuiller postérieure au-dessous de la tête et au-devant de la symphyse sacro-iliaque opposée. L'articulation étant alors faite, on tire la tête dans l'excavation suivant l'axe du détroit supérieur et, finalement, on ramène l'occiput en avant et l'on termine comme d'usage.

§ 4. — APPLICATION DU FORCEPS QUAND LA POSITION EST INCONNUE.

Jusqu'ici nous avons supposé que la position était bien connue; c'est, qu'en effet, elle l'est presque toujours si, pour établir le diagnostic, dans les cas douteux, on veut se donner la peine d'introduire la main assez haut pour trouver des signes caractéristiques. Cependant, si l'on n'a pas pris cette précaution, on peut rester incertain. Comment, dans ce cas, devra-t-on procéder?

On ne peut alors se guider que sur la fréquence relative des positions (*voir* p. 232). Ainsi les diagonales gauche antérieure et droite postérieure exigent les mêmes règles, et comme elles sont les plus communes de toutes, il faudra, dans les cas douteux, quelle que soit la méthode que l'on suive, agir comme si l'on avait affaire à l'une d'elles; ces règles sont également applicables aux positions directes.

Si la palpation et l'auscultation surtout faisaient soupçonner, au contraire, une position occipito-cotyloïdienne droite ou une position occipito-iliaque gauche postérieure, il faudrait, après avoir adopté le procédé ordinaire ou le procédé à une main, se conformer aux règles qui régissent l'application du forceps dans la seconde position, sauf à les modifier ou à substituer l'un procédé à l'autre si, en commençant l'opération, on s'aperçoit de son erreur. Supposons, par exemple, qu'on ait diagnostiqué une position occipito-cotyloïdienne droite. Si l'on veut suivre le procédé à une main, on introduira la droite dans l'idée de glisser sur elle la branche postérieure, c'est-à-dire la branche femelle, la première. Mais, en insinuant la main on s'aperçoit que le fœtus est en première position. Plutôt que de persister dans une méthode que l'introduction d'une main contraire peut rendre impraticable, qu'on revienne tout simplement au procédé ordinaire et qu'on profite de la main droite déjà introduite dans les organes, pour guider la branche mâle en arrière et à gauche, la branche femelle étant ensuite dirigée en place le long de la main gauche.

§ 5. — Forceps dans la présentation de la face.

Nous avons indiqué précédemment (*voir* p. 503 et suiv.) quelle doit être la conduite de l'accoucheur lorsqu'il a affaire à une présentation de la face. Nous n'avons donc pas à y revenir ici; la seule chose qui nous reste à mentionner, c'est la manière dont le forceps doit être appliqué quand, dans ce cas, on est obligé de recourir à cet instrument.

Dans l'accouchement par la face, nous nous servons invariablement du petit forceps, parce qu'il est plus facile à manier, qu'on peut mieux le dissimuler, mais surtout parce qu'on ne doit avoir recours à ce mode de délivrance que si la face est arrivée dans l'excavation. Il faut, au contraire, préférer la version pelvienne ou le redressement céphalique toutes les fois que la face est arrêtée au détroit supérieur ou qu'elle s'y trouve à peine engagée, parce que l'une des cuillers y aurait presque infailliblement prise, ce qui pourrait donner lieu aux inconvénients les plus graves.

Dans toute position de la face, le menton est la partie qui doit revenir en avant sous les pubis; c'est donc constamment vers lui qu'on doit diriger la nouvelle courbure de l'instrument.

Quant à l'introduction des branches, on observe, quel que soit le procédé que l'on adopte, à une ou à deux mains, les mêmes règles que dans les positions du sommet, les positions postérieures exceptées.

A. — *Positions mento-antérieures.*

1re *Position* (*mento-cotyloïdienne gauche*). — *Procédé ordinaire*. — La branche femelle sera introduite la première, conduite à plat sur la main gauche qui lui sert de guide, vers la concavité pelvienne et ramenée en place sur le côté gauche de la tête, par un mouvement de spirale favorisé par l'abaissement du manche et son inclinaison vers la partie interne de la cuisse gauche. On la relève ensuite pour éviter le décroisement. La branche mâle sera insinuée de la même manière, vers la symphyse sacro-iliaque gauche et la cuiller amenée immédiatement en place sur le côté droit de la tête. On rapproche ensuite la mortaise du pivot et l'on articule. Imprimant alors un mouvement de rotation de gauche à droite, on entraîne le menton en avant et l'on tire directement à soi et un peu en bas pour le dégager sous le pubis. Ce dégagement obtenu, on relève peu à peu le forceps pour faire exécuter à la tête son mouvement de flexion, suivant lequel elle doit se dégager. Pendant ce dernier temps de l'opération, on soutient fortement le périnée de la main gauche.

Procédé à une main. — Comme dans la première position du sommet.

2e *Position (mento-cotyloïdienne droite)*. — *Procédé ordinaire*. — On commencera par la branche mâle, puisque la rotation doit se faire de droite à gauche. La branche femelle sera placée après et, par décroisement, on la fera passer au-dessus de la première. Une fois le menton revenu en avant, on dégage la tête comme dans la première position.

Procédé à une main. — Comme dans la seconde position du sommet.

3e *Position (mento-pubienne)*. — *Procédé ordinaire*. — On appliquera la branche femelle la première, qu'on relèvera vers le pubis afin de l'avoir au-dessus pour l'articulation; la branche mâle ensuite, et l'on terminera comme ci-dessus, sans devoir opérer le mouvement de rotation, puisque la position est antérieure directe.

Procédé à une main. —Comme dans une position directe du sommet.

B. — *Positions mento-postérieures.*

Dans les positions mento-postérieures engagées, il faut, comme unique ressource, ramener le menton en avant, en dirigeant la nouvelle courbure du forceps vers cette partie de la tête. Ce mouvement étendu de rotation est, sans doute, des plus compromettants pour le fœtus ; mais, mieux vaut encore cette mesure extrême, que de soumettre la femme à toutes les conséquences désastreuses de violentes et inutiles tentatives pour abaisser l'occiput. En effet, il est matériellement impossible d'opérer la flexion de la tête, quand elle affecte cette position, attendu que le diamètre occipito-mentonnier, le plus grand, ne peut jamais passer à travers des diamètres plus petits de l'excavation. On ne pourrait espérer cette heureuse transformation que si le bassin était très-large, ou le fœtus très-petit, comme aussi dans un accouchement prématuré.

4ᵉ *Position (mento-iliaque droite postérieure).* — Le mouvement de rotation doit se faire ici de droite à gauche. Il faudra donc introduire la branche mâle la première, la branche femelle la seconde, et faire le décroisement. Pour plus de facilité dans l'application, on tiendra ces branches, contrairement à la règle générale, la nouvelle courbure en bas et en arrière, la branche mâle de la main droite, la branche femelle de la main gauche. Le forceps ainsi appliqué et l'articulation faite, on opère doucement et à plusieurs reprises, afin que le tronc suive la tête, le mouvement de rotation de droite à

gauche et d'arrière en avant, qui doit ramener le menton
sous le pubis et l'on termine, dès lors, comme dans les
positions mento-antérieures primitives. Le mouvement
de rotation du menton s'effectuerait tout aussi bien si
l'on appliquait simplement la nouvelle courbure du côté
de l'occiput ; mais le dégagement de la tête deviendrait
alors plus difficile puisque, au moment où le menton
serait derrière la symphyse des pubis, le bord convexe
des cuillers y serait également et viendrait se mettre
dans l'angle sous-pubien, ce qui rendrait l'extraction
plus difficile et plus dangereuse.

5e *Position* (*mento-iliaque gauche postérieure*). — Le
menton, dirigé vers la symphyse sacro-iliaque gauche,
doit revenir d'arrière en avant et de gauche à droite.
La branche femelle, tenue de la main gauche, sera donc
introduite la première, concavité en bas, et la branche
mâle ensuite de la même manière et tenue de la main
droite. Après l'articulation, on imprimera au forceps un
doux mouvement de rotation de gauche à droite, de
façon à mettre le menton successivement en rapport avec
l'extrémité gauche du diamètre transverse, avec la paroi
cotyloïdienne du même côté, enfin avec la symphyse
pubienne. A ce moment, on termine comme ci-dessus.

6e *Position* (*mento-sacrée*). — On appliquera le forceps
de la même manière que plus haut, en commençant par
la branche à mortaise, parce qu'elle doit être en dessous,
vers l'anus, pour l'articulation. Le mouvement de rotation se fera indifféremment de gauche à droite ou de
droite à gauche, et l'on terminera, lorsque le menton,

après avoir parcouru lentement toute la moitié latérale du bassin, sera revenu en avant, comme dans une position mento-pubienne.

Lorsque la face est encore au-dessus du détroit supérieur ou seulement un peu engagée, il est toujours préférable de tenter la version podalique ou mieux le redressement de la tête soit avec la main, soit avec le levier; ou bien encore, si le menton est en arrière, de tâcher, à l'aide des doigts introduits profondément, de le ramener peu à peu en avant (*voir* p. 507).

§ 6. — FORCEPS LORSQUE LE TRONC EST DÉJA SORTI.

Les règles de la manœuvre sont toujours les mêmes. Ainsi : placer les cuillers sur les côtés de la tête, la concavité des bords dirigée vers la partie qu'on doit ramener en avant; introduire, si l'on suit le procédé ordinaire, la branche à mortaise la première quand la rotation se fait de gauche à droite, la branche à pivot quand elle s'effectue de droite à gauche; insinuer le forceps sur le plan antérieur de l'enfant, en faisant porter le tronc du côté vers lequel l'occiput est dirigé. Si l'occiput était resté en arrière, et la face revenue en avant, on l'appliquerait encore devant le plan sternal, la nouvelle courbure dirigée vers le front. Quand l'espace rend cette application difficile, il faut placer l'instrument au-devant de la commissure postérieure de la vulve, sous le corps de l'enfant qu'on fait relever vers le pubis. Lorsqu'on opère par le procédé à une main, on introduira toujours celle du même nom que le côté du bassin de la mère vers lequel doit être dirigée la nouvelle courbure de l'instrument, et l'on appliquera invariablement la première la branche homonyme de la main introduite.

Pendant l'introduction des branches qu'on dirige toujours à plat vers la concavité du sacrum, on évite d'être arrêté par la machoire inférieure, par la bouche ou le nez, en portant légèrement les manches en dehors vers la cuisse opposée, ce qui écarte d'autant la cuiller de la face au-devant de laquelle elle doit passer.

Dans les positions directes encore retenues au détroit supérieur, on opère les tractions en donnant d'abord à la tête une situation diagonale pour l'engager plus facilement dans l'excavation. On lui fait ensuite exécuter son mouvement de rotation. Enfin, un aide maintient le tronc appliqué sur le forceps et lui fait suivre avec intelligence tous les mouvements que l'opérateur imprime à la tête pour la dégager suivant le mécanisme naturel, c'est-à-dire qu'il relève l'instrument pour opérer la flexion dans les positions occipito-antérieures ; qu'il l'abaisse, au contraire, dans les positions occipito-postérieures, pour dégager la face la première de dessous l'arcade pubienne.

Si le menton se trouvait au-dessus des pubis, on appliquerait encore le forceps derrière la tête du fœtus, et l'on terminerait en le relevant fortement vers le ventre de la femme (*voir* page 635).

CHAPITRE III.

DU LEVIER.

Le *levier* est un instrument qui sert à redresser la tête lorsqu'elle est inclinée et à l'entraîner ensuite dans l'excavation pelvienne. Certains accoucheurs en étendent même l'emploi, à tort selon nous, à la terminaison complète de l'accouchement.

Avant de prendre pied dans le domaine de la pratique publique, cet instrument fut longtemps employé d'une façon toute mystérieuse par les accoucheurs hollandais, notamment par Roonhuysen qui, par un honteux trafic, ne consentait à se dessaisir de son secret qu'à poids d'or. Ainsi exploité pendant quelque temps, il tomba enfin dans des mains plus honnêtes : ce furent Devisscher et Vandepoll qui le firent connaître publiquement en 1753. Mais les améliorations que Levret venait de faire subir à l'instrument de Palfyn ; l'autorité que la haute position de ce grand maître donnait à ses idées ; les efforts surtout qu'il ne s'épargna pas pour démontrer la supériorité du forceps modifié par lui, assombrirent beaucoup l'avenir du levier.

Cependant, à cette même époque, il y avait à Bruxelles un accoucheur qui, au lieu de souscrire aveuglément à la proscription à laquelle les illustrations françaises voulaient condamner le levier, ne' prit conseil que de sa raison et des connaissances que pouvait, seule, lui faire acquérir une constante et judicieuse pratique de cet instrument. Herbiniaux s'appliqua donc à l'étude du levier et, le premier, il en démontra les avantages et les indications qu'il a consignés plus tard, avec une infinité de faits à l'appui, dans son *Traité*, publié en 1791, *sur les divers accouchements laborieux*.

Depuis lors, l'usage du levier s'est transmis, par une sorte de tradition, dans nos provinces flamandes, dans les Flandres et principalement à Gand, où les principes d'Herbiniaux ont rencontré, aujourd'hui surtout, des défenseurs éclairés et convaincus en MM. Boddaert, Coppée, Fraeys et autres praticiens distingués.

Le levier primitif (fig. 21), dont l'origine remonte sans doute à celle du forceps, n'était qu'une lame d'acier de 30 centimètres (11 pouces) de long, sur 27 millimètres (1 pouce) de large et d'une épaisseur de 3 millimètres (1 ligne et demie). La partie moyenne était droite ; les deux extrémités, légèrement recourbées dans une étendue de 9 centimètres et demi (3 ½ pouces), étaient pleines et le tout recouvert d'emplâtre de diachylon ou de peau de chien, pour obvier à toute compression nuisible à la mère ou à l'enfant. C'est là le levier de Roonhuysen, l'accoucheur hollandais. Le levier flamand (fig. 22) n'en diffère qu'en ce qu'il est monté sur un manche.

44*

Le levier français (fig. 23) ressemble à une cuiller de forcéps à une seule courbure, fenêtrée et concave sur une de ses faces pour s'adapter à la convexité de la

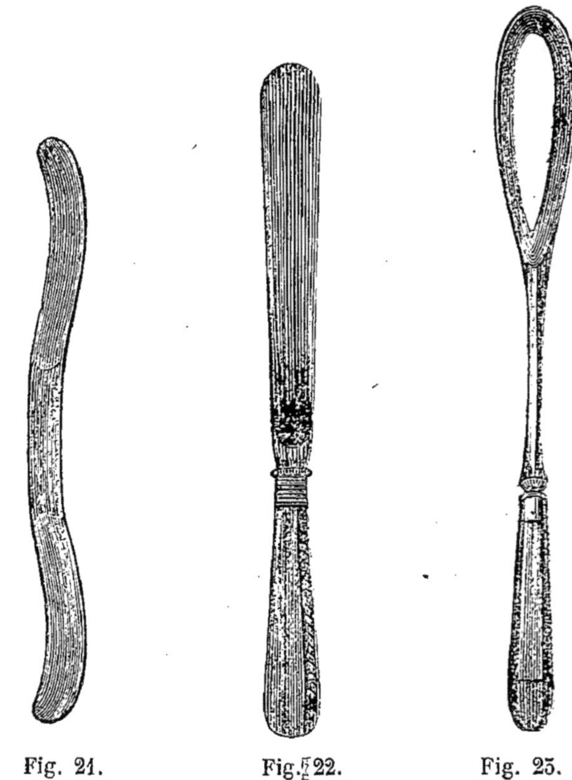

Fig. 21. Fig. 22. Fig. 23.

tête fœtale. L'extrémité externe s'arrondit et se termine par un manche en bois.

Il existe une très-grande variété dans ces instruments, mais on peut les faire rentrer tous dans deux catégories, suivant leur mode d'action : l'une comprend les *leviers à pression*, l'autre les *leviers à traction*. Les premiers sont très-peu courbés ; ils s'appliquent sans peine , mais aussi lâchent prise très-facilement. Les seconds présentent une courbure beaucoup plus forte; on éprouve plus de difficulté à les introduire, mais ils résistent mieux, sans se déplacer, aux efforts qu'on exerce.

ART. I. — Règles générales d'application du levier.

Pour appliquer le levier, les précautions suivantes sont de rigueur :

1° Coucher la femme horizontalement, le siége un peu soulevé dépassant autant que possible le bord du lit, afin de faciliter l'introduction ;

2° Sonder la femme et vider, au besoin, le rectum ;

3° Chauffer et graisser le levier.

Ces préliminaires posés, l'index et le médius de la main gauche vont accrocher le col utérin et le ramènent par leur face palmaire contre l'arcade pubienne. Saisissant alors l'instrument de la main droite vers son milieu, de manière que la concavité puisse s'adapter à la tête, on porte le manche en arrière, tout contre le périnée, et l'on fait glisser la lame le long de la face dorsale des doigts introduits ; elle passe ainsi dans la cavité de la matrice, suit les contours de la tête et se trouve définitivement placée derrière la symphyse pubienne, ou plutôt sous la branche gauche du pubis, si l'occiput est tourné à gauche, et sous la droite s'il est tourné vers ce côté. On le dirige par là pour prévenir la compression de l'urèthre et pour faciliter son introduction lorsqu'il y a rétrécissement antéro-postérieur. Quand l'instrument est appliqué, on attend l'arrivée des douleurs pour agir.

On combine alors les efforts d'extraction avec ceux d'élévation, c'est-à-dire que la main gauche saisit le levier près des organes génitaux pour le presser contre la tête de haut en bas, lui donner un point d'appui solide et l'empêcher de trop contusionner les parties molles de la mère, tandis que l'autre main, placée à l'extrémité de la poignée, soulève le manche vers le ventre de la femme, ce qui force la tête à s'écarter des os pubis, à franchir le détroit supérieur et à descendre dans l'excavation. Arrivée là on lui fait subir son mouvement de rotation, de manière que l'occiput vienne se présenter sous l'arcade pubienne d'où on l'amène à l'extérieur.

Il faut toujours, à mesure que la descente s'opère, avoir la précaution de retirer à soi une partie du levier; il ne doit d'ailleurs jamais pénétrer dans les organes au delà de 8 centimètres (3 pouces). Une autre précaution, c'est de changer, pendant l'intervalle des tractions, le point d'appui et le point d'application de l'instrument.

ART. II. — Parallèle entre le levier et le forceps.

Le levier n'est guère aussi universellement répandu que le forceps, ce qui dépend sans doute de ce que ses indications réelles sont peut-être moins nombreuses et que, quand elles existent, on peut y satisfaire presque toujours par le second. Indépendamment de ces raisons, il en est une autre qui n'est pas non plus étrangère à l'espèce d'abandon dans lequel il est tombé. C'est que, à moins d'en faire un emploi aveugle et brutal comme on le voit trop souvent, il faut plus d'adresse pour extraire un fœtus avec le levier qu'il n'en faut avec le forceps. L'honorable M. Boddaert, partisan et défenseur éclairé du levier, avoue, en effet, en parlant de ce dernier, *que le mode opératoire est plus compliqué qu'avec le forceps, parce que,* dit-il, *celui-ci ne doit qu'extraire la tête, tandis que celui-là doit l'extraire et en outre lui faire subir différents mouvements.* De plus, il exige une connaissance *exacte* de la position de la tête, car une erreur de diagnostic pourrait avoir les conséquences les plus graves, comme quand, par exemple, on l'appliquerait sur la face ou sur le cou. Pour celui qui se sert du forceps, ces erreurs de diagnostic sont moins préjudiciables ; aussi, dit M. le docteur Coppée, de Gand, le *levier ne sera jamais l'instrument que de celui qui a déjà acquis une certaine expérience.* Or, on sait que le diagnostic de la position est parfois bien douteux.

Nous disions que les indications réelles du levier sont moins fréquentes que celles du forceps. En effet, où voyons-nous la tête s'arrêter le plus souvent et nécessiter l'extraction artificielle? Évidemment, si nous écartons, comme motif de dystocie, les vices par étroitesse du détroit supérieur, il faut convenir que c'est ordinairement dans l'excavation ou même sur le plancher du bassin. Le manque de douleurs, l'épuisement de la femme, la résistance du périnée, le défaut de longueur du cordon, etc., seront ordinairement la cause de cet arrêt. Eh bien! dans ces cas, qui sont les plus communs, quel instrument choisira-t-on si l'intervention est reconnue indispensable? Nul doute qu'il faille donner la préférence à celui dont la puissance extractive se rapproche le plus de la direction que doit suivre le mobile pour arriver à l'extérieur.

En partant de ce principe, il faut nécessairement admettre que le forceps, dont l'application peut se faire facilement sur une tête arrivée dans l'excavation ; dont la forme s'accommode très-bien à cette cavité et qui permet mieux que tout autre instrument, d'exercer des tractions suivant l'axe vulvaire, sera infiniment préférable au levier qui, quoique l'on fasse, exerce son action d'avant en arrière, laquelle tend à refouler la tête vers le fond du bassin, à l'enfoncer dans la gouttière périnéale, à produire des ruptures du périnée, et qui lâchera prise si l'on cesse un instant de relever le manche.

Je ne conteste nullement le pouvoir extractif du levier, au contraire ; mais le forceps s'adapte-t-il mieux à la configuration du petit bassin et aux mouvements de dégagement du fœtus arrivé dans cette cavité? Toute la question est là, me semble-t-il, et la réponse ne me paraît pas un instant douteuse.

Du reste, les partisans les plus autorisés du levier, M. Boddaert à leur tête, rendent toute justice à la supériorité du forceps dans ces cas. *Quand la tête*, dit cet honorable confrère, *est descendue au détroit inférieur, et qu'on doit recourir aux instruments pour l'extraire, alors il vaut mieux employer le forceps que le levier pour l'amener au dehors, car ce dernier*, ajoute-t-il, *pourrait faire dévier la tête de sa bonne direction.*

Il aime mieux se servir encore du forceps lorsque la tête se présente diagonalement dans l'excavation pelvienne, parce que, dans ce cas, dit-il, la tête n'a à subir qu'un mouvement de rotation qu'elle exécute pendant l'application de l'instrument, et que, dans tous les cas, il est facile de lui imprimer ce mouvement en l'extrayant.

Il pourrait sans doute se faire que la position fût défectueuse, inclinée, par exemple, en avant ou trop peu fléchie. Le levier serait alors parfaitement indiqué comme agent modificateur, mais à cela se bornerait son rôle réellement utile ; et il est à remarquer qu'on peut arriver au même résultat avec la main, ou mieux avec une branche du forceps ; par l'adjonction de la seconde branche, on extrairait alors la tête avec toute facilité.

De l'aveu même des partisans du levier, cet instrument cède donc le pas au forceps toutes les fois que la tête se trouve dans l'excavation pelvienne. Or, comme c'est en cet endroit qu'elle s'arrête le plus souvent, abstraction faite de l'étroitesse du détroit supérieur, nous avions raison de dire que les indications spéciales au levier sont plus rares que celles du forceps.

Indépendamment des avantages de ce dernier, quand la tête occupe le petit bassin, il en est d'autres tirés de certaines positions qui excluent l'usage du levier. C'est ainsi que les positions occipito-postérieures et les mento-antérieures directes contre-indiquent formellement le levier parce que, si on en faisait emploi, il s'appliquerait infailliblement en plein sur la face dans le premier cas, sur le menton et même sur le devant du cou dans le second, ce qui produirait des accidents graves auxquels le forceps, appliqué dans ces circonstances, ne donne pas lieu.

Nous ne pouvons pas passer sans le signaler un effet incontestable du levier, c'est qu'il augmente la puissance extractive bien au-delà de celle du forceps.

Une force qui s'attaque à une résistance qui se trouve dans sa direction, ne peut l'entraîner que pour autant qu'elle lui soit égale ou plutôt supérieure. C'est ainsi qu'agit le forceps et c'est à ces conditions qu'il réussit.

Il en est autrement du levier qui, en obstétrique, fonctionne à la manière d'un levier du premier genre, c'est-à-dire dont le point d'appui est entre la puissance et la résistance. Or, on sait que plus le bras de la puissance est long, comparé à celui de la résistance, moins il faut déployer de force pour vaincre celle-ci ; ou, pour parler un langage plus précis, il faudra employer une force autant de fois moindre que le bras de la résistance est contenu dans le bras de la puissance. Conséquemment, si le levier mesure 32 $^1/_2$ centimètres (12 pouces) de longueur, et s'il suffit de l'introduire à 8 centimètres (3 pouces) de hauteur seulement pour l'appliquer en lieu convenable, la force s'en trouvera triplée, puisque le bras de la résistance représenté par 8 centimètres (3 pouces) est contenu trois fois dans les 24 centimètres (9 pouces) qui représentent le bras de la puissance; d'où il résulte qu'il faudra, avec le levier, faire trois fois moins d'efforts pour extraire la tête qu'il n'en faut avec le forceps, la résistance étant la même.

Ce résultat est évident et tout en faveur du levier; mais constitue-t-il un avantage réel?

M. Hubert fait observer qu'au point de vue de l'accoucheur cela ne fait pas le moindre doute, puisqu'il a trois fois moins d'efforts à faire. Mais au point de vue de l'enfant, il est plutôt nuisible, pense-t-il, car si la force est triplée, la pression sur le crâne l'est également. Quant à la mère, il n'est pas douteux non plus, ajoute-t-il, qu'elle a aussi une violence trois fois plus grande à supporter, avec cette différence toutefois, à l'avantage du levier, que cet instrument reporte la pression en arrière, vers des organes où elle est moins nuisible, tandis que le forceps l'exerce en avant où elle peut compromettre l'intégrité de la vessie, surtout lorsque le travail a déjà une trop longue durée.

Nous ne partageons pas tout à fait les craintes de l'honorable professeur de Louvain; car, si le levier donne bien évidemment la faculté de tripler la puissance, il ne s'en suit nullement qu'on doive, en l'employant, dépenser toute cette somme de force, au contraire. Le levier, manié aveuglément, par des mains inhabiles, peut sans doute donner de plus tristes résultats que le forceps, et nous en avons vu malheureusement beaucoup dans ces dernières années qui étaient de nature à ébranler notre confiance. Mais quand des hommes comme M. Boddaert, viennent affirmer que dans le cours de leur longue et immense pratique ils n'ont jamais eu à déplorer, ni sur la mère, ni sur l'enfant, des lésions graves, il faut bien admettre que la pression n'est guère aussi forte ni aussi nuisible que la théorie le fait redouter. Des résultats aussi heureux ont du reste été observés par MM. Fraeys et Coppée, accoucheurs distingués à Gand.

Sous ce rapport donc, le levier est plus avantageux, lorsque, bien entendu, la tête est encore au détroit supérieur.

Aussi, est-ce en cette région que les partisans impartiaux du levier en préconisent l'emploi, surtout, dit l'honorable M. Boddaert, que si l'on veut, dans ce cas, prendre la tête avec le forceps : 1° on la saisit obliquement ; 2° on lui fait traverser le détroit supérieur par le diamètre occipito-frontal, et 3° on ne peut lui imprimer une direction conforme à celle de l'axe du détroit supérieur.

S'il y a du vrai dans ces objections, on doit aussi se mettre en garde contre les exagérations ; nous y avons d'ailleurs déjà répondu précédemment en disant que l'habitude du forceps permet de saisir la tête, même au détroit supérieur, dans des conditions favorables à son engagement.

En effet, si la position est oblique, on pourra toujours facilement appliquer la branche postérieure sur la partie latérale de la tête ; quant à l'antérieure, si l'on prend la précaution de l'enfoncer profondément en arrière et de ne lui faire exécuter son mouvement spirale qu'au moment où la portion droite de la cuiller est au niveau de la cavité cotyloïde, elle prendra également place en avant, de manière à saisir la tête suivant son diamètre occipito-mentonnier.

La position transversale n'exclut même pas absolument la possibilité d'appliquer le forceps sur un diamètre partant de la bosse frontale antérieure à l'apophyse mastoïde qui serait en arrière. Au surplus, si l'on était obligé de saisir le crâne du front à l'occiput, on ne ferait que suivre la méthode des accoucheurs allemands, qui placent invariablement le forceps sur les parois latérales du bassin, sans se soucier de la position et persuadés, ce que l'expérience confirme d'ailleurs, qu'on peut parfaitement extraire la tête de cette façon.

Du reste, et ceci nous conduit à la seconde objection, la tête peut très-bien s'engager dans un état de semiflexion; c'est tellement vrai que souvent elle n'arrive pas autrement sur le plancher du bassin (*voir* page 239), et elle le peut, puisque le diamètre occipito-frontal, qui se présente alors, est de 11 centimètres (4 pouces), par conséquent plus petit qu'aucun de ceux du détroit abdominal dont les obliques et le transverse ont 12 et 13 $\frac{1}{2}$ centimètres (4 $\frac{1}{2}$ et 5 pouces), et même que ceux de l'excavation qui ont 12 centimètres (4 $\frac{1}{2}$ pouces).

La troisième objection est plus sérieuse.

Nous convenons qu'il est impossible de donner au forceps la direction exacte de l'axe du détroit supérieur, parce que la réaction du coccyx et du périnée s'opposent à ce qu'on reporte ses crochets suffisamment en arrière. Nous convenons aussi que les tractions opérées avec cet instrument perdent une partie de leur efficacité, parce qu'elles attirent la tête trop en avant contre la symphyse pubienne; mais cet inconvénient est en grande partie corrigé si l'on prend la précaution de saisir les manches près de leur articulation et d'exercer, de ce point, les tractions en arrière.

Et puis, le levier n'est pas ici non plus à l'abri de tout reproche, car son premier effet, au moment où on

relève la poignée, c'est évidemment d'éloigner la tête
de l'arc antérieur du bassin et de la refouler en arrière,
contre la colonne lombaire, en dehors par conséquent
de la direction de l'axe pelvien. Cette tendance du
levier est réelle, mais il est à remarquer qu'elle est un
peu contrebalancée par la traction que la main gauche
exerce sur l'extrémité interne de l'instrument, tandis
que la droite le relève vers le ventre de la femme. Mais
si la tête n'est pas fixée au détroit supérieur, si elle est
mobile, elle fuira inévitablement devant l'action de
l'instrument et, au lieu de pénétrer dans l'excavation,
elle s'en écartera, tous inconvénients que ne donne pas
le forceps, parce que, en introduisant toute la main, on
maintient la tête dans un état de fixité temporaire
qui devient permanente par l'application des deux
branches.

La condition essentielle à l'emploi du levier, c'est
donc la *fixité* et l'*engagement* au moins partiel de la
tête. Si grand partisan que soit M. le docteur Coppée
de cet instrument, il reconnaît et signale cette condition,
et il fait en cela preuve d'une louable impartialité. Si
la tête, dit-il, est encore mobile au-dessus du détroit
supérieur, on parvient bien à appliquer le levier, mais,
dans ce cas, il est sujet à glisser sans entraîner la tête,
et celle-ci change même de position sous l'action de
l'instrument. Il faut, ajoute-t-il, pour l'appliquer avec
succès, que *la tête soit au centre du détroit ou même un
peu engagée*.

Mais le levier aura une incontestable supériorité
lorsque la tête sera enclavée dans le diamètre sacro-

pubien. Alors, en effet, de quelque manière que l'on applique le forceps, on ne modifiera en rien l'enclavement, ou plutôt on augmentera la pression sur le pubis et sur le sacrum, puisque le crâne sera comprimé dans le sens opposé. Le levier, au contraire, en agissant dans la direction du rétrécissement, tend à réduire le diamètre de la tête qui y correspond et à lui faire franchir un obstacle que le forceps ne saurait surmonter ou que plus difficilement.

<h3 style="text-align:center">ART. III. — Appréciation du levier.</h3>

Pour résumer notre opinion nous dirons :

1° Que le levier est un excellent *modificateur* des positions défectueuses de la tête ;

2° Qu'il jouit d'une force extractive beaucoup plus puissante que le forceps ;

3° Qu'une main habile et familiarisée à son emploi, peut terminer, avec son aide, l'accouchement dans toute présentation et position qui se prêtent à son application, mais que, cependant, dans l'excavation, le forceps lui est toujours préférable ;

4° Que le champ véritable de son application est au détroit abdominal, sans exclusion pourtant du forceps ;

5° Qu'il est surtout supérieur à ce dernier, toutes les fois qu'il y a un vice du bassin qui retient et qui fixe le crâne au-dessus ou au niveau du grand détroit ;

6° Que la mobilité de la tête est un obstacle à l'emploi du levier, tandis qu'il est alors plus facile de la saisir dans un forceps, à la condition de la fixer préalablement en introduisant toute la main dans le conduit vulvo-utérin ;

7° Enfin, que sous le rapport du maniement, il faut reconnaître encore que le levier est plus facile et plus expéditif que le forceps, puisqu'il doit pénétrer moins haut, qu'on a moins de mouvements à lui imprimer pour l'amener où il doit être définitivement, et qu'il n'est constitué que par une seule branche.

ART. IV. — Règles spéciales à l'application du levier.

Les points d'application du levier varient selon les positions de la tête du fœtus et suivant l'indication que l'on se propose de remplir. On peut s'en servir :

1° Dans la présentation du sommet ;

2° Dans celle de la face ;

3° Lorsque le tronc est sorti et que la tête est retenue ;

4° Après l'opération de la crâniotomie.

Dans un excellent mémoire qu'il a publié à ce sujet, M. le docteur Coppée, de Gand, décrit d'une façon très-lucide la manière dont il faut procéder dans ces différents cas. Nous en extrayons les règles suivantes, pour les cas où la tête est au détroit supérieur ou dans le haut de l'excavation. Plus bas, nous l'avons déjà dit, le forceps est de beaucoup préférable.

§ 1. — PRÉSENTATION DU SOMMET.

1° Position occipito-cotyloïdienne gauche.

Le levier doit être appliqué sur l'occiput.

On donne à la femme la position déjà décrite. Les deux premiers doigts de la main gauche accrochent le col utérin par leur face palmaire. La main droite saisit le levier par son milieu et la face convexe de la lame

est conduite sur la face dorsale des doigts introduits ;
l'instrument est ainsi glissé sur l'occiput à une hauteur
qui ne doit point dépasser 8 centimètres (3 pouces). Pendant qu'on place le levier, la main qui le tient sent le
moment précis (une espèce de petit choc) où l'instrument
passe derrière les pubis pour embrasser l'occiput. Dès
qu'une douleur survient, de la main droite on élève le
manche de l'instrument vers le ventre de la femme. Ce
mouvement de bascule combiné avec des efforts de
traction fait passer à la tête le détroit supérieur. Une fois
celle-ci dans l'excavation pelvienne, il faut retirer une
partie du levier à mesure qu'elle descend.

2° *Position occipito-iliaque gauche transversale.*

La manière la plus facile d'appliquer le levier est
d'introduire la lame sous l'arcade des pubis et de
prendre pour point d'application l'apophyse mastoïde
ou un point qui en est rapproché. Par des efforts qu'on
imprime à l'instrument, la tête traverse le détroit supérieur dans sa position transversale et, arrivée dans
l'excavation, la force s'exerçant sur l'apophyse mastoïde ou sur un point qui en est voisin, la face tend à
se dégager en arrière et l'occiput opère son mouvement
de rotation en avant.

On pourrait aussi porter le levier sur l'occiput, mais
comme alors il est loin du milieu du diamètre occipito-frontal, et que la position est transversale, il est sujet à
glisser ; ou s'il tient, il tend à refouler l'occiput en
arrière, tandis que la face reviendrait en avant, ce qui
donnerait lieu à une position occipito-postérieure, qui

est moins favorable. Le premier procédé est donc préférable.

3° *Position occipito-iliaque gauche postérieure.*

Le levier sera appliqué obliquement suivant une ligne allant de l'apophyse mastoïde au menton. Les efforts seront dirigés de telle manière que la face sera portée en arrière et la tête traversera le détroit supérieur en position transversale.

Il serait difficile, dans ce cas, d'appliquer le levier sur l'occiput, car, n'ayant pas assez de prise, il glisserait bien certainement. Si pas, il n'aurait d'autre action que de solliciter davantage l'occiput en arrière et de compliquer ainsi l'accouchement.

4° *Positions occipito-iliaques droites.*

Les manœuvres du levier sont ici exactement les mêmes que dans les positions occipito-iliaques gauches; il y a cette seule différence que l'instrument porte sur le côté gauche de la tête au lieu d'agir sur le côté droit.

§ 2. — Présentation de la face.

On introduit le levier sous l'arcade pubienne; la lame se pose à plat sur les parties latérales de la tête de l'enfant, et en faisant basculer l'instrument il l'entraîne dans l'excavation.

1° *Position mento-cotyloïdienne droite.*

Si cette position est nettement dessinée, c'est-à-dire, si le menton correspond à la partie antérieure du bassin, le levier n'est plus applicable à la méthode ordinaire. En effet, conduit sous l'arcade pubienne, il irait prendre son point d'appui sur la région antérieure du cou, et, aux premiers efforts, il pourrait confondre la région laryngienne ; et cela aurait lieu au détroit supérieur comme dans l'excavation et au détroit inférieur. Dans ces cas, on pourrait se servir du levier d'une autre manière : coucher la femme sur le côté gauche et appliquer l'instrument sur les parties latérales de la tête en prenant pour point d'appui la branche montante du pubis.

Ce procédé nous paraît d'une exécution fort difficile. Aussi, aimerions-nous mieux essayer d'abord la version céphalique et même, dans le cas où cette manœuvre fût impraticable et la version podalique contre-indiquée, appliquer le forceps dont les deux branches porteraient bien certainement sur les parties latérales de la tête, sans courir le risque de lâcher prise ni de porter atteinte à la région prœtrachélienne de l'enfant.

2° *Position mento-iliaque droite transversale.*

Dans cette position, l'application du levier est plus facile et plus régulière.

L'instrument introduit sous l'arcade pubienne suit la partie latérale droite de la tête et prend son point d'appui sur l'os occipital. Les mouvements d'élévation et de traction font passer la tête à travers le détroit supérieur et ramènent le menton en avant.

3° *Position mento-iliaque droite postérieure.*

Ici nous n'aurions recours au levier que comme agent

propre à modifier la présentation ; et nous donnerions même la préférence à la version podalique, si elle était encore praticable, dans la crainte que le levier ne laissât le menton enclavé en arrière.

Cependant, si l'extraction manuelle était impossible, il faudrait bien recourir à l'instrument, le menton fût-il tourné directement en arrière. Dans ce cas, dit M. Coppée, le levier est introduit sous l'arcade pubienne et il suit le vertex jusqu'à l'occiput où il prend son point d'appui. Le mouvement de bascule combiné avec les efforts de traction amène la tête dans l'excavation pelvienne, et le plus souvent, dès qu'elle y est arrivée, le menton tend à se placer en avant. Ce mouvement sera favorisé par l'action du levier.

Lorsque le menton est en rapport avec l'articulation sacro-iliaque droite et le front avec l'éminence iléo-pectinée gauche, le levier, pendant la manœuvre, peut amener le menton en avant. A cet effet, on l'applique un peu obliquement jusque sur l'occiput et on combine les efforts d'extraction de manière à refouler l'occiput en arrière.

Dans l'excavation et au détroit inférieur, la manœuvre serait la même.

4° *Positions mento-iliaques gauches.*

Dans ces positions et leurs variétés les manœuvres ressemblent tout à fait à celles qui précèdent.

§ 3. — Sortie du tronc. — Arrêt de la tête.

Après la sortie du tronc, l'occiput ou la face peuvent

se trouver en rapport avec l'arc antérieur du bassin, et dans l'un et l'autre cas la tête peut être en position transversale ou fortement diagonale.

1° L'occiput est tourné vers l'arc antérieur du bassin.

La femme est placée comme pour une application du levier dans les positions du sommet. Le tronc du fœtus est abaissé vers le périnée de la mère et ramené vers la cuisse droite ou gauche de la femme, selon que l'occiput est dirigé à droite ou à gauche, de manière que pendant l'introduction du levier le manche de l'instrument puisse passer à côté du cou de l'enfant. Les deux premiers doigts de la main gauche accrochent le col utérin et le levier est conduit sur leur face dorsale jusque sur la tête de l'enfant. Si sa position est presque complétement transversale, il faut, conformément au mécanisme de l'accouchement naturel, tâcher d'amener l'occiput en avant, à mesure qu'on fait descendre la tête. Dans ce but, il convient d'appliquer le levier vers le sinciput ou même vers la voussure du front. En agissant vers l'extrémité frontale du diamètre occipito-frontal, on dirige la face vers la concavité du sacrum et on favorise ainsi la rotation de l'occiput en avant.

2° La face est en rapport avec l'arc antérieur du bassin.

Ici encore la position de la tête sera le plus souvent transversale ou diagonale. Dans ces cas, la manœuvre est analogue à celle décrite ci-dessus, c'est-à-dire que le levier sera porté vers le sinciput et, en agissant sur l'extrémité frontale du diamètre occipito-frontal, il tendra à porter la face en arrière.

Si, lorsque le tronc est sorti, la face était directement en avant et plongée dans l'excavation, on pourrait encore appliquer le levier parce que, en passant sous l'arcade pubienne, celui-ci arrive jusqu'au front et même jusqu'au sinciput et il ne peut en aucune façon blesser les parties molles de la figure, puisqu'il la dépasse.

§ 4. — Après la craniotomie.

M. le docteur Coppée préconise aussi le levier après avoir préalablement pratiqué la perforation du crâne.

Pour nous, nous préférons le forceps-scie qui est d'une application plus universelle et qui, par cela même, doit donner, pensons-nous, des résultats plus satisfaisants. Il dispense d'ailleurs de faire une double opération, l'application du levier et la perforation crânienne, ce qui est parfois difficile en cas de viciation extrême du bassin. Alors, en effet, la perforation n'est guère praticable, puisque la tête fuit devant le perforateur et le levier est peu propre à la fixer, car, pour qu'il y ait prise, il faut nécessairement qu'elle soit au centre du bassin et même engagée, sans quoi l'instrument la refoule en arrière et il glisse sur elle. Ajoutons que la perforation du vertex n'atteint pas la base du crâne et que si le levier parvient à l'aplatir, ce sera au prix d'une compression nuisible à la mère et insuffisante encore pour permettre sa sortie à travers un détroit dont le rétrécissement serait porté à 55 millimètres (2 pouces), par exemple, espace dans lequel le forceps-scie fonctionne très à l'aise.

CHAPITRE IV.

DU CROCHET MOUSSE.

Le *crochet mousse* est un instrument destiné à l'extraction du fœtus, lorsque l'acccouchement spontané est impossible, ou qu'il faut le terminer sans retard.

Il consiste en une tige d'acier, ordinairement cylindrique, recourbée et arrondie à l'une de ses extrémités et terminée à l'autre par un manche en bois. Cette tige est le plus souvent droite ; elle peut cependant être légèrement recourbée de manière à offrir sa convexité vers la concavité du crochet, comme on le voit dans celui qui termine les manches du forceps. D'autres fois, elle est terminée par un second crochet mousse, d'une courbure différente de celle du premier.

Cet instrument s'applique sur le pli de l'aine, quand les fesses s'engagent ; sur le creux du jarret dans les positions des genoux ou dans l'aisselle lorsque, après la sortie de la tête, les épaules offrent de la résistance ; enfin, sur le cou du fœtus, dans la présentation d'une épaule, lorsqu'on est obligé de l'attirer vers le plancher du bassin pour opérer la décollation. Si la partie qui se présente est encore élevée, il faut le placer sur le membre antérieur, afin d'opérer plus facilement les tractions dans le sens de l'axe du détroit supérieur. Il faut, au contraire, agir sur le membre postérieur. lorsque l'engagement est plus considérable, pour exercer sûrement les efforts d'extraction suivant l'axe du détroit périnéal.

Quand on veut faire usage du crochet mousse, on le tient à pleine main droite, l'index étendu le long du manche et on le dirige sur quelques doigts de la main gauche jusqu'au niveau du pli sur lequel il doit être placé. Pour pénétrer dans le vagin, on le présente de manière à ce que la tige et le crochet soient parallèles à l'axe de la vulve et on l'insinue entre les parois pelviennes et le corps de l'enfant ; un mouvement de rotation tourne ensuite le crochet vers le pli à saisir où le doigt constate qu'il est régulièrement appliqué, et qu'il ne comprime ni le cordon ombilical, ni les organes génitaux du fœtus, s'il est fixé dans l'aine. On opère ensuite les tractions avec lenteur dans la direction de l'axe pelvien.

Malheureusement, l'application du crochet mousse ordinaire est quelquefois difficile et même impossible, parce que sa forme exige un mouvement de rotation qu'on ne parvient pas toujours à effectuer, surtout lorsque la partie à saisir est encore très-haut dans l'excavation.

Cependant, cette difficulté n'en est plus une aujourd'hui, grâce à un perfectionnement très-ingénieux que M. Wasseige, fils, professeur d'accouchements à Liége, vient d'apporter au crochet. L'instrument qu'il a imaginé est une tige droite dont l'extrémité, recouverte de caoutchouc, se recourbe à volonté pour prendre exactement la forme d'un long doigt fléchi : il lui donne le nom de *crochet articulé*. En voici la description (fig. 24).

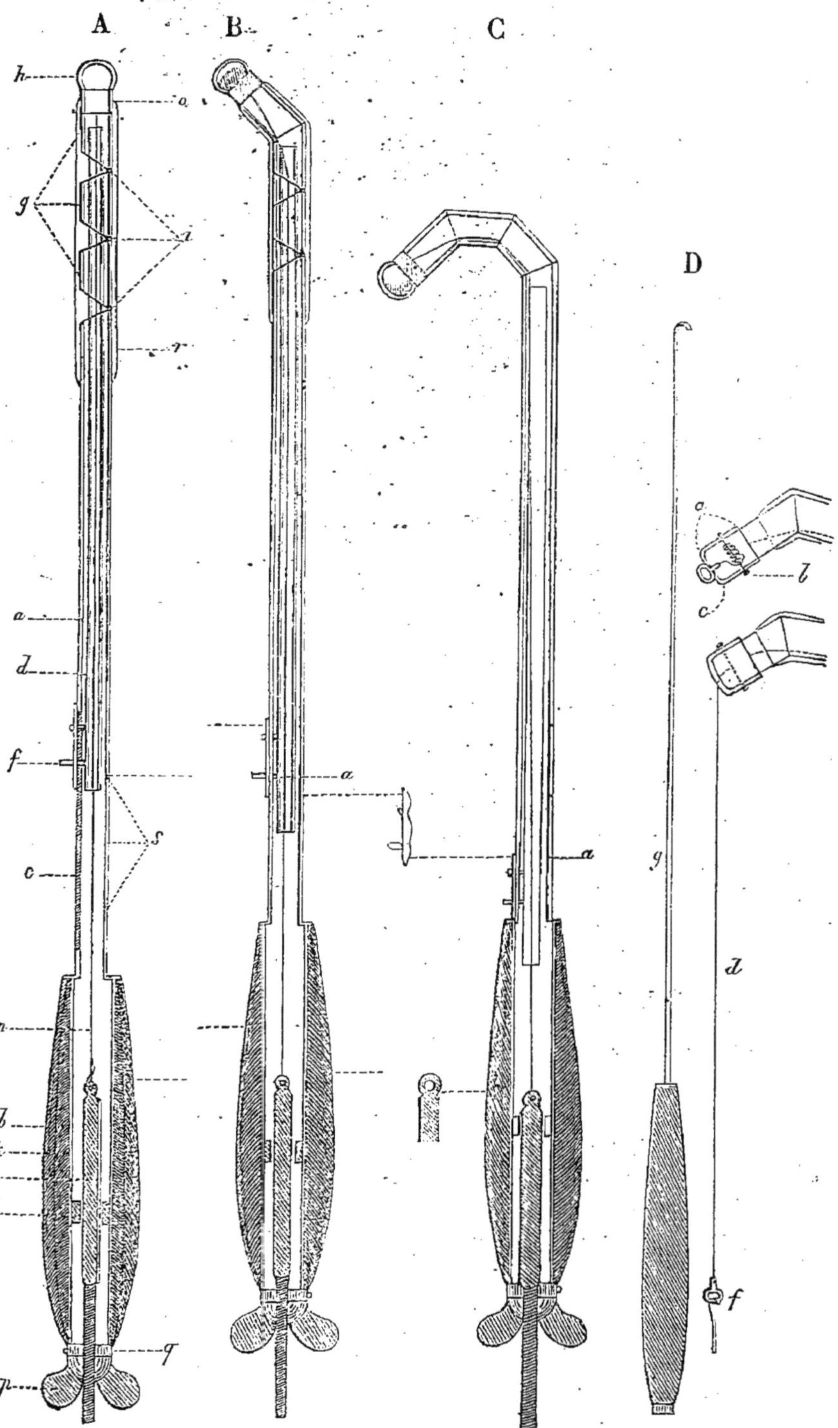

Fig. 24.

Il se compose :

1° D'un manche en bois, long de 14 $\frac{1}{2}$ centimètres (fig. 24 A,b), contenant une tige creuse métallique d'un calibre de 9 millimètres (A,k) offrant, à 3 $\frac{1}{2}$ centimètres de son extrémité inférieure, une cloison d'une épaisseur de 1 centimètre, présentant au centre une cavité rectangulaire de 5 $\frac{1}{2}$ millimètres (A,l).

La tige métallique, contenue dans le manche, le dépasse en bas de 4 millimètres ; cette partie est forée d'un trou qui reçoit une petite vis (A,q).

2° D'une tige en argent neuf, arrondie, creuse, de 24 $\frac{1}{2}$ centimètres de longueur et de 8 millimètres d'épaisseur, portée sur le manche ; l'extrémité en est coupée obliquement (A,a).

Elle présente à 1 centimètre du manche une rainure longitudinale de 8 $\frac{1}{2}$ centimètres (A,c).

3° De trois fragments de cylindre creux (A,g), ayant un diamètre égal à celui de la tige. Ces fragments sont coupés obliquement en sens inverse à leurs extrémités, ils sont articulés entre eux et avec la tige, du côté de leur plus grande longueur (A,i).

L'articulation ne permet la flexion que du côté où les fragments sont le moins longs.

La taille en biseau est faite de telle sorte que l'instrument, après la flexion des fragments sur eux-mêmes et sur la tige, représente un crochet mousse ordinaire.

L'extrémité libre du fragment terminal est taillée horizontalement et présente à l'extrémité deux pas de vis de $\frac{1}{2}$ centimètre de long ; l'un est interne, l'autre est externe; on visse un bouton olivaire sur le pas de vis interne (A,h).

Ces différentes pièces, mesurées du côté des articulations, présentent, en partant de la pièce terminale, 37 millimètres, 30 millimètres et 25 millimètres.

Les articulations sont placées en dehors et ne font qu'une saillie de 2 millimètres.

4° D'une tige creuse de 24 centimètres 2 millimètres de longueur (A,d), glissant facilement dans toutes les pièces que nous venons de décrire; cette tige est forée à 2 et à 3 centimètres de la partie inférieure pour recevoir les deux vis d'un valet à patin qui doit passer par la rainure signalée plus haut (A,f).

5° D'une vis de 4 millimètres de diamètre, longue de 5 centimètres, terminée par une tige rectangulaire de 5 millimètres d'épaisseur sur 7 centimètres de longueur (A,m), portant à l'extrémité libre, un œillet auquel vient s'adapter la torche d'un fil de fer de 1 $^{1}/_{2}$ millimètre de diamètre, long de 38 centimètres, ayant à l'autre bout une deuxième torche (A,n).

La vis porte un écrou arrondi et à ailes qui s'introduit de 4 millimètres environ dans la gaîne métallique qui déborde le manche (A,p); la partie qui peut y pénétrer présente un sillon circulaire dans lequel se loge l'extrémité de la petite vis qui traverse la gaîne en cet endroit.

Pour monter l'instrument, on engage le fil de fer dans la tige creuse centrale dégarnie du valet à patin, puis le fil de fer et la tige centrale dans la partie inférieure du manche, on pousse à fond jusqu'à ce que la torche terminale arrive à l'extrémité de la dernière pièce mobile.

Alors on engage une petite vis qui traverse l'instrument en cet endroit dans l'œillet de la torche (A,o).

On adapte le valet à patin et on place la petite vis à l'extrémité de l'instrument pour maintenir l'écrou.

Mode d'emploi.

Pour se servir du crochet articulé, on le transforme en une tige droite en poussant le valet à patin jusqu'au haut de la rainure, pendant qu'on fait rentrer la vis placée à la base du manche à l'aide d'un mouvement imprimé à l'écrou à ailes.

Puis on garnit d'un tube en gutta-percha vulcanisé l'extrémité de l'instrument (A,r).

Après avoir graissé l'appareil, on introduit une main conductrice, on saisit le crochet par le manche et on le conduit jusqu'au pli de l'aine, en ayant soin de diriger en dehors de la partie à saisir les articulations des pièces mobiles, ce qui s'exécute facilement, le valet à patin se trouvant du côté opposé.

On produit ensuite la flexion de la première pièce mobile, en abaissant le valet à patin en regard de la première division de la coulisse graduée (B,a), point qui indique que la tige centrale n'occupe plus la pièce à fléchir, et en faisant tourner par un aide l'écrou à ailes qui termine le manche.

Au fur et à mesure que la flexion se produit, l'opérateur imprime quelques mouvements légers qui facilitent le glissement de l'instrument dans le pli de l'aine.

On abaisse ensuite le valet à patin en regard de la

seconde division, ce qui indique que la deuxième pièce mobile est libre, et l'on produit la flexion en prenant les précautions que nous venons d'indiquer.

On procède de la même manière pour fléchir la troisième pièce (*C,a*).

Avantages du crochet articulé.

1° Il pénètre dans le pli de l'aine, ou sur le cou du fœtus, exactement de la même manière que le ferait le doigt indicateur, c'est-à-dire que la flexion se produit en même temps que l'introduction ;

2° L'instrument, étant recouvert de caoutchouc dans les points qui sont en contact avec les parties molles du fœtus, ne peut occasionner aucune lésion lorsqu'il est appliqué exactement sur le pli de l'aine et que l'extrémité olivaire porte à faux ;

3° L'effort qu'il peut supporter est bien au delà du nécessaire, car pour rompre un fil de fer du calibre de 1 $\frac{1}{2}$ millimètre, il faut au moins une puissance de 50 kilogrammes.

Pour pratiquer la décollation au moyen de l'écraseur linéaire et pour rendre cette opération facile, M. Wasseige a fait confectionner une petite tige creuse métallique, longue de 1 $\frac{1}{2}$ centimètre (*D,a*), contenant un petit arbre que l'on met en mouvement par un tournevis ; cette tige creuse est terminée par un bouton aplati, évidé et foré d'un pertuis quadrangulaire ; elle peut se visser sur le pas de vis externe de la dernière pièce mobile du crochet.

Sur l'arbre, on noue un fil de soie long de 20 centimètres, à l'extrémité libre duquel on fixe une petite tige quadrangulaire portant deux œillets, l'un très-petit, pouvant, ainsi que la tige, pénétrer dans le pertuis dont nous avons parlé ; l'autre, plus grand, pouvant se masquer en grande partie dans l'évidement du bouton terminal. C'est au petit œillet qu'on fixe le fil de soie.

Il faut en outre un crochet très-mince, courbé à angle presque droit et très-long. Le manche de ce crochet présente un tournevis.

Pour pratiquer la décollation, on enroule le fil de soie sur l'arbre, on ajuste le petit appareil sur le crochet étendu, on applique l'instrument sur le cou, on reconnaît avec l'indicateur le bouton terminal, on glisse sur le doigt le petit crochet, on saisit l'œillet et on entraîne le fil.

On attache au fil la chaîne d'un écraseur, on redresse le crochet, on tire sur le fil pour placer la chaîne sur le cou de l'enfant et, enfin, on coupe les parties comprises dans l'anse de la chaîne.

Légende de la figure 24.

Fig. A. — *a*. Tige creuse en argent neuf.

b. Manche en bois.

c. Rainure longitudinale pour le glissement du valet à patin.

d. Tige creuse interne pour produire l'extension.

f. Valet à patin pour mouvoir la tige interne.

g. Pièces mobiles taillées en biseau.

h. Bouton olivaire vissé sur la première pièce mobile.

i. Articulations des pièces mobiles.

k. Tige creuse arrondie contenue dans le manche.

l. Cloison forée d'une cavité rectangulaire.

m. Vis surmontée d'une tige rectangulaire pour produire la flexion.

n. Fil de fer.

o. Vis pour fixer le fil de fer.

p. Écrou à ailes.

q. Vis traversant la partie saillante de la tige métallique du manche pour brider l'écrou.

r. Caoutchouc recouvrant l'extrémité de l'instrument.

s. Échelle graduée.

Fig. *B.* — *a.* Valet à patin amené en regard de la première division de l'échelle pour dégager la première pièce mobile.

Fig. *C.* — *a.* Valet à patin abaissé au niveau de la troisième division de l'échelle pour dégager les trois pièces mobiles (1).

Fig. *D.* — *a.* Pièce pour pratiquer la décollation.

b. Arbre.

c. Bouton aplati évidé et foré.

d. Fil de soie.

f. Tige terminée par deux œillets.

g. Long crochet courbé à angle presque droit.

(1) Entre les figures B et C, des pointillés indiquent l'abaissement du valet à patin destiné à rendre libre la deuxième pièce mobile.

CHAPITRE V.

DU LACS.

Le *lacs* est constitué par un ruban dont la longueur ne doit guère dépasser un mètre (3 ½ pieds) et dont la largeur est d'environ dix à quinze millimètres (5 à 7 lignes), ou peu davantage. Il peut être de fil, de laine ou de soie. Ce dernier tissu serait sans contredit le meilleur parce que, plus doux et plus lisse qu'aucun autre, il se prêterait mieux à un glissement facile. Le premier cependant est d'un usage plus commun, ce qui dépend de ce qu'on le trouve partout, qu'on se le procure facilement et que, faute de mieux, on peut se servir d'un cordon de tablier, pourvu qu'il ait assez de solidité pour résister aux tractions qu'il doit, en général, supporter. Il s'emploie simple sous forme d'anse, ou plié en double sous forme de nœud-coulant, suivant qu'on le porte sur une région qui se prête à cette application sans courir le risque de le voir lâcher prise (aine, jarret, aisselle, coude), ou sur une extrémité qui s'échapperait bien vite, si elle n'était retenue dans un nœud dont la constriction augmente avec les efforts exercés sur la longueur des deux chefs du ruban (pieds, poignets).

Cet instrument, si toutefois on peut donner ce nom à

une simple bande de toile, est de tous ceux employés en obstétrique le moins dangereux. Incapable de blesser en quoi que ce soit les organes de la femme, il peut, il est vrai, n'être pas tout à fait aussi inoffensif pour l'enfant ; mais, s'il lui occasionne du mal, ce ne sera jamais au point de compromettre son existence quand, d'ailleurs, on procède à son emploi avec les soins et avec l'attention que réclame, de la part de l'accoucheur, toute opération quelle qu'elle soit, petite ou grande. C'est à l'homme de l'art qu'il appartient, par exemple, de ne pas tirer au point de disloquer le membre, de s'assurer que la tige ombilicale, ou bien encore les organes génitaux d'un fœtus mâle en cas d'application sur le pli de l'aine, ne sont pas compris et serrés dans l'anse du ruban.

ART. Iᵉʳ. — Nécessité d'un lacs.

Dès les temps les plus reculés comme de nos jours, la nécessité de poser un lacs en certaines régions du fœtus s'est fait sentir, et elle a fait naître un regret, celui de ne pouvoir y arriver dans tous les cas. Voyons, en effet, ce qui peut se passer lorsqu'on se propose d'opérer un accouchement par les extrémités pelviennes, par exemple. Cet exposé ne sera que le récit, en très-peu de mots, de ce dont tout accoucheur a été témoin. Il est bien entendu que je ne veux parler ici que de la difficulté et de l'impossibilité d'amener toujours le ou les pieds avec la main seule.

La mère et l'enfant courent un danger imminent ; il y a péril en la demeure, *periculum est in morâ*, comme disaient les anciens ; il n'y a de salut que dans une prompte évacuation de l'utérus. Le produit se présente par le siége. Faisant choix du mode de délivrance le plus expéditif, on va à la recherche des pieds, on en saisit un, on tire et, au grand étonnement de l'opérateur, la déflexion ne peut s'en effectuer. Pourquoi? Uniquement parce que l'espace qu'il y a entre ce membre et la paroi pelvienne n'est pas suffisant pour la permettre, les fesses et les cuisses occupant une bonne partie de l'entrée de l'excavation. Que faire ? C'est bien simple, dira-t-on : reportez le siége du côté qui lui correspond et reprenez le pied. Oui, c'est ce qu'il faut faire ; c'est surtout ce qu'il faudrait obtenir ; mais qu'on n'oublie pas qu'il n'y a plus d'eaux ; que la matrice est rétractée sur l'enfant et qu'à peine la main aura-t-elle abandonné les fesses pour ressaisir le pied, celles-ci viendront reprendre leur position primitive. Dans cet état des choses, on tirera en vain sur le pied, il glissera et d'autant plus vite, qu'on veuille bien se le rappeler, que pour faciliter l'introduction de la main on a dû la graisser ; de plus, la matière cérumineuse qui recouvre ordinairement le fœtus, en rend les parties aussi glissantes que s'il était enduit d'une couche de savon.

En ce cas, au lieu de s'obstiner à vouloir, quand même, amener le pied avec la main, tentative qui n'aura souvent d'autre résultat que de faire souffrir inutilement la parturiante, qu'on se borne à le maintenir, sans traction aucune; qu'on y fixe le nœud-coulant d'un cordon et, *d'une main, on tire alors sur ce pied par l'intermédiaire du ruban, après avoir refoulé ou main-*

tenu de l'autre la partie fœtale qui gênait, ayant soin d'employer à cet effet celle qui correspond au côté du bassin vers lequel est dirigée la région qui se présente. Par ces deux mouvements à peu près *simultanés dans leur action*, mais *opposés dans leur direction*, l'évolution le plus ordinairement ne tardera pas à s'effectuer.

Ce que je viens de dire pour le siége est de tous points applicable aux présentations céphalique et de l'épaule lorsque, par suite de la stabilité de la partie qui occupe le détroit, il est difficile ou impossible d'opérer le pelotonnement sans l'intervention de deux forces agissant en sens contraire, l'une *tractive*, médiate par le lacs, l'autre *répulsive*, immédiate par la main.

Autre supposition : l'enfant est couché sur un de ses flancs, en travers du bassin ; aucune partie n'est sensiblement engagée, circonstance favorable à la manœuvre. Je vais à la recherche des pieds, j'en tiens un ; je tire, je tire encore et... de version point d'apparence. On me dira peut-être : Vous avez le pied ! tenez-le donc à pleine main ; placez vos doigts index et médius recourbés en forme des deux mors d'une tenaille au-dessus des malléoles ; et, pris ainsi, tirez-le de toute la force de votre bras.

Ce langage sera celui d'un théoricien bien savant, il se peut, et bien fort surtout en démonstrations sur le mannequin ; ou celui d'un novice, ayant à peine quitté les bancs de l'école, et dont les brillantes et juvéniles illusions ne sont pas encore venues se heurter contre d'amères déceptions ; ce ne sera jamais celui d'un homme pratique ; ce ne sera même plus celui d'un accoucheur qui n'aurait, qu'une seule fois encore, introduit la main dans une matrice rétractée. Indépendamment des circonstances mentionnées plus haut qui favorisent le glissement de la main à la moindre résistance, il en est encore d'autres qui lui font lâcher prise. Ainsi l'orifice externe de la matrice peut être souple, parfaitement dilatable, et, néanmoins, la main éprouver de grandes difficultés pour franchir l'orifice interne qui se resserre spasmodiquement. Souvent aussi la présence de la main réveille la contractilité du corps de l'organe ges-tateur au point que, serré comme dans un étau, le bras s'engourdit et ne tarde pas à se paralyser; les doigts eux-mêmes, dont le tact a sensiblement diminué ou disparu, par suite de cette constriction, distinguent à peine, ou plus du tout, les parties qu'ils touchent; ils deviennent alors incapables du plus petit effort. Si j'ajoutais qu'il m'est arrivé de ressentir de l'engourdissement dans mon bras, une quasi paralysie pendant une journée entière après de semblables tentatives, je serais encore loin de l'exagération. Et puis, je le répète, quelque effort que l'on fasse, on n'obtiendra l'évolution que pour autant que la partie qui s'engage abandonne le détroit, pour faire place à celle que l'on veut et que l'on doit ramener.

Quel parti prendre dans une situation semblable? Faut-il, ainsi qu'on le conseille, retirer la main pour réintroduire l'autre? et si celle-ci éprouve (elle l'éprou-vera probablement) la même difficulté, faut-il attendre patiemment que le mouvement lui revienne (Chailly)?

Qu'on se comporte de la sorte lorsqu'on n'a rien de

micux à faire, soit; la nécessité fait alors la loi. Mais n'est-il pas évident que l'abstention, que l'attente, laissent la mère et l'enfant exposés à toutes les conséquences des accidents qui nécessitent la version, sans compter que cette manœuvre deviendra probablement plus difficile à cause de l'engagement plus grand de la partie qui se présente? Qu'on se hâte au contraire de fixer un lacs sur le pied saisi, de retirer ensuite la main, et la contraction, en quelque sorte tétanique de la matrice, aussi longtemps que le bras y était plongé, venant à disparaître à la sortie de celui-ci, l'opération se terminera plus aisément, aidée qu'elle sera par la *répulsion* de la partie qui se présente, *et puis par des tractions sur le cordon*.

Chacun sait que les vices par étroitesse du bassin constituent une cause constante et des plus efficaces des présentations anormales, lesquelles exigent ordinairement l'intervention de l'art et mettent l'accoucheur dans la nécessité de porter un lacs *très-haut*. Je m'explique, en prenant pour exemple l'angustie pelvienne la plus commune, par aplatissement antéro-postérieur. Je suppose, en outre, une présentation anormale, mobile au détroit supérieur, ou un danger qui exige la version podalique; les membranes sont intactes et les eaux paraissent en quantité ordinaire; le col est largement ouvert.

Grâce au peu d'épaisseur de la main, au soin que l'on prend de la rapétisser autant que faire se peut, aux dispositions et contorsions diverses qu'elle peut affecter pour s'accommoder à la filière pelvienne; grâce à tous ces avantages, dis-je, on finit presque toujours (à moins de trop d'étroitesse) par dépasser le rétrécissement et par arriver aux membres pelviens. Une fois le pied saisi et bien tenu, il faut le dégager. Le pourra-t-on toujours? Évidemment non, car, quelle différence dans le volume de la main à son entrée dans les organes de la mère et à sa sortie! Lors de leur pénétration, les doigts sont étendus, fortement rapprochés les uns des autres et le pouce est effacé; à leur sortie, au contraire, ils sont fléchis vers la paume et ce n'est plus la main allongée qui se présente mais c'est le poing, augmenté encore du volume du pied et du bas de la jambe qu'il serre. Qui ne prévoit, si l'angustie est quelque peu prononcée, qu'il sera impossible de terminer ainsi un semblable accouchement? La main tient solidement le membre qu'elle embrasse, mais à quoi bon si elle ne peut l'entraîner avec elle dans le vagin et si, pour se dégager elle-même, elle doit s'ouvrir? Voilà donc encore un cas (et les pareils ne sont pas rares) où le lacs bien appliqué triomphera sans peine d'un obstacle insurmontable sans lui.

Ces quelques considérations suffiront, je pense, pour démontrer les nombreuses applications et les services immenses d'un ruban bien fixé, par un nœud, sur le pied de l'enfant intra-utérin. Du reste, s'il était encore besoin, pour étayer cette opinion, d'une autorité justement appréciée, de celle d'un homme dont je suis toujours heureux d'invoquer le témoignage, et dont personne ne songera à contester la compétence, je ne devrais pas l'aller chercher par delà nos frontières. Il me suffirait de citer le nom et les paroles de M. le professeur Van Huevel. *L'attache d'un lacs au pied,* dit le célèbre accoucheur (Cazeaux, édit. belge, page 522), *amené au haut du vagin, est souvent chose bien difficile. Cependant, si la tête n'a pas quitté le détroit, il est nécessaire de la repousser pendant qu'on tire sur la jambe, une seule main ne peut remplir ce double office, et l'introduction des deux à la fois est impossible.*

Il est aussi quelquefois nécessaire d'entourer le poignet d'un nœud. C'est ce qui arrivera lorsque, devant pratiquer la version pelvienne, il y aura prolapsus spontané ou artificiel du bras du fœtus. Je crois superflu de rappeler qu'en agissant de la sorte ce ne sera jamais pour exercer des tractions sur ce membre, mais bien pour l'empêcher de prendre une position vicieuse pendant la manœuvre, comme de se relever derrière la tête, pour la maintenir parallèlement à l'axe du corps de l'enfant ; enfin, pour être certain de ne pas devoir aller plus tard à sa recherche avec les doigts, une légère traction sur le cordon suffisant alors pour l'amener à l'extérieur.

On peut dire, en règle générale, que l'application d'un lacs sur le poignet est chose facile ; si, pourtant, la main était encore élevée dans le vagin, il pourrait ne pas en être ainsi, et, dès lors, on se comporterait comme je le dirai à l'égard du pied.

ART. II. — Emploi du lacs à d'autres parties qu'aux pieds et aux poignets.

Que dirai-je de l'application du lacs sur le tronc de l'enfant lorsqu'il se présente par le ventre ; ou sur les hanches dans la présentation des lombes, pour l'extraire en double ou pour incliner le siége vers l'excavation, comme l'espéraient certains auteurs anciens (1)? Que dirai-je de ceux qui, dans la présentation de la face engagée avec le menton dirigé en arrière du bassin, conseillent d'aller, en contournant la tête, porter un ruban au-dessus du menton, sur le maxillaire inférieur, et de rapporter et croiser les deux chefs sur les parties latérales et postérieure du crâne dont ils voulaient ainsi faire l'extraction? Que dire encore du procédé de Mauriceau, pour amener la tête séparée du corps et demeurée seule dans la matrice, procédé qu'il décrit en ces termes : *On pourrait encore au besoin, dit-il, au défaut de crochet, essayer une chose qui m'est venue en pensée pour ce sujet, par laquelle on peut venir à bout de cette pénible et laborieuse opération; ce qui se fera en prenant une bande de linge assez doux, large de quatre grands travers de doigts, et longue de deux coudées ou environ, pliée simplement en deux, de laquelle on tiendra les deux bouts avec la main gauche, et, de la droite, on en prendra le milieu qui sera oint de beurre frais par dehors pour l'introduire dans la matrice, en telle sorte qu'on le puisse mettre sur la tête pour l'y placer comme on ferait d'une pierre dans une fronde, après quoi en tirant la bande par ses deux bouts joints ensemble,*

(1) On n'aurait recours à l'*évolution forcée* que si, par suite d'excès d'en_gagement d'une épaule, qui rendît la version absolument impossible, on aimait mieux tenter ce mode de délivrance que de pratiquer l'embryotomie. Encore, dans ce cas, serait-il préférable d'employer à cet effet la main et les doigts, glissés vers la concavité sacrée jusque sur la duplicature du tronc, près des hanches ; et, à leur défaut, un grand crochet mousse fixé au même endroit, de préférence au lacs dont l'application, la plupart du temps, serait essayée en pure perte (*voir* page 651).

on fera fort aisément l'extraction de la tête, sans que cette bande puisse aucunement nuire au passage, à cause qu'elle n'occupe presque pas de place. Que penser, dis-je, de ces procédés, si ce n'est qu'ils révèlent l'imperfection de l'art, ensuite l'ignorance où étaient leurs auteurs sur les secours que pouvaient rendre certains instruments qui naissaient à cette époque, et dont nos forceps ne sont que l'heureux perfectionnement? Je ne puis donc que les comprendre tous dans une commune réprobation, et dire de tous ce que disait Dionis en parlant de celui de Mauriceau : *S'il nous disait qu'il s'en fût servi et que cela lui eût réussi, nous concluerions qu'il aurait pensé juste. Ce qu'on peut dire là-dessus, c'est que l'invention en est belle, mais que l'exécution est impossible.*

Smellie traite longuement aussi des lacs et des filets conduits avec une baleine autour de la tête du fœtus, pour l'embrasser par une espèce de coiffe, comme l'indique Mauriceau. Mais il convient que *toutes sortes de filets ont en commun ce désavantage qu'il est très-difficile de les introduire et de les appliquer; et lorsque le vertex se présente, le menton de l'enfant est si bien appliqué contre la poitrine, qu'il n'y a souvent pas moyen d'insinuer le filet entre deux, et si on l'applique sur la face ou sur le derrière de la tête, le plus souvent il glisse et lâche sa prise lorsqu'on vient à le tirer; mais en supposant que l'on ait la commodité de le bien appliquer, lorsque la tête est grosse ou que le bassin est étroit, de manière que l'on soit obligé de tirer avec une grande force, le filet écorchera et coupera même les parties jusqu'aux os.*

Il en conclut donc qu'il y a tant d'incertitude, de

difficultés et de dangers dans son emploi, qu'il a *été obligé de recourir au forceps qui, étant beaucoup plus facile à introduire et fixé avec plus de certitude, manque rarement de répondre au succès que l'on en attend.* Nous pensons qu'un avis aussi sage et qui condamne une méthode d'ailleurs souvent impraticable, est destiné à ne plus jamais rencontrer des contradicteurs.

De nos jours, le lacs se s'applique plus, nous l'avons dit en commençant, que sur *le pli de l'aine* lorsque les fesses se présentent; sur le *creux du jarret* dans les positions des genoux; dans l'*aisselle* quand, après la sortie de la tête, les épaules, rencontrant de la résistance, doivent être extraites artificiellement; enfin, *au pli du coude,* sur le *poignet,* et surtout sur le *pied,* au-dessus des malléoles, dans les circonstances que j'ai signalées ci-dessus. Disons actuellement un mot de son placement en ces différentes régions, et de quelques moyens qui ont été proposés pour y parvenir.

Il est entendu et de rigueur qu'on ne s'adresse jamais à des moyens artificiels, que si la nature est impuissante à accomplir son œuvre, ou lorsqu'un danger, venant la contrarier dans son action, exige pour y parer une prompte délivrance.

ART. III. —Modes d'application du lacs à d'autres parties qu'aux pieds et aux poignets.

Quand le siége ou les genoux se présentent, il convient de fixer le cordon sur le membre antérieur si celui-ci est seulement à l'entrée de l'excavation, et cela pour opérer plus facilement les tractions dans le sens de l'axe du détroit supérieur; il faudra, au contraire, agir sur le membre postérieur si la partie est fort engagée, afin d'exercer les efforts extractifs suivant le mécanisme naturel de l'accouchement. S'il y a arrêt des épaules, on le place sur l'aïsselle qui s'est dirigée ou qu'on a reportée en arrière. Ces préceptes, cependant, ne doivent pas être observés trop religieusement; c'est ainsi qu'en cas de presse, et, *quand on ne fait pas ce que l'on veut, il faut faire ce que l'on peut.* Quoi qu'il en soit, voici la manière d'atteindre le but : ou bien on se sert de la main seulement, ou de la main armée d'un instrument.

Dans le premier cas, on fixe par un nœud simple un des bouts du cordon à l'extrémité du doigt index. Ce doigt, préalablement huilé ou graissé, plonge dans les organes de la femme, va à la recherche du pli sur lequel le lacs doit être posé, le contourne en se recourbant en crochet, et à l'aide de quelques mouvements des doigts le nœud se défait, ou il abandonne la pulpe de l'index; deux ou trois doigts se reportent ensuite du côté opposé pour reprendre le cordon, l'entraîner dans le vagin et puis à l'extérieur; réunissant enfin les deux chefs, on s'en sert comme d'usage.

Ce procédé péche en ce qu'il arrivera, parfois, que l'index ne pourra contourner le pli d'application, pour y abandonner le lacs et le reprendre du côté opposé; c'est ce qui aura lieu si la partie est volumineuse ou si elle est élevée dans l'excavation. Ensuite, le cordon peut se détacher et se perdre dans le parcours. Le premier grief est irrémédiable sans instrument approprié; pour éviter le dernier, on pourrait agir ainsi : replier sur le plat une des extrémités du ruban dans l'étendue de trois centimètres environ, coudre de chaque côté les deux bords qui se touchent et laisser le bout libre. On obtient de cette façon un petit godet, une espèce de dé qui coiffe toute la première phalange de l'indicateur. Ainsi fixé, le lacs se place comme je viens de le dire.

Dans le second cas, on peut faire usage du grand crochet mousse. On sait qu'ordinairement ce crochet est percé, à l'extrémité de sa courbe, d'une ouverture destinée à recevoir un ruban qu'on y passe jusqu'à demi-longueur. L'instrument ainsi garni, est conduit suivant les règles admises et les précautions de rigueur, pour l'introduction du crochet simple, vers l'endroit qui doit le recevoir. Les doigts de la main gauche qui avaient précédé et guidé le porte-lacs vont ensuite à sa rencontre pour saisir un des chefs qu'ils attirent en bas et en dehors; retirant alors le conducteur, l'autre chef se dégage en glissant dans l'œillet, et le lacs, devenu libre, se trouve placé.

On comprend que toute tige en forme de crochet, une sonde de Mayor, par exemple, un gros fil de fer recourbé, peuvent très-bien servir à cet effet, comme aussi l'instrument de M. Wasseige.

M. le professeur Vaust, de Liége, a imaginé dans le même but un petit appareil fort simple et fort ingénieux. C'est un crochet de même forme et de mêmes dimensions que le grand crochet mousse, et d'un mécanisme tout à fait calqué sur celui de la sonde de Bellocq, pour le tamponnement des fosses nasales.

Comme celle-ci, il est creux et loge dans son intérieur un ressort de montre fixé à une olive à laquelle on attache un bout du lacs qui pend au dehors. Ce ressort abandonne sa gaîne en se recourbant, ou y rentre au gré de l'opérateur, suivant que celui-ci élève ou abaisse un bouton placé au manche. Lorsqu'on veut en faire usage, on fixe le cordon à l'olive à l'aide d'un fil solide, et le ressort est complétement caché. Le crochet est ensuite introduit, suivant les règles ordinaires, et dès qu'il est posé à l'endroit voulu, on pousse le bouton vers le haut ; celui-ci glisse dans sa rainure et fait ainsi descendre l'olive dans le vagin, laquelle entraîne avec elle l'extrémité du cordon qu'on y a attachée : on la saisit de l'autre main et après l'avoir attirée hors de la vulve, on la détache de l'olive d'un coup de ciseaux ; celle-ci est ensuite remontée en abaissant le bouton, après quoi on retire l'instrument des parties, et l'opération est faite.

Tels sont les procédés principaux, pris entre bien d'autres, qui n'en sont que de légères variantes, que l'on conseille pour appliquer l'anse simple d'un cordon au pli de l'aine, dans le creux du jarret, dans l'aisselle et même sur le pli du coude.

ART. IV. — Inutilité et dangers du lacs ailleurs qu'aux pieds et aux poignets ; le doigt et, à son défaut, le crochet mousse lui sont préférables.

Est-il réellement utile, avantageux de se servir d'un lacs ailleurs qu'aux pieds et aux poignets ?

La réponse, pour moi, n'est pas douteuse. Deux mots suffiront pour expliquer ma conviction.

Je dis d'abord que l'application manuelle ou plutôt digitale ainsi que je l'ai décrite, n'est rien moins que toujours couronnée de succès, et ce qui le prouve à toute évidence, c'est qu'on a inventé des instruments spéciaux pour mieux arriver à ses fins. Qu'il soit difficile de placer un lacs avec le doigt seulement, cela ne peut être contesté par personne ; chacun comprendra que s'il est *légèrement* ou *mal* fixé sur le doigt, il glissera ou se perdra dans le parcours du canal vulvo-utérin, ainsi que pendant la recherche du pli auquel il doit s'adapter. S'il est, au contraire, *fortement* attaché à la pulpe du doigt, celui-ci s'en débarrassera avec difficulté, peut-être ne le pourra-t-il pas. Il est donc infiniment probable que ce sont ces inconvénients et d'autres encore, qui ont inspiré à leurs auteurs l'idée des crochets porte-lacs.

En théorie, rien de plus beau, rien de plus simple surtout que cette dernière méthode. Mais, se rappelant cet adage : *experientia docet*, qu'on veuille essayer et l'on verra s'il est si facile de dégager un des chefs de la bande, en arrière du point d'application ; de dégager le crochet du chef antérieur ; de faire suivre à l'olive qui surmonte le ressort, dans l'appareil de M. Vaust, la direction du vagin et de la ramener ensuite ; de maintenir invariablement le ruban à l'endroit voulu, sans le voir empiéter sur la longueur du membre qui, au moindre effort, dans ce cas, devra ployer d'abord et se briser après. Qu'on essaie, dis-je, et l'on verra, encore, si l'entortillement des deux moitiés du cordon, la pression des parties fœtales les unes sur les autres et contre les parois pelviennes permettront toujours ces manœuvres.

Cependant, ne nous arrêtons pas trop à ces difficultés; je consens même à les laisser de côté, persuadé qu'en toutes choses l'habitude et l'habileté comptent aussi pour beaucoup dans la réussite.

Mais ce qui, j'espère, ne sera contesté par personne, c'est qu'un lacs retarde la délivrance de tout le temps employé à son application. Mauriceau, appréciant la valeur d'un cordon sur le pied, pendant à la vulve, dit : *Se serve néanmoins qui voudra de cette précaution qui ne peut nuire, sinon en ce qu'elle prolonge le temps de l'opération.* Si tel était son avis lorsque le pied est à l'extérieur et que la chose est *si prompte* à exécuter, qu'eût-il été s'il avait calculé le temps qu'il faut pour en mettre un plus haut? Or, n'est-ce rien de ce temps perdu? N'est-ce rien que quelques minutes de retard pour un enfant dont le dernier bruit du cœur est près de battre; pour une femme qui se trouve sous les coups redoublés de convulsions qui la tuent, d'une hémorrhagie qui lui enlève la vie avec son sang? Qui ne s'est pas vu dans ces terribles moments ne connaît pas l'anxiété poignante qui brise l'âme de l'accoucheur; il ne connaît pas le prix du temps celui-là; il ne connaît pas, enfin, avec quelle ardeur inquiète l'homme de l'art fait appel à ses connaissances, à son expérience, pour trouver *au plus tôt* le moyen qui doit le tirer de ses mortelles angoisses; pour arracher à la mort sa proie, et rendre en même temps une épouse à son mari, un enfant à une mère, deux êtres à la société !

Au surplus, il est un principe incontesté et incontestable, admis dans tout ce qui se rattache à la chirurgie : c'est que là où la main peut se suffire à elle-même, tout instrument perd ses droits. En effet, à quelque degré de perfection que celui-ci soit parvenu, il n'aura jamais ni la facilité d'action, ni l'innocuité d'emploi, ni le tact exquis, ni l'intelligence, si je puis m'exprimer ainsi, de la première. Et s'il est une question qui se prête à l'application de ce principe, c'est, certes, bien celle qui nous occupe en ce moment. Pour l'accoucheur la vue est de peu d'importance ; tout lui est caché ; il manœuvre dans l'ombre de la profondeur d'organes dont les plus petites lésions sont toujours graves, et il a, de plus, pour mission délicate celle d'être le protecteur de deux existences qui lui sont confiées. Il en résulte que s'il n'est pas d'instrument plus innocent que la main, c'est en elle qu'il faut placer toutes ses espérances dans les cas de l'espèce.

Ainsi donc, puisque l'on est forcément obligé de se servir du doigt pour porter un lacs simple dans le pli de l'aine, sur le jarret, sur le coude, dans l'aisselle, pourquoi ne pas s'en servir, sans l'armer d'un ruban, comme instrument de traction ? Non-seulement l'opération sera plus expéditive, *puisqu'elle comprend un temps de moins,* mais on aura une sensation plus nette des progrès du travail, des résistances que l'on rencontre, et on appréciera mieux la direction à donner à ses efforts. J'ajouterai, qu'appréciant mieux aussi l'endroit où il est et doit être appliqué, il n'en résultera pas ces meurtrissures, ces bris de membres si fréquemment occasionnés par le frottement et la constriction d'un ruban qui peut se déplacer. Mais si le doigt se paralyse, s'il perd ses forces, faudra-t-il alors en venir à ce dernier moyen? Je réponds encore une fois que non, et voici pourquoi. Je viens de démontrer que l'application du lacs à l'aide de la main seule est chose difficile ; j'ai dit ensuite les motifs qui m'engagent à donner la préférence au doigt pour entraîner à l'extérieur la partie sur laquelle on l'insinue. Mais si celui-ci, fatigué dans ses mouvements, ne peut terminer, j'accorderai alors la supériorité au crochet mousse, parce que si l'index est incapable de tractions, s'il est vrai qu'il est un conducteur infidèle du lacs, on devrait se servir d'un crochet pour diriger et placer celui-ci. N'est-il pas alors infiniment plus simple, plus expéditif et, par conséquent, plus avantageux d'exercer d'emblée les tractions avec cet instrument, sans perdre un temps précieux en tâtonnements, toujours trop longs, si courts qu'ils soient, pour porter et mettre en place le cordon qu'il conduit? Le crochet mousse, en raison de sa forme, de son volume, de sa fixité, ne sera jamais accusé de donner lieu à des contusions aussi fortes que le ruban qui, faisant corde, est susceptible de lacérer plus ou moins les parties molles du fœtus.

En conséquence, et comme conclusions, je dirai :

1° Qu'il ne faut jamais faire usage du lacs pour attirer au dehors le siége, les genoux, le coude ou les épaules ;

2° Que l'index doit lui être préféré ;

3° Que si le doigt ne peut suffire, il faut recourir d'emblée à l'emploi du crochet mousse.

ART. V. — Divers procédés pour fixer le lacs aux pieds.

Ayant fait comprendre précédemment la nécessité où l'on est parfois d'entourer le pied du fœtus d'un nœud-coulant, j'aborde maintenant l'exposé du procédé à suivre pour y arriver *citò, tutò et jucundè*. Cette question, qui n'en est pas une toutes les fois que le pied est près ou hors de l'orifice vulvaire, a vivement excité l'imagination de bon nombre d'auteurs, lorsque le membre à fixer est plus élevé dans le vagin ; aussi, une foule de solutions diverses ont-elles été proposées, sans qu'il s'en trouve encore une, que je sache, à l'abri de toute objection. Jetons-y un coup d'œil rapide avant d'en venir au nouveau porte-nœud que je propose.

Appliquer un lacs sur le pied parvenu aux organes génitaux externes, c'est opérer à ciel ouvert et c'est tout dire. S'il n'est arrêté qu'un peu plus haut, on plie le ruban par son milieu pour en former une anse dans laquelle on passe les deux chefs. Deux ou trois doigts sont insinués dans l'anneau qui en résulte pour le porter sur le pied, tandis que les doigts de l'autre main le poussent jusqu'au-dessus des malléoles. Cet anneau formant une espèce de nœud-coulant, il suffit, pour le serrer, de tirer alternativement sur chacun des chefs qui pendent à l'extérieur, alors que le pouce, de son côté, aide à rapprocher l'anse du bas de la jambe. D'autres fois, on commence par saisir le pied solidement, on passe le nœud-coulant au-dessus de la main, puis on continue comme ci-dessus.

Quoi de plus simple, quoi de plus facile que cette manœuvre dans des conditions semblables? Mais voyons s'il en est toujours ainsi, en supposant que le membre n'ait pas dépassé le tiers du vagin.

De Deventer et les accoucheurs de son époque portaient avec la main le ruban au-dessus du pied, après quoi ils en tordaient les bouts. Comme ces auteurs ne nous disent pas clairement avoir réussi, je doute beaucoup de leurs succès, car aux premières tractions le lacs devra lâcher prise, sans compter que la tige ombilicale, en cas de prolapsus, peut s'être insinuée entre les deux chefs pendant leur torsion, occasionner ainsi la mort de l'enfant et même le décollement prématuré du placenta avec toutes ses conséquences, si les efforts extractifs se communiquent jusqu'à lui.

Le moyen que nous avons dit précédemment être conseillé par Smellie et qui consiste à faire passer le nœud du poignet de l'opérateur sur la cheville du fœtus, à l'aide des doigts de l'autre main, si le membre est dans le vagin, ou avec une baleine s'il est plus élevé, nous paraît également illusoire et impraticable la plupart du temps.

Le procédé de Baudelocque ne diffère pas de celui que j'ai indiqué lorsque le pied est à la vulve ou fort avant dans le vagin. Il suffit donc de le signaler ainsi pour se convaincre de son inapplicabilité à une hauteur

même bien médiocre ; car on sait que pour le mettre
en pratique, il faudrait qu'il fût possible d'introduire
simultanément dans le vagin, les doigts des deux
mains, les uns pour maintenir ferme le pied, les
autres pour faire glisser le cordon au-dessus des premiers, jusque par delà les chevilles. N'est-il pas étrange
que cet auteur qui attache, ainsi qu'on le voit dans
son ouvrage, une grande importance au lacs, et qui,
j'en ai la conviction, ne sera pas parvenu à le placer
lorsque, comme il l'indique, *les pieds sont arrêtés à l'orifice
de la matrice*; n'est-il pas étrange, dis-je, de le voir affirmer : *qu'un porte-lacs sur le pied ne serait pas d'une invention difficile?* Je ne sais s'il a pleinement raison, lorsque
je considère qu'il est tant d'accoucheurs qui y ont perdu
leurs peines, et je ne puis m'empêcher de me demander
pourquoi lui, qui aimait beaucoup les inventions, ainsi
que l'atteste son compas d'épaisseur, il ne s'est pas hâté
de donner son nom à un nouvel instrument qui, certes,
lui eût rendu plus de services que ce dernier.

Baudelocque, d'ailleurs, nous apprend que des praticiens de son temps se servaient d'une espèce de petit forceps pour appliquer un ruban au pied. Il fallait bien que
ceux-là ne fussent pas tout à fait de son avis, puisqu'ils
avaient recours à des moyens artificiels, mauvais à la
vérité, car il est difficile, si pas impossible, de retenir
le pied dans un semblable instrument, et de glisser le
lacs sur le bas de la jambe, mais qui prouvent l'imperfection du manuel opératoire du célèbre accoucheur
français.

Le procédé de Nevermann n'est que la reproduction

du précédent. L'instrument de cet auteur ne varie d'avec le forceps ordinaire que par son articulation, par le manche et par sa courbure sur le plat. Les cuillers, à part les dimensions, n'en diffèrent pas; seulement de chaque côté de la fenêtrure en dehors et à mi-longueur à peu près, il y a à la branche postérieure des crochets mousses, espèces d'arrêtes aplaties, pour empêcher la rétrocession du cordon pendant l'introduction. On peut faire ici les mêmes et plus de reproches qu'à la méthode ancienne : 1° difficulté et danger du placement à cause des deux arrêtes existant à la branche postérieure; 2° impossibilité ou difficulté de maintenir le pied, surtout que l'extrémité des cuillers est convexe sur ses bords. L'auteur eût peut-être mieux fait d'établir une échancrure semi-circulaire sur chacune, de manière à avoir un anneau complet pour y comprendre la cheville lors du rapprochement des branches; 3° difficulté de faire parvenir le nœud au-dessus des malléoles.

Gardien ne nous apprend rien quant au placement du lacs, ou plutôt il indique la méthode ordinaire avec la main. Que de mécomptes n'aura-t-il pas dû rencontrer car, comme il le dit, lorsque *les eaux étant écoulées depuis longtemps, il est souvent nécessaire de tirer sur les pieds en même temps que l'on repousse la tête, parce qu'elle s'y applique de nouveau avant qu'on ait pu les saisir.* Or, dans ce cas, il en convient, les pieds sont au niveau du *détroit supérieur.* Pourra-t-il, alors, y fixer un nœud avec les doigts seulement? Il se garde bien de nous dire qu'il y soit jamais parvenu ; d'où je conclus qu'il a toujours échoué.

Un auteur classique, Cazeaux, dit en parlant du lacs (p. 803, 6ᵉ édition) : *On en forme un nœud-coulant que l'on applique au-dessus des malléoles. Quand le pied est encore dans le vagin, on place ce nœud sur la face dorsale de la main, et allant saisir le pied, on fait glisser le nœud jusqu'au-dessus des malléoles, et on le serre ensuite en tirant sur les deux extrémités du ruban qui pendent à l'extérieur.* C'est la méthode ordinaire et, nous l'avons déjà vu, elle est parfaitement praticable dans la supposition qu'il fait d'un pied déjà bien descendu. Mais il ne nous enseigne pas comment il s'y prend *lorsque*, comme il dit, *le pied est encore dans le vagin*, et cela importe cependant puisqu'il avoue qu'alors *l'application des lacs est souvent difficile* (loc. cit.). Or, s'il a constaté que cela est *si souvent difficile en haut du vagin*, ne devait-il pas reconnaître que dans l'intérieur de la matrice cela était *impossible* par son procédé? Est-elle donc bien juste la réflexion qu'il fait au sujet de la pince à pieds de M. Van Huevel, lorsqu'il s'écrie : *Pourquoi multiplier autant les instruments sans nécessité absolue* (loc. cit.)? Certes, il lui était libre de censurer la pince du célèbre professeur belge; de faire voir les défauts qui l'on fait abandonner par son auteur lui-même ; mais il n'aurait jamais dû méconnaître les services réels qu'eût rendu un instrument convenable, là où cent fois il aura vu sa main tâtonner et même échouer. N'aperçoit-on pas dans ce langage de l'illustre accoucheur français, une sorte de petite contradiction qui se sera sans doute échappée de sa plume dans un moment de distraction? Il déclare que *le lacs est souvent d'une application difficile,* et il blâme, non pas des instruments imparfaits, mais, dans sa pensée, il va jusqu'à proscrire les essais qui se font pour la *faciliter*. Je me demande s'il eût manifesté la même aversion, s'il se fût agi d'une pince ou de tout autre appareil portant l'estampille de sa nationalité? Son langage eût-il été aussi exclusif, aussi réprobateur de la méthode instrumentale, s'il en avait inventée quelqu'une? Je n'irai pas jusqu'à le nier; mais, je l'avoue, je me surprends à en douter un peu, lorsque je l'entends vanter bien haut la légère modification qu'il a apportée à l'entablure du monstrueux céphalotribe de Baudelocque neveu.

M. Scanzoni reconnaît positivement, non-seulement l'utilité, mais encore l'indispensabilité du lacs dans certains cas. Il nous fait comprendre, de plus, qu'il a dû se trouver souvent dans l'impossibilité de satisfaire à cette indication à l'aide de la main seule, puisqu'il écrit : *Lorsque le pied ne peut être attiré jusque dans le segment utérin inférieur, on ne doit pas l'abandonner, et il faut alors employer pour le fixer un instrument spécial, nommé porte-nœud, qu'on doit toujours préparer à l'avance lorsqu'on entreprend la version.* Est-il possible d'être plus clair et plus précis? Est-il possible de donner un démenti plus formel à l'exclamation de Cazeaux? Est-il possible, enfin, de donner une preuve plus convaincante de la nécessité d'un porte-nœud et de sa fréquente indication, que celle qui ressort de cette citation et surtout de ces termes : *On doit toujours le préparer à l'avance lorsqu'on entreprend la version?*

L'instrument que M. Scanzoni conseille, à défaut de

meilleur, est celui de Tréfurt (fig. 25). C'est une pince

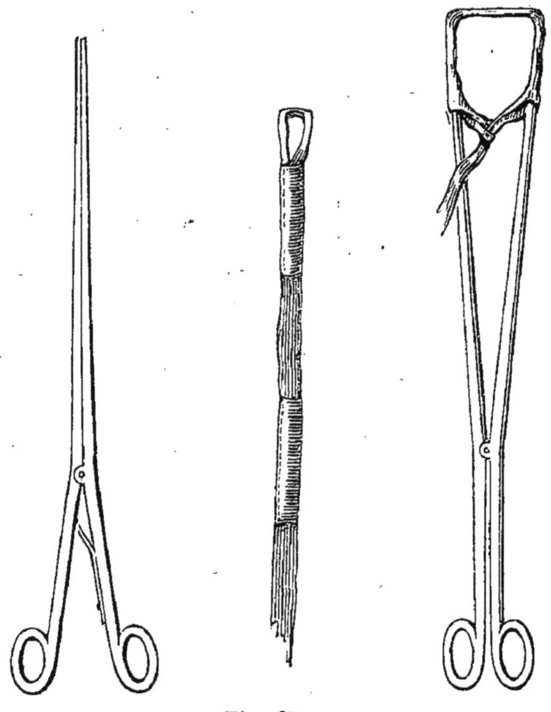

Fig. 25.

longue de trente-huit centimètres (11 ⁵/₄ pouces), dont
les deux branches amincies à leur sommet (trois millimètres d'épaisseur), sont réunies quand les anneaux
de la poignée sont écartés, un ressort les forçant à se
tenir dans cette position aussi longtemps qu'on ne presse
pas sur eux.

L'écartement des branches en haut est de 0^m,050
(1 pouce 10 lignes). Une bandelette de soie large de
0^m,018 à 0^m,020 (8 à 9 lignes), ayant une anse de
0^m,030 (18 lignes) à l'un de ses bouts, est adjointe à
l'instrument. On a cousu deux petites poches ayant

$0^m,068$ à $0^m,084$ (2 $^1/_2$ à 3 $^1/_4$ pouces) de profondeur à
l'une des faces de cette bandelette. Elles sont distantes
de $0^m,055$ (2 pouces), et les extrémités qui se regardent
sont fermées, tandis que les extrémités opposées sont
ouvertes; l'une de ces pochettes a son entrée près de
l'anse du ruban. L'on fait un nœud-coulant s'arrêtant
à ces deux poches et l'on introduit dans leur intérieur
les branches du porte-nœud, en les enfonçant autant
que possible. On referme l'instrument, on tire l'extrémité libre de la bandelette. On trempe l'instrument dans
l'huile tiède et sans lâcher le pied, on le fait pénétrer
jusqu'à ce qu'il soit arrivé tout près de la main qui est
dans l'utérus. On presse sur les anneaux; le nœud-
coulant de la bandelette s'écarte, on le pousse autour
des orteils, puis du pied, enfin, de l'articulation tibio-
tarsienne, aussi haut que possible. Une fois passé, on
serre l'extrémité libre de la bandelette et on retire
l'instrument.

Cette pince, dont je viens de donner la description et
le mode d'emploi, pourrait, au besoin, être remplacée
par celle à branches longues, fines et arrondies dont se
servent les repasseuses pour tuyauter les bonnets et les
collerettes des dames. Elle n'a, d'ailleurs, rien de neuf,
puisqu'elle est bien près d'avoir atteint ses deux siècles
d'existence. En effet, elle est exactement la reproduction
de la pince dilatatoire du col utérin dont Mauriceau
donne une belle gravure à la page 364 de son traité,
mais appliquée à un autre usage. Que ceci soit dit sans
prétendre le moins du monde lui enlever, pour ce motif,
de sa valeur, et sans qu'on me taxe de malveillance pour

avoir retrouvé et fait connaître l'origine de cette pince, que l'auteur a bien certainement ignorée, puisqu'il ne nous l'indique pas. Ce qu'il importe ici, c'est d'examiner si elle n'a pas perdu considérablement d'être ainsi détournée de sa destination primitive.

Ce n'est pas, comme on va le voir, sans motifs puissants que j'ai donné avec une religieuse exactitude toutes les dimensions de cet appareil. Reprenons-les. Lorsque la pince est garnie pour son application, et que les branches en sont rapprochées, il y a une portion du ruban, celle comprise entre les deux poches, longue de cinq centimètres et demi (2 pouces) qui flotte et dans laquelle peut s'enchevêtrer une partie autre que celle qu'elle doit recevoir, le cordon ombilical, notamment, ou bien la main du fœtus si elle se trouve sur son passage. Ensuite, comme toute pince qui s'ouvre par pression, elle est d'un maniement difficile, car les branches peuvent s'en écarter dans un moment inopportun, pendant l'introduction et en voulant éviter les résistances qui se trouveraient sur son passage. Pour que ce contre-temps n'arrive pas, il faut que l'opérateur ait scrupuleusement son esprit attentif et fixé sur deux points opposés : sur le sommet de l'instrument pour le conduire là où il doit être et sur les anneaux inférieurs qu'on doit se borner à maintenir, évitant la moindre pression qui les rapprocherait en éloignant d'autant les sommets.

Mais allons plus loin et revenons aux chiffres. Quelle est, lorsque la pince est ouverte et supposée placée, l'étendue de l'anneau qui entoure le bas de la jambe?

Eh! bien évidemment elle s'étend depuis l'extrémité de l'œillet qui surmonte un des bouts du ruban, jusqu'en deçà de l'ouverture de la seconde pochette, c'est-à-dire qu'elle est représentée ou bien par $0^m,030 + 0^m,068 + 0^m,055 + 0^m,68 = 0^m,0221$ (8 pouces); ou bien par $0^m,030 + 0^m,084 + 0^m,055 + 0^m,084 = 0^m,251$ (9 ¼ pouces). Voilà donc la cheville embrassée par un nœud de 22 ou de 25 centimètres (8 ou 9 ¼ pouces) d'ouverture et plutôt plus que moins. La pince que j'ai en ma possession donne un anneau de 32 à 35 centimètres de circonférence (12 à 13 pouces). S'il en est ainsi, n'est-il pas évident que cet anneau a plus qu'il n'en faut pour passer au-dessus des doigts qui tiennent le pied, au moment où l'on va retirer la pince conductrice? Je suis loin de dire que cela arrivera toujours; je suppose même que le contraire soit la règle pour une personne habile; mais cela n'arrivera-t-il jamais, quelque précaution que l'on prenne pour le maintenir en place? Ensuite, après le retrait de l'instrument, il s'agit de serrer le nœud-coulant, ce qui se pratique en tirant sur le bout libre. Je ne l'ai jamais essayé sans éprouver un obstacle assez difficile à surmonter lorsque l'œillet, dans un moment donné, vient à s'arrêter contre la saillie formée par la première pochette ouverte qu'il rencontre nécessairement.

Mais, comme rien de ce qui sort des mains de l'homme n'est absolument parfait, je n'exagérerais pas mes exigences et je passerais volontiers sur ces défauts, espérant que l'habileté y pourvoirait, si l'emploi de cette pince ne me faisait comprendre un motif d'échec plus sérieux et que je ne puis omettre de mentionner. L'instrument s'introduit fermé, il pénètre parfaitement bien jusqu'au niveau du pied qui reste fixé au détroit supérieur, je suppose; le temps de le passer dans l'anneau est arrivé. Le pourra-t-on toujours? Je l'ai déjà dit, une portion du ruban ballotte, il faut la tendre et pour cela donner à la pince son summun d'ouverture : *cinq à six centimètres* (22 à 27 lignes). Aura-t-on assez d'espace pour permettre ce jeu? Les parois pelviennes, surtout en cas d'angustie; celles de la matrice rétractées sur le fœtus, celui-ci bloqué à l'entrée de l'excavation, la présence de la main qui tient le pied, tout cela, et bien d'autres circonstances imprévues, ne constitue-t-il pas autant de causes d'insuccès, autant d'obstacles à l'écartement des branches? Sans doute on essaiera d'éviter ces obstacles, de les surmonter en inclinant le porte-nœud entr'ouvert tantôt d'un côté, tantôt d'un autre, en le ramenant en avant ou en le reportant en arrière. Mais pendant ces tentatives souvent infructueuses ou impossibles, n'arrivera-t-il jamais que les pochettes abandonneront l'extrémité des branches? Je le crains fort, parce qu'elles n'y sont point retenues au point de ne pouvoir bouger quoi qu'il advienne, et d'empêcher le froncement du cordon pendant les mouvements d'inclinaison et le retrait de la pince.

La méthode de M. Hubert a beaucoup d'analogie avec celle de Smellie. Voici en quoi elle consiste (fig. 26) :

Sans abandonner le pied saisi par la main, l'opérateur jette sur son poignet un ruban plié en double, de manière que ses chefs libres soient dirigés en dehors. Il fait passer ceux-ci dans l'anse du lacs, qui se trouve ainsi converti en nœud-coulant (*A*).

Il saisit alors dans les mors d'une longue pince à

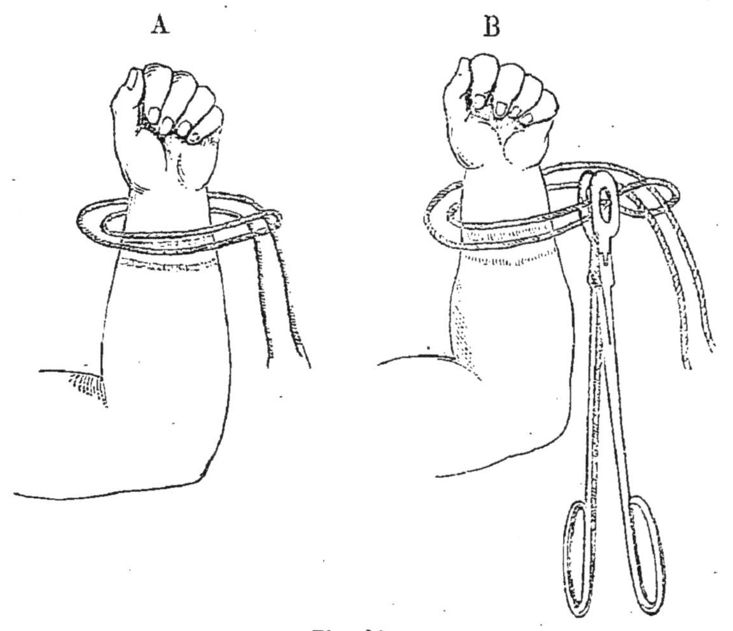

Fig. 26.

polype le nœud-coulant, à 9 ou 10 lignes de l'anse, de façon que celle-ci constitue un anneau laissant un certain jeu au ruban qui le traverse (*B*).

Il introduit la pince ainsi chargée le long de son poignet, puis en arrière de sa main qui embrasse et étend le pied pour effacer, pour masquer les saillies du talon et les orteils.

Lorsque l'instrument est arrivé un peu au-dessus du niveau de sa main, il le ramène en avant, vers le pouce, de sorte que le lien décrit un arc de cercle et presque une demi-circonférence. Il fait alors tirer sur le lacs pendant qu'il fixe fermement la pince pour l'empêcher de s'abaisser.

Si je rencontre quelque obstacle, dit ensuite l'auteur, autre que celui nécessairement dû au frottement du lacs qui remonte sur le dos du poignet de la main, je fais suspendre les tractions, je change un peu la direction de mon avant-bras, j'exécute de légers mouvements avec mes doigts et surtout j'élargis le nœud-coulant, en portant le mors de la pince en arrière, en avant, en lui imprimant de petits mouvements de rotation et en l'enfonçant un peu plus profondément. Je fais alors recommencer les tractions, simultanément ou successivement sur les deux chefs. Au besoin, je répète cette petite manœuvre jusqu'à ce que le lacs soit sûrement au-dessus des orteils et du talon.

Ce résultat obtenu, il ouvre la pince et la retire.

La main, toujours restée en place, n'a plus qu'à disposer et à maintenir le nœud bien perpendiculairement à la jambe, pendant que l'autre main le serre au degré convenable en tirant sur les bouts libres du ruban.

Tel est le procédé de M. Hubert. Quand on a l'adresse de notre confrère, il suffira peut-être quelquefois, mais nous pensons qu'il ne sera jamais celui du plus grand nombre des praticiens. La description de son mode d'emploi indique d'ailleurs qu'il présente des hésitations, une certaine lenteur et qu'il exige toujours l'intervention d'un aide. Néanmoins, il constitue une ressource précieuse quand on ne possède pas un instrument spécial plus commode et plus sûr.

Déjà, dès 1845, M. Van Huevel avait dirigé ses vues

vers ce point d'obstétrique encore si imparfaitement résolu. Dire que cet éminent accoucheur à qui la science et l'humanité sont redevables d'instruments qui tiennent du merveilleux et qui, en rendant son nom impérissable, honorent le pays auquel il appartient, n'a pas dédaigné la recherche d'un moyen propre à fixer un lacs sur le pied, c'est dire que la chose a une importance réelle, et que tous les moyens, mis à l'épreuve jusqu'alors, avaient échoué entre ses mains et ne méritaient pas sa confiance. Appréciant donc toutes les méthodes à leur juste valeur ; convaincu qu'avec aucune on ne peut, en toutes circonstances, appliquer sûrement un nœud au-dessus des malléoles, il avait imaginé de remplacer le lacs par un instrument.

Cet instrument (fig. 27) est une pince longue de 32 centimètres environ, d'une courbure sur le plat à peine accusée, et dont l'articulation est mobile pour en introduire, au besoin, isolément les branches. Celles-ci se terminent supérieurement, chacune par un demi-anneau placé à angle droit sur sa tige ; inférieurement, par de grands œillets pour admettre les doigts. En fermant la pince, elle forme un anneau complet, au moyen duquel on saisit la jambe au-dessus des chevilles et l'on tire, par son intermé-

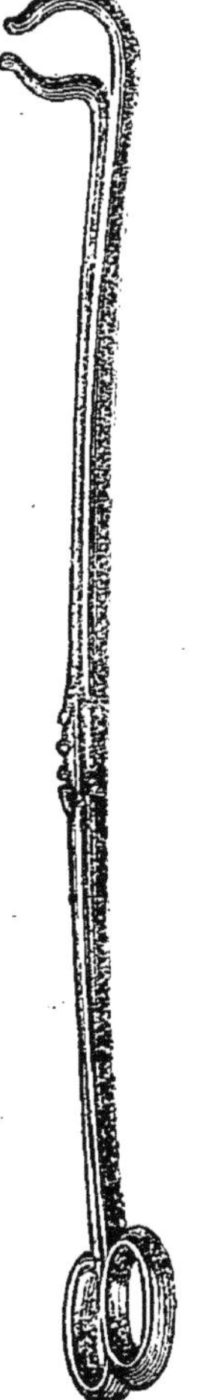

Fig. 27.

diaire, sur le pied avec une main, pendant qu'avec l'autre on refoule la tête ou la partie qui se présente, si cette manœuvre est reconnue nécessaire.

Il semblerait, et jusqu'à preuve du contraire il paraissait incontestable, qué cette pince devait détrôner à tout jamais le lacs et les porte-nœuds. Mais, comme la pratique confond souvent et réduit à néant les plus belles idées théoriques, M. Van Huevel n'a pas tardé à se convaincre que son instrument n'atteignait pas le but qu'il espérait, qu'il lâche prise, le pied, en se redressant, glissant dans l'intervalle de l'anneau. Aussi, avec cette impartialité qui caractérise le vrai savant, s'est-il empressé d'en signaler les défauts et, tout le premier, d'en faire l'abandon.

Quelques années plus tard, en 1857, le même auteur reprenant encore une fois la même question, a imaginé une nouvelle pince porte-lacs qui est encore une des meilleures et des plus simples que nous ayons

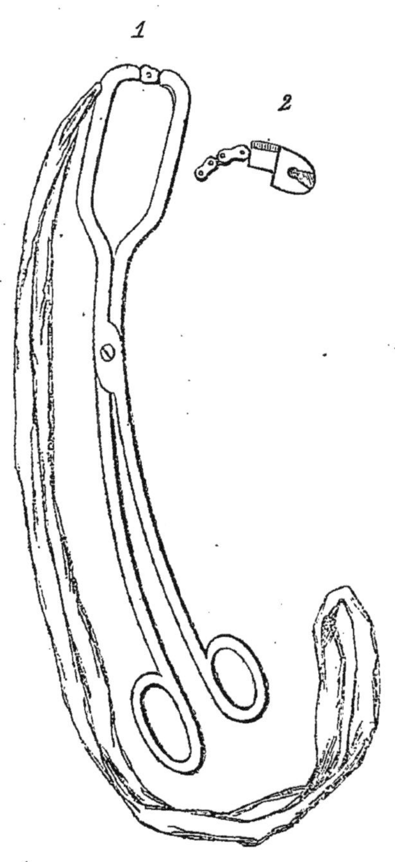

Fig. 28.

1. Pince toute montée, réduite au quart.
2. Bouton olivaire avec la chaînette, demi-grandeur.

jusqu'à ce jour. En voici la description et le mode d'emploi.

Elle est longue de trente-huit centimètres (14 pouces) environ, courbée par-devant sur le bord, articulée vers le centre et présentant un anneau brisé en haut (fig. 28, 1). Cet anneau est oblong, large de quatre centimètres et demi (1 pouce 8 lignes), long de neuf centimètres et demi (3 ½ pouces) et dirigé dans l'axe des branches, pour embrasser obliquement le bas de la jambe du fœtus. Cet anneau, sur une partie de sa moitié postérieure, porte un tube recourbé, fendu tout le long de sa paroi externe et supérieure, et ouvert à ses deux bouts. Sur la moitié antérieure de l'anneau sont rivés deux ressorts parallèles, courbes, écartés l'un de l'autre de sept milli- mètres (3 lignes), ayant chacun en haut et en dedans une pointe destinée à glisser dans deux petits sillons latéraux qui conduisent dans un trou du bouton olivaire, où elle s'engage. Ce bouton (fig. 28, 2), taillé en biseau sur ses côtés, s'adapte à l'orifice interne du tube fendu et donne par derrière attache à un bout de chaîne flexible, de deux ou trois maillons, sur laquelle on lie le cordon. C'est à peu près le mécanisme du porte- ligature de Weiss. L'extrémité externe des branches est munie de deux anneaux pour recevoir les premiers doigts.

Pour se servir de cette pince, on prend un cordon de fil gris, large de dix à quinze millimètres, long de un mètre et vingt centimètres à un mètre et quarante centimètres. Les deux chefs, ramenés l'un sur l'autre et pliés selon leur longueur, sont fixés sur la chaînette

par quelques tours de fil. On fait ensuite passer le lacs
en double, préalablement graissé ou huilé, dans la fente
du tube pour y ajuster le bouton olivaire en tirant sur
le cordon du côté de l'anse. Puis d'une main, dans la
matrice, l'opérateur tient le pied de l'enfant ; de l'autre,
il prend la pince par ses anneaux inférieurs (concavité
en avant, les sommets des branches en contact sans être
unis ensemble, le doigt index interposé entre elles pour
éviter cette réunion en temps inopportun), et la conduit
le long du bras dans les organes de la femme. Quand
elle est parvenue au fœtus, il l'ouvre, engage, au-dessus
de la main qui le tient, le bas de la jambe dans l'écartement de l'anneau brisé, et s'assure, par des mouvements d'élévation et d'abaissement, que le membre a
été bien saisi. Alors, en pressant avec force sur les
branches, on fait pénétrer l'olive entre les ressorts, et
l'on entend à un bruit de déclic que leurs pointes sont
entrées dans le trou du bouton. Du moment qu'on ouvre
de nouveau la pince, le cordon est entraîné au-dessus
de la jambe, et s'échappe du tube par la fente, à mesure
qu'on retire l'instrument des parties. Avec le pouce de
la main placée à l'intérieur, on maintient le lacs au-
dessus du pied. Enfin, la pince étant extraite, on fait
couper le cordon près de son attache, ou bien l'on fait
basculer le bouton fortement en bas, pour le dégager.
On passe les deux chefs fixés à l'olive dans l'anse, et,
tirant sur l'un et l'autre bout, on fait remonter le
nœud-coulant qui se serre ainsi autour de la jambe.
Inutile d'ajouter qu'on doit faire attention, ici comme
toujours, qu'aucun autre organe ne soit compris dans
la ligature.

Tel est le petit appareil de M. Van Huevel ; on doit convenir qu'il est très-simple et très-ingénieux, ce que, du reste, il a de commun avec toutes les productions de son auteur. C'est lui qui m'a servi en quelques circonstances difficiles, et je dois déclarer qu'il m'a été du plus grand secours là où les moyens ordinaires étaient impraticables.

Cependant, comme je sais que cet illustre professeur, mettant de côté tout intérêt personnel, ainsi qu'en témoigne sa longue et laborieuse carrière, n'a jamais eu pour but et pour stimulant que les progrès de la science et le bien de l'humanité ; sachant, d'ailleurs, mieux que personne, qu'il recherche et admire dans les autres la vérité franche et sans détours qui le caractérise, il ne pourra jamais trouver mauvais que je lui donne la preuve que je m'en fais moi-même une vertu. Je faillirais donc, je pense, à mon devoir vis-à-vis de mon ancien maître et bienveillant ami, ainsi que vis-à-vis de la science, si je ne faisais connaître qu'il m'est également survenu des cas où son instrument m'a paru d'un emploi fort difficile. D'ailleurs, ayant déjà renoncé à la pratique des accouchements avant l'invention de sa dernière pince, M. Van Huevel n'a plus eu l'occasion d'en constater ni les avantages ni les inconvénients. Voici donc en quelques mots les difficultés que j'ai rencontrées, difficultés qu'il ne m'a pas toujours été possible de vaincre :

De la forme et du mécanisme de ce porte-lacs, il résulte une double conséquence : d'abord, qu'introduite le long du bras jusqu'à la main qui tient le pied,

son anneau se trouve placé dans la direction de la jambe
de l'enfant, celle-ci confondant son axe avec l'axe du
bras de l'opérateur. Aussi, la saisie du membre n'est-elle
possible qu'à la condition que l'anneau brisé soit, ainsi
qu'on l'a fait, fort allongé, afin qu'en un moment donné,
il puisse le croiser très-obliquement par chacune de ses
portions. Encore, me suis-je trouvé obligé de reporter
l'extrémité externe du côté opposé à celui où existe
le pied, dans le but d'augmenter le croisement. Mais ce
mouvement de latéralité peut être borné, empêché
même en cas de fixité au détroit de la région fœtale
et par l'arcade ischio-pubienne. Lorsque l'instrument est
parvenu au niveau de son point d'application, il faut
en écarter suffisamment les branches, pour y laisser
pénétrer la jambe, l'une des branches passant en arrière,
l'autre en avant. Ce temps de l'opération exige des
lenteurs, des tâtonnements, parce que les parois pelviennes, le rebord du détroit abdominal, le pelotonnement et la pression des parties fœtales, rendent cet
écartement difficile: une fois même il me fut impossible
de l'obtenir. Une autre remarque importante, c'est que
la courbure supérieure du demi-anneau postérieur, augmentée encore par la présence du bouton olivaire; celle
du demi-anneau antérieur surmonté des deux ressorts
parallèles, exigent pour leur passage en arrière et en
avant du membre, un espace libre, assez grand, qui
peut ne pas se présenter, surtout en cas d'étroitesse.
Ici l'inclinaison sur plat de l'instrument n'aide en rien,
puisque ce mouvement imprimé à l'une des branches
se communique nécessairement à l'autre. Il est vrai

qu'on pourrait peut-être obvier à cet inconvénient, qui
m'a paru réel, s'il était possible, sans nuire au jeu de
la pince, d'y établir une articulation mobile qui per-
mît d'introduire et de placer successivement chacune
des branches. Je pense qu'à la faveur de cette légère
modification qui permettrait aussi la sortie isolée des
deux parties du porte-lacs, laquelle sortie ne peut s'effectuer non plus que par un grand écart de l'anneau,
on éviterait la plupart des obstacles que je viens de
signaler.

En second lieu, ce que je constate par le mécanisme
de la pince de M. Van Huevel, c'est que le lacs seulement est porté au-dessus de la jambe, au-delà de la
main qui assujettit le pied ; qu'on ne fait le nœud-
coulant qu'après la sortie du bouton olivaire en faisant
passer celui-ci dans l'anse qui pend à l'extérieur, et que
ce nœud est ensuite remonté en tirant sur les deux
chefs. Or, ce temps de l'opération peut aussi éprouver
des retards, et c'est celui qui réclame le plus de précautions. Encore une fois, l'expérience m'a fait voir que
le ruban peut être serré, comprimé en arrière de la
jambe à laquelle il est destiné ; qu'il exige pour être
entraîné des tractions assez fortes. De plus, il est
évident, pour qui en a fait usage, que fur et à mesure
qu'on attire le cordon au dehors, il tend à s'échapper
d'entre le pied et le pouce qui s'efforce de le maintenir
en place. Cela ne peut résulter que de sa tension et de
ce que, en sortant, il doit forcément prendre la direction
du bras de l'opérateur et de l'axe de la jambe, sans
pouvoir jamais rester perpendiculaire à ce dernier,

comme il conviendrait qu'il restât. Enfin, lorsque le
bouton olivaire est arrivé au dehors et passé dans l'anse,
le nœud-coulant doit parcourir de bas en haut toute
la longueur des organes de la femme et, comme je viens
de le faire observer, la portion du ruban qui glisse sous
le pouce tend à s'échapper, en se rapprochant de plus
en plus des orteils, tandis que celle qui la précède et
qui est flottante, vient parfois se perdre sur la face dorsale des doigts et de la main, qui se trouvent ainsi
compris dans le nœud-coulant, ce qui nécessite alors
une seconde application de l'instrument.

M. Wasseige, de Liége, a rappelé autrefois les défauts
de la pince à pieds de M. Van Huevel qui, tout le
premier, ainsi que nous l'avons dit, en avait fait et
conseillé l'abandon. Dans sa notice, notre honorable
confrère liégeois propose un instrument comme modification de celui du professeur de Bruxelles; nous en
extrayons la description textuelle du rapport fait à
l'Académie de médecine de Belgique et inséré au Bulletin de la Compagnie, année 1857, tome XVI,
page 647.

Il se compose d'un lacs de quatre centimètres de
large (18 lignes), sur une longueur d'un mètre et demi
(5 pieds), et d'une longue pince droite dont chacune des
branches est percée à son extrémité d'un canal oblique
à l'axe de la pince. De cette façon, l'orifice de ce pertuis
est d'un côté plus rapproché de l'entablure, et sur ce
même côté, mais plus près des anneaux, figure à
chaque branche une petite tige recourbée à concavité
inférieure. On engage les deux extrémités du lacs dans

les orifices des canaux les plus rapprochés de l'extrémité de la pince. L'obliquité de ces trajets rend le glissement plus facile. Les deux chefs du lacs sont ramenés
le long de l'instrument. Celui-ci étant ainsi porté, selon
les règles de l'art, le long de la partie du fœtus que l'on
veut saisir, on en écarte suffisamment les anneaux, et
par un mouvement en quart de cercle imprimé à l'une
des branches, on jette une anse du lacs autour de la
jambe. Cela fait, on rapproche les anneaux de la pince,
et on noue les deux chefs sur les tiges courbes placées
près de ces derniers. On peut serrer l'anse à volonté et
les tractions s'exercent à la fois sur le lacs et sur l'instrument dont l'extrémité se trouve mise en contact avec la
partie saisie du membre.

Comme on le voit, cet instrument ressemble à beaucoup de ceux qui ont été imaginés pour porter une ligature sur les polypes utérins. Il ressemble surtout à celui
que M. Bell a proposé dans ce but. Je dirai même qu'il
n'en diffère que par l'existence des deux crochets inférieurs pour fixer le lacs, qui l'eût été aussi bien aux
anneaux qu'à ces arrêtes surnuméraires.

Je pourrais, avec raison, je pense, objecter à cet
appareil :

1° Que, lui aussi, exige un écartement des branches,
dans un espace qui peut n'être pas assez grand pour
le permettre ;

2° Que l'anse comprise entre les deux sommets de la
pince étant par nécessité dans la direction de l'axe du
pied, la pénétration de celui-ci, malgré le mouvement
de quart de cercle imprimé à l'instrument, sera souvent
difficile ;

3° Que le glissement d'un lacs aussi volumineux (quatre centimètres) dans la rainure des sommets, peut laisser à désirer ; surtout qu'il faut qu'un *aide* tire d'en bas sur les deux chefs, dans le sens de la pince par conséquent, pour les y fixer, tandis qu'en définitive il faut que l'anse appliquée sur les chevilles soit perpendiculaire à l'axe des rainures ;

4° Que si l'on n'obtient pas ce résultat final, le pied s'échappera de l'anneau aux premières tractions ;

5° Que la présence dans le vagin d'un instrument quelconque, peut gêner les manœuvres que doit exécuter directement la main opposée à celle qui tire sur le lacs, pour refouler vers le haut la partie fœtale qui se présente.

Sans entrer dans des détails plus circonstanciés, je me bornerai à rapporter ici qu'elle a été l'appréciation de la Commission d'examen nommée par l'Académie, appréciation exprimée en ces termes par l'organe de son très-honorable rapporteur, M. Marinus :

Cette modification proposée par M. Wasseige est-elle heureuse? Nous ne le pensons pas. D'abord nous ne croyons pas l'application de son instrument aussi facile qu'il semble le croire; en second lieu, appliqué comme il l'indique, les deux tiges droites de la pince faisant en quelque sorte l'office de serre-nœud sur l'anse du lacs, sont en contact immédiat avec le pied ou la jambe saisis, et doivent comprimer, contondre même ces parties.

C'est ce que démontre clairement la figure annexée à la notice de M. Wasseige.

Je ne m'étendrai pas davantage sur ce sujet, et ne m'attacherai point à décrire les autres porte-lacs et parte-

nœuds qui ont été imaginés; on les compte par dou-
zaines. Le professeur Kilian, de Bonn, a publié en 1856,
un magnifique atlas d'instruments obstétricaux parmi
lesquels on voit figurer, avec une exécution de dessin
remarquable, ceux de Pugh, de Nevermann, de Gerner,
de Braun, de Trefurt et de plusieurs autres auteurs. Il
suffit de jeter les yeux sur ces gravures pour voir
immédiatement les défauts et le peu de certitude dans
leur application, des instruments qu'elles représentent.
D'ailleurs, la multiplicité de ces instruments ne démon-
tre-t-elle pas, mieux que tous les raisonnements, qu'il
n'en est pas encore d'irréprochable et qu'il n'est guère
de praticien qui ne ressente le besoin d'en posséder un
qui ne puisse jamais faillir? Ici, comme en médecine,
l'abondance des moyens dénote donc plutôt un état de
paúvreté qu'une véritable richesse.

Heureux des premiers succès que j'avais obtenus avec
celui de M. Van Huevel, je croyais la question résolue,
et je le félicitais aussi sincèrement de sa dernière invention que de ses aînées. Ce n'est qu'après plusieurs
essais que je me suis aperçu des vices que j'ai tâché
de faire comprendre; et c'est alors, qu'à mon tour,
instruit par les défauts des autres, j'ai imaginé, et fait
confectionner, un nouveau porte-nœud que j'ai fait
connaître des 1862 et auquel notre Académie a fait
un accueil des plus flatteurs (1). J'ai recherché surtout
la simplicité dans le mécanisme, la promptitude et la
sûreté constante dans l'application. On verra si j'y suis
parvenu.

(1) *Voir* le rapport lu à l'Académie royale de médecine de Belgique, dans
sa séance du 31 janvier 1863, par M. Hubert, de Louvain.

ART. VI. — Description du porte-nœud de l'auteur.

Cet instrument (fig. 29) consiste en une tige creuse,

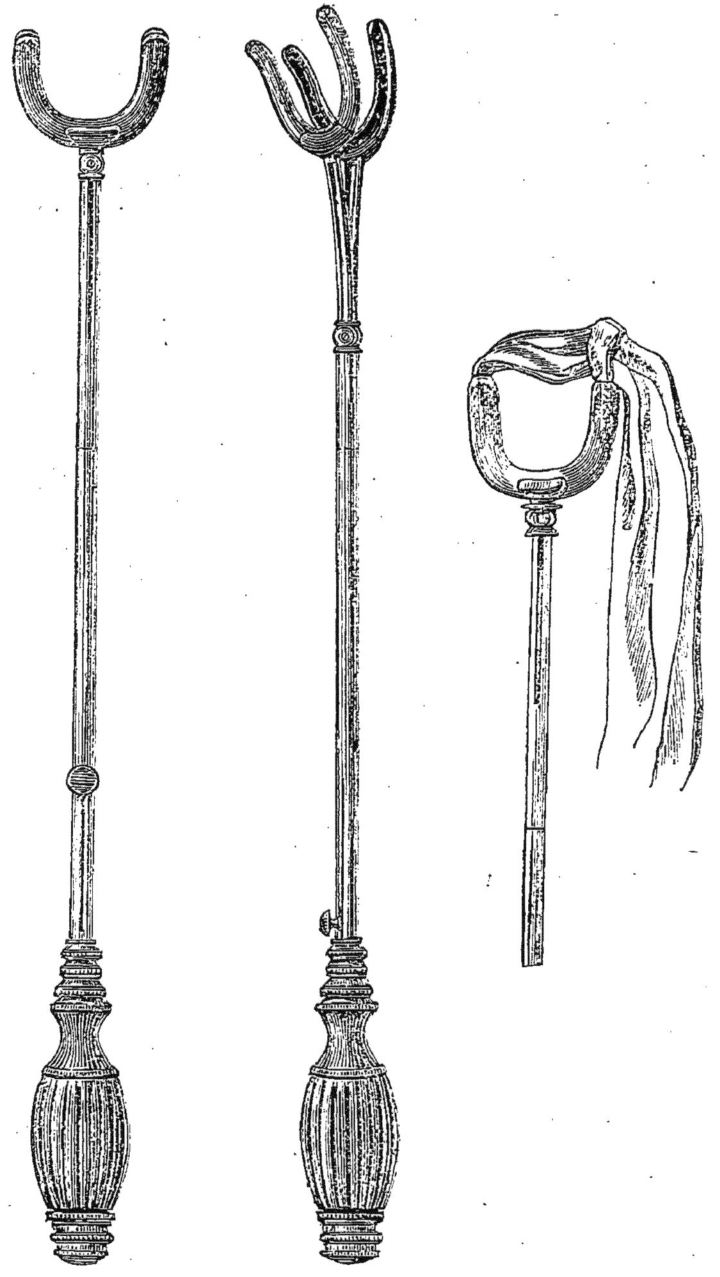

Fig. 29.

munic d'un manche à l'une de ses extrémités; à l'autre,
d'un tube recourbé, simulant un fer à cheval; et composé de deux moitiés 'juxta-posées ou écartées au gré
de l'opérateur. Ce tube est destiné à recevoir l'anse
du lacs. Son canal doit être plutôt un peu aplati que
parfaitement cylindrique.

La longueur totale du porte-nœud est de quarante
et un centimètres (15 ¼ pouces). Le manche est grand
de neuf centimètres et demi (3 ½ pouces); il est arrondi
et à cannelures, afin de pouvoir être maintenu avec fer-
meté pendant l'opération. La tige mesure seulement huit
millimètres de diamètre (3 lignes); elle est en argent de
Berlin, dans l'étendue de dix-neuf centimètres (7 pouces)
à commencer de la poignée. Plus haut, elle se continue
avec un tube en acier, de même épaisseur, long de neuf
centimètres et demi (3 ½ pouces) et fendu latéralement
de chaque côté, dans une étendue de soixante-cinq millimètres (2 ½ pouces), pour constituer ainsi deux ressorts, susceptibles de s'ouvrir spontanément en un
moment donné. Dans les porte-nœuds fabriqués aujour-
d'hui, le tube est d'une pièce et dans toute sa longueur,
en acier, ce qui est préférable. Si l'on regarde l'instrument de face, c'est-à-dire ayant vis-à-vis de soi la
concavité du fer à cheval, on voit qu'il existe sur le
ressort antérieur et, en le retournant, sur le ressort
postérieur, une rainure de cinquante-deux millimètres
de longueur (2 pouces); qu'inférieurement, et en avant,
il y a une autre rainure tout à fait identique, à partir du
manche. Ces rainures permettent le glissement respectif
d'un coulant et d'un bouton qui sert à indiquer la direc-

tion de la concavité du sommet de l'instrument, lors de son application, et surtout à faire mouvoir un mandrin contenu dans toute l'étendue de la tige L'élévation et l'abaissement de ce mandrin mettent en jeu le coulant qui y est fixé par une vis qui le traverse diamétralement, rapprochent les ressorts et en permettent l'écartement suivant le besoin.

Le fer à cheval, également en argent de Berlin, mesuré intérieurement, est haut, suivant une ligne droite de trente millimètres (13 lignes), large de trois centimètres et demi (16 lignes) environ et d'une épaisseur de six millimètres (3 lignes). Il est très-obliquement situé par rapport à l'axe de la tige qui le supporte; il fait avec celle-ci un angle d'environ 150°. Chacune de ses moitiés est soudée isolément sur chacune des portions antérieure et postérieure constituant le ressort. Faisant ainsi partie intégrante de ce ressort, elles obéissent donc à ses mouvements, c'est-à-dire qu'elles se rapprochent exactement pour former le tube qui doit contenir le lacs, lorsque le coulant est à son summum d'élévation; et qu'elles s'écartent, au contraire, de sept millimètres (3 lignes) environ, pour laisser échapper le nœud, quand ce même coulant et le bouton, dont on se sert pour le faire mouvoir, sont attirés vers le bas (1).

---

(1) Il ne serait pas difficile de remplacer le fer à cheval par un anneau métallique complet, en ménageant à la partie inférieure de la moitié postérieure, une échancrure pour le dégagement du nœud. Tel avait été mon premier projet, mais j'y vis certains inconvénients qui me l'ont fait abandonner.

Si simple que soit mon porte-nœud, il est possible de le simplifier encore et d'en rendre le prix *très-minime*. Voici comment : le faire consister en une simple tige pleine en acier, surmontée de ressorts très-forts,

§ 1. — APPLICATION DE CE PORTE-NŒUD.

Il en est de ce porte-nœud comme de tous les autres, c'est-à-dire qu'il faut commencer par le préparer, par l'armer, chaque fois qu'on se voit obligé de pratiquer la version podalique.

Pour cela, on prend un lacs ordinaire qu'on plie par son milieu. Le coulant de l'instrument est abaissé à l'aide du bouton qu'on a descendu jusqu'au bas de sa rainure; les deux ressorts s'écartent alors spontanément ainsi que les deux portions du fer à cheval. On saisit alors la tige en pleine main gauche, contre le ressort qui doit être vu par sa convexité. Dans cette situation, les deux moitiés du fer à cheval se superposent. On couche le cordon dans la gorge de la moitié inférieure, en ayant soin de laisser dépasser un peu l'anse qu'il forme. Si l'on veut mettre de la précision (bien que ce ne soit pas ici de rigueur absolue), cette anse dépassera le côté droit ou le côté gauche, afin de diriger le cordon en arrière, suivant que c'est la main droite ou la main gauche qui doit tenir l'instrument. Il suffit alors de remonter le coulant pour rapprocher les deux portions du tube, qui renferme et cache ainsi le ruban dans son canal inté-

auxquels seraient soudées les deux portions du tube en fer à cheval; fixer le coulant à une longue canule en maïchior dans laquelle on passerait la tige pleine. Les mouvements de cette canule, munie en bas d'une sorte de pavillon, ouvrent et ferment à volonté le tube-ressort. Le manche et les dimensions seraient d'ailleurs les mêmes. C'est, en un mot, la gaîne mobile, système adopté pour un grand nombre d'instruments de chirurgie : érignes, porte-aiguille, etc. Pour démonter et nettoyer l'instrument, ainsi confectionné, il suffit de dévisser le manche, et la canule tombe d'elle-même.

rieur, sans qu'il puisse jamais s'échapper. Les bouts libres des deux chefs, réunis ensemble par quelques tours de fil pour faciliter, en guise d'aiguillette, leur pénétration, sont enfin passés dans l'anse et tirés jusqu'à fond. On pourrait faire le nœud-coulant d'avance, et le placer après dans le ressort; ou bien encore se servir d'un lacs simple, muni à l'un de ses bouts d'un œillet ou d'une petite anse.

On obtient de la sorte un anneau complet, moitié métal, moitié cordon ; ou plutôt, la figure qu'on a devant soi ressemble bien mieux à une demi-circonférence métallique, dont la courte portion du lacs, qui va d'une extrémité à l'autre, représenterait le diamètre. Ces dispositions prises, le nœud est formé et prêt à être appliqué. On y procède de la manière suivante :

D'une main, l'opérateur tient le pied de l'enfant au-dessus des malléoles ou près du talon seulement; de l'autre, après avoir plongé le bout de l'instrument dans l'huile, il le dirige, tenu en pleine main, ainsi que la portion flottante du cordon, le long de son bras, en tenant la concavité de l'anneau en rapport avec la face interne de celui-ci. Arrivé à la paume de la main, il rencontre nécessairement le pied. Celui-ci pénètre de bas en haut, en commençant par les orteils, dans l'anneau fibro-métallique de l'instrument ; les doigts, en se soulevant légèrement et successivement, permettent son passage jusqu'au-dessus des malléoles. Alors le pouce de la main qui tient le porte-nœud, ou mieux l'index, passé en arrière opère un mouvement de flexion analogue à celui qu'il exécute sur la détente d'un fusil; on abaisse ainsi le bouton jusque près de la poignée, le coulant descend en même temps au plus bas de sa rainure et le fer à cheval, devenu libre, fait ressort, s'entr'ouvre et abandonne, par conséquent, le cordon dont le nœud se trouve placé d'emblée sur le bas de la jambe. La plus légère traction sur la portion flottante à l'extérieur, suffit ensuite pour le serrer davantage et opérer une constriction qui ne permet plus le dégagement du pied.

Aimant mieux prévenir les objections que d'y laisser prise, je répondrai d'avance à celle qu'on pourrait m'adresser, à savoir si le fer à cheval s'ouvrira toujours suffisamment? Cela ne me paraît pas douteux, quand on réfléchit que, formé de deux moitiés légèrement concaves qui ne représentent point tout à fait par leur juxtaposition, un tube cylindrique exact, il suffit *d'un bien faible* écart (2 millimètres) de ses branches pour donner au nœud toute liberté. D'ailleurs, le pied est isolé dans la main; l'anneau fibro-métallique passe dans la paume, sans y être serré, et puis au-dessus où un ou deux doigts pourront, au besoin, garantir le ressort de toute pression qui serait un obstacle au libre exercice de son élasticité. Au surplus, la compression ne pourrait jamais porter que sur une des valves, l'autre restant libre; et puis l'auriculaire, en s'interposant à la base du fer à cheval; l'index, surtout, appliqué à l'un de ses sommets et y pressant à l'aide du cordon, peuvent, ainsi qu'il est aisé de s'en convaincre, en forcer l'écartement qui suffira toujours, je le répète, s'il atteint seulement deux millimètres d'étendue.

C'était en vue d'éviter cette objection, que j'avais cru

fixer contre le coulant et au-dessus de lui, et traversant le mandrin de part en part, une petite goupille un peu plus grosse que la fente latérale n'est large. Cette goupille, rencontrant dans sa descente des parties de plus en plus étroites de la rainure, viendrait ajouter son action à l'écartement spontané des ressorts. Un autre moyen consisterait à supprimer la rainure antéro-postérieure, et à faire alors glisser la vis du coulant qui tient le mandrin, dans la fissure bilatérale, laquelle, encore une fois, irait en s'élargissant de bas en haut. C'est même d'après cette dernière idée que j'avais exécuté mon premier dessin; mais le fabricant m'a fait voir, pièces en main, qu'en confectionnant ainsi le ressort, il fallait tant retrancher de ses parois latérales pour avoir un jeu facile et sûr, qu'il perdait considérablement de sa force. Enfin, rien ne serait plus facile que d'avoir un mandrin conique ou bien, en haut des ressorts, un autre petit ressort ou tout autre moyen qui forçât l'écartement des premiers; mais, considérant ces détails comme inutiles et comme ne pouvant, à eux seuls, produire l'écartement des branches du fer à cheval en cas d'obstacle à leur élasticité, je me suis enfin arrêté à l'instrument tel que je le propose, certain qu'il remplit parfaitement son but sans entrave, et qu'une compression empêchant une ouverture de *deux millimètres*, sera une infiniment rare exception; que si elle existe jamais, le doigt pourra *toujours* facilement en détruire les effets.

§ 2. — Avantages de ce nouveau porte-nœud.

Ce nouveau porte-nœud a-t-il des avantages réels sur ceux qui l'ont précédé? Je le pense, et ils me paraissent d'une vérité saisissante, surtout depuis que j'ai eu plusieurs fois occasion de le mettre à l'essai. Je vais les résumer en peu de mots :

1° D'un mécanisme aussi simple que possible, il est également d'une application prompte et sûre ;

2° L'anneau fibro-métallique est placé obliquement sur la tige qui le porte. Il en résulte que, se présentant dans une direction qui se rapproche de la perpendiculaire par rapport à l'axe du pied, celui-ci y pénétrera facilement sans qu'il soit jamais nécessaire d'opérer des mouvements de latéralité comme avec ceux dont l'anneau est placé dans le sens des branches qui le portent ;

3° Le nœud est porté de bas en haut sur le membre à saisir, de manière que la pénétration de celui-ci ne peut jamais être douteuse ni essuyer des tâtonnements ;

4° Il ne peut jamais, à l'insu de l'opérateur, varier dans ses dimensions, ni dévier pendant l'introduction, étant en grande partie caché dans la concavité du fer à cheval ; en partie dehors, mais tendu ;

5° Si le pied, par suite d'un excès de volume, y pénétrait difficilement, le nœud peut toujours être agrandi, au gré de l'opérateur, sans sortir l'instrument et même sans lâcher le membre, ce qui est un double avantage. Il suffit pour cela, avec un seul doigt, d'agir, en la soulevant, sur la portion du ruban qui mesure le diamètre de l'anneau; ou bien encore de la tenir fixe, tandis qu'on exercera une légère traction sur le manche. Ce faisant, le cordon glisse dans l'anse qui dépasse une extrémité du fer à cheval, le nœud-coulant s'agrandit et permet le passage d'une partie plus volumineuse;

6° Le nœud est immuable dans sa situation. Là où l'opérateur l'a déposé en lâchant le ressort qui le tenait, là il reste. Il ne peut jamais surmonter les doigts, encore moins la main et se perdre au-dessus d'eux, puisqu'il n'est guère plus grand que le bas de la jambe n'est gros;

7° A la différence de beaucoup de porte-lacs, celui-ci porte le nœud d'emblée, tout fait, et d'une ouverture en rapport avec le volume du membre à saisir. Il n'occasionne pas la perte de temps inhérente à bien d'autres, il n'exige pas non plus qu'on attire le lacs à l'extérieur de haut en bas et puis le nœud à l'intérieur de bas en haut, manœuvres pendant lesquelles le coulant se perd quelquefois ou abandonne le pied;

8° Très-petit de dimension en épaisseur, il trouvera toujours assez de place pour son introduction le long du bras qui le précède et le guide dans les organes de la femme. Le sommet qui porte le cordon n'occupe pas plus de place que la tige, puisqu'il s'introduit de champ, appliqué contre la main;

9° Étant composé d'une seule pièce et saisissant le pied de bas en haut, il n'a pas le grave inconvénient d'exiger un écartement de branches que le manque d'espace rend souvent difficile ou impossible;

10° Enfin, il n'est guère possible que des parties étrangères s'insinuent dans l'anneau fibro-métallique, puisque dans tout son trajet, il est en contact immédiat avec le bras d'abord, avec la main ensuite qui lui servent de conducteur.

Tel est le nouveau porte-nœud que j'ai imaginé dans le but de remplir les indications relatives au lacs (1). Je le répète, d'un mécanisme fort simple, d'une application sûre, facile et prompte, il me paraît répondre aux exigences les plus rigoureuses.

Quant à son prix, il est très-peu élevé, puisqu'il ne dépasse pas vingt francs.

CHAPITRE VI.

DE L'ACCOUCHEMENT PRÉMATURÉ ARTIFICIEL.

On désigne sous le nom d'*accouchement prématuré artificiel*, l'expulsion provoquée par l'art d'un fœtus non encore à terme, mais ayant atteint l'époque de la viabilité, c'est-à-dire au moins sept mois accomplis de vie intra-utérine.

L'idée de cette ressource, qui constitue une des plus

______

(1) Cet instrument, plus ou moins modifié, est peut-être destiné à recevoir d'autres applications très-utiles : servir à la ligature des polypes de la matrice, par exemple, ou pour lier des tumeurs existant dans d'autres cavités.

importantes et des plus heureuses conquêtes de la science obstétricale, puisque sans elle l'accoucheur est forcé de recourir à l'opération césarienne ou à l'embryotomie, prit naissance en Angleterre où elle fut pratiquée, pour la première fois, dans le milieu du xviiie siècle. *Vers 1756, dit Denman, les docteurs de Londres, les plus célèbres à cette époque, demandés en consultation pour donner leur avis sur l'équité de la pratique de l'accouchement prématuré et les avantages que l'on peut s'en promettre, y donnèrent leur approbation unanime.* Des succès nombreux, dont le premier appartient à Macaulay, ne tardèrent pas à prouver, d'une manière éclatante, tout le mérite de la décision que la docte assemblée avait prise.

Après bien des hésitations et des débats scientifiques, les principaux accoucheurs de l'Allemagne d'abord, de la France ensuite, adoptèrent enfin la doctrine de leurs confrères de la Grande-Bretagne.

La catholique Belgique, si empressée d'ordinaire à courir au-devant du progrès, s'est montrée, sur ce point, peut-être un peu en retard. Ainsi, je ne sache pas qu'on se fût encore occupé de cette question, lorsqu'en 1830, M. Marinus, aujourd'hui secrétaire annuel de notre Académie, prenant chez nous l'initiative, en fit le texte d'une communication qu'il présenta à la Société de médecine et, le 3 juillet 1837, cet estimable et laborieux confrère publia un second mémoire sur l'accouchement prématuré, dont il se déclarait le partisan.

Chargés de faire un rapport sur le travail de notre compatriote, les professeurs Seutin et Langlet soutinrent « que l'accouchement prématuré artificiel n'offre rien d'immoral ni de criminel, mais est, au contraire, une ressource précieuse dans mainte circonstance d'angustie pelvienne ; » et feu le docteur Simonart, de Bruxelles, trop prématurément enlevé à la science dont il était un rude pionnier, nous apprend que des doutes s'étant glissés dans une famille touchant le côté dogmatique de cette opération, le *casus* fut soumis à l'archevêché de Malines. Une solution franchement approbative ne tarda pas à être donnée, comme on devait s'y attendre.

C'est à M. Van Huevel que revient la gloire d'avoir le premier, dans notre pays, pratiqué l'accouchement prématuré artificiel : c'était en 1843.

Deux motifs différents peuvent justifier cette opération : ou bien, c'est uniquement pour assurer la conservation de l'enfant qui se trouve compromis dans son existence par la prolongation de son séjour dans l'utérus (*voir* p. 780); ou bien, c'est pour épargner à la mère ou à son fruit les dangers d'une délivrance qui, au terme de la grossesse, mettrait leurs jours en péril (symphyséotomie, opération césarienne, embryotomie).

Les résultats de l'accouchement prématuré plaident en effet tout à fait en sa faveur, puisqu'il est reconnu que les femmes qui y sont soumises courent à peine du danger. C'est ainsi que nous voyons la mortalité rester plutôt en deçà d'un vingtième, proportion certainement incomparable à celle que donnent la symphyséotomie et l'opération césarienne. Quant aux enfants, on en sauve au moins la moitié, tandis que des opérations auxquelles on devrait recourir au terme de la grossesse, les unes les sacrifient nécessairement et les autres les amènent souvent morts, car elles ne sont pratiquées que comme ressource extrême, alors qu'ordinairement des essais d'extraction ou la longueur du travail ont-porté une grave atteinte à leur vie.

Sur dix-sept accouchements prématurés que nous avons pratiqués, d'après la méthode que nous indiquerons plus loin, toutes les mères ont été guéries sans accident aucun, et nous avons eu la satisfaction de mettre au monde douze enfants vivants.

ART. Iᵉʳ. — Indications de l'accouchement prématuré artificiel.

La grossesse étant assez avancée et l'enfant reconnu vivant et viable, on doit recourir à cette opération :

1° Dans les rétrécissements du bassin, lorsque l'angustie est réduite aux dimensions de neuf centimètres (3 ¼ pouces) à soixante-sept millimètres (2 ½ pouces). Ceci est la dernière limite en dessous de laquelle l'accouchement prématuré n'est plus possible puisque, à sept mois, époque de la viabilité, le diamètre bi-pariétal mesure déjà, terme moyen, soixante-sept millimètres (2 ½ pouces) et le bi-auriculaire, qui est *irréductible,* soixante-un millimètres (2 ¼ pouces).

Au-dessus de neuf centimètres (3 ¼ pouces) on ne serait autorisé à provoquer l'expulsion artificielle du fœtus que si, dans une couche antérieure, avec une présentation favorable, on avait dû pratiquer l'embryotomie. Mais chez une primipare, il ne faudrait absolument rien tenter dans cette mesure, ni même à huit centimètres (3 pouces), parce qu'on a vu des grossesses à terme, dans ces circonstances, se terminer spontanément ou à l'aide du forceps ou du levier.

Il est bien évident que si le rétrécissement dépendait d'une tumeur anormale dans les parties molles ou osseuses, non susceptible de réduction, ni d'extirpation, les indications resteraient absolument les mêmes.

Dans tous les cas, il faut agir le plus tard possible, attendu que le fœtus est d'autant mieux développé et plus apte à la vie extra-utérine, qu'il prolonge davantage son séjour dans la matrice. Au reste, l'époque où il faut opérer dépend naturellement du degré de viciation du bassin.

Voici, d'après Ritgen, les époques que l'on peut fixer pour l'opération :

Pour un bassin de 0,081 (5 pouces) agir à la 57e semaine.
  »   »   0,079 (2 p. 11 lig.) » 56e »
  »   »   0,077 (2 p. 10 lig.) » 55e »
  »   »   0,074 (2 p. 9 lig.) » 51e »
  »   »   0,072 (2 p. 8 lig.) » 50e »
  »   »   0,070 (2 p. 7 lig.) » 29e »

Dans le cas de grossesse gémellaire bien constatée, on peut différer l'opération de quelque temps, afin de réunir toutes les chances possibles de viabilité ; car l'observation démontre que, à terme égal, des jumeaux sont moins développés qu'un fœtus unique.

2° Les autres cas qui réclament l'accouchement prématuré artificiel sont toutes les maladies graves qui, tenant à la gestation ou empirant sous son influence, sont rebelles à tous les moyens thérapeutiques et exposent sérieusement les jours de la femme. Tels seraient les convulsions, les hémorrhagies utérines fréquentes, les affections du cœur avec anasarque, la suffocation imminente occasionnée par une hydropisie considérable de l'amnios, des vomissements opiniâtres amenant un marasme profond.

Enfin, il est des femmes, et nous en connaissons, qui, à plusieurs grossesses successives, donnent naissance à des enfants morts, et cela presque toujours à la même époque. Si cet événement malheureux avait lieu à l'époque de la viabilité du fœtus, au septième ou au huitième mois, par exemple, on pourrait, dans une grossesse subséquente, en vue d'avoir un enfant vivant, en provoquer la naissance avant le temps où il succombe habituellement.

Les cas de syphilis grave, de cachexie cancéreuse qui se sont développées et ont suivi une marche rapide pendant la gestation, indiquent aussi l'accouchement prématuré dès le septième mois. On peut espérer ainsi sauver le fœtus d'une infection générale et du marasme qu'entraîneraient ces dyscrasies.

ART. II. — Contre-indications de l'accouchement prématuré artificiel.

Les circonstances où l'on ne peut pratiquer cette opération sont :

1° Lorsqu'on a la persuasion que le fœtus n'est pas viable ;

2° Lorsque la mère est atteinte d'une maladie aiguë

grave qui ne ferait qu'augmenter à la suite de l'opération :

3° Quand on reconnaît que le bassin, vicié partiellement, est plus large d'un côté que de l'autre. La version, dans ce cas, en ramenant l'occiput vers la portion la plus développée, pourrait rendre l'accouchement à terme possible :

4° Enfin, quand la nécessité de cette opération est contestée par plusieurs médecins éclairés et compétents.

ART. III. — Précautions préliminaires à l'accouchement prématuré artificiel.

Avant d'en venir à cette opération obstétricale, le praticien ne doit jamais négliger de s'entourer de toutes les précautions qui sont de nature à en assurer le succès et à sauvegarder, quoi qu'il advienne, sa responsabilité et son honorabilité professionnelles. C'est ainsi qu'il devra :

1° Préciser de son mieux l'époque de la grossesse ;

2° S'enquérir de la vie du fœtus ;

3° Connaître exactement le degré de rétrécissement, s'il y en a ;

4° S'étayer des conseils et de l'assentiment de collègues spécialement instruits et expérimentés en la matière ;

5° Prévenir la famille et la femme des chances de l'opération ; leur faire comprendre les motifs qui la justifient ainsi que les conséquences ordinaires des autres moyens dont la science dispose, en cas de refus ;

6° Préparer les organes à la fonction qu'ils doivent prochainement accomplir en administrant, quelques jours à l'avance, des bains et des injections vaginales tièdes, afin de ramollir les tissus, d'assouplir le vagin et de faciliter la dilatation du col de la matrice ;

7° Enfin, choisir le procédé le plus inoffensif pour les deux existences qu'on a mission de sauver.

ART. IV. — Procédés opératoires.

Disons d'abord qu'on a cru pouvoir prévenir la nécessité de l'accouchement prématuré, en cherchant à amoindrir le volume du fœtus par des saignées répétées et par une diète sévère rigoureusement observée dès les premiers temps de la gestation.

Nous avons déjà mentionné (*voir* page 121) que Mauriceau a vu naître des enfants très-bien portants et très-forts de deux femmes dont l'une avait été saignée quarante-huit fois et l'autre quatre-vingt-dix fois, c'est-à-dire, respectivement tous les cinq et tous les trois jours.

Soumettre la femme, dès le début de la grossesse, à un régime débilitant, dans la supposition qu'appauvrie par l'abstinence, elle donnera naissance à un être faible et chétif, est une pratique plus spécieuse que solide, dit M. Van Huevel, car elle nous fait observer quelquefois tout le contraire de ce qu'elle semble promettre, non-seulement alors qu'un pareil régime avait été suivi en état de santé, mais encore quand une maladie chronique avait épuisé la constitution. Combien de fois, en

effet, ne remarque-t-on pas des femmes débiles, valétudinaires, vivant avec sobriété, mettre au monde des
enfants robustes, tandis que d'autres, vigoureuses et se
nourrissant bien, n'en engendrent que de très-délicats?
C'est que la nutrition et l'accroissement du fœtus n'ont
point de rapport absolu avec la nutrition de la mère,
ces deux organisations étant distinctes et pour ainsi dire
indépendantes entre elles.

Quel que soit l'affaiblissement de la femme, ajoute le
même auteur, tant qu'elle conservera assez de forces
pour vivre, elle renfermera assez de principes vivifiants,
assez de sérum oxigéné, si l'on veut, pour concourir à
l'accroissement de l'œuf. Que ces éléments nutritifs, après
leur élaboration dans le placenta, soient ensuite portés
directement dans le système sanguin de l'enfant ou aillent
servir d'abord à la sécrétion hépatique, toujours est-il
que ce travail s'opère en dehors des organes de la femme,
qui n'y prend qu'une part indirecte : donc c'est dans
l'intégrité, dans la disposition particulière de ceux du
fœtus qu'il faut chercher la cause principale de son
développement.

Nous avons rapporté aux pages 120, 121 et 126 des
faits qui confirment entièrement cette manière de voir.

Ne pouvant donc compter sur les résultats du régime
débilitant qui n'a que peu ou point d'influence sur le
développement du fœtus, et qui peut d'ailleurs compromettre la mère, l'accoucheur devra nécessairement, dans
les circonstances que nous avons énumérées, provoquer
l'évacuation de l'utérus, en s'engageant d'emblée dans
une voie plus sûre et plus efficace.

Les moyens proposés et mis en usage pour l'accouchement prématuré artificiel sont fort nombreux ; ils se rangent en deux catégories : en *moyens indirects*, lorsqu'ils sont appliqués loin de l'utérus, et en *moyens directs*, quand ils agissent immédiatement sur cet organe.

§ 1. — MOYENS INDIRECTS.

Ces moyens portent d'abord leur action sur l'organisme du sujet auquel ils sont adressés ; ce n'est que consécutivement et d'une manière plus ou moins éloignée, qu'ils déterminent des contractions de matrice. Tels sont la saignée, les bains généraux et partiels, les pédiluves irritants ; l'usage du safran, de la rhue, de la sabine, du borax, etc., etc. Tout cela est trop incertain pour qu'on puisse y recourir avec confiance ; souvent même ce serait au détriment de la santé de la patiente si on le faisait.

Tel est encore l'ergot de seigle. Mais, plus que nul autre, cet agent exige la plus grande réserve dans son administration, d'abord parce qu'il est souvent infidèle et incapable de mettre en jeu la contractilité utérine en l'absence de tout travail parturitif ; ensuite, et surtout, parce qu'il ne se borne pas toujours à être simplement inutile et inefficace. C'est ainsi qu'il peut avoir des effets très-marqués chez les femmes dont l'irritabilité utérine est prononcée et, dans ce cas, il devient funeste à la mère et à l'enfant ; à la mère, en donnant lieu à des contractions incessantes, douloureuses, d'où naît quelquefois une excitation qui approche du délire ; à l'enfant, en le faisant presque toujours périr, s'il n'est pas expulsé dès les premières douleurs, ou s'il est impossible de le soustraire bien vite au danger qui le menace. En effet, le retrait complet et permanent de la matrice arrête la circulation utéro-placentaire, et, par conséquent, l'hématose fœtale, arrêt qui amène infailliblement l'asphyxie du produit.

Les sympathies qui existent entre les mamelles et les organes génitaux, spécialement avec l'utérus, sont bien évidentes ; l'apparition ou l'accroissement des tranchées utérines, l'augmentation des pertes au moment où l'enfant saisit le sein, en sont la preuve. M. Scanzoni a eu l'idée de mettre à profit ces relations, pensant que l'excitation artificielle des glandes mammaires donnerait lieu au travail de l'accouchement.

Le professeur de Wurtzbourg est, en effet, parvenu à déterminer ainsi l'expulsion prématurée du produit, en se servant de deux appareils à succion composés d'une ampoule en caoutchouc munie d'un tube en verre évasé en entonnoir ; l'air étant exprimé par la compression de l'ampoule, l'appareil agit comme une véritable ventouse, à l'instar du tire-lait habituellement employé.

Que ce moyen ait réussi parfois, nous le croyons volontiers ; mais nous pensons que son action est en général trop lente et que, s'il était réellement efficace, les avortements et les accouchements prématurés spontanés seraient beaucoup plus fréquents, attendu qu'un grand nombre de femmes devenues enceintes, alors même qu'elles nourrissent, n'en continuent pas moins, pendant une bonne partie de la grossesse, l'allaitement de leur enfant.

§ 2. — Moyens directs.

Les procédés qui rentrent dans cette seconde catégorie agissent immédiatement et mécaniquement sur la matrice, pour y provoquer des contractions ; ces procédés sont :

1° Les frictions hypogastriques et les titillations du col utérin.

A elles seules, ces manœuvres sont rarement assez puissantes. Du reste, prolongées pendant quelque temps, elles pourraient déterminer un état inflammatoire de l'utérus et du col.

2° La cautérisation du col utérin.

On a aussi conseillé l'application réitérée de *teinture d'iode* sur le museau de tanche, ainsi que la *cautérisation* de sa cavité en y passant, plusieurs jours de suite, un cylindre de nitrate d'argent. Sans contester que ces moyens et autres analogues ont été suivis de succès, et en laissant de côté ce qu'ils peuvent avoir de nuisible en donnant lieu quelquefois à une irritation trop vive, ils me paraissent, en général, assez peu efficaces. Je me rappelle, en effet, avoir vu plus d'une fois des femmes dont le médecin, j'aime à le croire, ignorait la grossesse, être traitées d'engorgement et d'ulcérations du col par de nombreuses applications iodiques et par des cautérisations argentiques, sans qu'elles aient, pour cela, accouché avant terme.

3° *Le tamponnement du vagin.*

Le docteur Schœller, de Berlin, préconise le tampon vaginal composé de boulettes de charpie ou de lin, enduites de graisse, d'huile ou de cérat. On se sert aussi, dans le même but, d'une flasque en caoutchouc qu'on insuffle après son introduction dans le vagin. Ce simple appareil déterminerait sur le col et sur la matrice elle-même, une irritation qui suffirait pour faire entrer cet organe en action et provoquer l'accouchement avant terme.

Il est bon de changer le tampon deux ou trois fois par jour et l'on doit en continuer l'usage jusqu'à ce que le travail se déclare. Chaque fois qu'on l'enlève, on pratiquera dans le vagin des injections émollientes.

Nous avons essayé ce moyen et l'avons trouvé inefficace ou tout au moins d'une lenteur qui nous a forcé de recourir à un autre ; l'inconvénient qu'il présente, c'est d'occasionner des douleurs très-vives dues à la distension du vagin, et un ténesme vésical insupportable.

4° *Les irrigations vaginales.*

C'est la méthode de Kiwisch. Elle consiste en des douches vaginales ascendantes, renouvelées quatre ou cinq fois dans la journée et pratiquées à l'aide d'une canule à injections communiquant avec un tuyau qui reçoit le liquide d'un réservoir d'une contenance de dix à douze litres, et placé à trois ou quatre mètres de hauteur. Ce tube doit être muni d'un robinet placé près de son extrémité libre.

La femme se place sur un bidet et la sonde est ensuite introduite jusque contre le col utérin : il suffit alors de tourner doucement le robinet pour y faire arriver le liquide d'injection. La température de l'eau doit être de 30 à 35° Réaumur et le jet durer 10 à 15 minutes sans interruption.

M. Scanzoni est très-partisan de ce procédé. Cependant, il avoue avoir observé des cas où, mis en usage pendant quinze jours consécutifs, il n'a provoqué aucune contraction et, quoiqu'il considère ces cas comme des anomalies très-rares, il pense néanmoins que la douche est parfois insuffisante pour déterminer seule l'expulsion du fœtus.

Quant à nous, nous nous étions toujours borné, faute d'appareil convenable, à de vigoureuses injections avec le clysopompe et, disons-le, sans résultat aucun. Depuis quelque temps, nous avons fait confectionner un véritable réservoir à douches ; dans le seul cas où nous ayons eu l'occasion de l'essayer, il ne nous a pas donné plus de succès que les injections ordinaires. N'ayant donc pas encore employé la méthode de Kiwisch d'une manière régulière, ou tout au moins assez suivie, il nous est impossible d'en apprécier la valeur. Ce qui est certain, c'est qu'elle est d'une application très-facile, qu'elle n'est accompagnée d'aucune douleur pour la femme et qu'elle ne fait pas courir le moindre danger à l'enfant. D'un autre côté, si elle ne suffit pas à elle seule pour provoquer le travail, elle prépare au moins les voies, assouplit le vagin, ramollit le col et facilite ainsi l'emploi des autres moyens en même temps qu'elle en assure le succès. Elle mérite donc qu'on la soumette à l'essai.

5° *Le dégagement d'acide carbonique sur le col utérin.*

Les expériences de Brown-Séquard ont établi que le gaz acide carbonique exerce une action stimulante sur la fibre musculaire et que son contact prolongé avec les organes génitaux y suscite une congestion manifeste. M. Scanzoni a eu l'idée de profiter de ces effets pour provoquer le travail de l'accouchement, en opérant un dégagement de ce gaz sur le col utérin. Cinq applications de 20 à 30 minutes chacune lui donnèrent au bout de trois jours un succès complet. Ce moyen a besoin de nouvelles confirmations, et son emploi sera toujours difficile, surtout dans la pratique des campagnes.

6° *La perforation des membranes.*

C'est le procédé le plus ancien ; c'est celui que suivit Macaulay vers le milieu du xviiie siècle. Cette perforation se pratiquait d'abord à la partie inférieure des membranes, au niveau du col, avec l'ongle taillé en pointe, un stylet ou une aiguille quelconque, légèrement recourbés selon l'axe pelvien, et assez longs pour atteindre avec facilité l'orifice utérin. La ponction se faisait avec la précaution de ne blesser ni la mère ni l'enfant.

Cette méthode est très-sûre, et provoque inévitablement le travail ; seulement, le fœtus n'étant plus protégé par le liquide amniotique, est fort exposé à succomber avant l'entière dilatation du col, rendue d'autant plus lente qu'elle n'est plus favorisée par la présence de la poche des eaux.

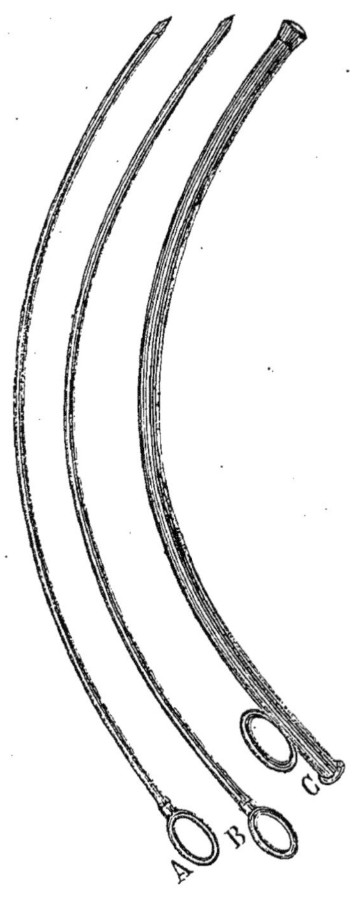

Fig. 30.

C'est dans le but d'ob-vier à cet inconvénient, que Meissner, de Leipzig, a imaginé de perforer les membranes à leur partie la plus élevée, ne permet-tant ainsi qu'à une portion du liquide de s'écouler goutte à goutte, pour lubri-fier les parties et détermi-ner le resserrement de l'utérus. Il se sert, à cet effet, d'un instrument com-posé d'une canule en argent et de deux mandrins (fig. 30). La canule (C) est longue de trente-deux cen-timètres et demi (12 pou-ces), d'une épaisseur de trois à quatre millimètres (1 à 2 lignes) et courbée comme une portion de cercle de quarante centi-mètres (14 $^{5}/_{4}$ pouces) de diamètre. Il existe à sa portion inférieure et du côté convexe, un petit anneau destiné à en faciliter le manie-ment et à indiquer la direction de la courbure. Des deux mandrins, l'un (B) est terminé par un bouton olivaire qui ne dépasse la canule que de quatre milli-mètres (2 lignes) ; l'autre (A) est pointu , en forme de

trois-quarts et fait une saillie d'un centimètre (4 ¹/, lignes)
à peu près.

Pour faire usage de cet instrument, la femme est
debout, assise sur le bord d'une chaise ou couchée sur
un lit ou sur un canapé. L'opérateur dirige la canule,
armée du mandrin mousse, sur la face palmaire de
l'index et du médius, jusque dans la partie supérieure
du col, la convexité tournée vers le sacrum. Il l'insinue
ensuite doucement entre les membranes et la paroi
utérine correspondante, et lorsqu'il est arrivé à une
hauteur de vingt-sept centimètres (10 pouces) au-dessus
du col, il s'assure que son extrémité n'appuie sur aucune
partie du fœtus ; il remplace alors la tige à olive par
celle à dard avec laquelle il fait la perforation et qu'il
retire à son tour ainsi que la canule, après avoir laissé
écouler une cuillerée de liquide. Celui-ci continue ensuite
à s'échapper lentement, la dilatation de l'orifice utérin
s'opère et l'accouchement se termine trente-six ou
quarante-huit heures après.

Le procédé de Meissner est certainement très-efficace ;
mais est-il absolument exempt de danger pour la femme
et pour l'enfant? Ne décollera-t-il jamais le placenta?
Ne rompra-t-on jamais les membranes, au moment où
on ne s'y attend guère, à leur point le plus déclive?
Nous avons peine à croire qu'on sera toujours aussi
heureux que l'accoucheur de Leipzig qui, sur quatorze
cas, eut quatorze succès.

7° *La dilatation du col utérin.*

Cette dilatation peut se faire de trois manières diffé-

rentes : 1° avec les doigts que l'on introduit dans le col
et qu'on écarte insensiblement ; 2° à l'aide du dilatateur
de Busch, pince à trois branches qui s'écartent après
leur pénétration dans l'orifice utérin. Cet instrument est
surtout utile chez les primipares, dont le museau de
tanche est encore resserré ; 3° enfin, au moyen de
l'éponge préparée à la ficelle. Ce dernier procédé constitue la méthode de Kluge qui, le premier, eut l'idée
de dilater le col.

L'éponge doit être disposée en cône long de quatre
à cinq centimètres et demi (1 $^1/_2$ à 2 pouces), à base
large, entourée en bas d'un bout de fil solide pour pouvoir le retirer, et à extrémité arrondie de quatre à six
millimètres (2 à 3 lignes) de largeur. Avant de l'appliquer, il est bon d'y préparer la femme par des bains,
par des injections émollientes, et vider la vessie et le
rectum. Ces préparatifs faits, on la place comme pour
la version ou l'application du forceps, et l'on isole le
col, au moyen du spéculum, afin de ne pas tâtonner
et dans la crainte de ramollir le cône d'éponge, par son
contact avec l'humidité du vagin. Saisissant ensuite ce
cône, après l'avoir graissé, dans les branches d'une
longue pince à polypes, on le porte dans l'ouverture du
col, en facilitant son introduction par quelques mouvements de rotation. Ordinairement, il se maintient seul
en place, sans qu'il soit besoin de l'y fixer par un tampon vaginal, surtout quand on a pu faire pénétrer
d'abord dans l'orifice utérin la partie la plus large du
cône. Celui-ci s'imbibe des sucs sécrétés dans la cavité
du col et à la partie supérieure du vagin, il se dilate et

produit sur ce col une irritation qui réagit sur les fibres de l'utérus et provoque le travail qui s'établit bientôt, quelquefois au bout de six ou huit heures. S'il tarde, c'est que le corps dilatant n'agit plus ; il faut alors lui en substituer un autre plus volumineux, qu'on renouvelle encore s'il est nécessaire, jusqu'à ce que les contractions utérines s'établissent franchement. Entre temps, la femme se promène dans sa chambre et elle est soumise à un régime léger.

Ce procédé est assez sûr dans ses résultats, surtout chez les multipares ; mais, malheureusement, son exécution est parfois bien difficile quand, par exemple, le col est dévié et que son orifice est si rigide et si resserré que la plus fine éponge ne peut y pénétrer. C'est ce qu'on observe particulièrement chez les femmes primipares.

Un autre inconvénient de l'éponge, quand on ne l'introduit pas à travers un spéculum (les déviations et l'élévation si fréquentes du col pendant la grossesse s'y opposent parfois), c'est qu'elle se ramollit si vite, au contact des mucosités du vagin, qu'il devient impossible de la faire pénétrer.

On pourrait, dans ce cas, la remplacer avantageusement par de petits cylindres d'une plante marine nouvellement utilisée en chirurgie pour dilater les plaies et les trajets fistuleux, je veux parler de la *laminaria digitata*. Un de ces cylindres, par son exposition à l'humidité pendant quelques heures, augmente environ de trois fois son diamètre et il a l'immense avantage d'offrir une dilatation graduée, uniforme, très-régulière, tout en lui laissant une consistance assez grande pour résister à la rétraction des tissus où il se trouve. La *laminaria*, étant introduite dans le col utérin, y serait maintenue par une éponge ordinaire et remplacée, après dilatation et suivant le besoin, par des bâtonnets d'un diamètre successivement plus fort.

Mon livre était sous presse, lorsque j'ai lu le Bulletin de l'Académie de Belgique (24 février 1866). J'y ai vu que M. Van Leynseele, professeur d'accouchements à Gand, s'est déjà servi, avec succès, de cette plante, pour dilater l'orifice de la matrice et que, tout récemment, MM. Van Wetter et Deneffe, de la même ville, ont profité de l'occasion qu'ils avaient de faire un accouchement prématuré, pour employer la même substance.

La dilatation du col utérin à l'aide de moyens artificiels, éponge ou laminaria, présente deux inconvénients : 1° c'est que l'interposition d'un corps étranger, quel qu'il soit, mais d'une manière durable, dans l'orifice de la matrice, provoque parfois une si grande excitation fébrile, surtout chez les femmes nerveuses, qu'on est obligé d'y renoncer ; 2° celles dont la sensibilité est plus obtuse supportent très-bien ce corps étranger, mais, malheureusement, dès les premières contractions, les membranes viennent y butter, s'y user en quelque sorte, et si elles se déchirent, ainsi que je l'ai vu souvent, même quand on a fait usage de l'éponge, toutes les espérances qui justifiaient l'opération, au point de vue de l'enfant, s'évanouissent.

Un moyen récemment inventé est l'instrument de

M. le docteur Tarnier. Il est formé : 1° d'un tube en caoutchouc (fig. 31, A) dilatable à son extrémité seule-

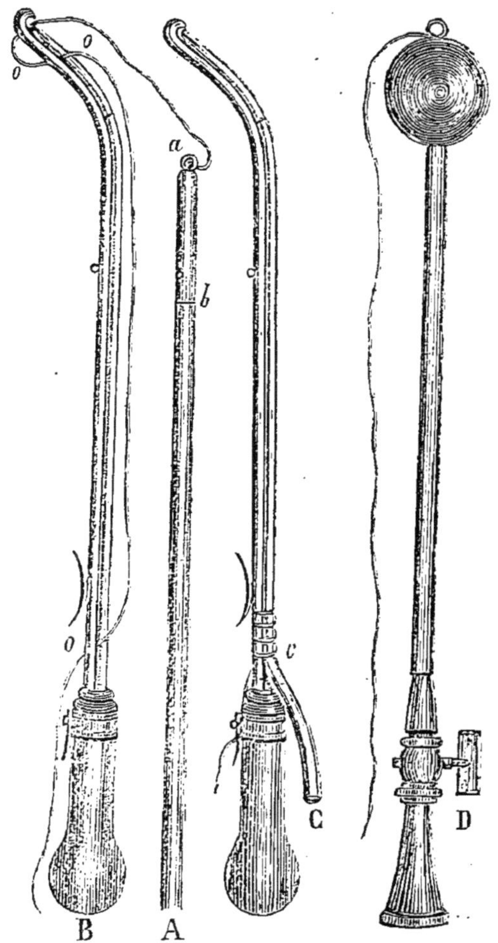

Fig. 51.

ment de *a* en *b*, au sommet duquel on attache un fil ; 2° d'un conducteur métallique (B) creusé en gouttière dans toute sa longueur et percé de trois orifices aux points *o,o,o*. Le fil est passé dans les trous du conducteur en suivant le chemin indiqué par la gravure; en tirant sur lui on amène l'extrémité du tube en caoutchouc à s'appliquer dans la gouttière métalliqne et on l'y fixe en faisant en bas quelques tours avec le fil (C,c).

Après avoir alors graissé la boule, on l'introduit vide (C) au-dessus de l'orifice interne du col, entre l'œuf et le segment antéro-inférieur de la matrice ; on y adapte ensuite un pavillon muni d'un robinet et on la gonfle d'abord modérément avec de l'eau tiède, après quoi'on défait le fil et l'on retire le conducteur (D). La boule est laissée en place jusqu'à ce qu'elle s'échappe à travers l'orifice utérin. Si le travail n'est pas alors franchement établi, on la réapplique de nouveau, mais cette fois avec un développement plus considérable, et sa présence ne tarde pas à faire naître des contractions et tous les phénomènes de l'accouchement.

Il y a deux objections capitales à faire à l'instrument de M. Tarnier, comme à tout dilatateur à ampoule élastique : la première, c'est que, pour son application, l'orifice interne du col doit déjà avoir un certain degré d'ouverture, avantage qu'on ne rencontre pas toujours ; la seconde, c'est que l'ampliation d'une semblable vessie dans la cavité utérine peut décoller le placenta et par suite donner lieu à des hémorrhagies parfois funestes. Nous ajouterons, enfin, que le point du ballon auquel adhère le fil présente une saillie qui, comme le sommet de l'éponge ou de la laminaria, peut aussi produire l'usure des membranes, et partant l'écoulement prématuré du liquide amniotique.

8° *Le décollement des membranes.*

C'est le procédé d'Hamilton. On le pratique, soit avec le doigt indicateur ou avec une sonde mousse à laquelle on a donné une courbure convenable, et que l'on promène autour de l'orifice interne, entre la poche amniotique et la face correspondante de la matrice ; soit avec la sonde utérine de Simpson qui consiste simplement en une tige métallique, pleine, cylindrique, longue de trente-deux centimètres et demi (12 pouces), de quatre millimètres (2 lignes) d'épaisseur, recourbée presque à angle droit à la réunion de ses deux tiers inférieurs avec son tiers supérieur et montée sur un manche. Elle présente, à la face postérieure de sa courbure, les divisions du pied anglais marquées par de légères entailles et par trois petits renflements destinés à faire apprécier son degré d'élévation dans l'utérus. Son extrémité libre est terminée en olive pour en faciliter l'introduction et ne pas occasionner de blessure.

Pour l'appliquer, la femme est debout ou couchée sur le bord du lit ; saisissant l'instrument de la main droite, on glisse son extrémité recourbée, conduite sur l'index gauche, tout autour de l'orifice interne du col, entre les membranes et les parois utérines, dans l'étendue de cinq centimètres et demi à huit centimètres (2 à 3 pouces) et en imprimant au manche, sans violence toutefois, quelques mouvements de rotation de gauche à droite et *vice versâ*, pour mieux opérer le décollement. Pendant cette manœuvre, on a la précaution d'appuyer la pointe de l'instrument plutôt contre la face interne de la matrice que contre les tuniques.

Le docteur Cohen, de Hambourg, emploie des injections intra-utérines à l'aide d'une petite seringue munie d'un long embout de trois à cinq millimètres (1 à 2 lignes) de diamètre, qu'il introduit entre la coque fœtale et la paroi interne de l'utérus. Il injecte de 60 à 80 grammes de liquide et de préférence de l'eau de goudron, parce qu'elle a une action styptique qui s'oppose aux pertes sanguines.

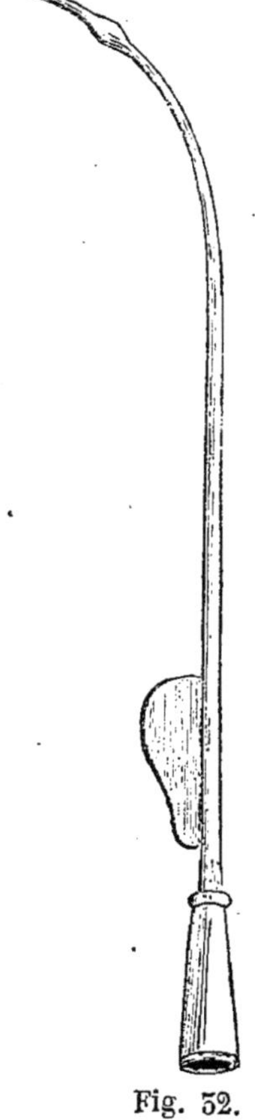

M. Van Huevel, tout en conservant la forme et les dimensions de la sonde de Simpson, y a fait une modification en la rendant creuse (fig. 32), pour pratiquer des injections suivant la méthode du docteur Cohen. Après l'avoir insinuée, comme à l'ordinaire, entre l'œuf et la face interne de l'utérus, à la hauteur de quatre à cinq centimètres et demi (1 $\frac{1}{2}$ à 2 pouces), il la maintient fixe, ne lui fait subir aucun mouvement de rotation, mais y fait pousser une injection d'eau tiède qui ne peut se loger dans la cavité de la matrice, sans décoller nécessairement les tuniques amniotiques en les laissant tout à fait intactes. Il renouvelle les injections, s'il en

Fig. 52.

est besoin, mais ordinairement, peu d'instants après, le travail se déclare franchement, le col se dilate avec régularité et l'accouchement se termine le deuxième ou le troisième jour, même quelquefois plus tôt.

C'est la méthode que nous avons suivie jusqu'ici et qui nous a donné des résultats presque toujours heureux ; seulement, nous la combinons volontiers avec des injections vaginales tièdes, pratiquées plusieurs fois le jour à l'aide d'un simple clysopompe, soit que la femme se tienne assise sur un bidet ou qu'elle se trouve dans un bain de siége. En agissant de cette manière, nous provoquons non-seulement le travail, mais encore celui-ci se présente dans toutes ses phases, comme s'il se déclarait spontanément à terme, et nous jouissons, jusqu'à la fin, à de très-rares exceptions près, du bénéfice de l'intégrité des membranes.

Il arrive quelquefois que celles-ci se rompent, ou que le travail s'arrête, alors que le col est déjà parvenu à un certain degré de dilatation, comme pour admettre deux doigts, par exemple. Une éponge préparée ne serait plus alors d'une bien grande utilité, pas plus que la laminaria. Dans ce cas, nous introduisons, à l'aide d'une pince, qui la contient dans ses mors, une petite poire en caoutchouc munie d'un tube de même matière et garni d'un robinet à son extrémité libre. Après avoir retiré la pince conductrice, nous faisons l'insufflation de la flasque avec la bouche ou mieux avec une autre poire qui s'adapte par une sorte de canule au robinet de la première. Les douleurs se réveillent alors immédiatement et l'accouchement ne tarde pas à se faire.

La méthode de Kiwisch a tous les avantages du procédé que nous avons suivi jusqu'ici. Elle a de plus celui d'être la plus simple de toutes et celle dont l'exécution est la plus facile et la plus praticable partout, puisqu'elle n'exige qu'un appareil peu dispendieux et à la portée de tout le monde. Aussi, nous proposons-nous de continuer à l'avenir nos essais, quitte à reprendre nos moyens de prédilection si, après deux ou trois jours de douches, nous n'obtenons aucun succès.

CHAPITRE VII.

DE L'ACCOUCHEMENT FORCÉ.

Nous entendons par *accouchement forcé*, l'extraction aussi prompte que possible du fœtus à travers les voies naturelles, alors que celles-ci sont encore peu ou point préparées à se laisser franchir.

La différence entre cette extraction forcée et l'accouchement prématuré artificiel est essentielle : dans celui-ci, dit Ritgen, la nature fait presque tout ; l'art ne lui communique qu'une légère impulsion, mais sûre ; dans le premier, au contraire, l'art agit presque seul, et tout ce que la nature cède, il faut le lui arracher avec effort.

On doit recourir à l'accouchement forcé dans deux circonstances :

1° Lorsqu'un accident grave menace immédiatement l'existence de la femme et qu'il n'y a de salut pour elle que dans la prompte évacuation de l'utérus : telles seraient l'hémorrhagie utérine et les convulsions, alors que nul moyen thérapeutique ne peut arrêter la marche progressive de ces affections, et que l'on prévoit un dénouement prochainement fatal. Dans ce cas, on agit surtout dans l'intérêt de la mère, dut-on même faire le sacrifice de l'enfant.

2° Lorsqu'on assiste une femme dans ses derniers moments, ou qu'on arrive peu après son décès, que la mort soit réelle ou seulement apparente.

Nous savons déjà, par ce qui précède, quelle est la conduite à tenir dans le premier cas (*voir* page 534). Si la perte utérine rend la mort imminente, on pourra le plus souvent extraire le produit avec facilité, attendu que la cause même qui justifie une prompte intervention jette tous les tissus, et notamment le col de la matrice, dans un tel relâchement, qu'il suffit, en général, de peu d'efforts pour y plonger la main et pratiquer instantanément soit la version, soit l'application du forceps ou du levier.

Dans l'éclampsie qui résiste à tous les moyens et dont l'issue paraît inévitablement fâcheuse, il serait téméraire, si le col n'est pas ouvert, de compter sur les procédés ordinaires de dilatation, car leur action est trop lente. Quels que soient donc l'état du col et l'époque de la grossesse, nous pensons, fort des nombreux succès

que nous avons obtenus, qu'il faut forcer l'accouchement,
suivant la méthode que nous avons indiquée (*voir*
page 582), sans crainte de voir l'excitation s'accroître
et les accès redoubler sous l'influence des efforts exercés
à l'aide des doigts et d'une pince sur l'orifice de la
matrice, aidés même de quelques incisions si la résistance est trop grande.

Quant à la position qui est faite à l'homme de l'art,
par suite de la mort de la femme, il y a deux moyens
de s'en tirer : par l'opération césarienne ou par l'accouchement forcé.

A la suite d'une discussion qui l'a récemment occupée
pendant plusieurs séances, l'Académie de médecine de
Paris a conclu que « le médecin qui a l'espoir d'extraire
du corps de la femme décédée un enfant dans les conditions de l'aptitude à la vie extra-utérine, peut et doit
même, médicalement parlant, pratiquer l'opération
césarienne, en observant les préceptes de la science et
les règles de l'art. »

Nous croyons également, quand d'ailleurs on a pris
l'avis de la famille, qu'on ne peut pas descendre dans
la tombe une femme enceinte, sans lui extraire son
enfant, si celui-ci est arrivé à l'époque de la viabilité.
Nous savons, en effet, que malgré les relations qui les
unissent, ces deux existences ne sont pas tellement
dépendantes que la mort de l'une entraîne instantanément la mort de l'autre. Suivant M. Depaul, le terme
d'une heure est la limite extrême où, après le décès de
la mère, il y ait chance de vie pour l'enfant. M. Devergie
n'ose pas fixer de terme; mais il estime néanmoins qu'il

faut reculer de beaucoup cette limite qui lui paraît trop étroite, et M. de Kergaradec cite plusieurs faits qui prouvent combien est sage cette réserve. Il rapporte notamment celui d'une femme grosse de huit mois, qu'il autopsia le lendemain de sa mort. En incisant l'utérus, il en retira un enfant dont les faibles mouvements des membres et les contractions plus prononcées des muscles de la face le convainquirent, lui et tous les assistants, qu'il conservait encore un dernier reste de vie. Gardien rapporte aussi que tout Paris a su que la malheureuse princesse Pauline de Schwarzemberg périt des suites d'une brûlure survenue dans une fête donnée chez l'ambassadeur d'Autriche, son beau-frère : elle était enceinte, et l'enfant fut trouvé vivant, quoiqu'elle n'eût été ouverte que le lendemain de l'accident.

Les auteurs relatent plusieurs cas analogues de longue survie de l'enfant. Nos connaissances sur la circulation utéro-placentaire et la nécessité pour le fœtus que son sang vienne sans cesse se revivifier au contact médiat de celui de sa mère, rendent ces faits inexplicables et même inadmissibles. Mais on peut se demander si, avant d'être réelle, la mort n'a pas été apparente pendant un certain temps, durant lequel la vie de l'enfant a été entretenue?

Quoiqu'il en soit, il reste toujours évident que le fœtus encore contenu dans le sein de sa mère peut survivre à celle-ci et qu'on doit en conséquence l'en retirer au moment le plus rapproché possible de celui du décès.

Pour arriver à ce résultat, l'opération césarienne est le moyen le plus généralement employé jusqu'aujourd'hui. Mais elle exige des préparatifs, une certaine longueur dans son exécution, l'emploi d'instruments dont on n'est pas toujours muni au moment du besoin, le concours de plusieurs aides, toutes, circonstances qui font perdre un temps éminemment précieux. Enfin, ce qu'on ne doit jamais oublier, c'est qu'en agissant ainsi, on porte peut-être le couteau césarien sur une femme dont la mort n'est qu'apparente.

Aussi le professeur Rizzoli, de Bologne, a-t-il proposé de substituer l'accouchement forcé *post mortem* à l'opération césarienne dans les mêmes circonstances, et cette méthode, toute théorique d'abord, n'a pas tardé à recevoir la sanction de l'expérience.

Le procédé de M. Rizzoli ne diffère pas de celui que nous suivons et que nous avons déjà décrit au sujet de l'éclampsie. Les doigts disposés en forme de cône sont successivement introduits dans le col de la matrice qu'ils dilatent lentement et progressivement ; si, par extraordinaire, cet organe offrait une résistance notable, il conviendrait, non pas d'y pénétrer de vive force par des manœuvres violentes, mais d'y pratiquer des incisions superficielles multiples. La main pénètre bientôt très-aisément à travers l'orifice utérin qui, à l'égal de tous les autres sphincters et de tous les tissus contractiles, se trouve dans un état de relâchement complet, pendant l'agonie comme après la mort.

Si la tête est mobile au détroit supérieur, il est alors facile de pratiquer la version pelvienne avant l'écoulement des eaux ; est-elle au contraire déjà descendue et engagée dans l'excavation, on y applique le forceps d'après les indications ordinaires.

Enfin, lorsque la femme est sur le point de rendre le dernier soupir et que les signes stéthoscopiques indiquent que le fœtus est en danger de mourir avant sa mère, il convient de hâter l'accouchement pour augmenter les chances d'extraire un enfant en vie.

Ce procédé est appuyé de quelques faits rapportés par le docteur Ferd. Verardini, médecin des hôpitaux de Bologne. L'importance de la question à laquelle ils se rattachent, mérite que nous les rapportions ici (1).

Le premier a pour sujet une femme enceinte de sept mois, morte à l'hôpital de Ricovero, et chez laquelle l'accouchement forcé a permis d'amener un enfant vivant. L'autopsie a constaté que la matrice, le vagin et les parties génitales externes ne présentaient aucune trace de lésion.

Le second fait concerne une nommée Clémentine Tioli, morte à l'hôpital de Bologne, pendant le cinquième mois de sa grossesse : l'accouchement forcé fut pratiqué par un élève interne, le docteur Léopold Golinelli, qui déclara avoir extrait le fœtus avec une rapidité et une facilité extrêmes, et avoir ensuite vérifié que l'appareil générateur n'avait souffert aucune lésion appréciable à la suite de l'opération.

Une troisième observation appartient à M. le docteur Louis Golinelli, médecin cantonal de Gubbio, qui, ayant été appelé pour ouvrir le ventre d'une jeune femme morte enceinte, employa le procédé de M. Rizzoli et mit au monde un enfant encore en vie. S'étant aperçu,

(1) E. Janssens, *Journal des sciences médicales et naturelles* de Bruxelles, 36ᵉ vol., p. 431.

pendant l'opération, que la matrice éprouvait une contraction manifeste, il la débarrassa des enveloppes fœtales, et exerça pendant quelque temps une titillation sur les parois du col; grâce à cette manœuvre, il eut la satisfaction de constater que la mort de cette femme n'était qu'apparente. Il parvint à la rappeler à la vie et à un état de santé parfaite. Que fut-il advenu s'il avait pratiqué dans ce cas l'opération césarienne?

Le professeur Belluzzi, médecin à la Maternité de Bologne, délivra par la même méthode, une femme à l'agonie, en amenant un enfant à terme et vivant, et cela avec une facilité et une promptitude qui l'étonnèrent.

Le docteur F. Romei a réussi également à extraire par l'accouchement forcé, un enfant en vie chez une dame enceinte de sept mois, qui se trouvait agonisante. L'examen cadavérique montra la matrice et ses annexes dans leur intégrité parfaite.

M. P. Tallinucci, médecin à Barga (Toscane), relate à son tour trois cas intéressants où l'accouchement par dilatation forcée du col lui a donné les plus heureux résultats. L'un de ces faits est analogue à celui de mort apparente rapporté plus haut.

Enfin, M. A. Finizio, professeur à l'Université de Naples, n'a pas eu moins de succès dans un cas où il s'agissait d'une éclamptique qui présentait aussi tous les symptômes de mort apparente; elle était enceinte de huit mois et demi. Trois de ses collègues voulaient à tout prix qu'on pratiquât la gastro-hystérotomie sans plus tarder un seul instant, et cela parce qu'ils avaient entendu les bruits du cœur du fœtus. Malgré l'opposition de ses confrères, plein de confiance d'ailleurs dans la méthode du professeur de Bologne, il introduisit la main dans le col utérin dilatable, mais non pas encore dilaté, et, trouvant la tête au-dessus du détroit supérieur, il pratiqua la version qui lui permit d'amener un enfant masculin, vivant et viable et de rappeler à la vie, à la grande surprise de tous les assistants, l'opérée qui n'était pas morte ainsi qu'on le croyait.

Des faits aussi significatifs, observés par différents accoucheurs, témoignent éloquemment en faveur du procédé. Tous ont remarqué que la manœuvre opératoire est facile, sûre et expéditive. Elle a de plus l'inappréciable mérite de ne pas compromettre la situation de la femme, lorsque sa vie n'est pas complétement éteinte; quant à l'enfant, elle ne le met guère en danger non plus, tandis que l'hystérotomie en sauve à peine, dans les mêmes circonstances, un ou deux sur cent, ce qui provient surtout du retard et de la lenteur qu'exige inévitablement son exécution.

Nous dirons donc avec M. Finizio, que « l'accouchement forcé, employé au lieu et place de l'opération césarienne, *post portem*, passera désormais du domaine théorique dans celui des faits cliniques. » Il va sans dire que s'il y avait angustie pelvienne, on serait bien obligé de frayer une voie à l'enfant par la gastro-hystérotomie.

CHAPITRE VIII.

DE L'AVORTEMENT MÉDICAL.

L'*avortement médical* est l'expulsion d'un fœtus non viable, provoquée par l'homme de l'art, dans le but de sauver la mère d'un danger imminent auquel l'exposent l'accouchement à terme et même l'accouchement à l'époque de la viabilité de l'enfant.

Indications.

Là où finissent les indications de l'accouchement prématuré artificiel, commencent, dans notre opinion, celles de l'avortement médical, pour ce qui concerne les vices du bassin. Ainsi, il faudra recourir à ce moyen de salut pour la mère, seulement jusqu'au sixième mois de la grossesse, dans les cas d'angustie pelvienne, en dessous de soixante-sept millimètres (2 $^1/_2$ pouces). En effet, jusqu'à cette limite et au-dessus, on peut compter sur les ressources de l'accouchement prématuré; mais après le sixième mois, le diamètre bi-pariétal mesure déjà soixante-sept millimètres (2 $^1/_2$ pouces), le bi-auriculaire soixante et un millimètres (2 $^1/_4$ pouces), et l'expulsion du fœtus, à cette époque, serait, sinon impossible, au moins très-difficile. Il faudra donc provoquer le travail vers le mi-terme, alors qu'il n'y a plus de doute sur l'existence de la grossesse.

L'avortement médical serait encore justifié, si la femme était atteinte de rétroversion irréductible de la matrice, ou de maladie grave inhérente à la gestation et qui, si celle-ci se prolongeait, la ferait périr infailliblement. Ainsi, de fréquentes hémorrhagies utérines, des convulsions rebelles à tous les moyens thérapeutiques, des suffocations imminentes, des vomissements continuels avec dépérissement sensible et inquiétant, réclameraient cette opération.

Conditions indispensables.

Il est entendu et de rigueur qu'avant de procéder à l'avortement médical, il faut :

1° Le consentement spontané de la mère, qui, seule, peut disposer de la vie et de la mort de son fruit;

2° S'entourer des conseils de collègues instruits, pour qui cette opération soit également d'une nécessité absolue.

Procédés opératoires.

Les moyens qu'on emploie pour provoquer l'avortement, sont le décollement des membranes ou la dilatation du col utérin par l'éponge préparée, en agissant avec les mêmes précautions que pour l'accouchement prématuré artificiel. L'action de ces moyens est favorisée par des bains généraux et des injections émollientes prolongées.

CHAPITRE IX.

DU CROCHET AIGU.

Le *crochet aigu* est ainsi désigné, parce qu'il présente un bout acéré; sa courbure est très-courte et fortement fléchie, de sorte que la pointe est dirigée presque directement vers la poignée. L'extrémité aiguë peut être conique, comme dans celle que cache le bouton olivaire du manche du forceps; mais, le plus souvent, elle est de forme aplatie, tranchante sur les deux côtés et large en son milieu, de dix-huit à vingt millimètres (8 à 9 lignes). Dans le reste de son étendue, il ne diffère en rien du crochet ordinaire.

Cet instrument ne s'emploie que lorsque le fœtus est mort. Il doit être conduit et fixé suivant les mêmes règles, mais avec infiniment plus de précautions que le crochet mousse. On l'implante soit sur l'occipital ou la nuque, dans les présentations du vertex; soit sur la mâchoire supérieure ou inférieure, quand c'est la face qui s'avance; sur l'apophyse mastoïde, dans les positions inclinées de la tête; enfin, sur le sacrum et même sur le pubis et au-dessus de cette symphyse, lorsque les fesses s'engagent.

Les doigts, préalablement introduits pour lui servir de conducteurs, contribuent à l'enfoncer et en surveillent attentivement l'action, dans la crainte qu'il ne s'échappe et ne blesse grièvement la femme. Aussi, les tractions doivent-elles être exécutées sans violence ni secousses et, si l'on retire l'instrument avant qu'il n'ait entièrement dépassé la vulve, et même pendant les efforts d'extraction, il faut toujours tenir un doigt appuyé sur la pointe.

Le crochet aigu est aujourd'hui peu employé ; il est, d'ailleurs, d'une utilité fort contestable, et les dangers qu'il fait courir à la mère sont tellement grands, qu'on doit, dans tous les cas, lui préférer des moyens plus sûrs. Il ne serait de quelque avantage, si l'on ne pouvait pas employer le crochet mousse, que si les épaules restaient accrochées après la détroncation ; ou lorsque la tête, déjà sortie et ramollie par la putréfaction, n'offre plus assez de résistance. On l'enfoncerait alors dans la poitrine ou dans le dos de l'enfant, dont on ferait ensuite l'extraction.

CHAPITRE X.

DE L'EMBRYOTOMIE.

Nous comprenons sous le nom général d'*embryotomie*, toute opération sur une partie quelconque du fœtus et nécessairement mortelle pour lui, pratiquée dans le but d'en diminuer le volume, afin de permettre sa sortie par les voies naturelles, alors qu'il ne pourrait les franchir dans son état de complète intégrité.

ART. Iᵉʳ. — Indications.

On ne doit recourir à ce moyen extrême, que lorsqu'il existe un obstacle insurmontable à l'expulsion spontanée; que le forceps, le levier et la version sont impuissants ou impraticables; que le fœtus est mort ou sa viabilité compromise : ou bien, enfin, quand la mère réclame instamment ce genre de délivrance, sans vouloir se soumettre à la section césarienne.

ART. II. — Précautions préliminaires et consécutives à l'embryotomie.

Avant l'application de tout procédé embryotomique, il faut :

1° Bien s'assurer du degré de rétrécissement pelvien et de la nécessité de l'opération;

2° Ne tenter, autant que possible, aucune autre manœuvre de délivrance, car toutes les violences, tous les essais exercés avant l'opération sont autant de chances d'insuccès;

3° Ne pas opérer, à moins d'urgence, avant la dilatation du col et l'assouplissement complets du segment inférieur de la matrice;

4° Si cet organe est dans un état d'éréthisme nerveux ou inflammatoire, tâcher d'en calmer l'irritation par la saignée générale, les bains tièdes, les injections, les calmants, les anesthésiques;

5° Avant l'embryotomie, procéder au baptême du fœtus, s'il est vivant et s'il appartient à une famille catholique. A cet effet, on introduit le long des doigts appliqués sur la partie fœtale qui est accessible, l'embout d'une seringue chargée d'eau bénite ou d'eau simple ; cela fait, on prononce les paroles sacramentelles au moment où, à trois reprises différentes, on fait agir le piston ;

6° Après l'embryotomie, il faut traiter les femmes comme après les grandes opérations, afin de prévenir ou de combattre les accidents qui pourraient survenir.

ART. III. — Faut-il attendre, pour pratiquer l'embryotomie, que l'enfant soit mort ?

Ce précepte est formulé et suivi par certains accoucheurs qui, à l'exemple de saint Ambroise, pensent que, dans le cas où il est impossible de secourir la mère sans faire du mal à l'enfant, il vaut mieux s'en désister.

« Ce précepte est funeste, dit Simon, de Liége, car il peut donner lieu aux plus graves accidents pour la mère. Et d'abord, quelle différence y a-t-il à attendre avec patience la mort du fœtus, ou à le faire périr avec l'instrument? Dans le premier cas, c'est tuer l'enfant par omission, indirectement ; dans le second, c'est le tuer d'une manière directe; or, le résultat final est toujours le même. Mais, par une semblable conduite, à quels dangers n'expose-t-on pas la mère ! »

Ce n'est pas une vaine appréhension que celle que notre regretté confrère exprimait ainsi au sujet des accidents qui résultent d'une froide temporisation, car ils sont immenses. En effet, ne voyons-nous pas trop

souvent de longues souffrances, des douleurs incessantes, produire l'inflammation des organes abdominaux, des hémorrhagies utérines par décollement de
l'arrière-faix, des convulsions, des ruptures de la
matrice et du vagin ? « Comment donc, s'écrie M. Van
Huevel, qualifier la pitié des médecins qui n'osent porter
un instrument meurtrier sur un fœtus condamné à
mourir ? En n'intervenant pas à temps, l'homme de l'art
laisse périr le fœtus, expose les jours de la femme, et
risque, au lieu d'une seule tombe, d'en ouvrir deux.
C'est donc manquer à ses devoirs envers l'humanité
que de ne pas oser entre deux maux choisir le
moindre. »

Mais l'hystérotomie sauve quelquefois l'enfant, nous
dira-t-on ; pourquoi, dès lors, ne pas le faire jouir du
bénéfice que lui donnerait peut-être cette opération ?

Sans doute, la section césarienne a donné le jour à
bien des enfants vivants ; mais qui peut répondre de la
viabilité de celui qu'on ne voit pas encore ? et le pût-on,
qui oserait jamais, au mépris de la volonté d'une femme
qui s'y oppose formellement, lui faire courir les chances
d'une mort presque certaine, en vue de la conservation
bien précaire d'un être qu'elle ne connaît pas ?

Je sais bien qu'il est dans l'Église catholique un dogme
qui prime tous les autres : c'est que, d'après les principes de saint Thomas, la mère doit sauver l'âme de son
enfant, même au prix de sa vie personnelle.

Admettre ces principes, c'est implicitement reconnaître que la femme qui résiste est excusée vis-à-vis du
rite romain, dès l'instant où l'on peut assurer la vie

spirituelle à son fruit. Le docteur Debreyne, prêtre et religieux de la Grande-Trappe, exprime d'ailleurs la même opinion. « Si, dit-il, l'enfant pouvait, avant de naître, recevoir le baptême à la tête, après la rupture des membranes, *ce baptême serait valide,* et la femme ne serait pas obligée de souffrir l'opération césarienne, *parce qu'elle n'est tenue à la subir que pour assurer la vie de l'âme de son enfant et non pour lui procurer la vie temporelle.*

Eh bien ! ce baptême, dont dépend le salut éternel de l'enfant, et pour lequel une malheureuse mère, qui n'a que le tort de ne pouvoir enfanter parce qu'il a plu à la nature de lui refuser ses faveurs ; ce baptême, dis-je, peut toujours être administré *in utero :* il donne un ange au Ciel ; il conserve une existence sur la terre.

Au surplus, le précepte le plus sublime que nous enseigne la saine morale, le seul qui doive nous inspirer à la vue du couteau césarien et de ses conséquences ordinaires, n'est-ce pas de traiter autrui comme nous voudrions qu'on nous traitât nous-mêmes ou nos parents les plus proches ?

« Mettons-nous un instant, dit M. Van Huevel, à la place d'un mari obligé de choisir entre sa femme et son enfant ; il doit opter entre celle qui depuis longtemps lui est chère par les liens d'une vie commune en plaisirs et en peines, et un être inconnu qu'il n'a point encore appris à aimer. Qui pourrait jamais supposer qu'un homme de cœur ne préférât cent fois la mort du fœtus aux dangers que courrait la mère pour le mettre au monde vivant? D'un autre côté, où trouver une femme dont l'amour maternel serait assez développé avant la naissance de l'enfant pour dominer l'instinct si vivace de sa conservation personnelle? Chérit-on bien fort ce que l'on ne connaît pas? Pour moi, je n'ai jamais rencontré dans cette cruelle position ni fille, ni femme mariée qui ait hésité une seconde sur le choix qu'elle avait à faire. Toutes m'ont toujours dit : Sauvez-moi ! sacrifiez mon enfant ! C'est là le cri de l'égoïsme, je le sais bien, mais c'est la voix de la vérité qui réduit au silence toute théorie en opposition avec la nature. »

Lorsque je me rappelle les cas de monstruosité fœtale que j'ai plusieurs fois rencontrés, notamment chez des femmes où le rite romain prescrit l'opération césarienne, je me pose toujours la question de savoir quelle serait la conduite des accoucheurs qui ne s'inspirent que des lois canoniques, lorsqu'ils se trouveront en présence d'enfants atteints d'hydrocéphalie, d'hydrothorax, d'ascite, de fœtus adhérents, dont l'expulsion spontanée est impossible?

S'ils les mutilent, ne sont-ils pas criminels et condamnables vis-à-vis de leur doctrine? car, qu'on n'argue pas que ces fœtus sont inviables. On a vu des hydrocéphales guérir; il en est un qui se promène au bras de sa mère depuis plus de vingt-cinq ans dans les rues de Bruxelles. Geoffroy Saint-Hilaire en cite qui ont vécu quarante, cinquante et soixante-dix ans. Hélène et Judith, deux sœurs jumelles, adhérentes par le dos, n'ont-elles pas vécu jusqu'à vingt-deux ans, étonnant toute l'Europe autant par leur intelligence que par leur conformation? A l'heure où j'écrivais ces lignes, une pauvre mère exhibait au public bruxellois une malheureuse enfant de cinq ans, bien portante, et qui présente aussi l'exemple d'une duplicité fœtale.

S'ils ne les mutilent pas, au contraire, trouverait-on parmi eux un seul accoucheur assez exalté dans ses principes, assez inhumain, pour porter de propos délibéré le couteau césarien sur une femme d'ailleurs bien faite et pleine de santé, peut-être déjà mère de plusieurs enfants, pour la délivrer d'un être disgracié de la nature, d'un monstre? Terrible alternative, dans laquelle se trouve le moraliste, dont la détermination sera pour lui ou bien la perpétration d'un crime, ou bien la perte de deux existences là où il pouvait n'avoir qu'une seule mort à déplorer, ou qu'il n'aura, en prenant les choses au mieux, qu'un être informe, monstrueux, à offrir à une malheureuse mère, pour prix du sacrifice qu'elle a fait !

« Dans les cas d'accidents qui viennent compliquer la grossesse, dit M. Hubert, et qui sont assez graves pour rendre la mort de la mère, et partant celle du fœtus, à peu près certaines, l'*avortement provoqué* nous paraît être d'une imputabilité morale minime, et si nous ne disons pas que nous l'adoptons, c'est que, comme médecin catholique, nous reconnaissons une autorité à laquelle nous soumettons volontiers notre faible raison. »

Cette sanction, à sa manière de voir, qu'invoque l'honorable professeur de Louvain, ne lui ferait pas défaut, j'en suis certain, car je fus naguère demandé dans une famille des plus opulentes, des plus nobles et la plus sincèrement catholique du pays, pour y provoquer l'avortement médical, alors qu'un Père jésuite, des plus distingués, avait été consulté à ce sujet et se trouvait en même temps que moi dans la maison.

Eh bien ! si la loi religieuse, me dis-je, permet l'avortement dans certains cas, peut-elle rationnellement me refuser l'autorisation de pratiquer l'embryotomie sur l'enfant vivant, quand il y a étroitesse pelvienne ou tout autre motif qui fait obstacle à l'accouchement par des moyens plus doux? Ma conscience proteste contre un semblable refus, parce que les résultats sont identiques au point de vue du fœtus qui, dans l'un comme dans l'autre cas, est sacrifié et que, dans les deux cas aussi, ce sacrifice est commandé par un seul et même intérêt : celui de la mère.

ART. IV. — Procédés opératoires.

Les procédés opératoires varient suivant que l'enfant se présente par la tête, par le siége, ou par le tronc.

1. — EMBRYOTOMIE DANS LA PRÉSENTATION CÉPHALIQUE.

Les instruments inventés pour parvenir à ce but sont très-nombreux et très-variés ; tous ont naturellement pour objet la réduction du volume de la tête au point de lui permettre de franchir un obstacle qu'elle n'avait pu surmonter auparavant. Les décrire tous m'entraînerait trop loin ; aussi, me bornerai-je, comme je l'ai fait précédemment pour d'autres questions, à ne consigner ici que les principaux. Pour mettre un peu d'ordre dans l'exposé que je vais en

faire, je les rangerai en quatre méthodes embryoto-
miques, suivant qu'ils agissent sur le crâne :

1° Par *perforation;*

2° Par *écrasement;*

3° Par *diastasie;*

4° Par *sciage.*

§ 1. — PERFORATION DU CRANE.

La perforation du crâne n'exige pas, à proprement
parler, un instrument spécial; le couteau le plus vulgaire, pourvu qu'il soit terminé en pointe, une simple
tige en fer qu'on aura, au moment du besoin, appropriée à la circonstance; de longs ciseaux de bureau ou
autres, le bistouri pointu, peuvent très-bien entamer le
cuir chevelu et plonger dans la cavité crânienne à travers les espaces membraneux qui s'y trouvent. Mais les
instruments qui sont le plus employés sont les ciseaux
de Smellie, de Denman, le terebellum de Dugès, le
perforateur d'Assalini, de M. Leissnig et celui de
M. H. Blot.

Les ciseaux de Smellie consistent en deux longues
tiges droites à anneaux inférieurs pour les doigts qui la
manient, comme les pinces ordinaires; mais terminées,
supérieurement, par une pointe très-acérée qui a la
forme d'un fer de lance tranchant sur ses bords
externes, afin de pouvoir agrandir l'ouverture de
pénétration au gré de l'opérateur.

Chailly a eu l'heureuse idée de recouvrir la pointe et
les tranchants des ciseaux de Smellie d'une gaîne
mobile qui s'articule avec eux et qui permet de les

introduire avec sûreté. Dès qu'il est parvenu sur la tête du fœtus, il abaisse cette gaîne, et les tranchants restent à découvert.

Les ciseaux de Denman ne diffèrent des précédents qu'en ce que la pointe est légèrement recourbée sur le plat, afin d'attaquer perpendiculairement le crâne.

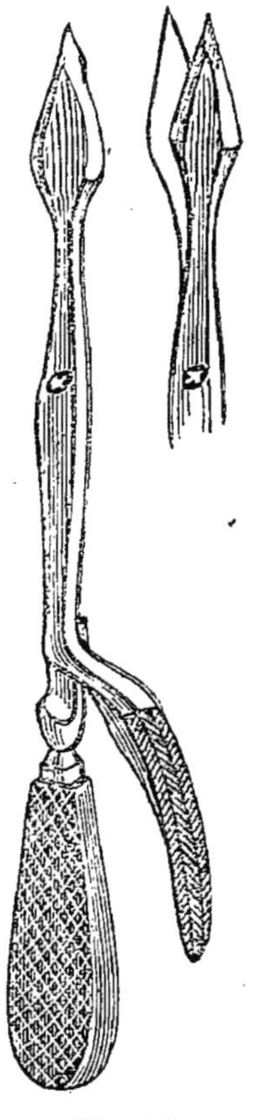

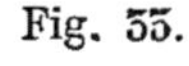

Le terebellum de Dugès est représenté par une longue tige en acier garnie d'une poignée et terminée à son sommet par une longue vis conique dont la base est un peu plus large que la tige qui le supporte.

Les perforateurs d'Assalini et de Leissnig consistent en un long tube cylindrique renfermant une couronne de trépan dans son intérieur, laquelle est mise en mouvement par une manivelle ou par une poignée adaptée à la partie inférieure de l'instrument.

Quant au crâniotôme de M. H. Blot, c'est une sorte de ciseaux (fig. 33) à deux branches se recouvrant mutuellement, de telle façon que l'instrument étant fermé, le bord mousse d'une

Fig. 55.   lame déborde d'un millimètre ($\frac{1}{2}$ ligne) le bord tranchant de l'autre, et réciproquement ; de plus, chaque face libre porte à son extrémité une arrête qui donne à la pointe une forme quadrangulaire. Des deux branches, l'une est droite dans toute son étendue et terminée par une poignée en bois; l'autre se superpose à la première, comme je l'ai dit ; mais, près du manche de celle-ci, elle se relève brusquement et se recourbe en dehors où elle est munie d'un ressort qui la fait basculer, ce qui donne à ce perforateur un peu de ressemblance avec le lithotome simple.

L'application de ces instruments se fait d'après des règles à peu près uniformes ; ce sont les suivantes :

La femme est placée comme s'il s'agissait de pratiquer la version ou d'employer le forceps ; l'opérateur graisse les doigts de la main gauche, les plonge dans le vagin où ils vont tâcher de fixer la tête et de reconnaître une suture ou une fontanelle, s'il fait usage des ciseaux. Ceux-ci, tenus de la main droite, et garnis à leur extrémité d'une boule de cire, sont alors insinués prudemment le long des doigts introduits dans les organes; arrivé sur le crâne, on imprime à l'instrument des mouvements de rotation en sens inverse, jusqu'à ce qu'on sente que toute résistance a cédé, ce qui indique qu'on est dans la masse cérébrale. L'opérateur écarte alors les manches de l'instrument, et il broie le cerveau en les portant dans toutes les directions ; enfin, en retirant les ciseaux, il prend soin de donner à ses branches un écartement qui agrandit l'ouverture ; il pourrait même, s'il le jugeait nécessaire, opérer une incision cruciale en dirigeant les tranchants, avant de les sortir tout à fait, dans le sens opposé à la première perforation.

Le terebellum est introduit avec les mêmes précautions et enfoncé dans le crâne, comme un tire-fond, par un double mouvement de pression et de rotation. En imaginant son instrument, Dugès avait en vue de le faire agir comme perforateur, d'abord; comme tire-tête ensuite. Il satisfait sans aucun doute à la première indication; quant à la seconde, il ne le peut, car, de forme conique, à base dirigée en bas, et ne trouvant pas dans les os du vertex une prise assez étendue à son pas de vis, il lâchera immédiatement. Il est impossible aussi qu'il pénètre dans les os de la base, car ceux-ci, étant plus durs, résisteront davantage, et comme la tête est ordinairement mobile, elle cédera aux efforts nécessaires à la pénétration du perforateur; si elle est fixe, est-on sûr de ne pas outre-passer le cuir chevelu?

L'emploi des perforateurs à trépan se fait suivant les règles que doit suivre l'opérateur qui fait usage des ciseaux de Smellie ou de M. Blot. Seulement, ses deux mains, l'une à l'intérieur et l'autre à l'extérieur, maintiennent l'instrument immobile, tandis qu'un aide fait avancer la couronne sur les os du crâne, en procédant avec beaucoup de lenteur. Ils ont l'avantage de faire une perte de substance au crâne, sans y produire des esquilles.

La transforation obtenue, on abandonne l'expulsion du produit aux efforts spontanés, sauf à intervenir de nouveau par des moyens artificiels (forceps, céphalotribe, etc.), si la nature est encore impuissante.

Malheureusement ce sera là, pensons-nous, le cas le plus général, pour peu que la viciation soit prononcée. La méthode perforatrice, pure et simple, n'a, selon nous, qu'une seule indication réelle, c'est lorsque la cause dystocique réside uniquement dans l'hydrocéphalie ou dans l'existence d'une tumeur céphalique dont on peut vider le contenu par la ponction. En dehors de ces cas, le perce-crâne, quel qu'il soit, nous paraît d'une application dangereuse et souvent inutile.

Dangereuse, parce que les sutures et les fontanelles ne sont pas toujours accessibles ; que la tête est ordinairement mobile sans qu'on puisse la fixer et que si elle est inclinée, il faut y pénétrer à travers la substance des os, contre la résistance et la convexité desquels les perforateurs peuvent glisser et venir blesser la femme.

Inutile, parce que, en supposant ces instruments tout à fait inoffensifs et toujours applicables, ils ne peuvent que produire la sortie du cerveau, en perforant seulement les os de la voûte crânienne, ou en passant à travers les espaces membraneux, sans pouvoir jamais diminuer la base du crâne qui constitue, dans la généralité des cas, le seul et véritable obstacle à la parturition. Dans son *Traité général des accouchements*, Dionis signale déjà cette cause dystocique, ainsi que l'inutilité de la perforation, qui était en grande vogue de son temps. *Quand c'est par l'excessive grosseur de la tête que l'accouchement est retardé*, dit-il, *il y a des accoucheurs qui conseillent de vuider le cerveau pour en diminuer le volume ; mais ce moyen ne doit pas être mis en pratique, car, quand même la tête serait vuide de la cervelle, elle n'en serait pas plus petite, parce que ce n'est pas elle qui en fait la grosseur, et que ce sont les os qui la composent.*

Serait-il possible, aujourd'hui encore, de tenir à ce sujet un langage plus vrai et plus pratique ?

§ 2. — ÉCRASEMENT DU CRANE.

L'écrasement du crâne se fait à l'aide d'instruments compresseurs, analogues, pour la forme, au forceps, mais beaucoup plus solides et offrant des dimensions plus grandes. Celui que nous présenterons comme type, est connu sous le nom de *céphalotribe* de Baudelocque, neveu.

C'est une énorme pince (fig. 34), composée de deux

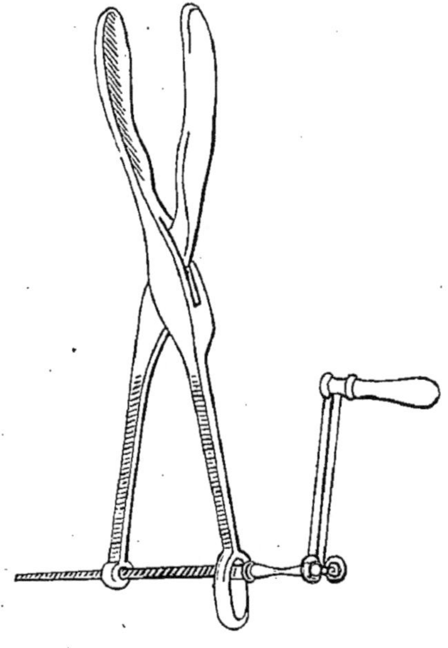

Fig. 54.

branches très-longues, à cuillers pleines, s'appliquant et s'articulant comme le forceps ordinaire, et dont on peut serrer à volonté les mors par une vis de rappel placée à l'extrémité des manches ; cette vis est mise en jeu par un levier puissant. Quant à ses limites d'appli-

cation, nous aurons occasion d'en dire un mot à propos
de celles du forceps-scie.

Le poids de cet instrument, son volume, l'épaisseur
de ses cuillers, en rendent le maniement fort difficile.
Il est vrai qu'on en possède aujourd'hui dont les dimensions et le poids n'excèdent guère ceux du forceps : je
citerai comme tel celui que M. Rizzoli, de Bologne, a
fait confectionner. Mais si ce dernier gagne sous ce rapport, il n'en reste pas moins entaché des vices inhérents
à tous les compresseurs, puisque leur action à tous
s'exerce de la même manière ; seulement, le mode opératoire varie suivant que le céphalotribe est appliqué :

1° D'emblée, dans le double but d'aplatir et d'amener
la tête au dehors ;

2° Avec perforation préalable du crâne, et en le faisant
agir ensuite comme écraseur, d'abord, et comme extrac-
teur, après ;

3° Enfin, avec perforation préalable suivie de broye-
ments multiples, mais en se gardant bien de l'employer
comme agent d'extraction.

1° *Céphalotripsie ordinaire.*

Nous avons dit que l'instrument s'introduit et s'applique avec les mêmes précautions que le forceps ordinaire. Après avoir solidement saisi la tête, on fait agir
doucement la manivelle, afin d'aplatir la partie fœtale
comprise dans les cuillers ; cela obtenu, l'opérateur
saisit le céphalotribe des deux mains et lui fait subir,
s'il en est besoin, un mouvement de rotation destiné à
harmoniser les diamètres de la tête avec ceux du bas-

sin, après quoi il procède à l'extraction, en dirigeant ses efforts suivant l'axe pelvien.

Cette méthode est-elle aussi efficace qu'elle le paraît au premier abord? Voyons.

En écrasant la tête, tout céphalotribe diminue sans aucun doute le diamètre sur lequel il exerce son action compressive, mais il est bien évident aussi qu'il augmente en proportion les diamètres opposés; de plus, comme il s'applique par nécessité sur les côtés du bassin, l'étroitesse de celui-ci et le volume ainsi que la forme des cuillers ne permettant pas qu'il en soit autrement, il agrandit le crâne suivant l'étendue sacro-pubienne, celle-là même qui est le plus fréquemment viciée; d'où résulte, infailliblement, si le vertex est *engagé* dans le détroit supérieur, le refoulement du sacrum et du pubis en sens contraire, avec une force proportionnelle au degré d'aplatissement de la tête. Quant à la rotation, qui est conseillée pour ébranler cette tête et ramener son diamètre écrasé dans le sens de la viciation la plus grande, c'est une tentative illusoire et pleine de périls, puisque la compression a augmenté l'enclavement et que, d'ailleurs, la forme de l'instrument s'oppose à ce qu'on l'applique dans le diamètre sacro-pubien.

Supposons même que la tête soit arrivée dans l'excavation, mais en position mento-postérieure irréductible, et qu'il y ait une barrure prononcée du bassin. Le céphalotribe fera-t-il, dans ce cas, justice de la difficulté? La théorie dit non, et la pratique lui donnerait probablement raison.

La situation n'est pas plus favorable lorsque l'extré-mité céphalique est encore *mobile* au-dessus du grand détroit : c'est ce que nous allons faire comprendre.

En parlant du céphalotribe, Chailly dit que *c'est un instrument précieux qu'on ne saurait trop défendre contre ses détracteurs.* Cependant, il ne peut pas s'empêcher de lui reconnaître un côté faible, puisqu'il ajoute qu'*il est indispensable que la tête soit bien prise en plein; sans cela,* dit-il, *par suite de l'antéversion si ordinaire dans ces cas* (rétrécissement pelvien), *elle se trouverait placée sur les pubis et ne serait prise que par sa partie qui regarde en arrière du bassin, et le céphalotribe glisserait hors des organes sans avoir rien saisi.*

C'est là, en effet, ce qui arrivera souvent, car on ne pourra pas toujours repousser suffisamment la tête en arrière pour la placer *juste,* comme il en fait une condi-tion, *au centre du détroit supérieur.*

D'après cela, il est évident qu'il faut, pour appliquer le céphalotribe, que l'extrémité céphalique soit solide-ment *engagée* ou qu'on puisse, ainsi que M. Scanzoni le dit, la fixer en la comprimant à travers les parois abdominales. Or, cette double condition fera souvent défaut, car la viciation pelvienne est un obstacle à son existence, et le ventre est parfois si sensible, si doulou-reux, qu'il ne supporte pas la moindre pression. Il en résultera donc que, si la tête est encore *mobile*, elle fuira devant l'instrument lorsque la vis de rappel en rapprochera les mors, puisque ceux-ci limitent un espace angulaire dont le sommet est en bas.

Il est vrai que Cazeaux a corrigé cette imperfection

en donnant à l'articulation une entablure beaucoup plus large. Cet élargissement permet. des mouvements latéraux qui sont commandés par une vis régulatrice qu'on fait agir à volonté, et dont l'extrémité, appuyant sur le pivot, peut donner à la base des cuillers un écartement beaucoup plus considérable qu'à leur extrémité. Il est vrai encore que pour éviter aussi ce glissement, Chailly a même recourbé en crochet le bec des cuillers, de mauière que l'une rentre dans l'autre (fig. 35), et que

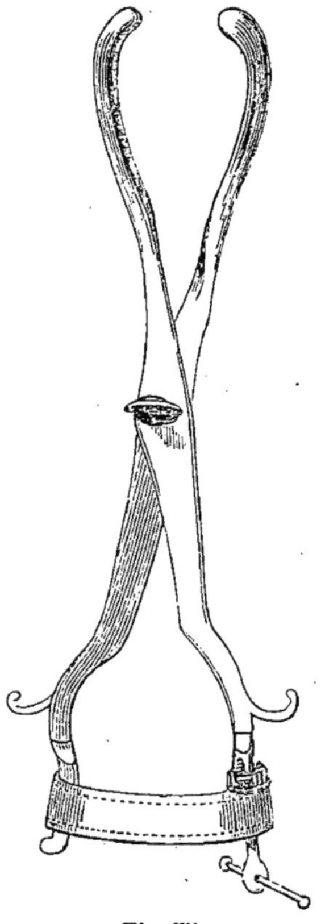

Fig. 35.

les parties comprimées se trouvent ainsi maintenues au point de ne pouvoir échapper.

Cette dernière modification est heureuse, mais elle a l'inconvénient de rendre l'introduction de l'instrument plus difficile, puisqu'elle exige plus d'espace.

Nous objecterous, enfin, que ce procédé embryotomique donne lieu à des esquilles qu'il faut enlever soit avec les doigts, soit avec des pinces (Chailly); sans qu'on puisse toujours en garantir les organes maternels, et qu'au détroit supérieur, plus encore que dans l'excavation. on serait obligé, avant tout effort extractif, de faire subir à l'instrument un mouvement de rotation, afin de mèttre le plus grand diamètre de la tête en rapport avec le plus grand du bassin (Chailly). Or, nous l'avons déjà dit, cette conversion est impossible, puisque la forme de l'instrument, tout comme celle du forceps ordinaire, s'oppose à ce que les branches soient ramenées directement d'avant en arrière.

Toutes ces manœuvres sont donc évidemment des plus dangereuses. Aussi pourrions-nous produire des cas où le céphalotribe a été suivi des délabrements les plus considérables, telles que des déchirures de la matrice et des articulations sacro-iliaques, des contusions de la vessie et du rectum, des gangrènes consécutives et même la mort de la femme, avant qu'on ait pu achever la délivrance.

2° *Céphalotripsie précédée de la perforation du crâne.*

Les partisans du céphalotribe, convaincus des accidents que son application simple entraîne presque infailliblement à sa suite, ont cru répondre à la principale objection qui était faite à cet instrument : celle de l'élongation artificielle de la tête par la compression qu'elle a subie dans le sens opposé. Pour parer à cet immense inconvénient, ils donnent donc le conseil de perforer au préalable le crâne, d'en évacuer la pulpe cérébrale et d'appliquer l'écraseur sur différents diamètres en lui faisant subir, après chaque application, un mouvement de rotation, afin de réduire la tête dans tous les sens (Chailly, Pajot, etc.).

D'abord, si la tête est *mobile*, et elle l'est souvent, nous venons de le dire, la perforation sera difficile ou impossible et toujours dangereuse, puisque l'instrument peut glisser. Au surplus, tous ces préliminaires nous paraissent très-séduisants en théorie, mais ils le sont moins quand nous consultons le résultat des expériences nombreuses auxquelles nous nous sommes livré, en y apportant toute la bonne foi qu'exige la recherche de la vérité.

C'est ainsi que nous avons constaté dans plusieurs cas, malgré la perforation préalable du crâne, une *augmentation, même très-considérable*, dans le sens opposé à la compression; dans d'autres, en *bien plus petit nombre*, les diamètres sont restés, après l'écrasement, ce qu'ils étaient auparavant, celui sur lequel s'appliquaient les cuillers excepté. Sur *une seule tête*, il y a eu diminution légère dans le sens opposé à la pression. Poursuivant nos essais, nous avons ensuite, à diverses reprises, engagé une tête au détroit supérieur, perforé la boîte osseuse et appliqué le céphalotribe. Chaque fois nous avons observé une pression très-forte, insupportable même au doigt placé en avant ou en arrière de cette tête, et plusieurs fois il s'est produit un enclavement tel, que l'extraction devenait impossible. J'ajouterai que dans deux expériences la base du crâne était si dure, et les résistances offertes par les parois pelviennes si puissantes contre l'agrandissement de la tête, que l'énorme clou articulaire de l'instrument de Baudelocque se brisa net, et que dans d'autres les branches d'un céphalotribe plus léger (celui de Rizzoli) se forcèrent.

Et puis, nous ne pouvons trop le répéter, la perforation du crâne n'est pas toujours une si petite affaire. Sans parler des esquilles auxquelles elle donne lieu et qui en compromettent le succès, elle peut être quelquefois impossible, ou tout au moins très-difficile, notamment, et M. Scanzoni émet le même avis, lorsque le tronc est dégagé et la tête retenue au-dessus de l'excavation. Je sais bien que Chailly, renouvelant et le faisant sien, le procédé de Denman (*voir* page 493) conseille d'enfoncer le perforateur par la bouche à travers la voûte palatine, et qu'il donne cela comme très-facile. Il serait beaucoup plus expéditif, me semble-t-il, et, si facile que cela soit, plus facile encore d'opérer d'abord la décollation ou de sectionner transversalement la colonne cervicale, d'introduire ensuite un mandrin dans le trou vertébral pour aller broyer le cerveau, et d'appliquer après, ou même d'emblée, le céphalotribe en opérant, dans ce cas, la détroncation entre ses branches. La pression des cuillers expulserait alors la pulpe intra-crânienne par le grand trou occipital, ou par le tronçon qui resterait du canal rachidien. Mais tout cela ne rendrait pas encore certaine ni inoffensive pour la mère l'extraction de la tête.

Céphalotribe de M. Van Aubel.

M. le docteur Van Aubel, de Liége, vient de faire confectionner un nouvel appareil à écrasement de la tête. Voici textuellement la description que l'auteur en donne :

Il se compose (fig. 36) de trois branches, une médiane mâle et deux latérales femelles.

Les deux branches latérales ne fonctionnent jamais ensemble avec celle du milieu ; mais c'est toujours,

tantôt la droite, tantôt la gauche qui, s'articulant avec
la branche mâle, sert à écraser la partie correspondante
de la tête.

Les trois branches présentent la même courbure pel-

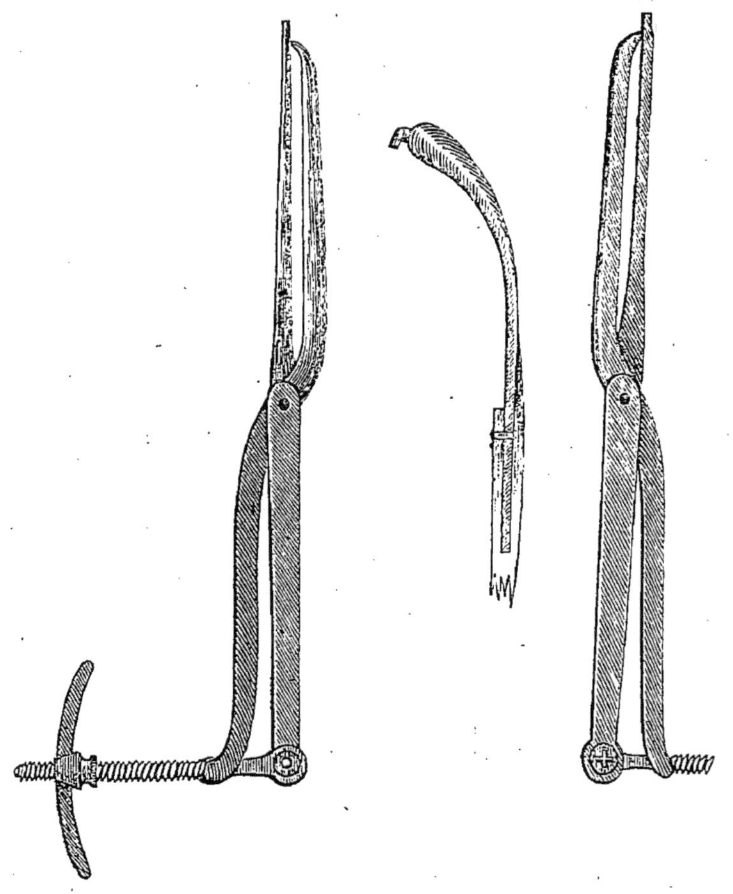

Fig. 56.

vienne $0^m,10$ (3 pouces 9 lignes); les deux branches
latérales seules offrent une légère courbure céphalique. La branche médiane est aplatie d'avant en arrière

dans les deux tiers inférieurs de sa longueur, de même que les deux branches latérales, tandis que, dans le tiers supérieur, elle est aplatie latéralement, de manière à présenter un diamètre antéro-postérieur de 0ᵐ,016 (7 lignes) et un diamètre transversal de 0ᵐ,011 (5 lignes). Au milieu de sa face antérieure, elle présente un pivot avec une double fente latérale pour recevoir les encoches de chacune des branches femelles. A son extrémité inférieure, elle présente également un pivot qui s'engage dans une fente pratiquée à l'une des extrémités d'une vis transversale, pour former ainsi une articulation à genou dont l'angle saillant est tourné alternativement à droite ou à gauche, de manière à pouvoir, au moyen d'une seule vis, rapprocher la branche moyenne, tantôt de la branche latérale gauche, tantôt de la droite.

A son extrémité supérieure, elle diminue assez rapidement de volume, de manière à n'avoir plus, près du bout, que 0ᵐ,005 (2 lignes) de diamètre dans tous les sens, et là, elle présente un petit crochet mousse dirigé en avant. La longueur de cette branche, à partir du premier pivot jusqu'au crochet, sans passer par la courbure, est de 0ᵐ,27 (10 pouces).

Les deux branches latérales sont de simples branches de céphalotribe, longues depuis les encoches jusqu'à leur point le plus élevé de 0ᵐ,26 (9 pouces 7 lignes), de sorte que la branche médiane les dépasse de 0ᵐ,01 (4 ¹/₂ lignes). Au milieu de leur bord interne, elles présentent une encoche pour permettre l'articulation avec la branche médiane. L'écartement entre cette dernière et le fond de la concavité de chaque cuiller latérale est

de 0^m,013 (6 lignes), si l'instrument est fermé. Les cuillers présentent à leur bout une largeur de trois centimètres (13 lignes) et portent le crochet que M. Depaul
a fait ajouter aux branches du céphalotribe, pour
l'empêcher de glisser.

L'extrémité inférieure des branches est bifurquée pour
livrer passage à la vis transversale dont nous avons parlé
plus haut; et pour empêcher que, pendant la compression, l'écrou à deux ailerons qui se meut sur la vis, ne
quitte la fourche, les deux branches de celle-ci sont
légèrement courbées en dehors.

Mode d'emploi.

Voyons maintenant comment on applique ce nouveau
céphalotribe; et, pour mieux fixer les idées, supposons,
dit l'auteur, une présentation du sommet de la tête en
première position, variété transversale, le col dilaté ou
dilatable, la poche des eaux rompue.

La femme, couchée et convenablement soutenue par
des aides, comme pour toute céphalotripsie, on commence par faire, avec le perforateur de Leissnig, la
perforation du crâne, en appliquant l'instrument sur
la bosse pariétale antérieure.

A la rigueur, tout autre perforateur pourrait conduire
au même résultat, mais celui-ci occasionne une perte de
substance circulaire, ce qui expose moins à la production d'esquilles, quand la perforation est suivie de céphalotripsie.

Par cette ouverture ainsi pratiquée, on introduit la
branche médiane du céphalotribe; et, par quelques
mouvements imprimés à l'instrument en différents sens,

on détruit complétement la pulpe cérébrale, que l'on fait ensuite sortir aisément au moyen d'une injection d'eau tiède faite avec une seringue convenable. Dans bien des cas cependant, il suffira d'avoir broyé la substance cérébrale pour qu'elle sorte ensuite facilement et pour pouvoir continuer l'opération. On va directement à la recherche du trou occipital, que l'on trouve le plus souvent sans aucune peine, dit M. Van Aubel, et l'on y introduit l'extrémité de la branche médiane, qui peut alors y être très-bien maintenue, d'abord par le crochet qui se trouve à son extrémité, et ensuite en faisant exercer sur le bas-ventre une légère compression qui s'opposera à sa sortie. Cette branche, ainsi maintenue dans le trou occipital, à cause de la disposition conique de son extrémité supérieure, fixe la tête dans une position quelconque et facilite le reste de l'opération.

Quand il n'y a pas une forte inclinaison de la tête en avant, notre confrère affirme qu'on pénètre dans le trou occipital avec la plus grande facilité; mais, dans le cas contraire, un instrument droit peut rencontrer des difficultés insurmontables, tandis qu'une branche à courbure pelvienne, comme celle de son céphalotribe, pénétrera tout de suite ; c'est du moins ce qu'il a constaté lors de sa dernière expérience faite sur le cadavre avec M. Wasseige. Voici, du reste, comment on reconnaît, d'après lui, que la branche se trouve dans le trou occipital : d'abord, au moment de l'entrée, on sent la branche, qui jusqu'alors battait partout contre la base du crâne, s'enfoncer tout d'un coup et rencontrer bientôt une nouvelle résistance, du moment que la base du cône, que présente l'extrémité introduite, vient heurter contre l'anneau occipital; un second signe, c'est que la branche entrée dans le trou fait corps avec le tronc du fœtus, de sorte que toute impulsion imprimée à l'instrument se communique au corps de l'enfant et réciproquement, tandis que, si l'instrument se trouve implanté ailleurs, il fait basculer la tête.

La première branche appliquée est confiée à un aide. Les deux autres branches sont soumises aux mêmes règles, quant à leur introduction, que les branches d'un céphalotribe ordinaire; et il est généralement à peu près indifférent de se servir d'abord de la branche droite ou de la branche gauche; seulement, dans le cas spécial qui nous occupe, il y aura peut-être de l'avantage à appliquer d'abord la branche droite, afin que, si quelque accident réclamait la prompte terminaison du travail, on puisse faire, après la seconde application, l'extraction de la tête plus ou moins fléchie.

Lorsqu'aucune difficulté sérieuse ne s'y oppose, on cherchera à appliquer la branche droite entre l'oreille gauche du fœtus et l'os malaire, ce qui équivaut à peu près à l'introduire au-devant de la gouttière sacro-iliaque.

Après avoir articulé et engagé la vis transversale dans la fourche que porte l'extrémité inférieure de la branche introduite, si l'on exerce la compression, ce premier broiement détruira nécessairement une partie de la base du crâne et une partie correspondante de la voûte; de plus, d'après l'endroit où l'auteur a supposé la cuiller appliquée, le plus souvent l'aile du sphénoïde sera brisée là où elle s'insère au corps de l'os; ce que confirme l'examen de plusieurs crânes qu'il a broyés.

Dans le cas où le rétrécissement n'est pas considérable, une seule application d'un côté peut permettre de terminer le travail ; dans le cas contraire, après avoir retiré la branche latérale, on fera un second broiement de l'autre côté, et même un troisième, un quatrième, etc., suivant les circonstances, en observant toujours les règles qui régissent l'emploi du céphalotribe ordinaire ; après quoi, on peut terminer par l'extraction, ou bien, si les forces et les conditions de la femme le permettent, abandonner le reste à la nature.

Si, au lieu d'avoir affaire à une présentation du sommet, c'est la face qui se présente, les mêmes règles sont applicables ; seulement, la perforation se fera sur le front, et quand on sera obligé d'en venir à l'extraction, l'instrument sera de préférence appliqué sur l'occiput, ce qui changera peut-être la présentation de la face en présentation du sommet de la tête.

Lorsque l'on a affaire à une présentation de l'extrémité pelvienne, M. Van Aubel croit que la perforation sushyoïdienne ou palatine, au moyen de l'instrument de M. Blot, sera généralement applicable, et la branche médiane pourra encore être introduite par le trou ainsi pratiqué. Et d'ailleurs, pourquoi, se demande-t-il, après avoir préalablement ouvert la colonne vertébrale, n'introduirait-on pas par là un instrument analogue à ce perforateur, mais moins large que lui, pour faire sauter les anneaux des vertèbres, et livrer ainsi un passage à la branche médiane? Dès lors il pense que son céphalotribe fonctionnera dans les présentations de l'extrémité pelvienne comme dans celles du sommet et de la face.

Appréciation.

L'instrument de M. Van Aubel est très-heureusement
conçu et il n'a aucun des défauts du céphalotribe ordinaire ; seulement, le crochet qui termine la branche
femelle en rend peut-être l'introduction plus difficile.
Dans un bassin rétréci, occupé par une tête qui y presse,
on n'a rien de trop de l'espace qui reste pour le diminuer encore par une semblable saillie. Mais par contre,
il a le double avantage, une fois placé, de fixer la tête
au point qu'en aucun temps de l'opération, elle ne peut
s'échapper et qu'il écrase sa base, sans l'allonger, du
lieu d'application de la branche femelle au centre. Nous
pensons donc qu'il est destiné à rendre de véritables
services, pourvu toutefois que la tête se *présente régulièrement* et qu'elle ne *soit pas mobile.*

Il est reconnu, en effet, que dans ce dernier cas, la
transforation est difficile et très-dangereuse, car, si le
corps sur lequel doit agir le perforateur n'est pas fixé,
celui-ci peut glisser et produire les plus graves
désordres. D'autre part, si la présentation est irrégulière ; si l'on a affaire à un côté du crâne ou de la face,
par exemple, ou bien encore à une position mento-
postérieure, circonstances dans lesquelles le trou occipital dévie du centre du bassin pour se porter en avant,
en arrière ou de côté, suivant l'inclinaison, alors la
pénétration de la branche centrale dans le trou occipital devient difficile, laborieuse, peut-être même impossible.

Ajoutons, enfin, que la sortie du tronc avec arrêt de
la tête au détroit supérieur dans un bassin fortement

rétréci et occupé par le cou de l'enfant, nous paraît compliquer la méthode de notre honorable confrère de Liége ; elle sera d'ailleurs sans utilité dans la présentation de l'épaule, de la portion latérale du cou ou de la nuque, ainsi que dans le cas où, après la décollation volontaire ou accidentelle, la tête resterait seule et serait mobile au-dessus du pubis.

Nous admettons volontiers que ce sont là des complications qui ne sont pas fréquentes ; mais comme les vices du bassin prédisposent singulièrement aux positions anormales, ce n'est que justice de compter aussi avec les exceptions.

Nous déclarons, toutefois, n'avoir aucune idée préconçue ni pour, ni contre le nouveau céphalotribe de notre honorable confrère, et comme la théorie a parfois tort vis-à-vis de la pratique, nous croyons que le plus sage est d'attendre le verdict du temps et de l'expérience.

Cependant, il est une chose qui nous a frappé, en lisant la description du mode opératoire de M. Van Aubel, c'est que son céphalotôme ne se suffit pas à lui-même ; qu'il exige un appareil instrumental assez compliqué. C'est ainsi qu'il lui faut, de préférence, le trépan de Leissnig pour entamer la tête quand c'est elle qui se présente ; le perforateur de M. Blot, pour enfoncer la voûte palatine si le tronc est dégagé ; enfin, un autre perforateur, tout spécial, non encore inventé, pour introduire dans le canal rachidien et faire éclater les arcs vertébraux, pour les cas où il ne pourrait pénétrer, par la bouche, dans la boîte crânienne. Nous verrons bientôt que le forceps-scie n'a jamais besoin de faire appel à aucun instrument semblable : il fait tout à lui tout seul.

3° *Céphalotripsie répétée.*

M. Pajot, dont l'opinion, à ce sujet, représente celle de la plupart des accoucheurs français, est partisan de la *céphalotripsie répétée,* précédée aussi de la perforation ; mais, à la différence de Chailly qui, après chaque application, essaie d'entraîner la tête avec l'instrument, il désapprouve, lui, *toute tentative d'extraction.*

Le broiement fait, il se contente donc d'imprimer à la tête un léger mouvement de rotation avec le céphalotribe, puis il désarticule les branches et les retire, pour abandonner le travail à la nature, espérant qu'elle achèvera l'opération, si le volume de la tête a été suffisamment réduit pour franchir la filière rétrécie.

S'il n'en est pas ainsi, au bout de deux ou trois heures, il réintroduit l'instrument, broie dans un autre sens, et retire encore le céphalotribe, après avoir encore imprimé à la tête un nouveau mouvement de rotation, mais sans tirer. En un mot, on opère le broiement autant de fois que cela est nécessaire et, après chacun, on exécute un mouvement de rotation ; d'autres fois, on se borne au broiement seul, sans rotation consécutive et puis on attend, dans l'espoir que les efforts spontanés feront dévier la tête dans le sens favorable à son expulsion. Dans un cas, M. Pajot a dû recommencer jusqu'à huit fois cette opération. En moyenne, il est nécessaire, dit-il, de trois ou quatre broiements séparés chacun par deux ou trois heures d'attente et d'abandon du travail à la nature. Il va même jusqu'à céphalotripsier plusieurs fois dans la même séance.

M. Scanzoni procède à peu près de la même manière.

Il faut quelquefois, dit cet auteur, *répéter à diverses reprises la compression ; retirer l'instrument, l'appliquer de nouveau suivant tel diamètre, puis suivant tel autre et écraser ainsi dans tous les sens.*

Tout cela est-il bien pratique? et pour en agir ainsi ne faut-il pas que l'opérateur soit doué d'une habileté exceptionnelle? Je le pense, car il importe de saisir la tête d'emblée, dès la première application, et d'en écraser la base, attendu que si on la manque une fois, il est probable qu'il sera impossible de l'atteindre ultérieurement, d'abord parce qu'elle aura remonté ; ensuite, parce que la base restée intacte formera une saillie que l'extrémité des cuillers dépassera avec peine.

Voilà, certes, bien des difficultés ; mais ce ne sont pas les seules que présente la céphalotripsie répétée : le professeur de Wurzbourg laisse entrevoir des complications plus désespérantes encore. Il enseigne, en effet, qu'il faut parfois aussi *opérer un mouvement de conversion, ou recourir à la version*, comme si l'angustie pelvienne et la rétraction tétanique de la matrice qui souvent, dans ces cas, s'opposent avec une énergie insurmontable au refoulement du fœtus, à la pénétration de la main et, par conséquent, à la saisie des pieds, n'empêchaient pas ces manœuvres. Aussi se hâte-t-il d'ajouter qu'on doit alors *laisser le produit se décomposer pour en obtenir l'expulsion par la nature.*

Belle et séduisante perspective que celle qui se présente sous d'aussi sombres couleurs au praticien qui se met à l'œuvre armé du céphalotribe !

Oui, la nature finira peut-être par triompher des plus grandes difficultés et par se débarrasser du fœtus ainsi mutilé; elle le pourra, puisque nous avons vu des enfants à terme franchir des rétrécissements de cinquante-quatre et même de quarante-cinq millimètres (24 et 20 lignes), *sans qu'il y eût eu écrasement préalable*. En conclura-t-on, pour cela, que la méthode est bonne ou qu'il faille rester dans l'expectation? On ne s'y fiera certainement pas, quand on saura que dans les faits dont nous avons été témoin, les fœtus étaient putréfiés et qu'ils avaient empoisonné mortellement leur mère par leur long séjour dans l'utérus (*voir* pages 400 et 401).

En agissant de cette façon, les céphalotripteurs nous semblent donc dater d'une autre époque; ils nous paraissent surtout faire bon marché des contusions profondes qu'ils occasionnent, ainsi que des lésions dues aux aspérités osseuses multiples que ces broie-ments successifs, suivis ou non de mouvements rota-toires imprimés à la tête, doivent inévitablement pro-duire, et que les contractions utérines et les essais d'extraction enfonceront dans les chairs.

Et que deviendra la malheureuse femme pendant cette longue attente et ces heures de souffrances et d'an-goisses? Le décollement du placenta et l'hémorrhagie consécutive, les ruptures de l'utérus et du vagin, le dépla-cement partiel ou complet de l'enfant, l'éclampsie ou une profonde sidération nerveuse, la métro-péritonite, la phlébite-utérine et la mort, tel est le cortége sinistre et quasi-inévitable des maux qui vont fondre sur elle.

§ 3. — DIASTASIE DES OS DU CRANE.

Trois procédés différents sont conseillés pour la dias-tasie, c'est-à-dire pour la séparation, pour la démolition des os du crâne : ils appartiennent à MM. Didot, Simpson et Hubert, de Louvain.

A. — *Procédé de M. Didot.*

En 1849, le docteur Didot, de Liége, a beaucoup occupé l'Académie de médecine d'un instrument de son invention, auquel il a donné le nom de *diatrypteur* ; il le destinait à disjoindre, à désarticuler les os de la voûte et de la base du crâne du fœtus, dans le sein de sa mère, sans entamer notablement les parties molles qui les recouvrent.

Le *diatrypteur* (fig. 37) offre la plus grande ressem-

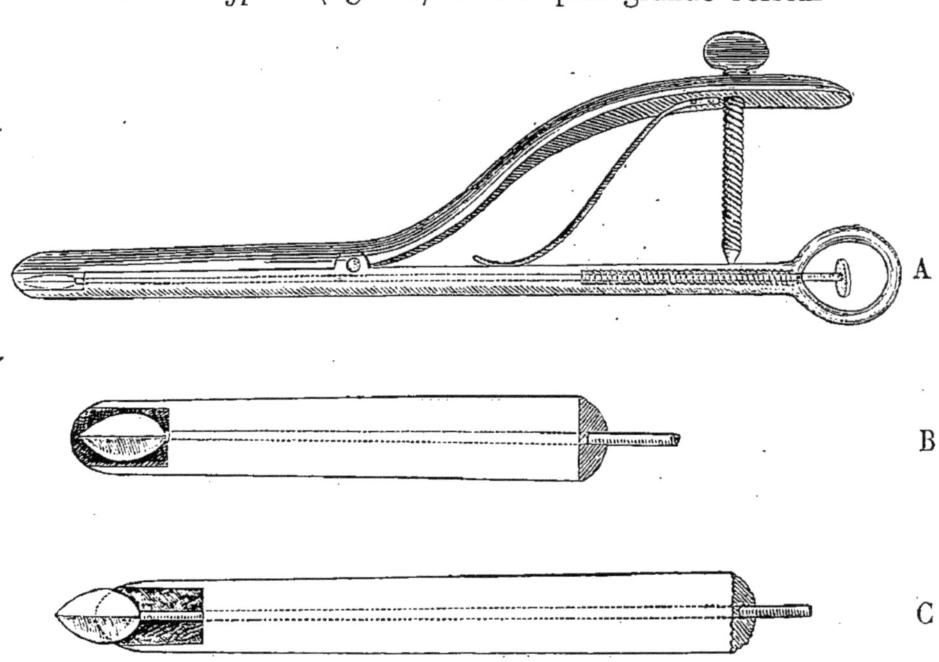

Fig. 37.

A représente le diatrypteur au quart de sa grandeur réelle.
B et *C* font voir la branche rectiligne avec la lame cachée et sortie.

blance avec cet instrument en bois dont on se sert pour
élargir les doigts des gants. Il est long de quarante centimètres (14 ³/₄ pouces) et formé de deux leviers articulés l'un avec l'autre par une charnière, et se fournis-
sant mutuellement un point d'appui. L'un de ces leviers
est droit, tandis que l'autre se recourbe à partir de
l'articulation commune, de façon à constituer une puissance à bascule, destinée à faire éclater, par l'écartement
des branches, tout os du fœtus dans la substance duquel
on le fait agir. Dans l'intérieur de la branche rectiligne
glisse une tige ou stylet en acier, dont l'extrémité porte
et dirige un dard qui est commandé par un ressort en
spirale caché dans la poignée de l'instrument. Sur le
levier courbé vient s'adapter une vis de pression qui
transforme, au besoin, le diatrypteur en une véritable
pince.

Didot a imaginé aussi un doigtier articulé (fig. 38), à
sommet crochu, dont il coiffe son index pour forcer les
attaches ligamenteuses ou fibro-cartilagineuses des os
du crâne, pour les écarter les uns des autres et les
extraire ensuite. Cet instrument est l'adjuvant du
premier.

En formulant les règles d'application de son diatribe,
l'auteur dit que la condition essentielle à son emploi,
c'est qu'il doit immédiatement porter sur *la face*; aussi
recommande-t-il, d'une manière toute spéciale, de
déterminer exactement la position de l'enfant, et de la
modifier autant que la chose est possible, *afin que la
face, si elle ne l'est pas, devienne accessible au diatrypteur*.
L'instrument, tenu de la main droite, est guidé sur la

main gauche et son extrémité introduite profondément
dans toutes les ouvertures naturelles, telles que les

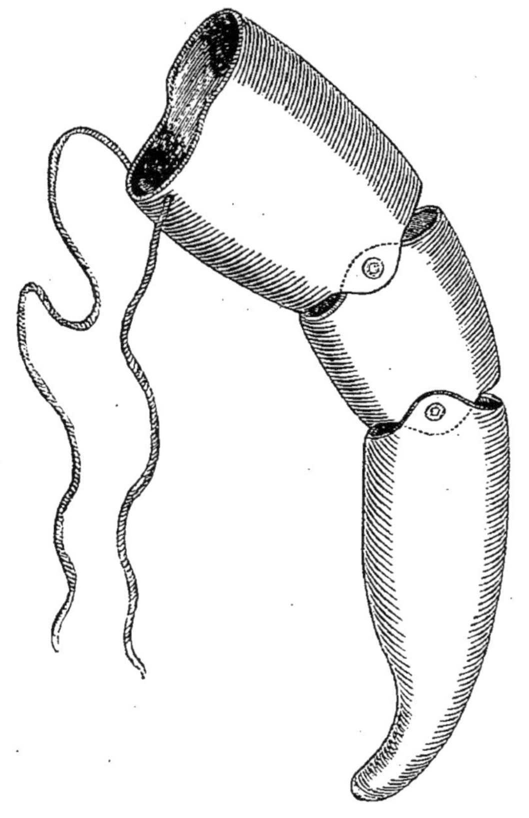

Fig. 58.

narines, les orbites, dans les fentes osseuses normales,
telles que la grande fente du sphénoïde, à travers la
cloison ethmoïdale, etc. Quand il a pénétré au fond
de ces orifices, il suffit d'appuyer fortement sur les
branches externes ; alors, les deux leviers s'écartent
et ils disjoignent les os en les faisant éclater de dedans
en dehors.

Si les parties résistent à la pénétration du diatribe, on lui fraie la voie en faisant, au préalable, agir le dard qu'on enfonce par pression dans les tissus solides. En cas de besoin, on renouvelle même cette opération et en implantant ensuite plusieurs fois les mors dans le corps d'un os comme le sphénoïde, on produit des dilacérations multiples et l'on extrait les fragments avec l'instrument agissant comme pince. En cas d'insuffisance de celui-ci, il faut recourir au doigtier articulé pour achever la démolition de la tête et dégager les os brisés.

Appréciation.

Voilà la méthode ; voici les objections que nous lui opposerons :

1° Le procédé Didot ne repose que sur des vues purement théoriques ; il n'a pour lui la sanction d'aucun fait pratique. Mis en demeure, le 31 mars 1851, de délivrer une femme dont le diamètre sacro-pubien du détroit abdominal avait environ soixante-sept millimètres (2 $\frac{1}{2}$ pouces), alors que, vis-à-vis d'une Commission appelée à s'éclairer sur la valeur de son procédé, il avait jugé et déclaré le cas très-favorable, l'auteur fut forcé, après plusieurs tentatives, d'y renoncer, et de céder la place d'opérateur au professeur Simon, de Liége, qui termina heureusement avec le forceps-scie (1) ;

2° La présentation de la face, qui est la plus favo-

(1) Voir *Bulletin de l'Académie royale de médecine* de Belgique, année 1851-1852, t. XI, n° 1.

rable et quasi la seule propice à l'emploi du diatrypteur, est extrêmement rare;

3° Vouloir la produire artificiellement, comme Didot en fait une condition, n'est pas une petite affaire : c'est une manœuvre difficile, dangereuse et, disons-le, généralement inexécutable; surtout dans un bassin vicié et quand les eaux sont écoulées depuis longtemps;

4° Si le sommet se présente régulièrement ou plus ou moins incliné; si les sutures ou les fontanelles sont résistantes, on devra nécessairement faire pénétrer par pression la pince à dard dans la cavité crânienne. Est-on sûr que cette pointe acérée ne glissera pas sur la convexité des os et ne portera pas atteinte aux organes de la femme? Lorsqu'elle est arrivée dans la boîte céphalique, il reste encore à l'enfoncer dans les os de la base; est-on sûr que ceux-ci ne céderont pas inattendûment, et le cuir chevelu ou la peau qui les recouvrent protégeront-ils suffisamment la matrice de l'action de la pince?

5° Si la tête est mobile, elle fuira devant le diatrypteur et elle se soustraira ainsi à la perforation. D'après Didot lui-même, c'est là ce qui l'a fait échouer dans le cas rappelé plus haut et, cependant, il résulte de l'observation qui en a été publiée, *que les eaux étaient écoulées depuis environ quinze heures, et que plusieurs mains habiles lui étaient venues en aide pour fixer l'utérus et le fœtus pendant ses tentatives de perforation;*

6° L'extrémité céphalique est-elle enclavée, au contraire, dans le détroit abdominal, ou retenue dans l'excavation par suite d'angustie du détroit inférieur, l'écartement de ses os peut occasionner une pression douloureuse, funeste même sur les parois pelviennes, par suite de l'augmentation des diamètres de la tête sous l'influence de l'éclatement excentrique dont celle-ci est l'objet ;

7° Toutes les fois que le rétrécissement sera prononcé, il n'y aura pas lieu, pensons-nous, d'essayer même le diatrypteur, puisque, étant rectiligne, il ne pourra jamais atteindre, ou que fort superficiellement, la tête qui se reporte alors, par nécessité, en haut et en avant de la symphyse pubienne ;

8° Pour rendre, dans ces cas, d'ailleurs très-fréquents, le procédé applicable, il faudrait, ainsi que le conseille l'auteur, *faire précéder la désarticulation de la version* ;

9° Mais la longueur du travail, l'écoulement complet des eaux, le retrait de l'utérus, l'immobilité de la tête, l'étroitesse pelvienne, font toujours du pelotonnement une opération des plus graves, des plus laborieuses et quelquefois d'une exécution impossible ;

10° Si, même, on parvient à pratiquer cette manœuvre, ou si le siége se présente et se dégage spontanément et que la tête se redresse au détroit supérieur, la diatrypsie n'en sera pas moins pénible et hérissée des plus grandes difficultés, car, comment parvenir à enfoncer un dard, dont la tige est droite, dans le nez, dans les yeux, derrière le cou, et tout cela en agissant dans un bassin vicié et dont l'excavation est occupée par une partie du fœtus ?

11° Le doigtier articulé est le complément du diatrypteur ; il sert à achever la dilacération des parties, que le premier a commencée, et à extraire les esquilles qu'il a produites. Mais cet instrument a un double inconvénient : celui d'être très-incommode d'abord, et celui, beaucoup plus grand, d'enlever à l'index qu'il coiffe la sensibilité tactile qui est si nécessaire, si indispensable à l'accoucheur ;

12° Quant aux indications du diatribe, Didot va presque jusqu'à déclarer qu'elles sont illimitées, ou tout au moins il dit pouvoir agir dans un bassin où le forceps-scie ne le pourrait plus, c'est-à-dire en-deçà de 4 centimètres (18 lignes). Dans l'ardeur de son enthousiasme pour un instrument qui *n'a jamais fait ses preuves*, l'auteur semble oublier qu'après la tête il faut aussi que les épaules, le tronc et le siége sortent et que ces parties exigent pour leur passage un espace plus grand que celui qu'il assigne à l'applicabilité de sa méthode ;

13° Enfin, l'opération, dans son ensemble, est longue, très-dangereuse pour la femme, et fort fatigante pour le chirurgien, dont la main, qui doit rester dans l'utérus aussi longtemps que dure la désarticulation, s'engourdit bien vite au point de ne plus être d'aucune utilité.

B. — *Procédé de M. Simpson.*

Le célèbre accoucheur d'Édimbourg, M. Simpson, s'attache aussi, quand l'embryotomie devient une nécessité, à réduire la tête du fœtus en luxant les os qui la composent, à l'aide de son *cránioclaste.*

C'est une forte pince à deux branches, articulées comme notre petit forceps et dont les manches, séparés par un certain intervalle, alors même qu'elle est fermée, sont garnis de poignées en bois. L'extrémité interne a exactement la forme et la largeur d'un long bec de canne, légèrement cambré sur le plat. De ces deux extrémités, l'une est excavée en forme de gouttière et présente, suivant son axe, une fenêtrure ainsi que des crans transversaux ; l'autre extrémité, au contraire, est un peu convexe, en sorte de dos d'âne, pour s'accommoder à la gouttière de la première ; elle est pleine et elle offre aussi des rainures transversales, dirigées en arrière comme les dents du requin, toutes dispositions expressément prises en vue de fixer solidement l'os dans les mors de la pince et l'empêcher ainsi de s'échapper.

L'emploi du crânioclaste doit être précédé de la perforation ; on insinue ensuite, le long des doigts de la main gauche, la branche pleine dans l'ouverture qu'on a préalablement pratiquée ; l'autre en dehors sur le cuir chevelu, et, après avoir articulé, on presse fortement sur les manches pour aplatir, pour écraser l'os saisi. On tourne ensuite la pince sur son axe tantôt dans un sens, tantôt dans un autre, afin de disjoindre cet os de son congénère. Les mors de l'instrument sont alors reportés dans une autre direction, pour attaquer une autre portion de la tête, et l'opération se renouvelle, de la même manière, jusqu'à ce qu'on soit enfin parvenu à luxer, à briser tous les os du crâne, à enlever à celui-ci toute solidité et à le transformer en une sorte de sac représenté par le cuir chevelu, dans lequel sont contenus les os broyés. Réduite par ces écrasements multiples à une sorte de bouillie, la tête se moulera sur le bassin et la nature fera alors le reste.

Appréciation.

On a pu voir que le procédé Didot est assez peu méthodique; celui de M. Simpson ne nous paraît pas l'être davantage. Quoique imaginé en vue de prévenir les esquilles, nous pensons qu'il y donne inévitablement lieu et qu'elles entameront souvent le cuir chevelu et, partant, la matrice et le vagin; disons ensuite que le crânioclaste exige aussi la transforation préalable ; qu'il ne peut pas agir, tel qu'il est confectionné, assez haut; qu'il n'a d'ailleurs d'action réelle que sur la voûte du crâne et nullement sur la base, qu'il ne peut pas atteindre; qu'il a fort peu de prise dans la présentation franche ou irrégulière de la face, ainsi que dans celle de la nuque ; que son utilité est plus douteuse encore lorsque le tronc est sorti ; que si l'on veut s'en servir comme instrument de traction, ses mors abandonnent facilement l'os qu'ils ont saisi, comme il résulte de l'expérience que nous en avons faite ; enfin, qu'abandonner une malheureuse femme, épuisée par la longueur du travail et par des manœuvres aussi pénibles, aux seules ressources de la nature, c'est courir la chance de ne pas voir l'accouchement se terminer à la satisfaction de l'opérateur.

C. — *Procédé de M. Hubert.*

Je dois à l'extrême obligeance de M. Hubert, de Louvain, une note relative à un céphalotôme qu'il a imaginé dans le but de détruire, de démolir le sphénoïde : de là la dénomination de *sphénotrésie* (1), sous laquelle il décrit son mode opératoire. Voici cette note de notre éminent confrère :

« En donnant au sphénoïde le nom qu'il porte encore aujourd'hui, les anciens anatomistes ont prouvé qu'ils considéraient déjà cet os comme la clef de voûte de la boîte crânienne. De leur côté, les accoucheurs savent, par expérience, que pour obtenir une réduction considérable de la tête, il faut absolument en attaquer la base : de là le céphalotribe de Baudelocque, le forceps-scie de Van Huevel, le diatrypteur de Didot et le crânioclaste de Simpson.

« Le nouvel instrument que nous proposons a le même but, mais il le remplit d'une autre manière.

« En supposant une présentation du sommet de la tête, il en perfore la voûte d'abord, puis la base elle-même. Il attaque surtout le sphénoïde, qu'il crible en quelque sorte de trous, et il enlève ainsi à tous les autres os leur seul point d'appui, leur soutien commun.

« L'opération se réduit à ceci : traverser le voûte du crâne avec un terebellum, broyer le cerveau, placer du côté de la face de l'enfant une cuiller protectrice, perforer le sphénoïde à plusieurs reprises, puis se servir de l'instrument comme d'une pince, pour opérer l'extraction de la tête.

« L'instrument se compose donc de deux pièces (*voir* fig. 39).

____

(1) « De σφήν-σφηνός, coin, clef de voûte, os sphénoïde, et de τρῆσις, perforation. L'opération peut aussi s'appeler transforation et l'instrument transforateur, du moins quand la tête est traversée de part en part. »

« *A*. Le terebellum, perforateur ou transforateur,

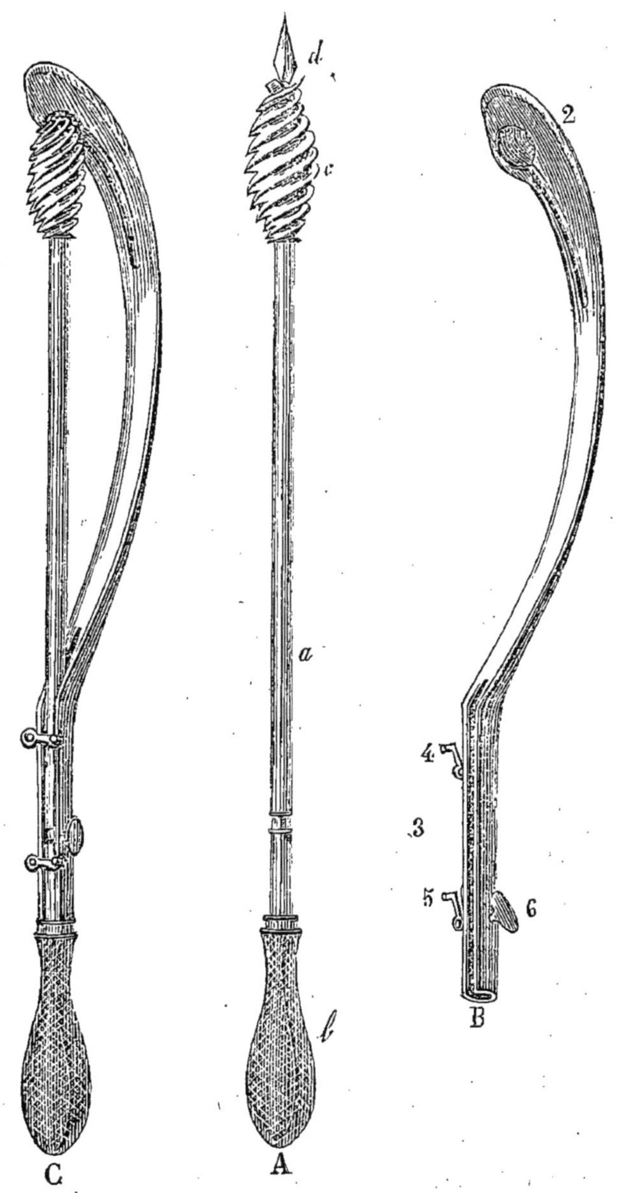

Fig. 59.

consiste en une tige d'acier très-solide, *a*, d'une longueur totale de cinquante-quatre centimètres (20 pouces), montée sur une poignée, *b*, et surmontée d'une sorte de poire, *c*, qui est parcourue par un triple pas de vis et terminée par un poinçon, *d*, semblable à celui des troquarts. Cette poire, poinçon compris, est haute de soixante-quatre millimètres (2 pouces 5 lignes); son plus grand diamètre, pris au milieu, est de vingt-huit millimètres (1 pouce).

« *B*. La branche protectrice, longue d'une extrémité à l'autre de quarante-deux centimètres (15 ½ pouces), ressemble beaucoup à une branche étroite de forceps (1). Elle présente une cuiller, 1, dont le bec, 2, un peu renflé, est percé d'un trou évasé, assez large, et se continuant avec une fenêtre étroite.

« Son manche, 3, présente une gouttière destinée à recevoir le manche du terebellum.

« Sur l'un des bords de cette gouttière, se trouvent deux fermoirs, 4 et 5, mobiles sur pivot.

« Enfin, sur un point de cette même gouttière, il existe une petite vis de pression, *c*, qui immobilise les deux pièces de l'instrument et en fait une excellente pince (*C*).

Mode d'emploi.

« 1° On masque tout le poinçon du transforateur au moyen d'un morceau de cire vierge, et on graisse la cuiller et la gouttière de la branche protectrice.

---

(1) Surtout à la branche postérieure du forceps d'Uytterhoeven (*voir* page 658). *(Note de l'auteur.)*

« 2° On constate de quel côté du bassin la face de l'enfant se trouve dirigée (1).

« 3° La femme étant soumise au chloroforme et placée sur le dos, comme pour une application de forceps au détroit supérieur, on introduit les cinq doigts de la main gauche jusqu'à la racine du pouce, puis on place la poire du terebellum dans le creux palmaire, pour qu'elle pénètre dans le bassin avant les éminences thénar et hypothénar.

« 4° Lorsque la main et l'instrument sont dans le vagin, on dirige le poinçon sur le point du crâne que l'on veut attaquer, et on l'implante au moins dans le cuir chevelu.

« On empoigne alors largement la tête, pendant qu'un aide soutient d'une main le fond de l'utérus et appuie de l'autre sur l'hypogastre pour bien fixer le crâne sur le détroit supérieur.

« On enfonce ensuite le poinçon perpendiculairement

(1) « Lorsqu'un vice du bassin fait présumer que la crâniotomie deviendra nécessaire, on doit s'attacher de bonne heure à reconnaître la position par le toucher, par l'auscultation et par le palper abdominal. Ce dernier moyen permet presque toujours de constater au moins de quel côté sont les membres et partant la face du fœtus, et c'est, à la rigueur, tout ce qu'il faut pour la transforation.

« Si le diagnostic n'a pu être fait à temps, on l'établira lorsque la main se trouvera introduite dans le bassin. On peut encore l'établir ou le confirmer lorsque le perforateur a pénétré dans le crâne. Pour peu qu'on s'y soit exercé, en *sondant* la base de la boîte osseuse, on reconnaît assez facilement la concavité de l'os occipital, son grand trou, la gouttière basilaire, le rocher, la selle turcique et par conséquent la direction de la face.

« Le but de l'opération étant de démolir le sphénoïde, c'est cet os qu'il faut attaquer et trouer à plusieurs reprises. »

à la tangente de l'os, ou dans une suture, ou dans une fontanelle.

« 5° Lorsqu'il a pénétré de quelques lignes, il y a avantage à coucher la femme sur le flanc gauche (1).

« 6° Les aides soutenant toujours l'utérus et fixant bien la tête sur le bassin, l'opérateur imprime à l'instrument des mouvements de rotation, jusqu'à ce que le défaut de résistance indique qu'il a pénétré dans la boîte osseuse.

« Il porte alors le perforateur en tout sens pour broyer la pulpe cérébrale, puis il sonde la base du crâne et constate la situation du sphénoïde.

« 7° Saisissant la branche protectrice de la main droite et la guidant de la main gauche restée dans le vagin, il l'introduit profondément du côté de la face

____

(1) « Cette position sur le flanc gauche est quelquefois nécessitée d'emblée, lorsque le ventre pend fortement en besace ou que la vulve est déviée en arrière, comme il arrive parfois chez les femmes dont le bassin présente un vice extrême. Elle permet à l'instrument de prendre mieux la direction de l'axe du détroit supérieur et d'atteindre plus sûrement la base du crâne. Ces avantages sont tels, que nous nous demandons si le décubitus latéral ne devrait pas toujours, et de prime abord, être préféré au dorsal ?

« Si la femme est couchée sur le dos et qu'on veuille la mettre sur le flanc gauche, il ne faut, pour cela, retirer ni la main, ni l'instrument. Un aide fléchit la jambe droite sur la cuisse et la cuisse sur le bassin et fait passer le membre, ainsi raccourci, au-dessus du bras de l'opérateur, pendant qu'un autre aide incline le tronc vers le côté voulu.

« Le chirurgien se trouvant dès lors du côté du dos, manœuvre d'arrière en avant et cette direction est la meilleure, puisque c'est en avant que la tête est déviée par la saillie du promontoire. »

ou de la tempe, au-devant de l'articulation sacro-iliaque (1).

« Le manche étant fortement porté en arrière et sa gouttière tournée *directement* en avant, on articule (2) les deux branches et on implante solidement le poinçon dans la base du crâne, puis on replace la femme sur le dos.

« 8° On fait alors jouer le terebellum d'une main, pendant que, de l'autre, on tire légèrement sur la

(1) « L'introduction de cette branche, malgré sa courbure et le renflement de son bec, ne nous a jamais présenté de difficulté, car le terebellum jouit dans le crâne d'une mobilité telle que le manche peut être porté en tout sens, et laissé là où il gène le moins. Au besoin, d'ailleurs, on ne doit pas craindre ici d'écarter la tête de manière qu'elle permette le passage de la cuiller, car embrochée, comme elle l'est, elle ne peut plus échapper à l'instrument. C'est là un avantage que ne présentent ni le forceps-scie ni le céphalotribe (*). Un autre avantage, c'est qu'il importe peu que la branche protectrice se place un peu plus en arrière ou un peu plus en avant. Le seul point essentiel, c'est qu'elle soit du côté de la face, qu'elle pénètre assez haut et que son manche soit porté en arrière autant que le périnée le permet. »

(2) « Lorsqu'on reconnaît bien le sphénoïde, on peut, avec avantage, y fixer le terebellum avant d'articuler, puisque c'est là une première bonne perforation assurée. Il nous est même arrivé de l'y fixer avant d'introduire la branche protectrice, ce qui conduit au même résultat; mais le placement de cette branche en est alors un peu moins facile.

« Si, en reportant le manche de l'instrument en arrière, on rencontrait une résistance autre que celle du périnée, elle indiquerait que le bec de la cuiller bute contre le cou et qu'il est dirigé un peu trop en dedans. Il suffit de le diriger tout à fait en avant et même *momentanément* un peu en dehors, pour que toute résistance disparaisse. »

(*) Le reproche adressé par M. Hubert au céphalotribe de laisser échapper la tête, n'est pas, comme il le pense, applicable au forceps-scie, puisque celui-ci présente une courbure céphalique très-prononcée et que, d'ailleurs, on ne s'en sert pas comme agent de compression. *(Note de l'auteur.)*

branche protectrice pour la maintenir exactement sur la tête (1).

« Lorsque la poignée du perforateur est arrivée contre la partie inférieure de la branche protectrice, il faut encore lui imprimer deux tours *supplémentaires,* pour que sa partie la plus renflée traverse aussi l'os.

« 9° Un premier trou étant ainsi pratiqué dans la base, on ramène le manche de l'instrument vers le pubis, et l'on fait rentrer la poire du terebellum (par des mouvements de rotation de droite à gauche, en sens inverse des premiers) dans la boîte crânienne, *jusque contre le trou de la voûte,* où deux doigts vont facilement constater sa présence.

« On change alors la direction de l'instrument, sans le désarticuler. A cet effet, on l'enfonce de nouveau un peu plus profondément, en même temps qu'on en reporte le manche fortement en arrière ; puis on pratique un second trou, en procédant absolument comme pour le premier, et ainsi de suite pour autant de trous

(1) « La perforation doit se faire avec une certaine lenteur s'il ne s'agit que d'un os mince, comme à la voûte et dans quelques régions de la base du crâne; mais on y va à grands traits, lorsqu'on attaque un os épais et résistant, car il y a avantage à le fracturer en même temps qu'on le perfore.

« Comment savoir si l'os est mince ou épais? On le sait bientôt au degré de résistance que l'on rencontre, mais on peut le savoir même avant de faire jouer l'instrument. En effet, si, avant de perforer, on pousse le terebellum en ligne droite contre la base du crâne pendant qu'on abaisse la branche protectrice comme si on voulait l'extraire, l'épaisseur de l'os interposé est indiquée en bas par la distance qui sépare la distance qui sépare la poignée du perforateur de la gouttière de l'autre pièce de l'instrument. »

qu'on le veut (1). Il n'y a de différence que pour le dernier. Pour celui-ci, on se borne à imprimer au tere-bellum un tour supplémentaire, ou même un demi-tour, car il est inutile que sa poire dépasse le niveau de la base du crâne, lorsqu'on procède à l'extraction.

« 10° Cela fait, on fixe solidement ensemble les deux pièces de l'instrument, au moyen de sa petite vis de pression, et on exerce quelques tractions légères et lentes, afin de donner à la pulpe cérébrale le temps de s'évacuer et à la tête celui de se réduire peu à peu.

« Pendant cette extraction, il faut consulter les résistances et les suivre, en laissant le crâne prendre, pour ainsi dire, la direction qu'il veut. Il faut aussi porter deux doigts le long du perforateur, jusque contre la tête, pour maintenir les petites esquilles qui pourraient se trouver au pourtour de l'ouverture faite à la voûte (2).

« Si l'on rencontrait une résistance quelque peu notable, on se garderait bien de vouloir la surmonter de vive force. On se déciderait plutôt à pratiquer une ou deux nouvelles perforations du côté de la face, et si la résistance ne disparaissait pas encore, on retirerait

----

(1) « Le nombre des tours à pratiquer dans la base du crâne doit se calculer d'après les résistances. Nous en faisons trois, quatre, quelquefois même cinq, quand le vice du bassin est extrême. »

(2) « De petites esquilles peuvent se produire ici, comme après la perforation ordinaire faite avec les ciseaux de Smellie ou de Blot. Mais elles sont sans danger, car les doigts et la direction donnée à l'instrument les tiennent facilement écartées des parois du vagin. Au besoin, d'ailleurs, on pourrait les enlever par torsion, arrachement ou résection. Du côté de la base du crâne, il n'y a absolument rien à craindre. »

la poire du terebellum dans le crâne et on extrairait la branche protectrice seule pour la réappliquer de l'autre côté du bassin, où l'on ferait un ou deux trous au crâne, avant d'en opérer l'extraction (1). »

Appréciation.

Quiconque connaît la valeur et la probité scientifiques de M. Hubert, ne doutera pas un instant des résultats qu'il a obtenus dans ses nombreuses expériences sur le cadavre et sur le bassin sec, ni de ceux qu'il a constatés chaque fois qu'il a fait usage de son procédé sur la femme vivante. Quant à nous, nous avouerons franchement que nos essais avec le céphalotôme de notre éminent confrère ne sont pas nombreux ; aussi nos insuccès doivent-ils être attribués, en grande partie, à notre inexpérience de la méthode. Cependant, l'étude théorique que nous en avons faite, basée sur les détails de l'opération, mais surtout sur la

(1) « Nous croyons pouvoir affirmer que si l'os sphénoïde est réellement brisé, l'extraction se fera toujours aisément, car les os pariétaux se laissent alors littéralement appliquer l'un contre l'autre par leur face interne, de sorte que le diamètre bi-pariétal se réduirait, au besoin, à 1 1/2 centimètre (7 lignes).

« Il faut avoir expérimenté, comme nous l'avons fait très-souvent sur le cadavre et quatorze fois sur le fœtus mort *in utero*, pour se faire une idée exacte de la puissance de la sphénotrésie. Nous avons extrait les têtes les plus volumineuses, des têtes de 10 centimètres (5 3/4 pouces) de diamètre bi-pariétal d'un bassin ostéomalacique sec, n'offrant que 47 millimètres (1 p. 9 lignes) d'espace sacro-cotyloïdien d'un côté ; 49 millimètres (1 p. 10 lignes) de l'autre, et 50-51 millimètres (1 p. 11 lignes) d'avant en arrière. L'extraction est plus facile encore dans les bassins rachitiques, lorsqu'ils ne sont qu'aplatis dans le sens antéro-postérieur. »

forme de l'instrument d'une part, et sur les rapports du fœtus avec le bassin d'autre part, nous a suggéré les réflexions suivantes :

1° La recommandation de soumettre la femme au chloroforme fait tout naturellement naître l'idée que l'opération est longue, pénible et douloureuse. Le forceps-scie, qui demande, en général, cinq à dix minutes au plus, pendant lesquelles la parturiante ne sent absolument rien, n'exige point cette précaution préliminaire, dont on ne peut jamais prévoir les conséquences. Un de mes anciens professeurs, praticien des plus experts et des plus justement estimés, avait chloroformé une dame, pour lui enlever une tumeur du sein. Il était tout absorbé dans son opération, lorsque ses regards se portèrent sur la malade : il opérait sur un cadavre !

2° Pour transforer le crâne, il est préférable qu'il soit fixé dans le bassin ou tout au moins immobile au détroit supérieur. Or, on sait qu'en cas d'étroitesse pelvienne, la tête conserve ordinairement une grande mobilité, et, tandis que *deux doigts* suffisent pour l'application du forceps-scie, il sera, je pense, impossible d'introduire la *main* dans des bassins aussi rétrécis que ceux dont nous parlerons plus loin, pour y *empoigner largement et immobiliser la tête,* ainsi que M. Hubert en fait un précepte. Il est vrai que pour assurer la fixité du crâne et le refouler vers le centre du détroit abdominal, il charge des aides d'appuyer sur le fond de l'utérus en même temps que sur l'hypogastre. Cette pratique est sans doute excellente, mais une sensibilité anormale des parois du ventre ou de la matrice peut y mettre obstacle.

3° Le terebellum est un instrument droit dans toute son étendue; comme tel, son extrémité se dirige invariablement vers la paroi postérieure du bassin, et cela d'autant plus, que le périnée et le coccyx résistent davantage à la rétrocession du manche. Il en résulte donc que sa pointe peut n'entamer qu'une faible portion du crâne, ce qui arrivera surtout lorsque le ventre est en besace, que la tête est logée au-dessus et en avant des os pubiens, et qu'elle est sollicitée et maintenue dans cette situation par la saillie du promontoire.

En couchant la femme sur le côté, presque sur le ventre, et en opérant alors d'arrière en avant, on pourra donner à l'instrument une direction plus rapprochée de celle de l'axe pelvien; plus propre, par conséquent, à atteindre le crâne. Mais ces changements de position occasionnent des lenteurs, ce qui serait peu de chose, à la vérité, si cette attitude n'était peut-être plus incommode pour l'accouchée et pour le chirurgien, qui manœuvrera avec moins de facilité et d'assurance que de face.

4° Attaquer le sphénoïde est le point capital; c'est la condition *sine quâ non*, d'où dépend le succès du procédé de M. Hubert. Aussi, faut-il absolument, dit l'auteur, que la branche protectrice s'enfonce profondément du *côté de la face ou de la tempe*. Or, comme cette branche ne peut s'appliquer qu'en arrière, diagonalement, il est de toute nécessité que la face soit dirigée aussi de ce côté; sans cela, le terebellum, qui suit une ligne droite d'avant en arrière, n'a aucune chance de rencontrer, à la fin de son parcours, la base du sphénoïde qui, dans cette situation de la tête seulement, se trouve en arrière et partant accessible au perforateur.

Et puis, en supposant même la position la plus favorable, est-il si facile de reconnaître le sphénoïde en sondant, à l'aide du terebellum, la cavité crânienne? L'honorable M. Hubert dit qu'avec un peu d'exercice on y arrive sans peine. Je regrette de le dire, mais ceci ne répond pas entièrement au résultat fourni par un accouchement que je lui ai vu pratiquer, dans mon service, d'après son procédé. Dans ce cas, l'auteur a opéré cinq ou six trous en tâchant de diriger sa poire perforatrice vers des points différents et en reportant même sa lame postérieure à gauche du promontoire, après l'avoir primitivement appliquée à droite. L'examen du crâne démontra que le rocher droit était brisé; que la petite aile droite du sphénoïde était en partie détruite et que la grande aile de ce côté était plus fortement endommagée. Du côté gauche, au contraire, les grandes et les petites ailes étaient intactes et le rocher n'avait pas été atteint; quant au corps du sphénoïde et à la selle turcique, *ils ne portaient pas la moindre trace de l'instrument* et la face conservait encore en haut et transversalement un diamètre incompressible de cinquante-quatre millimètres (2 pouces).

De ce qui précède, je suis porté à conclure que la sphénotrésie n'est réellement praticable que dans les positions occipito-antérieures engagées, ou tout au moins fixées au détroit supérieur; qu'elle cesse de l'être, dans l'acception rigoureuse de sa dénomination, toutes les fois que la face est en avant, ce qui n'est certainement pas très-rare; qu'elle sera impossible, surtout, dans les vices du bassin caractérisés par un aplatissement bi-transversal avec élongation dans le sens antéro-postérieur, et que l'occiput du fœtus sera dirigé en arrière; qu'on ne peut pas y songer un instant dans la présentation d'une épaule ou du cou; enfin, qu'elle a même peu de chance de réussite dans les positions inclinées de la tête, les variétés pariétales, par exemple, si communes en cas d'angustie pelvienne, à moins qu'après la perforation on ne puisse, en portant la tige dans un sens ou dans un autre, régulariser la position.

Comme nous le verrons dans un instant, l'accoucheur qui emploie le forceps-scie n'a nul besoin de s'enquérir de la situation de l'enfant; toute position lui est bonne, ou plutôt nulle n'en contre-indique absolument l'application et, une fois placé, n'en rend la marche plus incertaine.

5° M. Hubert pratique trois, quatre et même cinq trous; nous lui en avons vu faire six, et l'on pourrait en opérer un plus grand nombre encore, nous disait-il.

Y a-t-il grand avantage à tant multiplier les perforations? Je suis disposé à croire que quand on en a fait deux, une à droite et l'autre à gauche du sacrum, on a obtenu tout ce que la perforation peut donner; en faire plus, serait presque toujours inutile. En effet, dans les conditions où l'on se trouve d'un bassin rétréci, il est impossible de modifier beaucoup le lieu d'application de l'instrument, et comme les deux branches doivent marcher parallèlement, il est évident que si la protectrice ne peut subir un *changement notable,* dans sa position, aussi longtemps qu'on la laisse vers la même symphyse sacro-iliaque, l'autre retombera toujours dans ses premières traces.

6° Les expériences sur le bassin sec démontrent-elles, d'une manière rigoureuse, la valeur d'un procédé? Évidemment non, car là on agit à ciel ouvert, et il n'y a ni parties molles, ni périnée, de sorte que l'instrument peut prendre à peu près telle direction que l'on veut. Mais M. Hubert n'a pas que des expériences; il possède aussi plusieurs faits cliniques. Nous les acceptons volontiers; seulement, il serait curieux de connaître, ce qu'il nous apprendra sans doute un jour, le degré d'étroitesse à laquelle il avait affaire, suivant quelle méthode elle a été évaluée, et de savoir, ensuite, si la sphénotrésie est praticable, combien de temps elle a duré, ou si elle a jamais été exécutée et suivie de succès sur une femme dont l'aplatissement du bassin ne laissait, avec rétrécissement proportionnel des autres diamètres, que quarante-cinq millimètres (1 pouce 8 lignes) d'ouverture à la ligne *sacro-pubienne,* succès que nous donne, en moins de quelques minutes, le forceps-scie, ainsi que nous en rapporterons des exemples.

Je ne laisserai pas ignorer que M. Hubert possède le squelette d'une femme décédée à l'hôpital de Louvain, et qu'il avait délivrée facilement, à l'aide de son procédé, quatre ans auparavant. En autopsiant cette femme, notre honorable confrère découvrit que son bassin ne mesurait, suivant la ligne sacro-cotyloïdienne gauche, que trente-cinq millimètres (15 $\frac{1}{2}$ lignes), mais d'avant en arrière et du côté-droit les dimensions étaient plus grandes.

Ce fait prouve-t-il irrévocablement la possibilité de l'extraction d'un enfant à terme par une filière si étroite? Je ne le pense pas, car, ne peut-on pas se dire et supposer avec quelque raison que la viciation constatée au moment de la nécroscopie, n'existait pas au même degré quatre ans auparavant? Est-ce que l'affection osseuse n'avait pas donné lieu à un rétrécissement progressif? Peut-être bien, surtout que de pareils exemples ne sont pas excessivement rares. Je me rappelle deux cas, l'un que j'ai déjà mentionné précédemment (*voir* page 403); l'autre relatif à une femme de Genappe. Celle-ci avait eu ses premiers enfants à terme et naturellement ; les suivants donnèrent lieu à un travail chaque fois plus laborieux et, lors de sa dernière grossesse, l'angustie pelvienne avait tant augmenté, que j'ai dû recourir à l'embryotomie. Au surplus, dans le fait de M. Hubert, le bassin, irrégulièrement déformé, avait plus d'ampleur d'un côté que de l'autre. Enfin, comme notre habile confrère n'opère jamais qu'après la mort du fœtus, il conviendra que la décomposition, le ramollissement du crâne et la disjonction des os, sont des phénomènes assez rapides à se produire. Au point de vue de son procédé, c'est là un avantage, mais qui ne compense pas, à mon avis, les dangers qu'une longue et douloureuse attente fait courir à la mère.

7° Je viens de le dire, M. Hubert m'a fait l'honneur de venir à la Maternité appliquer son instrument sur une femme en travail. J'ai suivi les manœuvres dans tous leurs détails, et voici les deux dernières réflexions qu'elles ont fait naître dans mon esprit : l'une est particulière au cas dont j'ai été témoin; l'autre est relative à la méthode en général.

1re *Réflexion*. — Depuis l'instant où M. Hubert a commencé la transforation, jusqu'au moment où il a pu extraire l'enfant, il s'est écoulé 24 minutes.

Je n'ai rien à dire de cela, car on ne doit jamais juger exclusivement une opération par le temps qu'on reste à la pratiquer, si d'ailleurs le résultat final est le même et que le patient n'en souffre pas davantage. Si je m'arrête à cette circonstance, c'est donc uniquement parce que j'ai interprêté d'une tout autre manière que le professeur de Louvain la lenteur de son procédé dans le cas actuel. Pour mon honorable confrère, ce n'était plus le bassin qui faisait obstacle, puisque, dans son opinion, le crâne était suffisamment réduit pour le franchir (*voir page 863*); mais, s'il n'y passait pas, ainsi démoli, c'était à cause, pense-t-il, de la rétraction du segment inférieur de l'utérus et de son col. Je n'ai pu adopter cette idée, attendu que si elle était exacte, c'est-à-dire si le détroit supérieur n'avait pas encore été trop resserré, eu égard à la réduction de la tête, celle-ci serait très-bien descendue dans l'excavation, et, s'il n'y avait eu réellement que trop de résistance à la partie inférieure de la matrice ou à son col, elle aurait inévitablement entraîné cet organe avec elle. Ne voit-on pas, en effet, fort souvent, lorsqu'on applique le forceps trop tôt, les efforts d'extraction amener les lèvres utérines jusque près de l'anneau vulvaire où les doigts sont obligés de les retenir et de les refouler pour qu'elles ne descendent pas davantage? Or, rien de semblable n'avait lieu ici, car, j'ai fait observer à M. Hubert que, malgré et pendant ses tractions, le col ne bougeait pas, ni la tête non plus, ce qui était pour moi un indice que celle-ci restait fixe au-dessus du rétrécissement.

Il faut donc chercher ailleurs la cause de cette difficulté d'extraction ; je crois ne pas me tromper en disant que l'explication suivante en donne une juste appréciation.

2ᵉ *Réflexion*. — Lorsqu'on aura perforé le sphénoïde tout entier, brisé les rochers, démoli en un mot la base du crâne, les os de la voûte seront privés de soutien ; ils s'affaisseront, et la tête, comprimée d'un point à un autre, n'aura pour ainsi dire plus d'épaisseur ; cela est incontestable. De pareils avantages sont très-grands, mais s'en suit-il qu'ils donneront infailliblement lieu à une extraction facile à l'aide du sphénotrypteur agissant comme pince? Trois considérations me laissent un peu dans la réserve.

A. — Il est à remarquer que la tête est embrochée et non pas circulairement pressée comme dans un forceps ; d'autre part, l'instrument est appliqué d'avant en arrière, et les tractions qu'on y exerce attirent inévitablement le crâne contre le rebord pubien. Il en résulte que la moindre résistance qu'elle rencontrera, n'importe d'où elle vienne, des pubis, du segment inférieur de l'utérus ou du col, cette tête s'arrêtera ; les fragments vont alors se masser les uns sur les autres et, ainsi réunis, ils peuvent constituer *au-devant* du terebellum un volume tel que leur descente soit impossible. Le forceps, qui embrasse extérieurement le crâne, expose moins à ce contre-temps, parce que la portion saisie tend plutôt à s'allonger dans l'intervalle des cuillers.

B. — Quand il est monté, l'instrument ressemble à un arc tendu, dont la corde serait représentée par la tige perforatrice. A son plus grand degré d'ouverture, cet arc a soixante-dix millimètres (2 pouces 7 lignes), épaisseur des pièces comprise.

Or, ces soixante-dix millimètres (2 pouces 7 lignes), surchargés de l'épaisseur des fragments situés et tassés au-devant du terebellum, devront nécessairement franchir le détroit supérieur, directement ou tout au plus un peu diagonalement, sans cela la tête ne descendra pas. La tige perforatrice, située par nécessité derrière la symphyse pubienne, pressera donc douloureusement contre le ligament triangulaire et, partant, contre le col de la vessie, principalement dans le cas de forte réaction du périnée.

C. — Enfin, je signalerai une autre cause de difficulté ou d'insuccès, en rappelant que l'angle sous-pubien est d'autant moins haut que la symphyse pubienne est plus longue. Par conséquent, toutes les fois qu'il y aura barrure du bassin ou raccourcissement de la ligne coccy-pubienne, la pression et le frottement du terebellum en avant, de la tige protectrice en arrière, seront insupportables et dangereux, souvent même l'espace sous-pubien n'aura pas assez d'étendue pour laisser sortir l'instrument tout monté.

A part ces quelques griefs, auxquels notre savant confrère saura probablement parer, je me hâte de reconnaître que son procédé embryotomique est d'une extrême simplicité d'exécution et qu'il doit donner, dans certains cas, des résultats excellents, surtout quand l'opérateur aura pu atteindre le corps du sphénoïde. Mais il est à regretter que ce soit là une condition quasi-essentielle, car elle limite beaucoup l'applicabilité de l'instrument.

§ 4. — Sciage du crane.

Il me reste à parler d'un dernier céphalotôme, que la plupart des classiques modernes, guidés sans doute par un esprit de système ou de nationalité, passent encore sous silence ou citent à peine dans leurs écrits. Je m'y arrêterai un peu plus longuement, d'abord parce que, dans mon opinion, il est incontestablement supérieur à tous ceux qui existent et que ma position me met souvent à même de coopérer avec son aide, aux immenses et inappréciables services qu'il rend à la pauvre humanité; ensuite, et je le dis avec orgueil, parce qu'il appartient à un compatriote dont le nom brille du plus vif éclat au milieu du corps médical belge. Je veux parler du *forceps-scie* de M. Van Huevel, inventé en 1842 et appliqué, pour la première fois, et avec succès, sur une femme vivante, le 2 juin 1844.

A. — *Description du forceps-scie.*

Cet instrument (fig. 40) est un forceps ordinaire, dont les cuillers ont la courbure du forceps d'Hatin, une

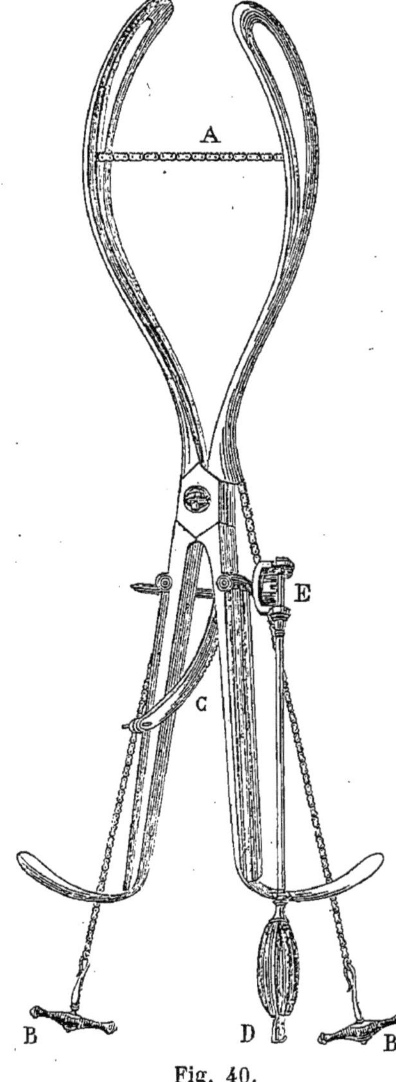

Fig. 40.

longueur de vingt-huit centimètres ($10\,^3/_4$ pouces) et quatre centimètres seulement (18 lignes) dans leur plus grande largeur. Chaque branche, en dedans de son bord concave, porte une double coulisse, représentant, par une coupe transversale, un ⊣ renversé. La portion *horizontale* loge la chaînette; la *verticale*, le conducteur qui porte la scie de bas en haut entre les cuillers.

Cette chaînette (*A*) longue d'un mètre environ (3 pieds), coupant dans son tiers moyen seulement, est munie de poignées mobiles (*B*).

Les deux lames conductrices (*C*) sont courbées comme les gaînes, percées en haut d'un œillet pour recevoir la scie et dentelées en bas et par-dessous, pour s'engréner avec les cannelures de la clef. Celle-ci (*D*), articulée supérieurement avec une roue dentée (*E*), se prolonge inférieurement au-delà des manches du céphalotôme auquel elle s'adapte.

B. — *Application du forceps-scie.*

Lorsqu'on doit faire usage du forceps-scie, on commence par ondoyer l'enfant, si les convictions religieuses des parents comportent cette formalité. La femme est ensuite sondée et un lavement lui est administré s'il y a lieu, après quoi on la place sur une table ou sur un lit élevé, comme s'il s'agissait de la délivrer au forceps ordinaire, ou de pratiquer la version.

L'instrument s'introduit le plus profondément possible, et conformément aux règles applicables à l'emploi du forceps simple. On commence *toujours* par la branche mâle, sans s'inquiéter de la position de la tête. Après l'introduction de la branche femelle et son articulation avec la première, on entoure d'un lien l'extrémité du manche, qu'un aide, placé à gauche de l'opérateur, le dos tourné vers la femme, saisit de la main gauche. Il a soin d'appuyer l'instrument sur la commissure postérieure de la vulve et la tient immobile. Alors le chirurgien prend les deux lames, leur convexité en bas, les petites goupilles fixées à leur partie postérieure en dehors, et la scie passée dans les œillets, de manière à présenter les dents en haut. On allonge un bout de la scie plus que l'autre, pour l'introduire dans le vagin par la portion non coupante, afin de ne pas blesser cet organe. Après avoir trempé le sommet des conducteurs dans l'huile, on porte sous le manche du forceps et l'on fait passer d'abord dans son écartement leur extrémité postérieure de bas en haut, au-devant de la main de l'aide ; puis on engage séparément les lames dans l'une et l'autre coulisse verticale, jusqu'à ce que la chaîne s'applique contre la tête du fœtus. Avant de scier, on s'assure avec l'index qu'une portion du col utérin ne s'est pas interposée. Dans ce cas, on la fait passer au-dessus de la chaînette. Enfin, on passe, du côté de la cuisse gauche de la femme, le bout cannelé de la clef, dans deux pitons tournants, attachés sous le manche du forceps, près de l'articulation ; et, dans un des trous existant au crochet de la branche femelle, le clou mobile qui tient à la partie inférieure de la clef. Celle-ci, alors solidement unie au céphalotôme, est saisie par la main droite de l'aide et tournée sur son axe pendant que l'opérateur fait marcher la chaînette en tirant alternativement sur l'une et l'autre poignée.

On doit avoir soin de ne pas trop écarter les deux mains, ni de les abaisser en dessous du plan des deux gaînes, pour ne pas rompre ni abîmer la scie dans les coulisses. Les mouvements du chirurgien seront plus ou moins rapides, selon le degré de résistance qu'il rencontre en divisant le crâne. Ceux de l'aide, avec la clef, ne doivent point suivre la marche des premiers, mais être réglés par les indications de l'opérateur. Quand la résistance est faible, on ordonne à l'aide de tourner plus vite ; si elle est forte, d'aller plus lentement, d'arrêter et même de détourner la clef pour faire reculer la scie dès qu'on la sent retenue. Les efforts pour vaincre l'obstacle ne serviraient qu'à rompre la chaînette. Lorsque les conducteurs sont parvenus à la fin de leur course, la clef tourne à faux. On donne encore trois ou quatre coups de scie pour couper la peau du crâne, et l'opération est terminée.

On détache alors la clef, par sa partie inférieure d'abord, puis par la supérieure; on décroche une poignée de la scie, et l'on tire sur l'autre, jusqu'à ce que la chaîne soit dégagée. Saisissant ensuite le manche du céphalotôme, l'opérateur exerce des tractions modérées pour entraîner le fœtus. Les débris du cerveau, qui ont commencé à s'écouler pendant l'opération, s'échappent à présent en abondance. Si la disproportion entre le bassin et la tête n'est pas très-considérable, l'accouchement se fait sans difficulté ; dans le cas contraire, l'obstacle peut n'être pas vaincu de cette manière. On retire donc les lames en engageant leurs goupilles postérieures dans le crochet qui termine en arrière la clef ; puis on délie le forceps, on désarticule et l'on dégage les branches, pour extraire les segments du crâne séparément.

C. — Extraction des fragments.

Pour l'extraction des fragments, M. Van Huevel a imaginé une longue tenette (fig. 41) aplatie et recourbée d'arrière en avant sur ses mors. Ceux-ci sont munis, l'un de dents de loup, l'autre de cavités pour les loger. L'articulation se fait par une entaille latérale et un clou à tête plate, comme les forceps allemands. Les manches présentent, l'un un large anneau, l'autre un crochet, et se resserrent ensemble au moyen d'un petit crochet mobile, attaché sur la branche à anneau. Cette pince peut servir à trois usages, comme tenette, comme levier et comme crochet mousse.

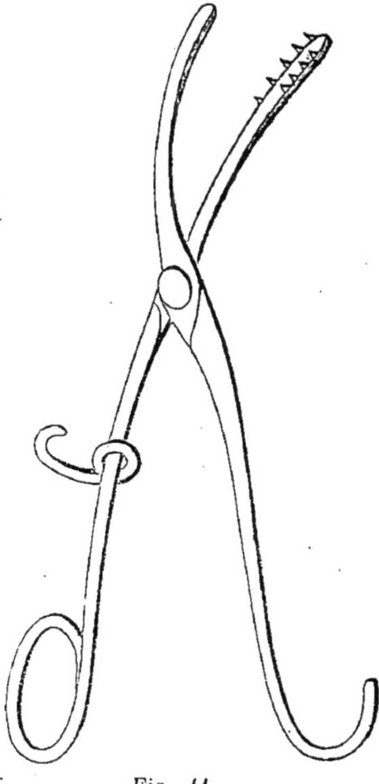

Fig. 41.

Pour extraire les segments du crâne, on commence par introduire dans le vagin deux doigts de la main gauche, jusque sur la rainure faite par la scie. On glisse sur leur face palmaire la branche de la tenette armée de dents, qu'on fait pénétrer dans la section, à la profondeur de cinq centimètres (2 pouces), les dents dirigées en arrière ; on introduit après la branche femelle derrière le segment postérieur, dans la concavité du sacrum. On articule les branches de la tenette et l'on glisse sur elles le crochet mobile pour les serrer. La portion de crâne prise entre leurs mors ne peut plus échapper qu'en se cassant. On tire en spirale pour rouler en cornet le segment postérieur, qu'on extrait d'abord. On porte ensuite la branche femelle derrière le pubis, concavité en arrière, la branche mâle sous le segment, les dents dirigées en avant ; on articule, on resserre le crochet et l'on tire en spirale selon l'axe du détroit supérieur, en ayant soin, avec quelques doigts de la main gauche, d'empêcher les angles ou les bords des os sciés de blesser le vagin.

D. — *Observations relatives au mode opératoire.*

Revenons aux règles précédentes, en les complétant par quelques considérations qui s'y rattachent.

1° Les cuillers du forceps-scie doivent être, surtout quand il y a grande étroitesse du bassin, poussées aussi haut que possible, afin de saisir et de sectionner la tête dans toute sa hauteur. On pourrait être moins soucieux de cette précaution, si l'extrémité céphalique du fœtus était invinciblement arrêtée dans l'excavation ; en cas de position mento-postérieure enclavée, par exemple.

2° Lorsqu'il y a angustie pelvienne, la tête a souvent de la tendance, en cas de multiparité surtout, à se porter au-dessus et en avant de la symphyse pubienne. Un aide appliquant, le cas échéant, la main sur l'hypogastre, y appuiera avec avantage pour repousser la tête vers le centre du détroit abdominal, afin d'en faciliter la saisie. Cette précaution n'est pas de rigueur absolue, surtout si l'on n'omet pas la règle suivante.

3° Les manches doivent être soigneusement reportés en arrière et maintenus appliqués contre le périnée. Par ce mouvement, les cuillers viendront naturellement en avant saisir la tête par son milieu. En négligeant cette règle, on court le risque de n'enlever qu'un petit segment, qu'une couronne du crâne, sans en entamer la base, ce qui pourrait nécessiter une seconde application. Cela ne nous est jamais arrivé cependant.

Dans les expériences sur le cadavre, on voit souvent que le plus grand fragment, auquel adhère le tronc, est en arrière, tandis que le plus petit, libre ou encore uni à l'autre par des attaches cutanées, est en rapport avec le pubis.

Cette différence dans la relation des segments, provient uniquement de ce que, en expérimentant sur le cadavre, on néglige ou on ne pense pas de se mettre dans des conditions identiques à celles où l'on se trouve quand on opère sur le vivant.

En effet, la femme dont le bassin est rétréci au point de nécessiter l'embryotomie a le ventre propendulant. Dans ce cas, le tronc du fœtus est couché sur la paroi antérieure de l'utérus, il est incliné en avant, tout à fait en dehors des limites du grand bassin, et la tête elle-même, retenue au-dessus du détroit supérieur, ou peu engagée, dépasse souvent en avant la symphyse pubienne. Quant à la patiente, elle est placée, pour être soumise à l'opération, sur un plan plus ou moins incliné, ce qui ne modifie encore en rien l'obliquité antérieure de la matrice. Que le forceps-scie soit appliqué dans ces conditions, et il divisera l'extrémité céphalique en deux parties inégales, dont la plus petite sera nécessairement en arrière dans la pluralité des cas. C'est à cause de cette situation habituelle de l'enfant, et pour mieux saisir la tête et en entamer la base, qu'un aide doit appuyer de la main sur l'hypogastre afin de refouler la tête vers le centre du bassin et que, de son côté, l'opérateur doit reporter les manches de l'instrument en arrière, afin de ramener les cuillers en avant.

C'est également là le motif pour lequel l'illustre inventeur du forceps-scie a définitivement adopté la forme du forceps d'Hatin, et qu'il a fait suivre à la scie tout le bord concave de la nouvelle courbure. A son origine, le forceps-scie était beaucoup moins recourbé, et la chaîne parcourait une ligne droite dans les gaînes qui passaient par le milieu et d'un bout à l'autre des fenêtrures. Ainsi confectionné, l'instrument donnait un segment postérieur tellement petit, que la réduction qui s'en suivait à la tête ne suffisait pas pour son extraction.

Voilà donc comment les choses marchent sur le vivant.

Dans les expériences, au contraire, le cadavre est couché sur une *table horizontale*, et la tête fœtale est fixée au centre du grand détroit, le tronc étant maintenu (et non pas incliné en avant) dans la direction de l'axe de ce détroit, ou même couché sur la colonne vertébrale. Si le forceps-scie est appliqué suivant les règles, en ne négligeant pas surtout d'en appuyer les branches contre le périnée, la conséquence toute naturelle de la section c'est que le plus petit fragment sera en avant vers le pubis et le plus volumineux en arrière vers le promontoire.

Une autre remarque non moins importante, c'est qu'en opérant sur le vivant on opère sur une femme dont le périnée résiste davantage que sur le cadavre, et dont le coccyx est souvent projeté en avant, par suite d'une sorte d'affaissement du sacrum. Cette double cause, en s'opposant plus dans un cas que dans l'autre à la rétrocession des manches du forceps, maintiendra davantage les cuillers vers l'éminence sacrée, et celles-ci n'emboîteront alors la tête qu'en laissant encore une fois la plus petite portion en arrière de la fenêtrure et de l'action de la scie par conséquent.

4° La ligature qui rapproche les crochets doit être assez serrée pour que la tête soit invariablement maintenue.

5° Après avoir introduit les lames conductrices et la chaîne dans leurs conduits respectifs, celle-ci doit être poussée par sa portion mousse jusque contre la tête. L'index s'assure qu'aucune portion des organes de la mère n'est venue s'interposer au-devant de la chaîne. J'ai quelquefois vu, lorsque les parois vaginales sont relâchées ou lorsque les lèvres du col utérin sont longues et flottantes, l'une ou l'autre de ces parties se placer au-devant de la scie. Il peut même arriver, ainsi que je l'ai constaté *une* fois, que la lèvre postérieure se croise ou à peu près avec l'antérieure au-devant de la chaîne. C'est à l'accoucheur à bien s'assurer de ces diverses dispositions, et il suffit de s'en rappeler la possibilité pour n'avoir jamais à déplorer des accidents de ce chef, car, à l'aide de l'indicateur, on peut toujours porter la scie au-delà des organes à ménager.

6° Les mouvements de section doivent se faire doucement, à longs traits, sans secousse, et de manière qu'à chaque coup les menottes reviennent alternativement au niveau de l'articulation ; la scie arrive ainsi plus vite à la fin de sa course et sans autant de fatigue pour l'opérateur que si celui-ci, pressé d'arriver, scie à traits rapides, raccourcis et par saccades. Afin d'empêcher qu'elle ne se torde, la chaîne doit *toujours être tendue* et surtout se mouvoir suivant l'axe des gouttières qui la logent, c'est-à-dire que les deux mains de l'opérateur doivent s'effleurer et le plat de la scie ne passer qu'à quelques millimètres de la face dorsale des doigts de l'aide qui fixe le manche. Lorsque les cannelures de la clef ne s'engrènent pas assez profondément (ce qui est

un défaut dans la confection de l'instrument) avec les
dents des lames conductrices, celles-ci vacillent et se
soulèvent sans avancer ; cela arrivera surtout lorsque la
scie entame une portion très-dure, pierreuse en quelque
sorte, ou si elle est fortement serrée entre les fragments.
Nous avons un forceps-scie qui date de vingt-deux ans,
et jamais cette particularité ne s'est présentée, tandis
que nous en possédons un neuf qui a cet inconvénient,
d'ailleurs fort minime : on y obviera définitivement en
faisant approfondir les dents et les cannelures; au moment
de l'opération, il suffira qu'un aide appuie légèrement
du doigt sur l'extrémité libre des lames pour les empêcher de se soulever.

7° Après avoir dégagé la chaîne et les lames, comme
nous l'avons dit, il faut opérer quelques tractions légères
sur l'instrument. Si les fragments sont libres, le plus
petit (le postérieur) sera presque toujours amené au
dehors, dans l'intervalle des cuillers ; s'ils sont encore
adhérents, il arrivera souvent que la tête sera entraînée
tout entière, grâce au chevauchement et à l'emboîtement
de ses parties ; ou bien les efforts extractifs n'auront
abouti qu'à l'engager à la partie supérieure de l'excavation, ce qui facilitera, dans tous les cas, l'extraction
isolée des portions céphaliques.

Les attaches cutanées, s'il en reste, ne sont jamais
étendues, et jamais non plus je ne les ai vues constituer
un obstacle à l'accouchement, car elles cèdent le plus
souvent aux tractions, combinées avec des mouvements
de torsion ; si elles résistent, elles s'allongent toutefois
suffisamment pour détruire le parallélisme qui existerait

entre les deux portions de la base du crâne, et dans ce cas j'ai vu souvent le segment que l'on attire au dehors entraîner à sa suite celui auquel il était encore uni par un lambeau de peau.

8° Si l'on est obligé d'extraire isolément les segments, on se sert, à cet effet, de la pince à dents de loup, dont les branches conduites sur les doigts sont successivement introduites l'une, celle à dents, dans la scissure faite au crâne, l'autre en dehors. En appliquant cette dernière, il faut avoir la précaution de la placer sur le cuir chevelu et non pas entre cette partie tégumentaire et la boîte crânienne, car les os pourraient céder quand ils sont seuls saisis.

9° En général, il faut commencer par extraire le segment postérieur comme étant presque toujours le plus petit et le plus souvent libre, tandis que le tronc adhère au segment antérieur. Inutile de dire que les efforts extractifs s'exerceront suivant les axes. Mais ce qu'il est bon de noter, c'est que, tout en leur donnant cette direction, il convient d'imprimer à la pince une sorte de mouvement de torsion ou plutôt de spirale qui a pour effet de faire prendre au fragment la forme d'un cornet d'oublié. Il va de soi qu'un ou plusieurs doigts protègeront le vagin des aspérités osseuses si, par hasard, il s'en présentait. Jusqu'ici, je n'ai jamais vu la plus petite lésion du conduit vulvo-utérin.

10° A deux reprises différentes, j'ai constaté que le segment postérieur, bien solidement saisi, résistait aux tractions. C'est là un signe probable que le tronc y est attaché et que le segment antérieur, arcbouté derrière

le pubis, met obstacle à sa descente. Il faut, dans ce cas,
dégager celui-ci d'abord, celui-là ensuite.

Enfin, si le fragment antérieur, trop au-dessus et en
avant du pubis, résistait et qu'il ne pût être saisi d'emblée avec la pince, on introduirait d'abord la branche
femelle qu'on ferait agir comme levier pour ramener au
centre du bassin la partie sur laquelle elle serait appliquée, et puis, sans désemparer, on y articulerait la
branche à dents pour terminer, enfin, comme d'usage.

E. — *Dans quelles limites le forceps-scie est-il applicable ?*

Nous avons déjà répondu à cette question dans le
cours de cet ouvrage, notamment lorsqu'il s'est agi des
indications des vices par étroitesse du bassin ; nous
allons le répéter ici.

Disons d'abord que la limite *maxima* est indéterminée. Nous y avons et on doit y avoir recours toutes les
fois, le bassin fût-il même bien conformé, qu'il est
impossible, pour un motif quelconque (hydrocéphalie,
duplicité fœtale, position mento-postérieure enclavée, etc.,) d'extraire l'enfant par des moyens plus doux
pour lui et plus inoffensifs pour la mère. Quant à sa
limite *minima*, nous ne pensons pas qu'aucun embryotôme y atteigne.

M. Scanzoni déclare *qu'on ne possède pas de moyens
capables de diminuer la tête d'un fœtus à terme au point
de lui faire franchir un bassin dont le plus court diamètre
aurait moins de soixante-huit millimètres* (2 ¹/₂ pouces).
A cinq ¹/₂ *centimètres* (2 pouces), dit Chailly, *il n'est plus*

guère permis de songer à l'extraction du produit, par les voies naturelles. Cazeaux est également d'avis que *l'embryotomie n'est plus praticable lorsque le bassin n'offre que cinq centimètres (22 lignes) au plus dans son plus petit diamètre.*

Ce qui est considéré comme vrai en Allemagne et en France où la céphalotripsie répétée est aujourd'hui en grande faveur, ne l'est pas chez nous ; en effet, le champ de l'embryotomie n'a pas ici des limites aussi restreintes. Voilà vingt-quatre ans que M. Van Huevel a doté la science de son forceps-scie, et les registres de notre Maternité attestent qu'il l'a appliqué un nombre de fois qui ne se compte plus, ainsi que moi-même, à cet hospice et dans ma pratique particulière, avec tout le succès désirable, sur des femmes dont le plus petit diamètre ne mesurait que $0^m,055$ (2 pouces), $0^m,050$ (22 lignes), $0^m,045$ (20 lignes), lorsque nous avions affaire à une présentation céphalique, et même que $0^m,040$ (18 lignes), quand le tronc était sorti le premier.

Nous pourrions même agir dans des rétrécissements plus considérables encore, si la question se bornait à une simple réduction du crâne. Mais, si l'inventeur du forceps-scie n'a pas donné moins de quatre centimètres (18 lignes) à la largeur de ses branches et s'il a fixé sa limite d'application à quarante millimètres (18 lignes), c'est uniquement parce que l'extraction du corps du fœtus deviendrait, en deçà de cette mesure, trop difficile et trop dangereuse pour la femme.

Je ferai observer que ces règles sont établies surtout

pour les bassins rétrécis suivant le diamètre sacro-pubien, parce que, dans ce cas, tous les autres diamètres, sauf le transverse, ont ordinairement suivi une diminution proportionnelle (*voir* page 357). Mais des bassins exceptionnellement déformés, rétrécis dans *une direction* en-deçà même des limites assignées au forceps-scie, permettent quelquefois encore l'usage de cet embryotôme, quand, d'ailleurs, l'autre portion du détroit est restée suffisamment large, comme le bassin oblique ovalaire en est un exemple.

Entre bien d'autres faits que je pourrais rapporter à l'appui de ce qui précède, je prendrai le suivant, parce que la viciation était très-prononcée et qu'elle s'étendait à *tous* les diamètres, ce qui est une des plus graves complications.

Sidonie E..., 20 ans, primipare, taille petite, constitution débile, à terme de grossesse, entre à la Maternité le 31 mai 1852, au soir. Le col est encore fermé; les douleurs faibles et rares augmentent peu à peu ; dilatation utérine presque complète le lendemain matin. Le bassin est vicié, moins développé à droite qu'à gauche. Par le pelvimètre de M. Van Huevel, on trouve au détroit supérieur :

Diamètre sacro-pubien, 57 millimètres (2 pouces 1 ligne).
    »   sacro-cotyloïdien gauche, 57 millimètres (2 pouces 1 ligne).
    »   sacro-cotyloïdien droit, 52 millimètres (1 pouce 11 lignes).

Vers midi (1er juin), les eaux s'écoulent et la tête se présente en position occipito-iliaque droite; le cordon ombilical, privé de pulsations, descend dans le vagin.

Des médecins étrangers, des praticiens de la ville, des professeurs et des élèves de l'Université sont réunis pour assister à cet accouchement. En apprenant l'étroitesse du bassin, la mort du fœtus et la disposition favorable du col, chacun est d'avis qu'il faut recourir immédiatement à l'embryotomie. Cependant on propose, pour enseignement, d'interroger la femme, comme si l'enfant vivait, sur le genre de délivrance qu'elle est disposée à accepter. Aussitôt qu'on lui apprend qu'elle ne peut accoucher que par une opération à pratiquer sur elle ou sur son fruit, elle s'écrie sans hésiter un instant que c'est *elle* qu'on doit sauver la première, ajoutant *qu'il y a plus d'enfants que de mères* (jamais je n'ai entendu un autre langage).

On procède alors à l'application du forceps-scie qui est introduit et placé *sans difficulté*. La tête est bientôt divisée dans toute sa hauteur. Des tractions, faites avec précaution, sur l'instrument, font descendre les deux segments à la fois dans l'excavation. Le postérieur est extrait avec la pince à dents de loup ; l'antérieur est entraîné de même, mais les épaules résistent pour franchir le détroit rétréci. Elles cèdent pourtant et sont suivies du tronc qui offre un volume ordinaire.

La délivrance, faite quelque temps après, est accompagnée d'une légère hémorrhagie. On administre l'ergot de seigle et la femme est isolée.

Les couches n'ont absolument rien offert d'anormal, à tel point que, le 9, l'opérée est complétement rétablie, mais elle demande à rester encore quelques jours à l'hospice, ayant à faire un long voyage pour retourner chez elle.

Rappelons encore le cas extrêmement intéressant de la nommée Amélie S... qui a supporté une double application du forceps-scie pour une grossesse gémellaire.

Cette femme entre à la Maternité le 8 mai 1859, à 3 heures de relevée. Elle est atteinte de viciation pelvienne : le diamètre sacro-pubien ne mesure que soixante-deux millimètres (2 pouces 3 lignes); je constate la présence d'enfants jumeaux.

Celui qui s'engage se trouve en position tibio-iliaque droite postérieure. Le tronc sort sans difficulté; mais la tête s'arrête et se redresse au niveau du détroit supérieur. L'extraction manuelle et le forceps de Dubois sont successivement tentés sans succès. Cet enfant a bientôt cessé de vivre et je l'extrais ensuite, en moins de quelques instants, à l'aide du forceps-scie.

En pratiquant de nouveau le toucher, je sens une seconde poche, ce qui indique l'innocuité avec laquelle fonctionne le forceps-scie; l'enfant se présente par le sommet.

Après ce premier accouchement, le col utérin se resserre, et la femme s'endort.

Ce n'est que le lendemain, à 8 heures du soir, que l'ouverture de la matrice est de nouveau assez large pour permettre l'application du forceps-scie. Comme la veille, l'opération et la délivrance se firent avec la plus grande facilité. Disons que les eaux s'étaient écoulées dans la nuit et qu'elles avaient entraîné avec elles le cordon ombilical qui ne donnait plus de pulsations; les bruits cardiaques avaient également disparus.

Pendant ses couches, l'opérée n'a rien offert de particulier; elle sort de l'hospice le 19 mai, parfaitement rétablie. Dix-sept mois plus tard, le 23 octobre 1860, je pratiquais sur cette femme la même opération et avec le même succès.

Quel autre procédé embryotomique nous eût donné un semblable résultat? Et certes, ce n'est pas là un mérite de médiocre importance que celui d'agir d'une manière aussi inoffensive; car, dans le cas où l'embryotomie dut être pratiquée sur un premier enfant pour une position irrégulière, par exemple, la viabilité du second n'étant pas compromise, on pourrait l'extraire vivant.

Enfin, citons comme un cas de grande viciation, celui que nous a présenté la nommée Éléonore-Célestine B..., femme d'une fort petite taille et d'une complexion très-grêle, entrée à la Maternité le 12 mai 1864 à terme de grossesse. Il y a un tel rapprochement des parois antérieure et postérieure du bassin, que le diamètre sacro-pubien ne mesure que *quarante-sept millimètres* (1 pouce 9 lignes); l'étendue des distances sacro-cotyloïdiennes est à l'avenant. L'opération césarienne est énergiquement refusée ; présentation du sommet.

Ce n'est que le 14, à 11 heures, que l'orifice de l'utérus est assez large et assez souple pour permettre l'application du forceps-scie. L'introduction et le placement de l'embryotôme sont faciles, la section rapide et l'enfant, de volume ordinaire, est promptement extrait.

L'opérée quitta la Maternité le dixième jour de son accouchement, dans un excellent état de santé.

2. — EMBRYOTOMIE DANS LA PRÉSENTATION DU SIÉGE.

Jusqu'ici nous n'avons envisagé les embryotômes qu'appliqués sur la tête alors qu'elle se présente la première. Comment agira-t-on lorsque le fœtus est expulsé jusqu'aux épaules et que la tête reste au-dessus du détroit supérieur, situation si justement redoutée des partisans du céphalotribe?

« Lorsque la tête, dit Chailly, se trouve arrêtée au détroit supérieur rétréci, la perforation est difficile et elle peut être dangereuse pour la mère, si l'on veut percer le crâne par l'occiput ou par le front. En effet, agissant sur ces parties, l'instrument n'est pas dirigé perpendiculairement à leur surface, et, comme ces parties résistent, la pointe du céphalotôme peut glisser et aller blesser les organes maternels. Il vaut mieux, à l'aide de deux doigts introduits dans la bouche, abaisser fortement la machoire inférieure et faire, alors, pénétrer les ciseaux de Smellie dans la masse cérébrale, en perforant la voûte palatine. »

Nous partageons, pour les motifs qu'il invoque, la répugnance que l'auteur français éprouve pour la transforation de l'os occipital, et, comme lui, si nous avions ideé de percer le crâne, nous aimerions mieux y arriver par la bouche. Mais, n'oublions pas que nous avons affaire à un bassin réduit dans ses dimensions, à un vagin occupé tout entier par le cou du fœtus, à une tête redressée au-dessus du détroit abdominal, contenue encore dans le grand bassin, et dont on ne peut quelquefois pas atteindre le menton et encore moins la bouche.

Opérera-t-on, pour se donner de l'espace, la détroncation à l'aide du bistouri et de forts ciseaux? Ce serait, à notre avis, augmenter les difficultés, parce que, alors, la mobilité de la tête la ferait fuir devant les instruments perforateurs et devant les mors du céphalotribe.

M. Hubert conseille, lorsque le tronc du fœtus est dehors, de pratiquer à la peau de la partie supérieure du sternum et transversalement une incision de six à sept centimètres (27 à 31 lignes) et d'y introduire une longue pince à polype qu'il faut pousser jusqu'à la base du crâne. En ouvrant alors cette pince, en sens divers, et en tenant ses branches écartées au moment de la sortir, on fraie une route que le perforateur parcourra ensuite sans difficulté et sans danger, puisqu'il se trouvera dans une véritable gaîne tégumentaire qui le conduira sûrement à la voûte du pharynx, c'est-à-dire à peu près sur la base du sphénoïde.

Après avoir retiré la pince, M. Hubert la remplace, dans la voie qu'elle a parcourue, par son terebellum (*voir* fig. 39, page 853), dans le but de faire éclater la base du crâne en le perforant; il fixe au préalable la tête en accrochant le menton s'il le peut; sinon il charge un aide d'exercer une traction sur le tronc et alors, par des mouvements de vis imprimés au perforateur, il le fait pénétrer dans la gouttière basilaire de l'occipital ou dans la base même du sphénoïde; il retire ensuite la poire du terebellum de la cavité crânienne seulement, et change un peu sa direction pour l'enfoncer de nouveau dans un autre point solide ; il pratique ainsi plusieurs perforations, s'il en est besoin, et lorsqu'il est enfin parvenu à dissocier les os de la base du crâne, il espère pouvoir entraîner le fœtus sans recourir au céphalotribe.

M. Scanzoni, si partisan de la perforation préalable du crâne lorsque celui-ci se présente le premier, ne l'est plus quand le tronc est sorti. On aura recours, dit-il, à la céphalotripsie, sans la faire précéder de la perforation du crâne, *qui serait alors impossible,* lorsque les membres inférieurs et le tronc sont expulsés.

Sans prétendre, avec le professeur de Wurzbourg, que la chose est absolument impraticable, nous dirons qu'elle le sera souvent.

Mais, pourquoi ce pénible labeur, ces manœuvres réitérées, ces broiements multipliés, ces perforations en différents endroits? Pourquoi ces lenteurs, ces dangers que l'on fait courir à la femme par la pénétration dans la profondeur de ses organes d'instruments acérés et tranchants qui peuvent inopinément ne pas obéir à la main la plus habile? Pourquoi tout cela, lorsque l'art possède un embryotôme pour l'emploi duquel le dégagement du corps, avec arrêt de la tête en un point quelconque du bassin, même au-dessus d'un rétrécissement extrême, constitue une circonstance que nous considérons, nous, comme un *immense avantage?*

En effet, l'introduction des branches du forceps-scie se fait avec une égale facilité dans ce cas, et dès que la section du crâne est achevée, ce qui dure à peine *quelques instants,* il suffit d'exercer une *légère* traction sur les membres pour voir la délivrance s'effectuer aussitôt ; les deux segments pénétrant l'un dans l'autre, ou se déployant comme les valves d'une tabatière, passent sans difficulté à travers l'obstacle qu'ils n'avaient pu franchir auparavant. Jamais, dans ces cas, il n'est besoin de recourir à la pince à dents pour l'extraction des morceaux. Bien plus, c'est que maintes fois j'ai été témoin de l'expulsion de la tête, sous la seule influence d'une contraction utérine, avant que la scie, ayant toutefois dépassé la base du crâne, ne fût arrivée à la fin de sa course.

L'opération marche donc avec une facilité et une célérité étonnantes lorsqu'il y a arrêt de l'extrémité céphalique après la sortie du tronc : *trois à cinq minutes au plus*, pendant lesquelles la parturiante ne sent *absolument rien*, suffisent alors pour terminer *le tout*. Aussi, voudrions-nous toujours rencontrer l'opération réduite à ce degré de simplicité extrême, et si nous ne recourons pas d'emblée à la version podalique, c'est que cette manœuvre n'est pas toujours praticable, soit que le retrait spasmodique de l'utérus s'y oppose ; soit que l'engagement de la tête est trop prononcé ; soit, enfin, que l'angustie pelvienne est trop forte. D'ailleurs, nous considérons la version comme offrant tant de dangers pour la mère, que nous nous gardons bien d'y recourir sans une absolue nécessité. Mais, si la nature nous amène le siége ; ou si, forcé par les circonstances, il nous est possible de saisir et d'extraire d'abord les pieds et que, malheureusement, la tête se redresse et s'arrête d'une manière insurmontable au-dessus du détroit supérieur, fût-ce même dans un bassin qui n'aurait que quarante millimètres (18 lignes) d'ouverture, nous nous en félicitons : *c'est l'écueil du céphalotribe ; c'est le triomphe du forceps-scie !*

J'ai relaté, à la page 886, un exemple d'application de l'instrument de M. Van Huevel, dans un cas de présentation du siége ; voici un second fait que je pourrais appuyer de plusieurs autres terminés avec la même facilité.

Sophie D..., âgée de 33 ans, se présente à la Maternité le 4 décembre 1865, à 2 heures du matin. Cette femme en est à sa seconde grossesse ; elle a déjà été accouchée, au même hospice, par le forceps-scie, en 1855. Elle est rachitique et de très-petite taille (un mètre vingt centimètres, 3 pieds 8 pouces) ; les fémurs et les tibias sont excessivement courts et arqués en avant ; elle est à terme de gestation et en travail d'accouchement depuis la veille ; les eaux sont écoulées ; l'enfant est vivant : il se présente en quatrième position des genoux (tibio-iliaque droite postérieure). Le promontoire est très-accessible au doigt : il n'est éloigné du pubis que de *quarante-cinq millimètres* (1 pouce 8 lignes). Les contractions sont fortes et expulsives ; le col utérin est ouvert de la grandeur d'une paume de main ; il est dilatable.

A six heures du matin, les membres abdominaux se montrent à l'extérieur et le tronc est aussitôt expulsé jusqu'aux épaules comprises ; mais la tête reste si élevée qu'on a de la peine d'atteindre au menton. L'enfant cesse bientôt de vivre. Comme la tête ne peut franchir le détroit supérieur, j'applique le forceps-scie qui fut suivi d'une délivrance immédiate, sans devoir recourir à l'extraction isolée des fragments : *toute l'opération* dura à peine quelques minutes.

Neuf jours après son accouchement, l'opérée rentrait chez elle aussi bien portante que s'il ne s'était rien passé.

5. — EMBRYOTOMIE DANS LA PRÉSENTATION DU TRONC.

La nature, si puissante qu'elle soit dans bien des cas, ne l'est presque jamais assez dans les présentations du tronc qui réclament, le plus souvent, les secours d'une main habile et exercée. Aussi, serait-ce tout au moins un acte de haute témérité que d'attendre, avec confiance, une évolution spontanée, lorsqu'il est possible encore d'améliorer la situation par une version sagement pratiquée. Mais que de fois n'arrive-t-on pas trop tard; lorsque, par exemple, les eaux sont écoulées depuis longtemps, que la partie qui se présente est très-engagée, que la matrice est convulsivement contractée, ou quand la viciation pelvienne oppose un obstacle insurmontable à cette manœuvre. Le morcellement du fœtus devient encore, dans ces circonstances, la seule et unique ressource; seulement, il reste à choisir le procédé opératoire le plus simple, le plus expéditif et le plus innocent surtout pour la malheureuse mère.

Deux cas peuvent se présenter : ou bien c'est une présentation du flanc ou du tronc, dans l'acception rigoureuse du mot; ou bien, et c'est le cas le plus commun, c'est une présentation de l'épaule.

A. — *Présentation du flanc.*

S'il est et demeure impossible de défléchir un bras à l'aide duquel on attirerait l'épaule et le cou dans la marge du détroit supérieur, pour se comporter ensuite comme nous le dirons dans un instant, on ne peut nécessairement agir que sur le tronc lui-même.

A cette fin, différents procédés ont été proposés et pratiqués. L'un d'eux constitue la méthode de Davis.

Cette méthode consiste à placer, suivant les règles ordinaires, un grand crochet mousse sur le milieu du corps. On attire ensuite vers le bas la région sur laquelle l'instrument est appliqué ; on le confie à un aide, et puis, la main droite, armée de longs et forts ciseaux dirigés sur les doigts de la main gauche pour protéger les organes maternels, incise peu à peu, en faisant agir les ciseaux de la pointe seulement, toutes les parties, y compris la colonne vertébrale, qui se trouvent cernées dans la concavité du crochet. Lorsque la section est complète, on extrait isolément chacune des portions du fœtus, en ayant soin de commencer par celle qui correspond à l'extrémité podalique, parce qu'elle est la moins volumineuse et la plus facile à sortir, par conséquent. En commençant par la partie supérieure, on courrait le risque de voir les épaules et la tête rencontrer l'autre tronçon et en éprouver un obstacle à leur descente ultérieure.

Avant d'en venir à cette opération, j'aimerais mieux, après avoir placé le crochet, et si toutefois le bassin était bien conformé, me servir de cet instrument comme agent d'extraction, en tâchant d'obtenir l'évolution forcée (*voir* pages 654 et 732), quitte à en venir après à la section du corps, si la chose était d'absolue nécessité.

M. Pajot, dans ces mêmes circonstances, conduit autour du tronc du fœtus une petite corde solide, dite *fil à fouet*, à laquelle il imprime des mouvements de scie jusqu'à ce que tous les tissus embrassés par elle soient divisés. Un speculum plein, introduit jusque sur la région qui se présente, protége les parties de la mère contre le frottement de la ficelle.

Pour passer cette corde, M. Pajot se sert d'un crochet mousse dont la convexité présente une rainure pour recevoir le fil à l'extrémité duquel il a fixé une grosse balle en plomb. Lorsque le crochet est appliqué, il va à la recherche de la balle avec les doigts ou avec une longue pince à polype, l'attire en dehors et puis retire le conducteur.

Dans le seul cas où j'ai essayé ce procédé sur la femme en travail, il m'a été impossible de parvenir à diviser la colonne vertébrale. La ficelle s'usait rapidement et cassait ensuite ; en examinant le petit cadavre, j'ai vu que le fil avait porté sur le corps d'une vertèbre sans l'entamer. Dans deux expériences que j'ai faites après sur le même fœtus, la section a été opérée en très-peu de temps, mais chaque fois la corde avait passé à travers le cartilage intervertébral.

On arriverait plus sûrement à bonne fin en se servant d'un fil de fer recuit, ou mieux, si l'on possédait ces instruments, d'une scie à chaînettes ronde ou de l'écraseur de M. Chassaignac, portés à destination à l'aide du crochet.

Ce serait le cas d'utiliser, à cet effet, l'ingénieux crochet articulé de M. Wasseige, de Liége (*voir* page 717).

B. — Présentation de l'épaule.

Les procédés sont ici à peu près les mêmes, c'est-à-dire qu'il faut saisir un bras, l'attirer à l'extérieur pour engager davantage l'épaule, appliquer le crochet sur le cou, et puis, après y avoir exercé de fortes tractions, le sectionner à la méthode de Davis, ou d'après le procédé de M. Pajot, ou bien à l'aide de l'écraseur de M. Chassaignac. Une fois la division obtenue, on extraira le tronc en tirant sur le bras, après quoi on ira à la recherche de la tête pour l'amener à l'extérieur soit avec la main dont les doigts seraient introduits dans la bouche, soit avec le forceps, le levier, ou en pratiquant la crâniotomie suivant les cas.

Un médecin belge, M. Van der Eecken, a proposé d'embrasser le cou de l'enfant avec un crochet mousse renfermant une scie à chaînettes, fixée à un sommet mobile. Après son application, on retire le sommet mobile que l'on fait passer ainsi que la scie à laquelle il tient, dans un conducteur qui se fixe à son tour au crochet pour former un tout continu. L'opérateur maintient l'instrument, un aide fait marcher la scie, et la détroncation s'obtient rapidement sans que les organes de la mère puissent être lésés (fig. 42).

L'application de cet instrument offre toutes les difficultés du crochet mousse, plus celle d'aller retrouver le

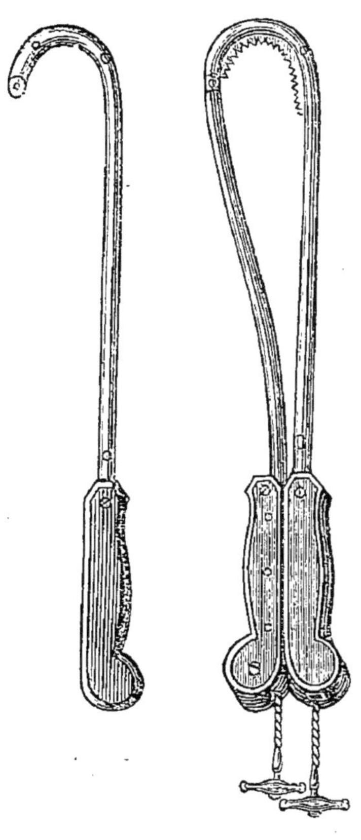

Fig. 42.

bouton mobile et de fixer le conducteur là où il le doit.

Telles sont, dans ces cas malheureux, les ressources dont l'art dispose, et la courte description que nous en avons donnée suffira pour faire apprécier combien l'exécution doit en être difficile, laborieuse et entourée de dangers, surtout lorsque la partie à saisir par le crochet, le cou, par exemple, est élevée.

Cependant, si défavorables que soient ces présentations, elles ne sont pas non plus en dehors de l'atteinte du forceps-scie. Convenablement appliqué, il arrive, et plus vite, au même but que les procédés ordinaires. Seulement, dans ces circonstances, il faut *invariablement que la nouvelle courbure des cuillers soit dirigée du côté de la tête de l'enfant,* en ayant soin, s'il y a un bras défléchi, de le préserver de l'action de la scie, afin de s'en servir pour faire des tractions et extraire ainsi plus facilement le tronc, après la section du cou et du crâne. Une fois l'instrument placé, la décollation est rapidement achevée, et la délivrance est immédiate et sans douleur ni danger pour la patiente, qui n'est l'objet d'aucune violence.

Après l'extraction du corps, qu'on obtient aisément en tirant sur le bras, sur le moignon de l'épaule ou sur la peau divisée du cou, rien ne serait plus facile que de réappliquer l'instrument sur la tête, si un vice du bassin ou un obstacle quelconque s'opposait à son extraction manuelle ou par le levier ou le forceps ordinaire.

Citons les deux faits suivants à l'appui de notre manière de procéder.

1er *Fait*. — L'épouse d'Antoine C..., 35 ans, bien conformée, tertipare, entre à la Maternité le 2 octobre 1855, à 9 heures du soir. Le travail s'est déclaré la veille, les eaux sont écoulées et l'on a tenté, en ville, de la délivrer par la version. A son entrée à l'hospice, elle a le col entièrement dilaté. Le fœtus présente le flanc gauche avec sortie au dehors du bras correspondant; la main droite se fait sentir au détroit supérieur, derrière le dos qui répond à la paroi postérieure du bassin, la poitrine à la paroi antérieure de cette cavité, la tête étant dirigée vers la fosse iliaque gauche, les fesses vers la fosse iliaque droite (1re position du flanc gauche). La matrice est fortement contractée sur l'enfant. Afin de relâcher cet organe, on commence par mettre la femme au bain tiède pendant deux heures et l'on fait des injections vaginales. Après le bain, on a recours aux lavements laudanisés.

Vers le matin, le pouls étant petit et accéléré, l'utérus dur, la version impossible, on revient au bain général prolongé, aux injections et aux lavements avec le laudanum. Peu à peu le haut du tronc s'engage dans l'excavation, le bras gauche descend jusqu'à l'épaule, et la main droite arrive à la vulve, passant derrière le corps. Il y avait lieu de croire à la possibilité d'une évolution spontanée, mais la version était devenue impraticable. Tout à coup, la femme est prise de frissons, de vomissements verdâtres, d'anxiété épigastrique, les douleurs cessent, la face devient pâle et puis un peu bleuâtre.

Ayant constaté cet état de choses, en présence de M. Lados, professeur à Gand, on réunit les élèves pour assister à l'opération.

On applique d'abord le grand crochet mousse sur le cou de l'enfant pour l'abaisser, pendant qu'un aide tire sur les deux bras, dans le but de pouvoir arriver au cou et de faire la décollation soit avec un bistouri, soit avec de forts ciseaux. N'ayant pu y parvenir, on retire le crochet et l'on place devant et derrière le cou du fœtus les deux branches du forceps-scie, dans une position diagonale, la nouvelle courbure des cuillers répondant à la fosse iliaque gauche, c'est-à-dire tournée vers la tête du fœtus. La section s'achève promptement. L'instrument ayant été dégagé, on tire sur les deux bras et le corps est amené sans peine. La tête (l'index dans la bouche, le pouce sur le moignon du cou) n'offre guère plus de résistance à l'extraction. Toute l'opération n'a pas duré *cinq minutes*. On procède ensuite à la délivrance. Le ventre étant resté ballonné et douloureux, on y applique un cataplasme à la camomille et l'on isole l'opérée.

Le soir, pouls petit, accéléré ; ventre sensible, tympanite ; face pâle ; lochies sanguinolentes. Prescription : douze sangsues, cataplasme, frictions mercurielles sur les membres abdominaux, diète.

Le 4, la malade a assez bien reposé durant la nuit ; urines spontanées et rougeâtres, pouls accéléré, peau et langue chaudes, ventre douloureux et ballonné. Prescription : huit sangsues et mêmes moyens que la veille qu'on répète encore le soir.

Le 5, état peu satisfaisant, nuit agitée, pouls petit, accéléré, ventre douloureux, lochies odorantes. Vers neuf heures du matin, il se déclare une forte hémorrhagie utérine ; pouls imperceptible, refroidissement des extrémités, pâleur de la face, syncopes. On administre le seigle ergoté en lavement, on fait des injections aluminées dans le vagin, on prescrit quelques cuillerées de vin avec de l'eau de cannelle. L'hémorrhagie s'arrête, le pouls revient, la figure se colore un peu. Vers midi, la face pâlit de noúveau, des sueurs froides se déclarent et la malade expire quelques instants après.

Autopsie. — Abdomen considérablement distendu. À l'ouverture, on trouve la matrice déchirée à sa partie antérieure et inférieure dans une assez grande étendue. Traces d'inflammation péritonéale.

Second fait. — Thérèse V..., épouse Guillaume K..., âgée de 43 ans, neuvièmepare, est amenée à la Maternité le 18 novembre 1861, à 10 heures du soir. Cette femme, bien conformée d'ailleurs, est en mal d'enfant depuis huit jours et les eaux sont écoulées depuis le même temps. L'état général est encore assez satisfaisant ; le ventre est cependant endolori. L'enfant a cessé de vivre ; il se présente par l'épaule gauche avec issue du bras jusqu'à sa racine qui est engagée sous la symphyse pubienne. La tête est fortement renversée au-dessus des pubis et tournée vers l'éminence iléo-pectinée droite. La matrice est dans un état de contracture qui ne permet ni le refoulement de la partie engagée, ni l'introduction de la main pour faire la version qu'on a tentée à domicile.

Un bain général d'une heure est prescrit; on en profite pour pratiquer aussi, pendant tout ce temps, des injections vaginales. A la sortie du bain, on essaie, mais inutilement, d'introduire la main. La patiente est alors remise au lit et un lavement laudanisé lui est administré. La nuit fut très-calme.

Le 19, de grand matin, l'état général est toujours le même. Vers 8 heures, à la suite de violentes contractions, le ventre devient tout à coup plus douloureux, la face pâlit, les traits s'altèrent, le pouls tombe au point qu'il est presque imperceptible, la peau se couvre d'une moiteur froide, l'haleine et la langue se refroidissent également, un peu de sang s'écoule par la vulve. A ces signes, nous diagnostiquons une rupture du vagin ou de l'utérus; quant au pronostic, nous le croyons des plus défavorables.

Le forceps-scie est alors appliqué avec la nouvelle courbure dirigée vers la paroi cotyloïdienne droite, côté vers lequel la tête est renversée. Après la section, il a suffi d'une traction légère sur le bras prolabé pour attirer le tronc à l'extérieur. Quant à l'autre portion fœtale, elle n'a pas présenté plus de difficulté. Le placenta est spontanément expulsé peu de temps après.

Cependant, la réaction, quoique l'on fît, ne se déclara point, et le 20, à 10 heures du matin, l'accouchée succombait.

Autopsie. — Épanchement sanguinolent dans le bas-ventre ; fausses membranes en voie de formation ; rupture du vagin à sa paroi postérieure.

Voilà deux accouchements dont l'issue a été bien triste ; et cependant nous les invoquons en faveur du céphalotôme de M. Van Huevel, car ils témoignent de la facilité avec laquelle on a terminé quand on s'est décidé à en faire usage ; ensuite, ils rendent évidente l'applicabilité de l'instrument dans des conditions où *nul* des céphalotômes que nous avons décrits n'eût pu être employé.

Quant aux ruptures utérines et vaginales, et à la mort qui s'en est suivie, nos lecteurs les considéreront-ils, dans ces cas, comme le fait du forceps-scie ? Nous ne le pensons pas, car, en suivant l'historique avec attention, on voit manifestement que les phénomènes révélateurs de la déchirure de matrice et du vagin se sont déclarés et ont été reconnus bien avant l'emploi de l'instrument.

Conclusions.

De tout ce qui précède, il résulte que le forceps-scie nous paraît être le plus sûr, le plus facile, le plus expéditif et le plus universel de tous les embryotômes ; il satisfait à toutes les exigences, puisque du moment qu'il sera possible d'appliquer le forceps, n'importe la partie qu'on rencontre à l'ouverture du bassin, n'importe la monstruosité (fœtus double, développement d'une tumeur solide à sa surface, etc.), la scie pourra toujours en réduire le volume et en rendre l'extraction plus facile.

Quant à son maniement, il est très-simple. Bien loin qu'il faille être doué d'une habileté exceptionnelle pour en faire emploi, je dirai qu'il suffit, pour arriver à l'appliquer à la perfection, des vertus que tout accoucheur soucieux du bien-être de l'humanité et de sa réputation doit nécessairement posséder : la douceur et la prudence jointes à un tact exercé.

Disons encore qu'il ne peut léser en rien les organes de la mère. Et quelle serait, en définitive, la partie de l'appareil susceptible de blesser? Seraient-ce les cuillers, qui ne servent qu'à immobiliser la tête, en n'exerçant aucune violence? Mais alors le forceps ordinaire, plus large et plus fort, parce qu'il doit supporter des tractions et des efforts vigoureux, devrait être un instrument bien meurtrier et comme tel banni depuis longtemps de la pratique obstétricale! Sera-ce la scie à chaînettes? Mais, complétement isolée des organes de la mère, poussée dans ses coulisses par des lames conductrices cachées elles-mêmes dans une gouttière et mues par une clef à l'extérieur, elle ne peut agir que sur la partie fœtale comprise dans l'intervalle des cuillers, et jamais sur les parois vaginales ni utérines qui se trouvent en dehors, protégées par les branches de l'instrument. Aussi, bien que le chloroforme ne soit jamais employé, voyons-nous toujours les femmes rester impassibles quand on les opère : jamais des cris de douleur, jamais la moindre plainte, jamais l'agitation que l'on rencontre souvent dans une simple application de levier ou de forceps. Naguère, nous avons vu une patiente, indifférente sans doute à ce dont elle était l'objet, se laisser aller, pendant notre opération, à un sommeil calme et tout naturel.

Il est cependant une objection que les adversaires du forceps-scie nous opposent invariablement : *Que faites-vous des esquilles? Ne craignez-vous pas leur pénétration dans les chairs? Ne vont-elles pas labourer le vagin?*

Nous avons déjà répondu à cette objection ; répondons-y encore d'une manière plus claire et plus catégorique. Pour cela, voyons *ce que sont et comment se comportent les fragments.*

Ce qu'ils sont? A coup sûr ce ne sont pas des esquilles, c'est-à-dire des morceaux, des éclats d'os résultant d'une fracture comminutive, comme en produisent indistinctement tous les écraseurs et tous les instruments destinés à démolir le crâne; ici, la scie opère une segmentation nette, régulière, sans aspérités. S'il y a parfois de légères saillies, voire même des petites pointes, ce sera à l'entrecroisement des sutures, au niveau des fontanelles ; mais de véritables esquilles, point.

Comment se comportent les fragments? Le voici. Après la section, on enlève la chaînette d'abord, ses lames conductrices ensuite. Alors, saisissant le forceps à pleine main, on exerce des tractions en bas et en arrière pour amener la tête divisée à l'extérieur. La plupart du temps, les segments chevauchent l'un sur l'autre et les plans de section se protègent ou plutôt s'effacent ainsi mutuellement : dans ce cas, il n'y a donc rien à redouter des aspérités osseuses, en admettant qu'il en existe.

D'autres fois, l'instrument n'entraîne, dans l'intervalle de ses cuillers, qu'un seul segment : c'est le plus petit, c'est celui qui est ordinairement libre, c'est le postérieur. Eh bien ! alors, il est évident que la région postérieure du bassin ne peut pas être lésée, puisque la portion du crâne, qui descend, est dirigée par sa surface tégumentaire de ce côté; quant à son plan de section, le seul qui pourrait blesser, il glisse sur le segment antérieur qui sert momentanément de bouclier aux organes qui sont en avant, et dès l'instant où il dépasse ce segment, l'opérateur applique les doigts derrière la symphyse pubienne, entre le fragment qui descend et la colonne antérieure du vagin. S'il a fallu extraire avec la pince, les conditions, les rapports et la manœuvre sont exactement les mêmes ; seulement, on fera bien alors d'imprimer à l'instrument une légère torsion sur son axe, dans le but de contourner sur lui-même le segment saisi et pour diminuer ainsi son volume.

Reste alors le fragment post-pubien. Celui-ci a sa surface tégumentaire tournée vers les pubis où elle ne peut rien intéresser ; son plan de section est dirigé en arrière, par conséquent vers la concavité du bassin, la portion *la plus large* de ce canal. Quoi de plus facile alors, puisque la tête est réduite de moitié ou à peu près, que de laisser dans les parties les deux ou trois doigts qui ont servi à guider la pince, de les insinuer à plat vers la courbure sacrée et d'entraîner le second segment sur la face palmaire de ces doigts dont l'interposition protégera la paroi correspondante du conduit vulvo-utérin ?

Ne pourrait-on pas aussi nous dire que la rétraction, en quelque sorte convulsive de la matrice, sur le cou et sur les épaules du fœtus, est parfois si puissante que les fragments cèdent sans entraîner le tronc?

Évidemment, cela peut arriver; mais, de grâce, qu'on me dise s'il est un seul procédé embryotomique à l'abri de ce fâcheux contre-temps? Est-il une seule opération, si minime qu'elle soit par elle-même, qui n'ait point ses complications, ses incidents éventuels? Cette objection n'est donc pas plus spéciale à notre méthode qu'à une autre; elle est commune à toutes, passées, présentes et futures; ou plutôt, elle s'adresse uniquement à un état tout particulier de l'utérus qui demande à être combattu par des moyens qui agissent sur l'organisme tout entier de la femme : par la saignée, les grands bains, le chloroforme, etc., etc.

Lorsque l'accoucheur se trouvera aux prises avec ces difficultés; quand les os crâniens se détacheront successivement au moindre effort; quand, en un mot, il se verra en présence d'une décollation qu'il n'a pu éviter, il devra s'inspirer des indications du moment et agir en conséquence.

Que les fragments cèdent donc, pour un motif ou pour un autre, cela n'enlève rien au mérite du forceps-scie et ne laisse pas moins intacte notre conviction, qu'il est d'une complète innocuité. Sans doute, des essais imprudents, une application pratiquée avec violence ou dans des circonstances inopportunes, des tractions vigoureuses mal dirigées, peuvent causer les plus graves lésions. Mais le mauvais usage qu'on fait d'un instrument en détruit-il la valeur? La méthode amovo-inamovible du baron Seutin, laquelle compte tous les jours dans nos hôpitaux de si brillants succès, ne constitue-t-elle pas un mode de déligation des plus dangereux, quand elle n'est pas pratiquée avec intelligence?

Ce qui n'est pas contestable pour nous, c'est que nos opérées se trouvent, en général, dans les conditions ordinaires quand nous avons pu les délivrer en temps opportun et qu'elles n'ont pas eu à supporter les conséquences d'un grand retard, d'une intervention intempestive ou maladroite. Malheureusement, nous ne choisissons pas nos cas; le plus souvent même les femmes nous arrivent à l'hôpital lorsqu'elles ont été torturées ou, tout au moins, quand elles ont déjà été l'objet de tentatives plus au moins variées. Aussi, celles-là ont-elles moins de chances de guérir que celles où l'on peut intervenir plus tôt. J'ai forceps-scié, en dehors de la Maternité, quinze femmes : onze étaient sur pieds au plus tard le huitième jour; les quatre autres sont mortes, deux à la suite de déchirure utérine constatée avant mon opération ; une autre avait également une rupture vaginale antérieure à mon intervention : on lui avait fait *dix applications* de forceps et *cinq essais* de version ! Enfin, la quatrième, atteinte d'une tumeur fibreuse du col utérin, était depuis six jours dans les maux et le forceps avait aussi été plusieurs fois appliqué.

Il n'y a donc que la longueur du travail, des manœuvres antérieures violentes, des tentatives réitérées de version et d'application de forceps, l'administration de l'ergot de seigle, etc., qui peuvent compromettre le succès de l'opération. En effet, ce n'est pas impunément que l'on introduit, à plusieurs reprises, la main et le bras dans la cavité de l'utérus et que l'on cherche à vaincre les contractions, parfois tétaniques, de cet organe. Ce n'est pas non plus sans froisser, sans contondre les parties molles du bassin qu'on exercera de puissantes tractions sur le forceps ordinaire ; ce n'est pas, enfin, sans se préparer de grandes difficultés et de graves complications, qu'on augmentera l'éréthisme utérin par des poudres ergotées. Ce sont là tout autant de causes d'irritation qu'il faut savoir ménager, si l'on ne veut pas s'exposer à perdre les fruits d'une opération subséquente complétement inoffensive pour la femme ; car, nous le répétons, si le forceps ordinaire est un instrument de tractions, le forceps-scie sert surtout à sectionner le crâne qu'il immobilise et qu'il isole des parties voisines.

Terminons, enfin, en mettant sous les yeux de nos lecteurs l'opinion que feu le docteur Simon, de Liége, en son vivant professeur et praticien du plus haut mérite, exprimait en 1851 devant l'Académie royale de médecine de Belgique, au sujet du forceps-scie :

« Pratiquant les accouchements depuis plus de trente ans, dit cet habile chirurgien, dans une ville de quatre-vingt mille âmes ; placé depuis environ le même nombre d'années à la tête de l'hospice de la Maternité de la même ville, j'ai souvent été appelé à terminer des accouchements que la mauvaise conformation du bassin de la femme rendait contre nature. J'ai eu à lutter contre toutes les difficultés, contre tous les obstacles que cette cause de dystocie peut créer : pour les surmonter, pour les vaincre, j'ai mis en usage à peu près tous les moyens que l'art possède. J'ai cherché à les apprécier à leur juste valeur, je les ai comparés entre eux, je les ai jugés d'après les résultats que j'ai obtenus. Eh bien ! fort de l'expérience que j'ai acquise, sincère et de bonne foi dans mes appréciations, ne considérant dans la question que son côté scientifique, et parlant par conviction, je place le forceps-scie du docteur Van Huevel au-dessus de tous les instruments qui ont été inventés jusqu'à présent pour diminuer le volume de la tête du fœtus. Aucun d'eux ne peut lui être comparé pour la facilité de l'opération et l'innocuité de son action, pour le peu de douleur qu'il occasionne à la femme, et surtout pour le beau et grand résultat qu'il produit. Il n'en sera pas du forceps-scie comme de tant de prétendues découvertes que la même époque voit naître et mourir. Conçu d'après une idée neuve, qui appartient tout entière à notre savant compatriote, il n'est ni la pâle copie, ni la mauvaise contrefaçon d'aucun instrument connu. Je lui prédis un avenir brillant. Bientôt, j'en ai la certitude, les praticiens de tous les pays s'empresseront d'en propager l'usage. Invention vraie, bonne, utile, cet instrument restera dans la pratique, et ne sera jamais abandonné par ceux qui, après l'avoir étudié, l'auront une fois appliqué. Si la première place dans l'arsenal de l'accoucheur appartient au forceps ordinaire, la seconde doit de toute justice appartenir au forceps-scie de M. Van Huevel.

« Je termine en disant hautement, sans crainte d'être accusé de partialité ou de flatterie : Honneur et gloire à notre compatriote, au docteur Van Huevel, qui a doté l'art obstétrical d'un chef-d'œuvre, auquel son nom doit rester éternellement et invariablement attaché ! »

Ce langage est encore aujourd'hui aussi vrai qu'il est éloquent.

CHAPITRE XI.

DE LA SECTION DE L'ARC ANTÉRIEUR DU BASSIN.

La section de l'arc antérieur du bassin se pratique en deux points : 1° à travers le cartilage inter-pubien ; c'est ce qui constitue la *symphyséotomie;* 2" sur le corps même du pubis, d'un seul ou des deux côtés : c'est la *pubiotomie simple* ou *double*.

ART. 1er. — De la symphyséotomie.

La *symphyséotomie* est une opération qui consiste dans la division du pubis, au niveau du cartilage inter-articulaire.

§ 1er — Effets de la symphyséotomie sur le bassin.

Après la section du cartilage pubien, les surfaces articulaires s'écartent spontanément d'un à deux centimètres et demi (5 à 11 lignes) et par une pression sur les crêtes iliaques, on peut leur donner un éloignement de 5 centimètres (1 pouce 10 lignes), ce qui augmente le diamètre antéro postérieur de 10 millimètres (4 ¼/₂ lignes), attendu que chaque centimètre (4 ¼/₂ lignes) d'écartement en accroît l'étendue de 2 millimètres (un peu plus d'une ligne). Mais comme l'engagement de la bosse pariétale antérieure est de 4 à 6 millimètres (2 à 3 lignes), on aura une augmentation de 14 à 16 millimètres (6 à 7 lignes) pour le diamètre sacro-pubien. Quant aux diamètres obliques et au transverse, ils s'accroissent d'une manière plus sensible.

§ 2. — INDICATIONS DE LA SYMPHYSÉOTOMIE.

En tenant un compte exact de ce que le bassin gagne en étendue par suite de cette opération, il est évident qu'elle n'est proposable que dans les cas où 14 à 16 millimètres (6 à 7 lignes) ajoutés au diamètre le plus souvent rétréci, c'est-à-dire le sacro-pubien, suffisent pour l'expulsion spontanée du fœtus, ou tout au moins pour obtenir son extraction à l'aide du forceps. Les limites en sont donc fixées entre 6 ¼/₂ centimètres et 8 ¼/₂ centimètres (2 ¼/₂ à 3 ¼/₄ pouces).

§ 3. — CONTRE-INDICATIONS DE LA SYMPHYSÉOTOMIE.

Lorsque l'angustie pelvienne se trouve dans les limites que je viens d'indiquer, je ne connais qu'une seule contre-indication formelle à la section du cartilage pubien : c'est la mort bien et sûrement constatée du fœtus, ou bien l'existence de raisons majeures qui feraient douter de sa viabilité.

J'ai cependant entendu professer que l'ankylose des articulations sacro-iliaques en constituerait une autre.

Oui, et cela ne sera contesté par personne, puisqu'on ne gagnerait rien à l'opération, l'écartement des os ne pouvant alors avoir lieu. Mais, ce qui ne le sera pas davantage, je crois, c'est la difficulté, l'impossibilité même de constater ce défaut de mobilité des symphyses du bassin.

§ 4. — Dangers de la symphyséotomie.

Quand le rétrécissement d'avant en arrière n'est pas en dessous de huit centimètres et demi (3 $\frac{1}{4}$ pouces), on opère dans les conditions les plus favorables. En effet, puisque le diamètre antéro-postérieur gagne, par le fait de l'écartement des pubis et par l'engagement de la bosse pariétale dans leur intervalle, une augmentation d'un centimètre et demi (7 lignes), il acquiert alors une étendue totale de dix centimètres (3 $\frac{3}{4}$ pouces), ce qui permettra probablement la sortie spontanée de la tête ; s'il fallait aider par le forceps, ce ne serait que par une traction légère et sans grand préjudice pour les symphyses pelviennes.

A un degré d'étroitesse plus prononcée, l'extraction serait plus laborieuse ; l'enfant aurait donc davantage à souffrir et la mère serait exposée à la déchirure des ligaments sacro-iliaques antérieurs, à l'inflammation des articulations du bassin, aux abcès consécutifs, et même à une sorte de dislocation permanente par suite d'un défaut de réunion des surfaces divisées.

Pour éviter ces accidents, qui résultent d'un trop grand écart des pubis, M. Guillery, de Bruxelles, propose une ceinture dans le genre de celle que Sigault et Camper employaient après l'opération pour rapprocher les surfaces incisées. Cette ceinture, large et rembourrée en arrière, s'appliquerait par sa partie médiane contre le sacrum et contre les symphyses sacro-iliaques, tandis que les deux extrémités contournèraient le bassin, entre les os des îles et les articulations coxo-fémorales, pour venir se joindre sur la face antérieure du pubis. Ces extrémités seraient munies, l'une d'une boucle, et l'autre d'une lanière de cuir perforée, pour recevoir la pointe de la boucle, de trous répétés de centimètre en centimètre (4 en 4 lignes). Quand il s'agirait d'opérer, la ceinture serait bouclée suivant les dimensions de la femme et maintenue par deux sous-cuisses.

En supposant que l'on veuille obtenir un écartement de cinq centimètres (1 pouce 10 lignes), on donnerait à la ceinture un relâchement égal ; mais une fois bouclée, elle deviendrait une barrière infranchissable à un écartement plus grand. Les ligaments sacro-iliaques ne seraient pas exposés à être rompus; et le sacrum, maintenu sur le même plan que les os iliaques, n'aurait aucune tendance à se porter en avant et à diminuer le diamètre antéro-postérieur.

Nonobstant cette modification, la symphyséotomie n'en demeure pas moins une opération grave et comme ses indications, au point de vue des vices du bassin, sont absolument les mêmes que celles de l'accouchement prématuré artificiel, il sera toujours préférable, quand on le peut, de recourir à celui-ci, d'autant plus que les résultats sont beaucoup plus satisfaisants. Elle ne serait tout au plus praticable que si le vice du bassin

n'était constaté qu'au terme de la grossesse, au début
du travail, avant ou peu après la rupture des membranes. Encore faudrait-il, à notre avis, que la femme,
instruite sur les chances de l'opération, préférât s'y
exposer que de faire le sacrifice de son enfant. Mais,
lorsque les eaux sont écoulées depuis longtemps et
que le fœtus a été soumis à de violentes et longues
contractions, on peut considérer sa viabilité comme
trop compromise pour supporter encore les efforts que
nécessiterait son extraction après la symphyséotomie et,
dès lors, nous agissons, dans l'intérêt de la mère,
comme s'il était mort, c'est-à-dire qu'après l'avoir
ondoyé, nous pratiquons l'embryotomie.

§ 5. — Procédés opératoires.

La femme est couchée sur le bord du lit et les poils du
pubis sont préalablement rasés; le chirurgien, placé à
droite, fait, avec un bistouri convexe, sur la ligne
médiane, une incision verticale qui commence un peu
au-dessus de la symphyse et se prolonge jusque sur le
côté du clitoris entre le sommet de la grande et de la
petite lèvre. Toutes les parties molles étant divisées jusqu'à l'os, on cherche le cartilage inter-articulaire, on le
divise avec précaution d'avant en arrière, en évitant le
canal de l'urèthre dans lequel on a introduit une sonde
pour qu'un aide puisse le dévier latéralement. La section
achevée, il se produit, entre les pubis, un écartement
qu'on peut encore augmenter, s'il ne suffit pas, par la
pression d'avant en arrière sur les crêtes iliaques. L'accouchement est alors abandonné à la nature ou terminé
artificiellement, suivant les cas.

On applique ensuite un simple pansement sur la plaie et l'on maintient les pubis rapprochés à l'aide d'un bandage de corps et de la ceinture mentionnée ci-dessus. L'opérée doit être après cela soumise au régime requis dans les opérations graves et surtout retenue fort longtemps au lit, car il faut quelquefois plusieurs mois de repos avant que la solution de continuité soit bien raffermie. Il arrive même que la consolidation ne s'effectue jamais et la marche est alors pour toujours impossible ou tout au moins très-difficile et très-pénible.

Dans la symphyséotomie, M. Imbert, de Lyon, propose d'agir de dedans en dehors, au lieu de procéder d'avant en arrière, comme nous venons de l'indiquer.

Ce chirurgien commence par écarter les grandes lèvres, puis il reporte le canal de l'urèthre, à l'aide d'une sonde qu'il y a introduite, du côté opposé à celui où il veut opérer. Il enfonce ensuite un bistouri à rondache sous la symphyse pubienne, en le dirigeant en haut et en avant ; il divise ainsi les parties molles, une racine du clitoris et le cartilage inter-articulaire. Par ce procédé, les téguments du mont de Vénus ne sont nullement intéressés, ce qui a l'avantage de parer, d'une manière toute naturelle, à un trop grand écartement des pubis.

Le pansement consiste dans l'application d'une ceinture pour maintenir autant que possible les os en contact, sauf à combattre les accidents, s'il en survient, par des moyens appropriés à la nature et à la gravité du mal.

ART. II. — De la pubiotomie.

La *pubiotomie* s'entend de la section du pubis, près
de la symphyse, soit qu'on l'exécute d'un seul côté, ou
des deux côtés à la fois. Cette opération se pratique
dans le but de rendre mobile toute la paroi antérieure
du bassin et d'agrandir non-seulement les diamètres
antéro-postérieur et obliques du détroit abdominal,
mais même ceux de l'excavation.

Le professeur Stolz opère cette division, sans intéresser la peau, au moyen d'une scie à chaînettes. Pour
cela, il fait une petite boutonnière au niveau de la
crête pubienne, après avoir rasé le mont de Vénus.
Une longue aiguille, légèrement courbe, est ensuite
introduite et dirigée en bas en passant tout contre la
face interne du pubis, pour venir sortir à côté du
clitoris, en entraînant avec elle la scie qu'on y a préalablement fixée. On adapte alors les poignées, et quelques
mouvements de va-et-vient suffisent pour diviser l'os.
Ces mouvements doivent être exécutés avec lenteur et
beaucoup de précaution, dans la crainte que la scie ne
passe subitement à travers la table externe et antérieure de l'os et ne vienne ainsi intéresser les téguments
situés au-devant d'elle.

Lorsque la section est complète, on enlève la scie en
dégageant une menotte et en tirant sur l'autre, suivant
l'axe du trajet qu'elle a parcouru ; enfin, dès que la
délivrance est faite, on rapproche les surfaces osseuses
à l'aide d'une large ceinture embrassant tout le bassin.

Ce procédé est sans doute fort simple et d'une exé-

cution très-facile; il est surtout beaucoup plus rassurant
pour la patiente et pour les assistants que la symphyséotomie ordinaire, puisqu'il n'y a pas de plaie apparente et partant aucune trace d'hémorrhagie. Mais il
n'en présente pas moins les mêmes inconvénients très-
graves, résultant du tiraillement et de la diastase des
articulations pelviennes.

CHAPITRE XII.

DE L'OPÉRATION CÉSARIENNE.

L'opération césarienne consiste dans l'extraction du
fœtus à travers une ouverture artificielle pratiquée à
l'utérus. Il y en a deux variétés : l'une dans laquelle on
incise les parois du ventre et de la matrice pour retirer
l'enfant qui ne peut l'être par les voies naturelles : c'est
l'_opération césarienne proprement dite_, ou la _gastro-hysté-
rotomie_ ; l'autre donne issue au produit, par le vagin, à
travers une incision du col ou du segment inférieur de
l'utérus : c'est l'_opération césarienne vaginale_.

ART. Iᵉʳ. — De la gastro-hystérotomie.

Nous avons à traiter de la _gastro-hystérotomie_ au point
de vue de ses dangers, de ses indications, des conditions

les plus favorables à sa réussite, et puis, enfin, du procédé à suivre dans son exécution.

§ 1. — DANGERS DE LA GASTRO-HYSTÉROTOMIE.

Cette opération est une des plus dangereuses de la
chirurgie et, quels que soient les progrès de la science,
elle le sera toujours, car les perturbations profondes et
nombreuses que la grossesse provoque dans l'appareil
de l'innervation tout entier ; la vive excitabilité qui en
résulte pour les femmes ; les changements surtout que
cet état apporte dans l'utérus dont le tissu devient plus
vasculaire, plus mou et plus irritable parce que les nerfs
qui s'y répandent sont aussi le siége d'un surcroît de
nutrition ; l'excès de vitalité et de sensibilité qui
s'empare également des parties ambiantes, des ligaments larges, des ovaires et de cette vaste séreuse qui
tapisse la cavité abdominale, tout cela prépare et entretient chez la femme enceinte une sorte de foyer phlegmasique que la moindre étincelle peut tranformer en
un brasier ardent. Aussi, disait M. Van Huevel, avec
un système nerveux si irritable, des organes abdominaux prédisposés aux accidents inflammatoires, une
matrice congestionnée, ramollie, peu propre à se
cicatriser promptement et sécrétant un fluide (les
lochies) irritant pour la plaie, ne faut-il nullement
s'étonner que de graves lésions dans des tissus sensibles, hors d'état normal, que la gastro-hystérotomie,
enfin, soit fréquemment suivie d'insuccès.

Ces motifs, qui font échouer l'accoucheur le plus
habile, se préparent de longue date ; ils sont de

l'essence même de la grossesse et, par leur nature, irrémédiables. Il en est d'autres, et de fort sérieux, d'une observation très-générale aussi, mais qui ne se déclarent qu'au moment de l'opération. Je veux parler de la pénétration de l'air, du sang et du liquide amniotique dans le péritoine et des conséquences quasi-inévitables que ces accidents entraînent à leur suite ; de l'hémorrhagie qu'il est impossible de toujours éviter, surtout lorsque l'incision a porté au niveau de l'insertion placentaire, parce que là les sinus utérins sont si développés que l'excitation de la matrice, la pression de ses parois, les astringents les plus énergiques, sont incapables d'arrêter définitivement la perte. Enfin, la sortie des intestins dont la réduction est d'ordinaire fort laborieuse, quand on ne prévient pas cet accident par la méthode de suture que j'indiquerai tantôt ; les difficultés d'extraction du fœtus, la nécessité même où l'on est quelquefois d'appliquer le forceps à travers l'incision, les tiraillements qui en résultent, sont autant de causes puissantes d'irritation du péritoine, des bords de la plaie, des sinus utérins et de la face interne de la matrice.

Concluons donc que c'est avec raison que la plupart des praticiens éprouvent une si grande aversion pour la gastro-hystérotomie. Cependant, pour ne pas trop décourager nos confrères de la campagne, avouons qu'elle est moins grave chez eux, parce que l'air y est plus pur et plus sain, les habitants plus vigoureux et d'une réaction plus énergique contre les lésions traumatiques en général.

Mais, quoiqu'il en soit, et en tenant compte des résultats d'une statistique qui embrasse tous les faits, il n'en reste pas moins avéré que les quatre cinquièmes au moins des opérées y succombent. Elle est surtout désastreuse dans les hospices de femmes en couches et au sein des grandes villes, où les succès sont infiniment rares. Chailly rapporte, d'accord en cela avec d'autres auteurs, qu'il n'y a pas, dans les murs de Paris, un seul exemple d'une femme qui ait survécu à l'opération césarienne. On en pourrait dire autant de Londres, de Berlin et de tous les grands centres de population. La Maternité de Bruxelles n'a eu non plus, jusqu'ici, que des revers à enregistrer.

Après les dangers et les résultats que nous venons de signaler, nous ne reviendrons plus sur ce que nous avons déjà dit du choix à faire entre le sacrifice de la mère et celui de son enfant. C'est là, du reste, une question très-délicate dont nulle autorité au monde ne peut imposer la solution à qui que ce soit; chacun doit donc la résoudre suivant les inspirations de sa conscience et, aussi, suivant les circonstances dans lesquelles il se trouve, sans que personne ait le droit, croyons-nous, de lui faire un crime de la détermination qu'il prendra.

Quant à moi, fort de l'autorité des noms les plus illustres de la Grande-Bretagne et de celle de la plupart des accoucheurs Français, Allemands et Belges, anciens et modernes; fort de la quiétude que donne la conviction d'un devoir accompli; fort, enfin, de l'appui de ma conscience qui me convie sans cesse à traiter mes malades comme s'il s'agissait de mon épouse et de mon enfant,

je n'hésite pas à déclarer que je me fais une loi de
mettre la conservation de la mère bien au-dessus de
celle du fœtus. En agir autrement sur une malheureuse
femme incapable de juger sainement de la gravité de sa
situation ; lui arracher surtout son consentement par un
silence coupable, ou par des promesses qui s'évanouiront
quelques heures plus tard, est une conduite qui constitue
à mes yeux un crime de lèse-humanité.

§ 2. — INDICATIONS DE LA GASTRO-HYSTÉROTOMIE.

La *gastro-hystérotomie* ne doit être pratiquée que dans
les cas où, pour une cause quelconque, la filière par
laquelle le fœtus doit passer est tellement étroite que
l'accouchement par les moyens ordinaires et même par
l'embryotomie, est matériellement impossible. S'il est
quelques rares exceptions à cette règle, nous les avons
signalées lorsqu'il s'est agi des tumeurs de nature cancéreuse, développées dans le canal pelvien (*voir* pages 404,
405, 409, 411, 415 et 419).

Elle sera donc la seule et unique ressource lorsqu'il
y aura un rétrécissement inférieur à 4 centimètres
(18 lignes), que le fœtus soit mort ou vivant. Si nous
assignons ces limites, ce n'est pas que l'embryotomie
soit impraticable plus bas, mais c'est parce que les
manœuvres auxquelles on devrait se livrer pour dégager le tronc par une ouverture si restreinte seraient
plus pénibles et aussi dangereuses peut-être que la
section utérine. Mais jusqu'à 5 ½ centimètres (2 pouces)
et même 40 millimètres (18 lignes), surtout si les pieds
se présentent, on devra toujours extraire l'enfant, fut-il

vivant, par les voies ordinaires, à l'aide du forceps-scie, à moins que la mère, pour conserver son enfant, et parfaitement renseignée d'ailleurs sur les conséquences de l'hystérotomie, ne veuille s'exposer aux chances de cette cruelle opération. Enfin, il faudrait y recourir encore, dans le but de retirer au plus tôt un enfant, parvenu au terme de la viabilité, du sein d'une femme qui viendrait de mourir, après s'être assuré toutefois que l'accouchement forcé (*voir* page 800) est impraticable.

§ 3. — Conditions favorables a la gastro-hystérotomie.

Il est admis que les conditions les plus propres à assurer le succès de la section gastro-utérine, sont :

1° Qu'il faut, autant que possible, opérer à la campagne, dans un lieu salubre. Si la patiente est de la ville, il sera préférable de l'opérer à domicile, parce que, si mauvaises que soient les conditions hygiéniques qui l'entourent, on la laisse dans un milieu auquel elle est habituée et qui lui sera moins funeste que l'air impur, malsain, imprégné de miasmes, que la plus ardente et la plus généreuse sollicitude des administrations de bienfaisance ne peut enlever des hôpitaux ;

2° Que le travail soit déclaré et le col légèrement dilaté, afin que la matrice puisse revenir sur elle-même, qu'il n'y ait point d'hémorrhagie à craindre après l'extraction du produit et pour que les lochies aient une libre issue. Un travail trop avancé, trop long, peut jeter l'utérus dans un état d'épuisement, d'inertie dont les effets sont redoutables;

3° Que les membranes soient encore intactes ou rom-

pues depuis peu, pour être plus sûr de la viabilité du
fœtus ;

4° Qu'aucune tentative d'extraction n'ait été faite,
afin de réunir encore le plus de chances possibles d'avoir
un enfant vivant et d'écarter, pour la mère, toute cause
d'inflammation ultérieure ;

5° Enfin, il faut que la partie qui se présente ne soit
pas trop engagée, ce qui nécessiterait de fortes tractions
sur le tronc du fœtus, voire même l'application du
forceps, à travers l'incision abdominale.

§ 4. — Procédé opératoire.

Avant de procéder à l'opération, le chirurgien doit
disposer lui-même l'appareil instrumental et à pansement qui lui sera nécessaire. Ainsi, il aura du chloroforme, de l'ammoniaque, une sonde de femme, un rasoir
pour enlever les poils du pubis, un bistouri convexe,
un bistouri boutonné, une sonde cannelée, une sonde
d'homme ou un long stylet pour opérer la rupture des
membranes par le vagin si le doigt ne pouvait y suffire,
un petit forceps pour l'extraction de la tête lorsqu'on ne
peut la dégager autrement, des ciseaux, un ruban à
ligature, du nitrate d'argent ou du sulfate de cuivre
pour passer sur les lèvres de l'incision s'il y avait
hémorrhagie, des éponges, de l'eau froide, de l'eau
tiéde, des aiguilles à suture armées de fil ciré, des bandelettes de sparadrap ou du collodion, une compresse
fenêtrée enduite de cérat, de la charpie, des compresses
ordinaires, longuettes et carrées, un bandage de corps,
des épingles. Enfin, il faut avoir sous la main du seigle

ergoté récemment pulvérisé pour prévenir ou combattre·
l'inertie utérine, du vin, de l'eau de cannelle pour administrer à la femme en cas de faiblesse, et tout ce qui est
propre à ranimer l'enfant.

Après avoir vidé complétement la vessie ainsi que le
rectum, et rasé le pubis, la patiente est située comme
pour la symphyséotomie, et l'opérateur placé à sa
droite. Deux aides sont chargés d'appliquer exactement
les mains sur les côtés et sur la partie supérieure de
l'abdomen, afin de circonscrire la tumeur utérine, de
prévenir la sortie des intestins et pour mettre obstacle à
l'épanchement des liquides dans la cavité péritonéale.
Cela fait, le chirurgien tend les téguments avec le
pouce et les autres doigts de la main gauche ; alors,
avec un bistouri convexe, il pratique une incision
verticale, au milieu de la ligne blanche, s'étendant
d'un peu en dessous de l'ombilic, jusqu'à vingt-sept
millimètres (1 pouce) du pubis, et dans la longueur de
treize centimètres et demi à seize centimètres (5 à
6 pouces). Il est préférable d'inciser sur la ligne
blanche, car là il n'y a pas de vaisseaux importants ;
l'incision de côté pourrait intéresser l'artère épigastrique et la mammaire interne, ce qui donnerait lieu
à une grave complication. On divise successivement
la peau, les aponévroses et le péritoine ; la matrice,
mise à nu, est incisée avec précaution sur la ligne
médiane, et dès qu'elle présente en bas une ouverture,
on y plonge l'index gauche qui sert de guide à un
bistouri boutonné pour agrandir l'incision vers la partie
supérieure de l'organe. Si les membranes sont encore

intactes, il est préférable de les rompre par le vagin, afin d'éviter l'épanchement du liquide dans le péritoine. Si l'on tombe sur le placenta, on le décolle d'un côté, plutôt que de l'inciser. On ne doit pas perdre de vue que cette circonstance est des plus compromettantes, car, au niveau de l'arrière-faix, les vaisseaux utérins ont toujours pris un accroissement considérable ; nous y avons vu des sinus assez larges pour admettre l'extrémité du doigt auriculaire et l'on conçoit que nul agent ne peut arrêter l'hémorrhagie qui devient, dans ces cas, rapidement mortelle. L'incision faite, on opère l'extraction du fœtus en le saisissant par la partie qui se présente à l'ouverture ; s'il arrivait que la matrice se resserrât convulsivement sur le cou de l'enfant, on serait obligé de recourir au forceps et même de débrider à l'endroit de la contracture. On procède également à la délivrance, quand la matrice revient sur le placenta ; on s'assure ensuite que le col est libre et qu'il n'y a pas de sang épanché dans l'abdomen, afin de l'en extraire le cas échéant.

.L'utérus se contracte promptement et la section est abandonnée à elle-même. Quant à la plaie extérieure, on la réunit au moyen de quelques points de suture, en laissant libre son angle inférieur. Des bandelettes agglutinatives ordinaires ou enduites de collodion, un petit linge cératé, des compresses simples et graduées, un bandage de corps, complètent le pansement. Si, avant la suture, il arrive que des anses intestinales s'échappent de l'abdomen, il suffit parfois, pour en obtenir la réduction, de saisir les bords de la plaie entre le pouce et l'index de chaque main et de les soulever fortement.

L'opérée reste sur le lit d'opération. Seulement, on retire de dessous elle les alèzes souillées. Elle doit d'abord observer une diète rigoureuse; on préviendra la constipation et la rétention des urines par des lavements et par le cathétérisme. S'il survenait des accidents inflammatoires, ils seraient combattus par les moyens ordinaires, mis en rapport avec l'intensité des phénomènes morbides.

Le traitement consécutif du docteur Metz, d'Aix-la-Chapelle, diffère essentiellement de ceux suivis jusqu'à ce jour. Encouragé par plusieurs succès qu'il rapporte, ce chirurgien se borne uniquement, après avoir opéré et pansé la femme suivant les règles ordinaires, à la placer dans un lit chauffé à l'avance et à lui appliquer immédiatement sur le ventre des compresses d'eau froide d'abord, et puis d'eau glacée qu'il renouvelle et continue jusqu'à ce qu'elles ne causent pas une sensation désagréable. Il administre en même temps des lavements d'eau froide et de la glace par la bouche. S'il se déclare des symptômes nerveux, il les combat par l'opium à haute dose.

Nous avons dit que les Anglais sont très-partisans des opiacés à doses fort élevées dans la rupture utérine. C'est assez dire qu'ils les administrent largement aussi et pour les mêmes raisons dans l'opération césarienne. L'explication qu'ils en donnent et les succès qu'ils en obtiennent, imposent aux praticiens l'obligation d'y recourir dans ces circonstances (*voir* page 594).

Le mode de pansement du docteur Lebleu, de Dunkerque, diffère de celui généralement adopté. Pour réunir

les lèvres de la plaie abdominale, il n'emploie aucune
suture, mais avant l'opération il place sous la malade et
au niveau des vertèbres lombaires et des dernières
dorsales, deux bandages de corps étroits et à extrémités digitées, puis au-dessus d'eux, deux bandes de
diachylon de dix centimètres de largeur (3 $^3/_4$ pouces),
mais assez longues pour s'entre-croiser au-devant de la
plaie, et coupées chacune en trois divisions dans les
trois quarts de leur étendue à partir de leurs extrémités. Après l'opération, les deux extrémités des
bandes de diachylon sont appliquées d'abord sur la
peau, puis, en s'approchant de la plaie sur deux fortes
compresses graduées, situées latéralement : on les
entre-croise au niveau de l'incision, en laissant seulement un petit espace libre en bas. De la charpie, des
compresses et les deux bandages de corps complètent
l'appareil.

Cette modification rend le pansement très-expéditif :
son auteur lui attribue le succès qu'il a obtenu et
M. le docteur Marchant, de Bentz, l'a également utilisée dans une opération césarienne qui lui a réussi.

Nous avons dit que la plaie utérine doit être abandonnée à elle-même : c'est ce qui est universellement
admis aujourd'hui, bien que des accoucheurs aient
conseillé d'en faire aussi la suture, dans la crainte que,
restant béante, elle ne donne lieu à une hémorrhagie
qui, dans ces circonstances, pourrait se faire dans le
péritoine.

Cette pratique est la plupart du temps inutile, parce
que l'organe, en vertu de sa retractilité, revient pro-

gressivement à des dimensions moindres qui relâchent la suture ; elle nous paraît toujours dangereuse, parce que le tissu utérin est si ramolli, par le fait de la grossesse, qu'il se déchire à la moindre traction exercée sur les ligatures. Ajoutons, enfin, que celles-ci auront pour effet immédiat de provoquer la phlogose utérine, si elle n'existe pas encore, de l'augmenter et de l'entretenir si elle s'était déjà déclarée.

Quant à la suture abdominale, elle est encore généralement adoptée. Seulement, son application constitue le temps qui est presque toujours le plus long ; celui qui m'a paru souvent le plus laborieux pour les autres comme pour moi.

C'est, qu'en effet, quelque attentifs que soient les aides à leur rôle respectif, il arrive quasi chaque fois, au moment où l'on fait l'extraction du fœtus et de ses annexes, qu'un vide se fait inopinément entre l'utérus et les bords de l'incision, et que les intestins s'échappent de l'un ou de l'autre côté ; une fois sortis, il est bien difficile de les rentrer, de les maintenir même au point où ils en sont, et de les protéger contre la pointe de l'aiguille. Ceux qui se sont vus aux prises avec ce contre-temps, peuvent seuls apprécier tout ce qu'il a de fâcheux et de regrettable.

Si les entrailles s'échappent par la plaie de l'abdomen, au lieu de les repousser dans le ventre, le professeur Verbeeck, de Gand, recommande de soulever fortement les bords de l'incision, et les intestins se réduisent d'eux-mêmes : le conseil est excellent, nous l'avons dit ; mais nous avons été témoin de l'insuffisance de ce procédé.

M. Mascart, d'Ohain, redoute également cet inconvé-nient. Pour le prévenir et pour empêcher aussi l'écoule-ment des eaux de l'amnios dans le péritoine, il propose le procédé suivant : deux aides appliquent, au début de l'opération, leurs mains, à la méthode ordinaire, sur les côtés et sur le fond de l'utérus, de manière à le cir-conscrire en une seule masse avec les parois abdomi-nales. Mais, aussitôt qu'une ouverture est pratiquée à la matrice, ils y introduisent successivement la pulpe des doigts, pendant que le bord radial du pouce et de la main appuie sur les lèvres de l'incision du ventre.

Ils exercent ainsi une compression douce et modérée qui a pour résultat d'opposer un obstacle insurmontable au passage des eaux de l'amnios dans le péritoine, de soustraire cette membrane séreuse à l'action de l'air atmosphérique, et d'empêcher que les ligaments de l'utérus ne soient tiraillés, déchirés pendant les tractions assez fortes auxquelles on doit parfois se livrer pour extraire l'enfant ou le placenta.

Après la délivrance, les doigts sont successivement retirés, à mesure que la matrice se contracte et verse au dehors les fluides qu'elle contient.

La méthode de compression indiquée par M. Mascart est incontestablement une heureuse amélioration à apporter dans la pratique de l'opération césarienne. N'oublions pas, cependant, que les parois utérines et abdominales glissent facilement l'une sur l'autre lorsque leurs surfaces séreuses sont adossées, et qu'il suffit d'un mouvement de la femme, d'une secousse de toux, d'un vomissement, d'une éructation, pour détruire la juxtaposition des parties et donner lieu à tous les accidents qu'on voulait prévenir.

C'est en vue d'y obvier d'une manière plus certaine, que j'ai imaginé et mis en pratique une modification dans la manière d'appliquer la suture. Voici comment j'opère :

Nouveau mode de suture abdominale.

Je prépare d'abord huit à dix aiguilles (une seule suffirait si ce n'était pour aller plus vite) armées chacune d'un fil long de quarante à cinquante centimètres (14 ³/₄ à 18 ¹/₂ pouces) environ. Ensuite, tout ayant été disposé et prévu, j'incise à l'ordinaire les parois abdominales sur et à travers la ligne blanche, jusqu'à ce que le globe utérin apparaisse. Cela fait, un aide me donne une à une les aiguilles que j'enfonce successivement à deux centimètres (9 lignes) à peu près de distance les unes des autres, de dehors en dedans et puis de dedans en dehors de chacune des lèvres de la plaie, entraînant avec elles les fils qui passent ainsi au devant de la matrice. Si l'on voulait mettre plus de régularité dans la pose des ligatures, il suffirait, quelques instants avant l'opération, de marquer, de chaque côté de la ligne blanche, avec un crayon de nitrate d'argent, les points par où les aiguilles devraient passer. A mesure qu'un fil est placé, j'en enlève l'aiguille, après quoi les deux bouts libres sont noués ensemble; on pourrait encore ne faire qu'un seul nœud de tous les fils réunis de chaque côté. Afin de laisser ensuite le champ libre au bistouri pour l'incision utérine et pour l'extraction du produit, je remonte toutes les anses vers la région sus-ombilicale. Après la sortie du fœtus et de l'arrière-faix, il suffit de tirer les fils et la plaie se ferme immédiatement. Il ne reste plus alors qu'à les reprendre un à un, les couper à une distance quelconque et les nouer pour avoir une suture à points séparés. Tout cela s'exécute en moins de temps qu'il n'en faut pour l'expliquer.

Ayant eu l'occasion d'assister, il y a quelque temps, à une opération césarienne, j'ai pu constater pratiquement que cette méthode de réunion a pour avantages :

1° De faciliter incontestablement la suture, attendu que celle-ci s'applique, dans mon procédé, en un moment où l'on ne peut pas être gêné ni par les intestins, puisqu'on agit sur une plaie dans les bords, parfaitement maintenus sur le corps utérin, sont à peine écartés ; ni par le sang, puisqu'il n'y a d'incisés que des tissus peu vasculaires, et les aponévroses qui constituent la ligne blanche ;

2° De s'opposer presque infailliblement et quoiqu'il advienne, à la sortie des intestins. Si ceux-ci se présentaient, ils seraient à coup sûr retenus par une sorte de claie formée par les fils, et leur réduction en serait dès lors facile, attendu qu'elle se ferait au fur et à mesure de la formation des nœuds ;

3° De ne jamais exposer les entrailles à la perforation par les aiguilles :

4° D'obvier, plus que l'ancienne méthode, au passage des liquides et à la pénétration de l'air dans le péritoine, toutes choses qui n'arrivent guère qu'au moment où l'on fait des efforts pour maîtriser les intestins ;

5° Enfin, de rendre l'ensemble de l'opération si expéditif, qu'il suffit de quelques minutes pour en avoir fini, le temps nécessaire à la pose des ligatures étant quasi inappréciable.

Inutile de faire remarquer qu'on pourrait, avec autant de facilité et par la même méthode, employer la suture métallique.

On objectera, peut-être, que les fils peuvent s'enchevêtrer et devenir inextricables. Erreur ; on ne devra même pas s'en occuper, certain que rien n'empêchera jamais qu'on ne les retrouve à leur point d'émergence à la peau et qu'on ne puisse les serrer et les nouer ensuite.

ART. II. — Opération césarienne vaginale.

Cette opération consiste en une incision pratiquée par le vagin, sur le point le plus aminci et le plus saillant de l'utérus, dans le but de frayer une voie à l'enfant par le conduit naturel.

Il faut recourir à ce mode de délivrance lorsque la matrice est imperforée, ou dans le cas de déviation irréductible du col, qui rendrait l'accouchement impossible.

On l'exécute à l'aide d'un bistouri dirigé sur les doigts de la main gauche ; ordinairement l'incision se fait en croix, couche par couche, en prenant la précaution de ne pas dépasser les limites circulaires de la partie qui proémine dans le canal vaginal. L'opérateur mettra aussi tous ses soins à protéger le fœtus, la vessie et le rectum.

Nous avons déjà dit que la dureté ou l'état squirrheux

du col opposent aussi parfois une résistance invincible à la parturition. Il faut alors y pratiquer des débridements multiples avec de forts ciseaux, ou avec un bistouri boutonné, en agissant de préférence sur les parties latérales de l'orifice.

Ces opérations ont infiniment moins de gravité que la gastro-hystérotomie; les incisions du col, surtout, sont pour ainsi dire inoffensives; la nature semble d'ailleurs les indiquer par les déchirures qui surviennent presque toujours, lors d'un premier accouchement.

CHAPITRE XIII.

DE LA DÉLIVRANCE ARTIFICIELLE OU CONTRE NATURE.

La sortie des annexes du fœtus, à travers les voies génitales, est désignée sous le nom de *délivrance*.

Cette partie de l'acte de la parturition, dont elle est le complément, doit être considérée, sinon comme la plus sérieuse, au moins comme une de celles qui méritent le plus d'attention. Aussi ne suis-je, pour mon compte, réellement satisfait et hors d'inquiétude que quand je la vois terminée. Les anciens eux-mêmes y attachaient déjà une si grande importance, qu'ils introduisaient presque toujours la main dans la matrice, au moment de l'expulsion du fœtus, pour être bien sûrs qu'il n'y restait aucun vestige de l'arrière-faix (Mauriceau, de Deventer, etc.). Sans approuver complétement cette manière de faire, je dirai que la question dont il nous reste à nous occuper, excite assez peu les soucis de certains praticiens d'aujourd'hui, qui pensent que l'expulsion de l'enfant est tout, et qui, trop tôt rassurés, disent avec le plus grand sang-froid : Le reste n'est rien. Voici, entre plusieurs autres, un fait qui, par sa gravité et son issue malheureuse, m'a vivement impressionné et démontré, une fois de plus, que rien n'est indifférent dans la fonction si complexe de l'accouchement. C'était en 1862 ; un pauvre ouvrier vient me supplier d'aller voir sa femme accouchée depuis huit jours. L'enfant est venu facilement ; mais ce qui le tourmente, c'est de voir la mère s'affaiblir par suite des pertes sanguines, tantôt plus fortes, tantôt moindres, mais qui n'ont pas encore discontinué un seul instant. Je trouve cette femme d'une pâleur cada-vérique, froide, exsangue, le pouls *in extremis*, et des lochies d'une odeur repoussante. Sur ma demande si elle a été délivrée de l'arrière-faix, il me fut répondu que l'accoucheur avait montré quelque chose qu'il avait dit être le placenta, après quoi il s'était retiré, en per-suadant la famille que tout était pour le mieux, per-suasion qu'il donnait encore au mari deux heures avant ma visite. Cependant, à peine avais-je exploré le ventre, pour apprécier l'état de l'utérus, que je réveil-lai dans cet organe une contraction qui en exprima un arrière-faix presque complet. Malheureusement, cette femme dont la vie s'échappait avec son sang depuis huit jours, était trop affaiblie pour se relever encore : elle succomba dans la journée.

La *délivrance* est ordinairement *spontanée* : on la désigne sous ce nom, quand elle s'effectue par les seuls efforts de la nature ; elle est dite *artificielle*, toutes les fois que, pour une cause quelconque, l'accoucheur est obligé d'intervenir. Il a été question de la première à propos des phénomènes physiologiques du travail ; il ne reste plus actuellement qu'à traiter de la délivrance artificielle.

Les circonstances qui peuvent nécessiter l'intervention de l'art sont :

1° L'*inertie de la matrice*, qui se reconnaît à ce que cet organe reste large, développé, mou, insensible. Si cette inertie ne s'accompagne pas de perte, c'est que le placenta n'est pas décollé. Avant de l'extraire, il faut attendre que les contractions se réveillent ou les provoquer même par des frictions à l'hypogastre, le massage de l'utérus et l'administration de l'ergot de seigle. S'il y avait hémorrhagie, il faudrait immédiatement opérer la délivrance et combattre cet accident par les moyens ordinaires (*voir* page 532).

2° Le *volume excessif du placenta*. — Le placenta peut être naturellement très-développé, mais souvent son volume n'est augmenté que par des caillots qui sont contenus dans sa cavité. Par le toucher, on constate qu'il recouvre l'ouverture du col sans pouvoir franchir cet orifice.

Le plus ordinairement, les contractions utérines, aidées de pressions sur la matrice et de quelques tractions sur le cordon, suffisent à son expulsion; sinon, on irait le chercher avec les doigts ou la main ; ou bien, le perforant au niveau du col en le râclant avec l'ongle, on donnerait issue aux caillots qu'il renferme. Ainsi diminué de volume, il franchirait facilement l'orifice utérin.

3° La *faiblesse du cordon*. — Dans ce cas, on ne fera que des tractions douces et modérées; encore est-il préférable alors de faire la délivrance par *expression* (*voir* page 223).

Si ce procédé était inefficace, on attendrait l'expulsion naturelle, aidée de quelques pressions sur la matrice; mais, s'il se déclarait une hémorrhagie, il ne resterait qu'à introduire la main dans le vagin, quelques doigts dans le col et à saisir et extraire le placenta.

4° Les *contractions irrégulières, spasmodiques de la matrice et du col*. — Lorsque ces contractions affectent le col, celui-ci est resserré, dur et résistant. Il peut arriver aussi qu'on sente dans le vagin une portion plus ou moins grande de l'arrière-faix, étranglée par ce resserrement.

S'il n'y a aucun accident qui exige une prompte délivrance, on attend que le spasme disparaisse et qu'elle s'opère spontanément. S'il persistait, on aurait recours aux lavements laudanisés, aux injections belladonées, aux bains et même à la saignée, si la femme était pléthorique. Enfin, s'il y avait urgence, on ferait la dilatation graduelle du col, par l'introduction successive des doigts, jusqu'à ce qu'enfin la main tout entière pût y pénétrer pour aller saisir et amener le délivre.

Lorsque ces contractions s'exercent sur le corps de l'utérus, les parois de cet organe peuvent cerner de tous côtés le placenta, de manière à ne plus laisser qu'une petite ouverture pour le passage du cordon; ou bien, ne former qu'un simple bourrelet autour de sa circonférence. C'est ce qui constitue les *enchâtonnements* par *enkystement* et par *encadrement*, qu'on reconnaît au palper à ce que le corps de la matrice, irrégulièrement contracté, constitue deux tumeurs, dont l'une, plus grande, contient l'arrière-faix; l'autre, placée en dessous ou à côté, est plus petite et séparée de la première par une espèce de collet; enfin, par le toucher vaginal, on peut arriver jusqu'au rétrécissement sans pouvoir y pénétrer.

S'il n'y a pas d'accident, il faut encore attendre que cet éréthisme se dissipe spontanément; s'il persistait, on emploierait, comme plus haut, les opiacés en lavements, la belladone en pommade ou en injections sur l'abdomen, sur le col et dans le vagin, les bains généraux tièdes, le chloroforme, la saignée; enfin, si quelque danger menaçait la femme, il faudrait introduire la main et pénétrer avec précaution dans l'utérus, en dilatant graduellement le point rétréci par l'insinuation successive des doigts.

On ferait usage des mêmes moyens, s'il y avait une contraction spasmodique de la totalité de la matrice.

5° Les *adhérences anormales.* — Il est des cas où le placenta a contracté des adhérences anormales avec l'utérus. Cet état morbide paraît dû à une matière

plastique épanchée au point d'insertion de cet organe,
à la suite d'une inflammation soit de la face externe,
soit de la paroi utérine correspondante, ou de l'une et
de l'autre à la fois. Quoi qu'il en soit, ces adhérences
peuvent être plus ou moins fortes, intimes, et plus ou
moins étendues. On pourra en soupçonner l'existence,
lorsque la délivrance est retardée, nonobstant des contractions puissantes; lorsque, surtout, en tirant sur le
cordon, on sent celui-ci entraîner avec lui la matrice
qui remonte à sa position primitive, aussitôt qu'on le
relâche.

Indications. — Si, après une attente d'une heure à
une heure et demie, environ, surtout quand il y a eu des
contractions utérines énergiques, suscitées au besoin par
des frictions; si, après des tractions méthodiques sur
le cordon et une compression exercée sur la matrice,
la délivrance ne se fait pas, c'est qu'il y a probablement
union morbide de l'arrière-faix, et dès lors il faut se
mettre en mesure de l'extraire.

Attendre plus longtemps, c'est s'exposer à avoir
d'un instant à l'autre à combattre un des plus graves
accidents qui puissent survenir dans ces circonstances :
je veux parler de l'hémorrhagie; le laisser séjourner
dans l'utérus, c'est, ensuite, bénévolement transformer
cet organe en un foyer d'infection qui absorbe par
tous ses pores les principes septiques auquel donne
lieu la décomposition du placenta et qui vont répandre
la mort dans l'organisme.

Il faudra donc, dans ces cas, opérer artificiellement
la délivrance, en introduisant la main le long du cordon,
quand il existe encore, en pénétrant directement dans

l'utérus pour aller à la recherche du délivre quand on n'a plus ce guide. On tâche d'enlever, sans violence toutefois, jusqu'à la dernière parcelle du placenta, afin de prévenir des accidents, tels que les hémorrhagies, les convulsions, la fièvre putride, qui seraient engendrées et entretenues par les fragments de l'arrière-faix qui agissent comme corps étrangers, irritants et qui empêchent la matrice de se contracter, en même temps qu'ils se décomposent et s'absorbent à la surface interne de l'organe.

Pendant cette manœuvre, il faut agir avec infiniment de douceur et de ménagement, pour ne pas intéresser le tissu utérin.

Nous croyons qu'il serait inutile et dangereux de donner le seigle ergoté dans le cas d'adhérences placentaires : *inutile*, parce que ce n'est pas à un défaut de contractilité qu'il faut attribuer le séjour prolongé du placenta dans la matrice, mais bien à des attaches qui sont le résultat d'une phlegmasie et que les contractions utérines sont impuissantes à détruire; *dangereux*, attendu que l'ergot peut plonger l'utérus dans un état d'éréthisme, de contracture, qui rend l'intervention ultérieure impossible, et qui y prépare la phlogose.

La manière d'opérer le décollement du placenta varie suivant que l'adhésion est *périphérique* ou *centrale*. Dans ce dernier cas, on glisse la main à plat, la face palmaire dirigée du côté de l'arrière-faix, entre sa face externe et la paroi utérine correspondante, et, par de légers efforts, on arrive jusqu'aux limites de l'organe. Si les bords en sont encore adhérents, mais le centre décollé, on fait à cet endroit une ouverture avec l'ongle, on y introduit les doigts et l'on achève le décollement.

Enfin, si le placenta est inégalement adhérent, on détache et on enlève ce que l'on peut en séparer, laissant le reste, que l'on extraira plus tard, avec les doitgs ou la pince à faux-germe, aussitôt que possible.

La femme qui se trouve dans ces conditions sera l'objet de la plus scrupuleuse surveillance; on ne la quittera qu'après que tout danger aura disparu; les jours suivants, on lui pratique des injections émollientes tièdes, vaginales et utérines, au besoin, pour entraîner les détritus placentaires au fur et à mesure qu'ils se détachent. S'il y avait quelque peu de perte sanguine, on mêlerait à l'eau d'injection de la poudre d'alun et, dans le cas de lochies fétides, on écarterait le danger de la résorption, par des injections utérines contenant du sulfite de soude ou du chlorure de chaux liquide.

Comme tout cela ne se passe ordinairement pas sans jeter l'accouchée dans un certain affaiblissement, nous lui accordons, sauf contre-indication formelle, et cela dès le début, du bouillon et même, s'il est besoin d'un stimulant, un peu de vin additionné d'eau de cannelle; les jours suivants, nous réparons, par un régime substantiel, les pertes que la femme a éprouvées, et nous administrons, dans le même but, des poudres ferrugineuses auxquelles nous ajoutons volontiers quelques centigrammes de sulfate de quinine.

6° *Renversement de la matrice.* — La délivrance se complique parfois encore de renversement de la matrice. Cet accident peut exister à plusieurs degrés; on en décrit trois principaux :

Le premier consiste en une simple dépression du fond qui s'approche du col sans s'y engager. La portion déprimée forme alors une espèce de cul-de-lampe au-dessus du pubis, très-appréciable au palper abdominal.

Le second est le renversement incomplet, dans lequel le fond s'engage dans l'orifice utérin et fait même saillie dans le vagin. On le reconnaît, par le toucher, à une tumeur demi-sphérique, entourée, à sa partie supérieure, par le col qui lui forme un bourrelet circulaire.

Le troisième degré est le renversement complet, dans lequel l'utérus est entièrement retourné et se montre à la vulve, même à l'extérieur, par sa surface interne.

Cet accident est accompagné de phénomènes généraux dont la gravité est en rapport avec le degré de renversement. La malade éprouve de la douleur, des tiraillements dans les reins, du ténesme vésical et rectal. Elle a des faiblesses, des syncopes, des vomissements ; elle éprouve un refroidissement général, le pouls est petit, filiforme, parfois imperceptible.

Les causes les plus ordinaires sont des tractions imprudentes sur le cordon, un accouchement brusque et rapide, surtout quand il a lieu dans la station verticale.

Traitement. — Le traitement consiste à donner à la femme une position déclive vers la tête, à refouler la matrice avec précaution, en faisant rentrer d'abord les portions sorties les dernières. Pour ce qui est du placenta, on l'enlève s'il est décollé en totalité ou en partie; on réduit le tout ensemble s'il est encore adhérent.

Cet accident est un des plus graves qui puissent arriver après l'accouchement, surtout lorsque l'inversion est complète. Il faut donc procéder au plus vite à la réduction de l'organe, mais exclusivement à l'aide de la main, après avoir, au préalable, graissé l'utérus avec de l'huile tiède.

On a conseillé des refouloirs à tête arrondie, en forme de champignon. Ces moyens artificiels sont dangereux, parce qu'ils sont inintelligents, aveugles dans leur action, et qu'ils ne peuvent jamais donner une sensation nette et précise des résistances que l'opérateur rencontre. Aussi faut-il en abandonner l'usage et laisser plutôt l'organe renversé que de courir le risque de le déchirer en y ayant recours. Témoin d'un cas dans lequel il n'avait pu obtenir, à l'aide de la main, la rentrée de la matrice, M. Nélaton a vu le refouloir dont se servait M. Depaul qui lui avait succédé dans ses tentatives de réduction, passer à travers le tissu utérin.

Après la réduction, la malade doit garder, longtemps encore, la position horizontale, le repos au lit et éviter les moindres efforts, même dans la défécation qu'on rendra libre et facile par des lavements ou de doux laxatifs. Si l'émission des urines n'était pas spontanée, il faudrait passer la sonde. Le régime devra d'abord être très-léger et en rapport avec l'état général de la femme.

Table des Matières.

DEUXIÈME PARTIE.

Modifications des organes génitaux de la femme pendant la gestation et signes de la grossesse.

TROISIÈME PARTIE.

QUATRIÈME PARTIE.

Des accouchements artificiels.

FIN DE LA TABLE DES MATIÈRES.